Update Neurorehabilitation 2024

Th. Platz (Hg.)

Update Neurorehabilitation 2024

Tagungsband zur Summer School Neurorehabilitation

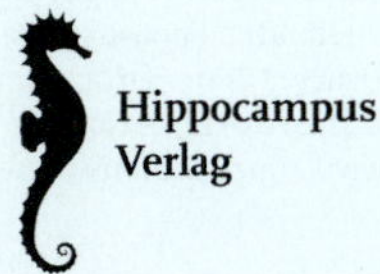

HERAUSGEBER

PROF. DR. MED. THOMAS PLATZ
Ärztlicher Direktor Forschung
Leiter Institut für Neurorehabilitation und Evidenzbasierung,
An-Institut der Universität Greifswald

BDH-Klinik Greifswald gGmbH
Zentrum für NeuroRehabilitation, Beatmungs-
und Intensivmedizin · Querschnittgelähmtenzentrum
Karl-Liebknecht-Ring 26a
17491 Greifswald

Update Neurorehabilitation 2024 – Tagungsband zur Summer School Neurorehabilitation
Thomas Platz (Hg.)
Hippocampus Verlag, Bad Honnef 2024
ISBN 978-3-944551-87-6

Bibliografische Information der Deutschen Bibliothek
Die Deutsche Bibliothek verzeichnet diese Publikation in der Deutschen Nationalbibliografie, detaillierte bibliografische Daten sind im Internet über http://dnb.ddb.de abrufbar.

Genderhinweis
Aus Gründen der Übersichtlichkeit und besseren Lesbarkeit wird in diesem Buch das generische Maskulinum als geschlechtsneutrale Form verwendet. Damit sind auch ohne besondere Kennzeichnung immer alle Geschlechter gemeint.

Die Medizin ist eine Wissenschaft mit ständigem Wissenszuwachs. Forschung und Weiterentwicklung klinischer Verfahren erschließen auch gerade in der Pharmakotherapie veränderte Anwendungen. Die Verfasser dieses Werkes haben sich intensiv bemüht, für die verschiedenen Medikamente in den jeweiligen Anwendungen exakte Dosierungshinweise entsprechend dem aktuellen Wissensstand zu geben. Diese Dosierungshinweise entsprechen den Standardvorschriften der Hersteller. Verfasser und Verlag können eine Gewährleistung für die Richtigkeit von Dosierungsangaben dennoch nicht übernehmen. Dem Praktiker wird dringend empfohlen, in jedem Anwendungsfall die Produktinformation der Hersteller hinsichtlich Dosierungen und Kontraindikationen entsprechend dem jeweiligen Zeitpunkt der Produktanwendung zu beachten.

Satz & Layout: Hippocampus Verlag
Titelbild: © Sebastian Kaulitzki /Fotolia
Druck: Häuser Druck GmbH, Köln

www.hippocampus.de

Vorwort

Im Juni 2024 fand die sechste Summer School „Neurorehabilitation“ im Alfried Krupp Wissenschaftskolleg Greifswald mit finanzieller Unterstützung der Alfried Krupp von Bohlen und Halbach-Stiftung, Essen, statt.

Die für jedes zweite Jahr in Greifswald geplante Summer School richtet sich an Mitarbeiterinnen und Mitarbeiter der ärztlichen, pflegerischen und der therapeutischen Dienste gleichermaßen und ist damit für die persönliche Fortbildung wie auch für die Teamentwicklung geeignet. Die Summer School „Neurorehabilitation“ möchte mit einem kompakten Weiterbildungsformat den aktuellen Stand der klinischen Wissenschaft darstellen. Neurorehabilitative Schwerpunkte wie Beatmungsentwöhnung (Weaning), Dysphagie-Management, Behandlung von schweren Bewusstseinsstörungen und spastischen Bewegungsstörungen, Förderung von Armmotorik, Stehen und Gehen, Sprache, visueller Wahrnehmung, Kognition und Emotion wurden thematisiert, aber auch allgemeinere Aspekte wie Assessment, Behandlungsziele und Teamarbeit oder neurobiologische Grundlagen der Neurorehabilitation.

Die Themen bilden einerseits ein Europäisches Curriculum „Neurorehabilitation“ ab. Andererseits ist die Summer School „Neurorehabilitation“ eine Fortbildungsinitiative der Weltföderation Neurorehabilitation WFNR und könnte modellhaft für ähnliche Aktivitäten weltweit werden.

Dieser Begleitband „Update Neurorehabilitation 2024“ möchte wichtige Fortbildungsinhalte einer breiten Leserschaft zur Verfügung stellen und damit auch all diejenigen erreichen, die sich über diese Themen informieren möchten, ohne dass sie selbst an der Summer School „Neurorehabilitation“ teilnehmen konnten.

Prof. Dr. Thomas Platz
Head, Education Committee
World Federation for NeuroRehabilitation (WFNR)

Inhalt

Autoren

PD Dr. rer. soc. Caterina Breitenstein
Universitätsklinikum Münster
Klinik für Neurologie mit Institut für Translationale Neurologie
Albert-Schweitzer-Campus 1, Gebäude A1
(ehem.: Albert-Schweitzer-Str. 33)
Westturm, Ebene 05
48149 Münster

Dr. Klemens Fheodoroff
Gailtal-Klinik
Abteilung für neurologische Rehabilitation
Radniger Str. 12
A-9620 Hermagor

Dr. Thomas Guthke
Praxis für Neuropsychologie und Verhaltenstherapie
Clara-Zetkin-Str. 27
04779 Wermsdorf

Dr. biol. hom. Samra Hamzic, M.A.
Universitätsklinikum Gießen und Marburg GmbH
Neurologische Klinik
Klinikstr. 33
35385 Gießen

Dr. med. Jürgen Herzog
Schön Klinik München-Schwabing
Parzivalplatz 4
80804 München

Prof. Dr. Georg Kerkhoff
Universität des Saarlandes
Lehrstuhl für Klinische Neuropsychologie und Neuropsychologische Universitäts-Ambulanz
Postfach 15 11 50
66041 Saarbrücken

PD Dr. rer. nat. habil. Tilmann A. Klein
Otto-von-Guericke-Universität Magdeburg, Lehrstuhl für Neuropsychologie; Center for Behavioral Brain Sciences Magdeburg
Universitätsplatz 2
39106 Magdeburg

Dr. rer. nat. habil. Antje Kraft
Zentrum für ambulante Neuropsychologie und Verhaltenstherapie (ZANV)
Schleiermacherstr. 24
10961 Berlin

Prof. Dr. med. Martin Lotze
Universitätsmedizin Greifswald
Funktionelle Bildgebung im Institut für Diagnostische Radiologie und Neuroradiologie
W.-Rathenau-Str. 46
17475 Greifswald“

Prof. Dr. rer. medic. habil. Jan Mehrholz
SRH Hochschule für Gesundheit GmbH
University of Applied Health Sciences
Campus Gera
Neue Straße 28–30
07548 Gera

Prof. Dr. med. Thomas Platz
Institut für Neurorehabilitation und Evidenzbasierung, An-Institut der Universität Greifswald
BDH-Klinik Greifswald gGmbH
und AG Neurorehabilitation der Universitätsmedizin Greifswald
Karl-Liebknecht-Ring 26a
17491 Greifswald

Claudia Pott, M.Sc.
NeuroPhysioReha
Wettersteinstraße 8
82061 Neuried

Prof. Dr. med. Jens D. Rollnik
Institut für neurorehabilitative Forschung (InFo) der BDH-Klinik Hessisch Oldendorf gGmbH
Assoziiertes Institut der Medizinischen Hochschule Hannover
Greitstr. 18–28
31840 Hessisch Oldendorf

Dr. med. Linda Schmuck
Hausärztliche Gemeinschaftspraxis
Dr. med. Wenck & von Dalwigk
Osterstraße 4
49661 Cloppenburg

Dr. rer. medic. Ilona Rubi-Fessen
Universität zu Köln
Humanwissenschaftliche Fakultät
Pädagogik und Therapie bei Sprach- und Sprechstörungen
Klosterstr. 79b
50931 Köln

PD Dr. med. Klaus Martin Stephan
Dr. Klaus Martin Stephan
Vialife Reha Aachen/Bardenberg
Dr. Hans-Böckler-Platz 1
52146 Würselen

Prof. Dr. med. Tobias Schmidt-Wilcke
Neurologisches Zentrum
Bezirksklinikum Mainkofen
Mainkofen C 3
94469 Deggendorf

Prof. Dr. med. Jörg Wissel
Universität Potsdam
Neurologie und Psychosomatik am Wittenbergplatz
Ansbacher Str. 17–19
10787 Berlin

Abkürzungsverzeichnis

AAT	Aachener Aphasie Test
ABS	Arm-Basis-Training
AFS	Arm-Fähigkeits-Training
ANELT	Amsterdam Nijmegen Everyday Language Test
AOT	aufgabenorientiertes Training
ARAT	Action Research Arm Test
ASB	assisted spontaneous breathing
AST	Aphasie-Schnell-Test
BAR	Bundesarbeitsgemeinschaft für Rehabilitation
BBT	Box-and-Block Test
BIPAP	Biphasic Positive Airway Pressure
BoNT-A	Botulinumneurotoxin A
CETI	Communicative Effectiveness Index
CGIS	Clinical Global Impression Scale
CIMT	Constraint-Induced Movement Therapy
CIP	Critical Illness Polyneuropathie
COPM	Canadian Occupational Performance Measure
CPAP	Continuous Positive Airway Pressure
CRS	Coma Recovery Scale Revised
DIMDI	Deutsches Institut für Medizinische Dokumedntation und Information
dPMC	dorsaler prämotorischer Cortex
DOCS	Disorders of Consciousness Scale
DTI	Diffusion Tensor Imaging
ES	Elektrostimulation
EMG-ES	EMG-getriggerte Elektrostimulation
EzPAP	easy to apply Positive Airway Pressure
FDT	Funktionelle Dysphagietherapie
FES	funktionelle Elektrostimulation
FEES	Flexible Endoscopic Evaluation of Swallowing (videoendoskopische Schluckuntersuchung)
FIM	Functional Independence Measure
FKV	Freiburger Fragebogen zur Krankheitsverarbeitung
FOUR	full outline of unresponsiveness score
fMRT	funktionelle Magnetresonanztomographie
FOTT	Therapie des faziooralen Traktes
FRB	Frührehabilitations-Barthel-Index
GAS	Goal Attainment Scaling
GCS	Glasgow Coma Scale
GOSE	Glasgow Outcome Scale extended
HAPA	Health Action Process Approach

HIE	hypoxisch-ischämische Enzephalopathie
HME	Heat Moisture Exchanger
ICF	International Classification of Functioning, Disability and Health
ICHI	International Classification of Health Interventions
ICIDH	International Classification of Impairment, Disability and Health
IRT	Item-Response-Theorie
ITB	intrathekales Baclofen
KRS	Koma-Remissions-Skala
KTT	Klassische Test-Theorie
LIN	Lagerung in Neutralstellung
LIS	Locked-in-Syndrom
LTD	long term depression
LTP	long term potentiation
M1	Pyramidenbahn
MBT-R	motor behaviour tool-revised
MCS	minimally conscious state
MEP	motorisch evozierte Potentiale
MRT	Magnetresonanztomographie
NCS	Nociception Coma Scale
NMES	neuromuskuläre Elektrostimulation
NNFR	neurologisch-neurochirurgische Frührehabilitation
NVT	Neuro-Vision-Training
PEEP	positive endexpiratory pressure
PMC	prämotorischer Cortex
PREM	patient reported experience measure
PREP	predicting recovery potential
PRO	patient reported outcome
REPAS	Resistance to passive movement scale
RUMBA	relevant understandable measurable behaviorable achievable
rTMS	repetitive transkranielle Magnetstimulation
SAFE-Score	shoulder abduction, finger extension score
SBS	schwere Bewusstseinsstörung
SDM	Shared Decision Making
SMART	specific measurable achievable relevant timed
SMB	Syndrom minimalen Bewusstseins
SMD	spastic movement disorder
SRW	Syndrom reaktionsloser Wachheit
SSEP	somatosensibel evozierte Potentiale
tDCS	Transcranial Direct Current Stimulation (transkranielle Gleichstromstimulation)
TMS	transkranielle Magnetstimulation
UMNS	upper motor neuron syndrome
UWS	unresponsive wakefulness syndrome
VAMS	Visual Analog Mood Scale
VFSS	videofluoroscopic swallowing study
vPMC	ventraler prämotorischer Cortex

1 Plastizität als Grundlage für die Erholung nach Schlaganfall

Klaus Martin Stephan, Martin Lotze

Was ist Plastizität? Plastizität beschreibt die Eigenschaft des Gehirns veränderbar zu sein. Die Plastizität des Gehirns hält über das gesamte Leben an und erlaubt uns, auf Veränderungen in der Umgebung zu reagieren und sich an neue Lebensbedingungen anzupassen (Zilles 1992). Anpassung an interne oder externe Anforderungen kann mit anatomischen Veränderungen im Gehirn einhergehen. Dementsprechend ist sowohl beim gesunden Menschen als auch bei Patienten nach Schlaganfall der Erwerb von Fähigkeiten durch gezieltes Üben und durch Erfahrung mit Veränderungen im Gehirn verbunden.

Im folgenden Kapitel werden wir uns zunächst mit der Plastizität bei Gesunden beschäftigen (beim Erwachsenen und beim Kind), dann mit den Grundlagen der Plastizität bei der Erholung nach Schlaganfall. Diese eher theoretischen Ausführungen über die Plastizität helfen jedoch bei der Beantwortung ganz praktischer Fragen: Vermittelt uns dieses Wissen neurobiologisch begründete Informationen über den natürlichen Verlauf und den prognostischen Wert von Biomarkern?

Und welche Relevanz haben die gewonnenen Erkenntnisse für Alltagsfragen und die praktische Tätigkeit im Rehabilitationsverlauf? Kann eine neurologische Rehabilitationsbehandlung z. B. wegen der Gefahr einer Corona-Infektion bedenkenlos zeitlich nach hinten verschoben werden? Sind verschiedene sensomotorische Therapieansätze in ihrer Wirksamkeit an bestimmte Zeitfenster gebunden? Gibt es neurobiologische Kriterien, die bei der Entscheidung, ob ein Patient stationär oder ambulant behandelt wird, berücksichtigt werden sollten? Auf alle diese Fragen wollen wir in unseren Ausführungen eingehen.

1.1 Lernen und Plastizität bei gesunden Erwachsenen

Der Erwerb von Fähigkeiten durch gezieltes Üben und durch Erfahrung ist mit Veränderungen im Gehirn verbunden. Das kann schon nach wenigen Minuten repetitiven Übens durch eine Vergrößerung des die Bewegung repräsentierenden motorischen Kortex nachgewiesen werden: Ein vorher z. B. die Daumenabduktion repräsentierendes Gebiet im primären Motorkortex (M1) repräsentiert nach 20-minütigem Training der Daumenadduktion die trainierte Funktion (Classen et al. 1998).

Werden neuronale Netze wiederholt genutzt, so setzen sie sich gegenüber den weniger genutzten durch – ein Modell, das Hebb bereits 1949 beschrieben hatte (Hebb 1949). Diese gefestigten neuronalen Netze bilden vermehrt **Synapsen und Axone** aus, was dann zu einer Vergrößerung der grauen Substanz führen kann. Diese Veränderungen sind wiederum durch bildgebende Verfahren auch nicht invasiv messbar. Besonders ausgeprägt finden sich solche Veränderungen, wenn Training über Jahre regelmäßig durchgeführt wird wie bei Musikern oder Profisportlern (Jäncke 2009). Die trainierte multisensorisch-motorische Interaktion führt zu spezifischen und umschriebenen Vergrößerungen der grauen Substanz (Schlaug 2001), aber auch die Verbindungen zwischen besonders beteiligten Hirnarealen zeigen charakteristische Veränderungen (Schlaug et al. 1995). Besonders deutlich wurde dies bei einer kernspintomographischen Untersuchung von Musikern und von Kontrollpersonen, bei denen „verblindete Rater“ anhand der Morphometrie der Gehirne (insbesondere des präzentralen Gyrus) vorhersagen sollten, ob die untersuchten Personen intensiv mit ihren Händen trainierten und wenn ja, ob sie besonders häufig die rechte oder die linke Hand einsetzten (Bangert u. Schlaug 2006). Die hohe Anzahl korrekter Vorhersagen bestätigte, dass ein enger Zusammenhang zwischen dem Training und der auch makroskopisch sichtbaren Zunahme des Hirngewebes in funktionell relevanten Hirnarealen besteht.

Entgegen früheren Annahmen wurde in den letzten beiden Jahrzehnten die **Neubildung von Nervenzellen** nicht nur bei adulten Vögeln, sondern auch bei Säugern nachgewiesen (Goldman u. Nottebohm 1983; Reynolds u. Weiss 1992). Die Idee war bereits Anfang der Sechzigerjahre von Altman (1962) geäußert worden. Auch beim Menschen werden nicht nur beim Kind, sondern auch beim Erwachsenen neue Nervenzellen gebildet (z.B. Kirschenbaum et al. 1994), insbesondere im Bereich des Hippocampus und in einer subventrikulären Zone, lateral der Seitenventrikel (z.B. Nogueira et al. 2014). Es ist naheliegend, dass die Neubildungen von Nervenzellen insbesondere im Bereich des Hippocampus eine Rolle beim Lernen spielen könnten, auch wenn diese zurzeit beim Menschen noch nicht bewiesen ist.

Die einmal erworbenen anatomischen Veränderungen bleiben nicht statisch bestehen. Werden die erworbenen Fähigkeiten weiter genutzt, so wird das sensomotorische Verhalten im Laufe der Zeit effektiver, dies geht mit der Bildung weiterer **direkter Verbindungen im zentralen Nervensystem** und vermutlich auch Veränderungen in der weißen Substanz einher (Scholz et al. 2009; Zatorre et al. 2012). Die Größe der durch vermehrte Nutzung veränderten Areale kann sich vermutlich im Verlauf wieder verkleinern, ohne dass die Funktion dabei beeinträchtigt wird. Die bisherigen Studienergebnisse deuten darauf hin, dass auch beim Menschen die **erweiterte Repräsentation von Funktionen im Gehirn** und die **engere Verknüpfung von Hirnarealen** zwei wesentliche Charakteristika neuronaler Plastizität und somit auch sensomotorischen Lernens sind. In einigen funktionsrelevanten anatomischen Arealen korreliert das Ausmaß der Veränderung in der grauen Substanz mit dem Ausmaß der Funktionsverbesserung (Sampaio-Baptista et al. 2014). Dabei scheinen auch interindividuelle Unterschiede, z.B. das funktionelle Ausgangsniveau, eine Rolle zu spielen, wohingegen die Trainingsintensität keine so enge Korrelation mit dem Ausmaß der anatomischen Veränderung aufwies.

Das folgende Schema (Tab. 1.1) gibt eine Übersicht über mögliche strukturelle Veränderungen im Verlauf des Lernens einer „neuen“ Fähigkeit beim Erwachsenen. Dabei sind sowohl die Abfolge der verschiedenen Stadien des sensomotorischen Lernens als auch die Zuordnung der strukturellen Veränderungen stark vereinfacht. Methodisch ist nach wie vor umstritten, welche mikrostrukturellen Veränderungen den makroanatomischen Veränderungen zugrunde liegen, die mit der Bildgebung der grauen und weißen Substanz erfasst werden (Sampaio-Baptista et al. 2013; siehe auch Thomas u. Baker 2013 für einen kritischen Überblick).

Tab. 1.1: Lernen von Fähigkeiten – Verlauf von strukturell-funktionellen Änderungen beim Erwachsenen

	Makroskopisch sichtbare Änderungen (MRT)	Unterliegende funktionell bedeutsame Änderungen mikroskopisch sichtbarer Strukturen
Initiales Lernen des Ablaufs	Zunahme der grauen Substanz in relevanten Funktionsbereichen	Stärkung von Synapsen und Bildung zusätzlicher Synapsen und evtl. auch Axone, diese Veränderung der Neurone wird durch die Gliazellen mit gesteuert
Ablauf effizienter gestalten	Änderungen funktionell relevanter Verbindungen in der weißen Substanz	Bildung zusätzlicher und effektiverer Verbindungen durch veränderte oder vermehrte Synapsen v. a. an den Dendriten, eventuell auch Veränderungen der Axonstruktur
Automatisieren der Tätigkeit	Abnahme der initial vermehrten grauen Substanz	Eine effektivere Durchführung ist durch eine „Verbesserung" der direkten Verbindungen gesichert
Kein weiteres Durchführen der „neuen" sensomotorischen Fähigkeiten	Veränderungen in der grauen und weißen Substanz, häufig mit Volumenminderung verbunden	Rückbau der zusätzlichen synaptischen (und ggf. axonalen) Verbindungen sowohl in der grauen als auch der weißen Substanz, einige synaptische Verbindungen über Dendriten bleiben vermutlich strukturell erhalten

Werden die neu erworbenen Fähigkeiten nicht genutzt, so können sowohl diese Fähigkeiten als auch die anatomischen Veränderungen wieder verloren gehen bzw. rückgebildet werden, ohne dass effektivere Verbindungen im zentralen Nervensystem geschaffen werden (Draganski et al. 2004; Driemeyer et al. 2008). Das englische Motto heißt sowohl für die Fähigkeiten als auch für die makroanatomischen Veränderungen: „Use it or loose it!"

Neuere Untersuchungen zeigen, dass zumindest bei Nagern einige synaptische Verbindungen weitgehend strukturell erhalten bleiben, auch wenn sie ihre Funktion nicht weiter nutzen. Dies könnte das schnelle Wiedererlernen einmal Gelernten erklären.

1.2 Hirnentwicklung und Plastizität beim Kind und jungen Erwachsenen

Plastizität spielt nicht nur beim Lernen, sondern auch bei der Hirnentwicklung eine wesentliche Rolle. Dabei bestehen allerdings deutliche Unterschiede zwischen der Plastizität bei der Hirnentwicklung beim Kind und der Plastizität beim Lernen beim Erwachsenen. In den folgenden Abschnitten sollen wesentliche Aspekte der Plastizität bei der Hirnentwicklung dargestellt werden, um so die Möglichkeiten und Grenzen der Plastizität nach Schlaganfall besser zu verstehen.

Während der Embryogenese werden die Zelldifferenzierung und -reifung in Neurone und Gliazellen über **genetisch determinierte Programme** gesteuert. Ebenso danach die Wanderungen der Zellen innerhalb dieses Gewebes, Ausbildung und Aussprossung von Dendriten und Axonen sowie die Formation von synaptischen Verbindungen, die zur Entwicklung eines Informationsnetzwerkes führen. Dieses Programm „steuert" die Entwicklung über eine zeitlich und örtlich festgelegte Expression von speziellen Genen, über passagere Anpassungen der Struktur von Dendriten und Axonen zur „Erkundung" des intrazellulären Raumes (Wachstumskegel) sowie über die Funktion ausgeschütteter bzw. membrangebundener Moleküle. Um von den Millionen von Möglichkeiten zur gewünschten Struktur (und später Funktion) des zentralen Nervensystems zu kommen, müssen zeitliche und örtliche Prozesse eng aufeinander abgestimmt sein. Da die Grundprinzipien der Planung und Regulation nach den bisherigen Erkenntnissen zwischen den meisten Spezies übereinstimmen, finden die meisten Untersuchungen dazu bei einfachen Spezies statt z. B. bei der Drosophila – also der Fruchtfliege.

Im Laufe der Schwangerschaft und vor allem nach der Geburt tritt die **Erfahrung** des Kindes an die Seite der genetischen Determination. Bereits während der Schwangerschaft werden Töne von außerhalb des Bauchraums der Mutter wahrgenommen und das Kind schluckt und bewegt seine Arme und Beine. Nach der Geburt prägen olfaktorische, somatosensorische, auditorische und visuelle Wahrnehmungen die Erfahrungen des Kindes. Besonders gut ist der Einfluss der visuellen Erfahrungen auf die Reifung der Sehbahnen und visuellen Areale untersucht, ohne visuelle Information kann das binokulare Sehen nicht ausgebildet werden. Andererseits genügt natürlich auch nicht die visuelle Information alleine, erst das Zusammenspiel zwischen genetischem Programm und visueller Erfahrung ermöglicht die „Ausreifung" der strukturellen Basis für das binokulare Sehen. Ähnliches gilt für eine präzisere bzw. spezifischere akustische und somatosensorische Wahrnehmung und für eine Vertiefung der Kopplung zwischen Sensorik und Motorik. Im Gegensatz zu den vorwiegend genetisch determinierten Entwicklungsschritten ist bei diesen Entwicklungsschritten der Wirkmechanismus durch einen Vergleich mit anderen Spezies nicht mehr so zuverlässig zu klären (Sanes 2021).

Besonders groß ist der Einfluss der Erfahrung während **„kritischer Perioden"** der Entwicklung. Diese kritischen oder auch sensiblen Perioden existieren sowohl für die auditive und visuelle Wahrnehmung als auch für die Sprache. Die kritische Periode für das binokuläre Sehen liegt im Bereich der ersten Lebensjahre, die für die Sprache im Bereich des zweiten bis vierten Lebensjahres. Wenn ein Kind schielt und dies nicht innerhalb der ersten Lebensjahre korrigiert wird, so kann es das binokuläre Sehen später nicht mehr erlernen. Und ein Kind, das seine Muttersprache nicht innerhalb der ersten Jahre lernt, kann dies später nur mit sehr viel mehr Aufwand nachholen. Neuroanatomisch und -physiologisch ist die kritische Periode gekennzeichnet durch eine feine Balance zwischen Exzitation und Inhibition. Sie beginnt z. B. im visuellen System, wenn vermehrt inhibitive Interneurone ausgebildet werden. Sie endet meist, wenn die Strukturen durch Ausbildung von perineuralem Gewebe und eine zunehmende Myelinisierung anatomisch stabilisiert werden. Von Myelin umwickelte Axone erlauben eine sehr viel schnellere Weitergabe von Informationen (Aktionspotentialen) und eine Millisekunden genaue Informationsverarbeitung z. B. im Hörsystem. Das Erlernen von Fähigkeiten, für die eine kritische Periode während der Entwicklung besteht, ist danach entweder gar nicht mehr möglich oder zumindest mit sehr viel mehr Aufwand und Anstrengung.

Ein Ziel der postnatalen Entwicklung ist somit nicht nur eine Adaptation der anatomischen Verhältnisse gemäß der individuellen Erfahrung und Lebensumstände (z. B. Struktur und Klangfarbe der Sprache), sondern auch eine **Festigung und Optimierung der Struktur**, sodass tägliche Handlungen möglichst effizient durchgeführt werden können und neue Erfahrungen im weiteren Leben zwar die synaptische Verarbeitung beeinflussen, aber nicht zu immer wiederkehrenden Veränderungen der anatomischen Grundstruktur des Gehirns führen. Es ist nicht sicher bekannt, welche Merkmale diese Grundstruktur kennzeichnen. Vermutlich sind zytoarchitektonisch definierte Regionen (Areale) mit einer einheitlichen Struktur der Hirnrinde und einige „feste" und funktionell bedeutsame Verbindungen Teil einer solchen Grundstruktur. Das „Zusammenspiel" zwischen diesen Arealen kann sich allerdings im Zeitverlauf ändern (Plastizität) und erlaubt so eine flexible Adaptation an neue Erfahrungen.

Mit diesem Konzept vereinbar sind die Ergebnisse bildgebender Studien, die während der weiteren kindlichen und jugendlichen Entwicklung eine „Wanderung" von funktionellen Knotenpunkten (hubs) von primär sensorischen und motorischen Arealen zu parietalen und frontalen Arealen beobachteten, ohne dass sich die Grundstruktur des Gehirns änderte. Plastizität ist somit im späteren Verlauf vornehmlich durch die Verstärkung oder Schwächung der Funktion bestehender Synapsen bzw. deren Bildung und Elimination gekennzeichnet. Axonale Veränderungen können im Kindes- und Jugendalter vor allem dort geschehen, wo die betreffenden Faserverbindungen noch nicht myelinisiert oder perineural fest eingebettet sind. Dies entspricht den weiteren auch beobachtbaren Entwicklungsstufen, bei denen zunächst die Integration von Information (parietal und temporal) und später die exekutiven Funktionen und Bewertung von Handlungen (frontal) im Vordergrund stehen. Dabei sind diese Entwicklungsstufen zeitlich überlappend. Mit dem Alter nimmt die Plastizität dabei kontinuierlich ab. So ist sie bereits bei einem 40-Jährigen deutlich geringer als bei einem 20-Jährigen. Dies spielt auch bei der Rehabilitation eine Rolle (siehe unten).

1.3 Postläsionelle Plastizität als Grundlage für therapeutische Interventionen

Wie bereits in vorhergehendem Kapitel beschrieben wurde ist die Plastizität des erwachsenen Gehirns deutlich limitiert. Bedenken wir, dass Schädigungen des Gehirns wie durch Schlaganfall hoch mit zunehmendem Alter assoziiert ist und zudem auch noch mit anderen Erkrankungen, wie die des Herz-Kreislauf-Systems verbunden sind, bleiben gar nicht mehr so viele Möglichkeiten nach einem Schlaganfall für wirkliche kortikale Reorganisation, wie man sie aus dem Tierversuch kennt (Makin u. Krakauer 2023). Dennoch verbessern sich nach einem Schlaganfall nach klinischen Beobachtungen sensomotorische Funktionen und Aktivitäten vor allem während der ersten acht bis zwölf Wochen (Wade u. Hewer 1987; Jørgensen et al. 1995). Auch danach ist noch eine Verbesserung möglich, diese verläuft dann aber deutlich langsamer.

1.3.1 Postläsionelle Plastizität bei Tieren

Diese Beobachtung trifft nicht nur für Menschen, sondern auch **für Tiere** zu, dort dauert die Phase der schnellen Verbesserung meist vier bis sechs Wochen. Bei Nagern konnte nachgewiesen werden, dass nach einem Schlaganfall parallel zu dieser klinischen Phase die Plastizität deutlich gesteigert ist, was mit dem Begriff **„postläsionelle Plastizität"** umschrieben wird (Biernaskie et al. 2004). Das Spektrum der Genexpression, die elektrophysiologischen Merkmale und die strukturellen Veränderungen unterscheiden sich während dieser Phase nach tierexperimentellen Befunden quantitativ und qualitativ von den Befunden bei der allgemeinen Plastizität beim Lernen (siehe 1.1 sowie Übersicht bei Zeiler u. Krakauer 2013). Das axonale Wachstum und die Veränderungen der kortikalen Karten gehen in ihrem Ausmaß deutlich über das hinaus, was sonst nach intensivem Training beobachtet wird (Brown et al. 2007; Domann et al. 1993); die Veränderungen zeigen dabei eine enge Korrelation mit dem Wiedererwerb sensomotorischer Funktionen (Clarkson et al. 2013). So kann bei Nagern z. B. der Funktionsverlust aufgrund des Verlustes direkter Verbindungen zum primär motorischen Kortex nach experimenteller Ischämie durch die Etablierung einer neuen, langen Verbindung zwischen ventral prämotorischen und primär sensorischen Hirnarealen zumindest teilweise kompensiert werden (Nudo 2007).

Bei den meisten Tieren kommt es vor allem während der ersten Wochen zu einer spontanen Erholung einiger Funktionen (Nudo et al. 2006). Diese Periode gesteigerter postläsioneller Plastizität dauert beim Nager circa vier Wochen, danach sind diese spezifischen Charakteristika nur noch in deutlich geringem Umfang nachweisbar. Es liegt nahe, hier wie bei der Entwicklung von einer „sensiblen Periode“ oder **„kritischen Periode“** zu sprechen. Die verstärkte Plastizität und die Existenz einer kritischen Periode legen einen Vergleich mit der Regulation während der Entwicklung nahe.

Allerdings bestehen trotzdem deutliche Unterschiede zwischen der *„Plastizität während der Entwicklung“* und der *„Plastizität nach einer Hirnläsion“*: Zum einen ist das Umfeld nicht optimal auf eine Förderung axonalen Wachstums sowie Synapsenbildung eingestellt. Im Gegenteil, während der Regeneration werden bestehende axonale Strukturen trotz lokaler Freisetzung von plastizitäts-fördernden Molekülen eher erhalten. Hier überwiegt der Einfluss von „Struktur-sichernden“ Substanzen (siehe Kane u. Ward 2021). Perineurales Gewebe und Myelinreste hindern zudem häufig auch mechanisch eine Restitution. Hier sind therapeutische Interventionen denkbar, die entweder die Struktur ändern (Hemmung von „Axonen-Wachstumshemmern“, direkte Förderung von Axonen-Wachstum, ggf. auch Förderung von Glia- oder Neurogenese) oder die Funktion beeinflussen (z. B. Stärkung oder Schwächung von Synapsen durch die Gabe von Botenstoffen: GABA oder auch Glutamat). Dabei müssen alle Intervention aber auch im Kontext bestehender Strukturen gesehen werden. Nach T. Bonhoeffer ist davon auszugehen, dass ein „Lösen der Bremsen“ der Plastizität beim Erwachsenen auch zu einer Interferenz mit Gedächtnisinhalten und gelernten „skills“ führt (Hübner u. Bonhoeffer 2014).

Auch ohne gezielte Interventionen unterstützen nicht alle Folgen der Plastizität die funktionelle Erholung. Dies zeigen beispielhaft die folgenden Untersuchungen:

Durch direkte Ableitung am Kortex im Tierversuch zeigte sich nach Läsionen im M1-Fingerareal, dass sich die proximalen Handrepräsentationen (z. B. die Handgelenksextension) in die ehemalige Fingerrepräsentation hinaus ausbreiten (Nudo u. Milliken 1996). Dies ist nach den Regeln der Plastizität zu erwarten und sinnvoll. Es ist aber für die Erholung der Fingerfunktion **kontraproduktiv**. Nur beim Training der Fingerfunktion in einem recht engen Zeitfenster innerhalb einer Woche nach der Schädigung fand sich ein Ausbleiben dieser **„maladaptiven“ Mechanismen** (Nudo et al. 1996 a,b). Das frühe Training der Fingerfunktion konnte sogar nach Beobachtung der Autoren in einigen Fällen zu einer Ausbreitung der Fingerrepräsentation in vorher proximal repräsentierende Areale führen.

Die Bedeutung eines frühen Trainingsbeginns wird durch die folgende Untersuchung nochmals unterstrichen: An fünf Affen wurde ein großer Anteil des M1-Handareals lädiert. Die Therapie begann erst nach einem Monat mit einer Art „constrained induced movement“-Therapie, bei der die betroffene obere Extremität durch Immobilisation der nicht betroffenen im Alltagseinsatz besonders gefördert wird. Wenn ein Totenkopfäffchen für einen Monat nach dem Schlaganfall keine Therapie bekommt, so ist die Restitution der Handfunktion nicht mehr möglich, und die Handrepräsentation weitet sich auch nach extensiver Übung nicht mehr relevant aus (Barbay et al. 2006). Auch hier zeigte sich wieder bei der Untersuchung der Repräsentationsareale: Je stärker das vorher bestehende Handareal von proximalen Funktionen als Repräsentationsareal „übernommen" wird, desto schlechter ist der mittelfristige Trainingseffekt. Diese und andere Publikationen sind der Grund für die Aussage, dass ein **früher Beginn** des Trainings nach Schlaganfall **wesentlich für die Restitution der Funktion** ist.

Die **Art der Reorganisation k**ann sich allerdings je nach Ort und Größe der Läsion unterscheiden. Ueno und Mitarbeiter (Sato et al. 2021) konnten bei Nagern unterschiedliche Mechanismen je nach Größe der Läsionen zeigen. Bei Nagern kommt es nach einer Läsion des ZNS nicht nur zu synaptischen Veränderungen, sondern auch zu axonalen Aussprossungen.

Läsionen, die **größere Areale** sowohl im motorischen und im somatosensorischen Kortex umfassten, führten zu einem kompensatorischen Aussprossen von kortikospinalen Axonen auf der nichtgeschädigten Seite in das denervierte spinale Zervikalmark. Aus vorherigen Untersuchungen ist bekannt, dass solche Verbindungen bei Nagern auch zu einer funktionellen Verbesserung führen können.

Bei **kleineren sensomotorischen Kortexschädigungen** kam es zu ipsiläsionellen Aussprossungen aus einem nicht geschädigten motorischen Areal. Auch hier ist aus Arbeiten derselben Arbeitsgruppe bekannt, dass die Verbindungen von den beiden motorischen Arealen zu den spinalen Motoneuronen sich einander zumindest teilweise funktionell ersetzen können.

Motorische und sensible kortikospinale bzw. spinokortikale Verbindungen können jedoch einander nicht ersetzen: Bei einer isolierten Schädigung von motorischen Arealen kam es zu keiner kompensatorischen Aussprossung aus einem ipsiläsionellen sensiblen Areal, und bei einer Schädigung des sensiblen Areals zu keiner kompensatorischen Aussprossung aus einem motorischen Areal (Sato et al. 2021).

Das bedeutet: Eine funktionelle Erholung kann – zumindest bei Nagern – im Wesentlichen im Rahmen bereits bestehender neuroanatomischer Grundstrukturen erfolgen. Die postläsionelle Plastizität ist vermutlich auch an diese Grundstrukturen gebunden.

Zusätzlich unterstrich die Arbeit von Ueno und Mitarbeitern eine weitere Erkenntnis: Zu einer deutlichen Verbesserung der sensomotorischen Fähigkeiten kommt es bei Mäusen nach einer ZNS-Läsion bereits in den ersten zwei Wochen, das Aussprossen der kompensatorischen kortikospinalen Fasern beginnt aber erst am 7. bis 14. Tag und erreicht seinen Höhepunkt am 28. Tag. Auch die motorische Repräsentation der kompensierenden kortikalen motorischen Area hat sich erst nach einem Monat signifikant geändert. Das heißt, strukturelle Änderungen im Bereich kompensatorischer Fasern (Axonaussprossungen) sind keine Voraussetzung für eine initiale funktionelle Erholung, und es bestehen daher vermutlich keine speziellen genetisch determinierten Programme für die Restitution bestimmter Funktionen nach einer Hirnschädigung, z. B. der Balance oder des Gehens oder Greifens. Vielmehr gehen diese strukturellen Veränderungen mit den Funktionsverbesserungen Hand in Hand bzw. folgen diesen. **Ohne Funktionsverbesserung auch keine angepasste Strukturverbesserung**!

Welche Elemente sollte ein erfolgversprechendes **frühes Training** umfassen? Die Untersuchungen bei Nagern geben uns hier Hinweise: Die spontane Erholung kann durch eine **stimulierende Umgebung** („enriched environment") gefördert werden, in der die Tiere nicht nur zur verstärkten Interaktion untereinander, sondern auch zu unterschiedlichen Tätigkeiten im Tagesverlauf animiert werden (z. B. Ohlsson u. Johansson 1995; Nithianantharajah u. Hannan 2006). Dies führt zu einer vielfältigen Stimulation sensomotorischer aber auch kommunikativer Netzwerke. Die Erholung **spezifischer Fähigkeiten** kann bei den untersuchten Tieren noch weiter gesteigert werden, wenn vor allem während der ersten Wochen nach der Ischämie ein **hochfrequentes aufgabenspezifisches Training** durchgeführt wird (Biernaskie et al. 2004). Intensität und Dauer dieses Trainings sind bei den experimentellen Tieruntersuchungen bis zu einem Faktor 10 höher als beim konventionellen ergo- oder physiotherapeutischen Üben beim Menschen – z. B. 300 gezielte und erfolgreiche Armbewegungen beim Nager statt 30 Armbewegungen beim Menschen (Krakauer et al. 2012). In einem späteren Abschnitt (1.5) wird noch einmal diskutiert, inwieweit eine direkte Übertragung therapeutischer Prinzipien von Nagetieren auf Menschen wirklich sinnvoll möglich ist.

1.3.2 Postläsionelle Plastizität bei Menschen

Auch beim Menschen besteht vermutlich eine postläsionelle Phase erhöhter Plastizität im subakuten Stadium nach Schlaganfall, der eine Phase normaler Plastizität im chronischen Stadium nach Schlaganfall folgt (Krakauer et al. 2012). Im Gegensatz zu den Nagern dauert die Phase erhöhter Plastizität länger als vier Wochen. Einige Autoren vermuten eine Zeit von bis zu drei oder vier Monaten (z. B. Krakauer et al. 2012), auch wenn dies derzeit noch umstritten ist. Dromerick et al. (2021) konnten für ein intensives, aufgabenorientiertes Training zeigen, dass es während des subakuten Stadiums ca. 60 bis 90 Tage nach einem Schlaganfall erfolgreicher ist als während der (späten) Akutphase (ca. 15 Tage nach einem Schlaganfall) oder im chronischen Stadium (6 bis 7 Monate nach Schlaganfall) (Abb. 1.1).

Bildgebende Untersuchungen charakterisieren diese unterschiedlichen Stadien näher. Im *akuten Stadium* zeigt sich eine *Netzwerkstörung*, die weit über die lokale Schädigung hinausgeht. Im *frühen subakuten Stadium* (< 3 Monate) weist die Aktivierung ungeschädigter Randbezirke der Läsion während einfacher motorischer oder sprachlicher Aufgaben auf eine gute Prognose hin (Bütefisch et al. 2003). Bei größeren Läsionen ist die Hochregulation der Aktivität in der kontraläsionellen Hemisphäre zumindest im sprachlichen Bereich mit einer guten Prognose vereinbar. Im *chronischen Stadium* weist eine weitgehende Normalisierung der Muster auf eine erfolgreiche Rehabilitation der Handfunktion (Ward u. Cohen 2004), aber auch der Sprachfunktion (Saur et al. 2006) hin.

Für das **sensomotorische System** sind die Veränderungen der funktionellen Anatomie im Hinblick auf die Handfunktion noch genauer bekannt.

Eine möglichst weitgehende Restitution der Handfunktion erfolgt primär über benachbarte motorische Areale mit Zugang zur Pyramidenbahn. Das sind der primär- motorische Kortex (M1) und der dorsale prämotorische Kortex (dPMC). Insbesondere diese Bahnen sind bereits im **subakuten Stadium** prädiktiv für das motorische Outcome (z. B. erhoben mittels Fugl-Meyer-Score) der oberen Extremität (Riley et al. 2011). Restfunktionen in M1 und PMC sind bei Schädigung des Erwachsenen in der Regel essenziell zur Restitution von Handfunktion. Zudem hat die somatosensorische Integrität einen großen Einfluss auf das Wiedererlernen: Ohne somatosensorisches Feedback muss mit visuellen oder auditorischen (Sonifi-

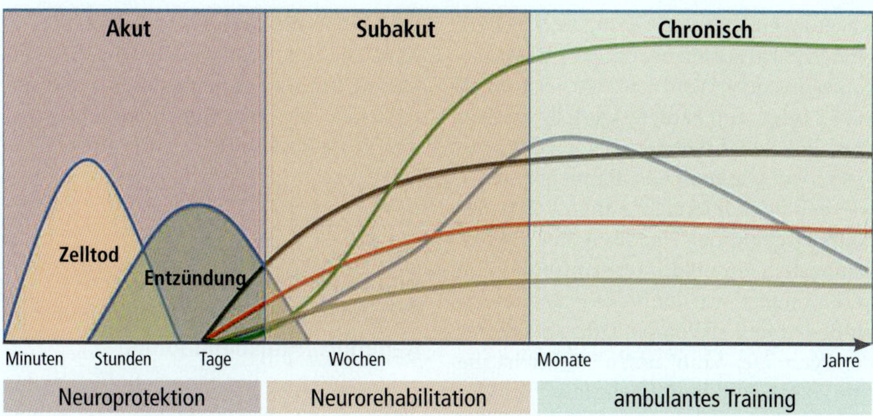

Abb. 1.1: Überblick über die einzelnen Stadien nach Schlaganfall, über die assoziierten pathophysiologischen Veränderungen und über therapeutische Interventionsmöglichkeiten. Hilfreich wäre es, die unterschiedlichen klinischen Verläufe (angedeutet mit den verschiedenen Kurven) möglichst früh vorhersagen zu können

kation) sensorischen Stimuli kompensiert werden. Areale wie der ventrale PMC sind bei Patienten nach Training vermehrt aktiv – insbesondere bei der visuellen Kontrolle von Greifbewegungen (Horn et al. 2016b).

Ähnlich wie bei den beschriebenen Verbesserungen bei der Maus (siehe oben) können somit auch beim Menschen **ipsiläsionelle** dorsale und ventrale **prämotorische Areale** mit ihren Verbindungen zu anderen kortikalen Arealen und zum spinalen System einen Teil der Funktionen des kortikospinalen Systems übernehmen (Lotze et al. 2006). Aufgrund der weitergehenden funktionellen Differenzierung innerhalb des Kortex und des Bahnsystems sind die funktionellen Erfolge dabei aber vermutlich beim Menschen eingeschränkter als bei den Nagern.

Komplizierter ist die Situation hinsichtlich des Einflusses der **kontraläsionellen Hemisphäre**. Hier besteht ein veränderter interhemisphärischer Einfluss der kontralateralen Hemisphäre, insbesondere des kontralateralen primär motorischen Kortex, der in den ersten Wochen die sensomotorischen Funktionen der betroffenen Seite eher fördert, später (zwischen dem dritten und sechsten Monat) jedoch eher hemmt (für eine Übersicht siehe Rehme u. Grefkes 2013). Allerdings werden – im Gegensatz zu den Befunden bei den Nagern (siehe 1.3.1) – keine axonalen Aussprossungen aus den homologen kontraläsionellen kortikalen Arealen beobachtet. Zudem sind im späteren subakuten Stadium Aktivierungen in den zu einer Läsion homologen kontraläsionellen Arealen beim Menschen eher Zeichen einer ungünstigen Prognose für eine sensomotorische Erholung – im Gegensatz zu den Befunden beim Nager. Dies könnte damit zusammenhängen, dass die kortikospinalen Strukturen beim Menschen (die Pyramidenbahnen) als Bahnen mit großer funktioneller Bedeutung durch eine feste perineurale Einbettung und die Myelinisierung stärker gefestigt und damit auch geschützter sind als beim Nager. Eine stärkere Differenzierung und Optimierung der neuronalen Netzwerke zur schnellen und präzisen Steuerung der (Hand-)Motorik kann somit als Preis eine schlechtere Adaptation an Läsionen des Gehirns zur Folge haben.

Im **chronischen Stadium nach Schlaganfall** entsteht schließlich ein neuronales Netzwerk, das sich hinsichtlich der Lokalisation vom Zustand vor dem Schlaganfall fast immer unterscheidet. Größere Abweichungen vom vorbekannten Netzwerk deuten dabei auf ein eher ungünstiges Outcome hin (siehe Ward et al. 2003; Saur et al. 2006). Insgesamt kann festgestellt werden, dass bei zunehmender Schädigung von besonders wesentlichen Bahnsystemen – wie der Pyramidenbahn hinsichtlich Beeinträchtigung der Handfunktion – Assoziationsbahnen oder interhemisphärische Verbindungen wie der Balken zunehmend an Bedeutung gewinnen. Umso zerstörter die Pyramidenbahn, umso stärker ist die Arm-Hand-Funktion (Fugl-Meyer Test) im chronischen Stadium nach Schlaganfall assoziiert mit der Intaktheit der frontoparietalen Bahnsysteme oder der interhemisphärischen Verbindungen der Handareale (Domin et al. 2023). Bei komplexeren unilateralen Bewegungen sind auch bei Gesunden häufig beide Hemisphären an der Steuerung beteiligt. So konnte auch gezeigt werden, dass bei komplexen Fingersequenzbewegungen kontraläsionelle Areale vermutlich einen kompensatorischen Beitrag leisten können (Lotze et al. 2012). Im sensomotorischen System ändert sich mit dem veränderten Netzwerk häufig auch die Kinematik des Greifens oder der genaue Ablauf einer Gehbewegung. Entsprechend Vorschädigung, Lokalisation und Größe der neuen Läsion(en) wird das Ziel der Rehabilitation im chronischen Stadium daher auch nicht die vollkommene Wiederherstellung der vorherigen sensomotorischen Funktionen sein, sondern das Erlernen einer adaptierten Form der funktionellen Bewegungen.

Diesem Verständnis der Plastizität entsprechend ergeben sich nur geringe Möglichkeiten, eine rehabilitative Therapie nach Schlaganfall zeitlich „nach hinten" zu verschieben. Eine klinische Entscheidung zugunsten einer wesentlichen Verschiebung einer Rehabilitationsbehandlung im subakuten Stadium nach Schlaganfall nimmt somit nicht nur eine geringere Wirksamkeit der therapeutischen Interventionen, sondern auch die erhöhte Gefahr einer plastischen Maladaptation in Kauf. Die Neurobiologie der klinischen Erholung nimmt auf medizinische Notwendigkeiten und persönliche Vorlieben (leider) keine Rücksicht!

1.4 Biomarker zur Verbesserung der Prognose und Stratifizierung einer Rehabilitationsbehandlung

1.4.1 Klinische Assessments und Biomarker für die funktionelle Prognose

Die Planung einer neurologischen Rehabilitationsbehandlung beinhaltet meist auch eine Einschätzung der weiteren Prognose. Klinische Daten sind die häufigste Grundlage für eine prognostische Beurteilung. Algorithmen, die von mehreren Parametern ausgehen, sind dabei meist besser in der Vorhersagekraft des Outcomes. In den letzten Jahren werden zunehmend Daten über die Spontanerholung und Erfahrungswerte bereits behandelter Patienten in die prognostische Abschätzung einbezogen.

Ein Beispiel für eine Vorhersage mit einem Parameter ist die Arbeit von van der Vliet et al. (2020) aus der Arbeitsgruppe von Kwakkel, die den Fugl-Meyer Score für die obere Extremität (FM-UE) nutzen. Hier wurde ein longitudinales Vorhersagemodell erarbeitet, dessen Aussagekraft mit zunehmender Zeit immer präziser wird (siehe Abb. 1.2).

Entsprechend den Erkenntnissen über die postläsionelle Plastizität als Grundlage für die klinische Verbesserung sind als Biomarker vor allem zusätzliche Daten über die Intaktheit des anatomischen Grundgerüstes (siehe 1.3) sowie über das Ausmaß der Plastizität sinnvoll. Idealerweise würden diese durch Daten über die funktionellen Erholungskapazitäten ergänzt, die über die Aussagekraft klinischer Daten hinausgehen.

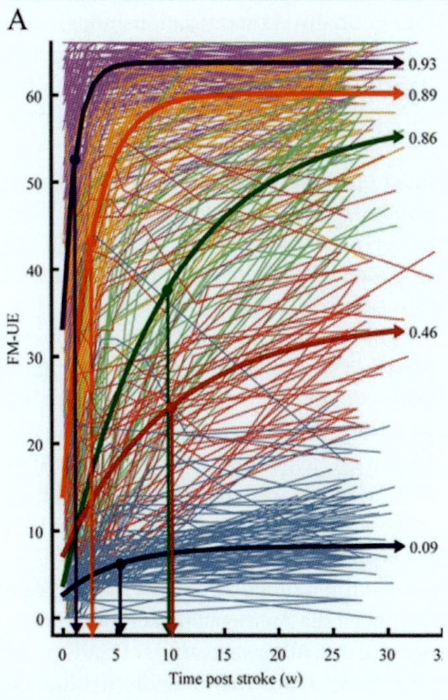

Abb. 1.2: Darstellung des FM-UE im Verlauf: Links auf der x-Achse der Ausgangswert nach dem Schlaganfall gemessen und ganz rechts der Wert als Outcome nach 30 Wochen. Es sind fünf Verlaufsgruppen dargestellt: Die obere schwarze Kurve umfasst die „near to normal recovery" (0.93), die obere hellrote Kuve die „fast good recovery" (0.89) und die grüne darunter die „late good recovery" (0.86). Die dunkelrote untere stellt die moderate recovery" (0.46) und die unterste schwarze die „poor recovery" (0.09) dar. Man erkennt deutlich, wie unterschiedlich die Verläufe in dem Score sind – nicht nur hinsichtlich des 30-Wochen-Outcome-Wertes, sondern auch hinsichtlich der Verbesserung über die Zeit (van der Vliet et al. 2020)

Als **Biomarker für das anatomische Grundgerüst** kommen vor allem elektrophysiologische Parameter, die die (relative) funktionelle Intaktheit direkter kortikospinaler Fasern (MEP), spinokortikaler Fasern (SSEP) und visuokortikaler Fasern (vom Auge zum okzipitalen Kortex) erfassen, in Betracht sowie bildgebende Methoden, die Aussagen über die anatomische Intaktheit wesentlicher Faserbahnen oder Strukturen im Gehirn erlauben (für eine frühe systematische Übersicht siehe Stephan u. Breer 2009).

Biomarker über das Ausmaß der Plastizität sind schwerer zu erhalten. Eine Möglichkeit besteht hier in der Einbeziehung des Alters, da das Ausmaß der Plastizität mit steigendem Alter abnimmt.

Hinsichtlich der **praktischen Anwendbarkeit** von Biomarkern interessiert vor allem:

(1) Geben die Biomarker zusätzliche Informationen für die Prognose hinsichtlich der erreichbaren Funktionen?
(2) Welche Funktionen sollen bzw. können vorhergesagt werden?
(3) Können durch Biomarker auch Therapieentscheidungen unterstützt werden?

Der PREP-Algorithmus (PREP = „predicting recovery potential", Stinear et al. 2012, 2017a+b) stellte dabei das erste Mal eine aus mehreren Modalitäten zusammengesetzt Möglichkeit zur Prognoseabschätzung für die Handfunktionsverbesserung nach Schlaganfall dar. Beim jetzt gebräuchlichen PREP-2 werden (1) das Alter, (2) die Hand- und Schulterhebekraft nach Schädigung und (3) die muskuläre Anregbarkeit der betroffenen Hand durch Magnetstimulation der betroffenen Hemisphäre erhoben. Als Zielparameter wird die Handfunktion dabei mittels des ARAT, eines Scores, der alltagsrelevante Handaktivität erfasst, nach drei und sechs Monaten erhoben. Diese individuelle Prognose kann schon wenige Tage nach dem Schlaganfall mit einer Vorhersagegenauigkeit von 83 % in einer vierstufigen Einteilung zwischen einer „sehr guten" Prognose bis hin zu „keine motorische Funktion der Hand möglich" erfolgen.

Initial war der PREP anders strukturiert. Es waren alle drei Elemente der Restitutionskapazität enthalten: die initiale Funktionalität (SAFE), der Läsionsumfang (DTI der Pyramidenbahn) und das neurophysiologische Potential (MEP-Antwort; Horn et al. 2016a). Beim **PREP-1** handelt es sich um ein stufenweises Verfahren, das folgende Elemente beinhaltet: Ist eine Armhebung im SAFE-Score ≥8 (SAFE = „shoulder abduction, finger extension"; 8 bedeutet voller Bewegungsumfang in der Schulterabduktion und in der Fingerextension, aber Kraftminderung im Vergleich zur nicht betroffenen Seite; Nijland et al. 2010) innerhalb 72 Stunden möglich, so ist eine weitgehend komplette Remission zu erwarten. Ist der volle Bewegungsumfang nicht erhalten, so sollte innerhalb der ersten fünf Tage eine „alles oder nichts"-TMS-Untersuchung ermitteln, ob motorisch evozierte Potentiale (MEPs) am Zielmuskel (z. B. Handextensoren) ausgelöst werden können. Ist dies der Fall, so kann von einem erheblichen Restitutionspotenzial ausgegangen werden. Hierbei ist intensive Neurorehabilitation angezeigt. Ist kein MEP nachweisbar, so sollte ebenfalls ein intensives Training durchgeführt werden und zusätzlich innerhalb von zehn Tagen eine MRT mit Diffusionstraktographie. Ist hier die Pyramidenbahn weitgehend symmetrisch (Lateralitätsindex der fraktionellen Anisotropie im Bereich des hinteren Schenkels der inneren Kapsel), kann eine limitierte Funktionsherstellung erreicht werden. Wird hierbei jedoch ein Asymmetrie-Index der Gerichtetheit innerhalb der Pyramidenbahnfasern von 0,15 überschritten, so ist die Möglichkeit einer funktionell bedeutsamen motorischen Erholung der Hand unwahrscheinlich.

Es zeigte sich, dass vor allem die initiale motorische Testung (Kraft), die initiale elektrophysiologische TMS-MEP-Antwort und die Diffusionstraktographie der Pyramidenbahn (Lateralisationsindex) entscheidende Hinweise für die Prognose liefern, wobei die Läsionsgröße weniger spezifisch ist als der Läsionsort. Im neuseeländischen Rehabilitationssystem vermochte die Anwendung des PREP1 die stationäre Behandlungszeit um eine Woche zu verkürzen, ohne im Langzeitverlauf mit Defiziten des Outcomes einherzugehen (Stinear et al. 2017a).

Die Autoren haben in ihrer Nachfolgeversion (Stinear et al. 2017b) vermutlich auch aus ökonomischen Gründen (MRT ist kostenintensiv) auf die Darstellung der Läsion verzichtet und stattdessen das Alter der Patienten in den **PREP-2**-Algorithmus aufgenommen. Hierbei ist eine statistisch gleichwertige Vorhersage der vier Outcome-Stufen möglich, aber es ist die Frage, inwieweit die Aussagefähigkeit der Prädiktion auf den Alltagseinsatz der Handfunktion ausreicht, um Therapieentscheidungen innerhalb der ersten zwei bis drei Wochen wirklich sinnvoll zu gestalten; zumal fehlende MEP-Antworten bei individuellen Patienten nach Schlaganfall im akuten und frühen subakuten Stadium keine „negative" Prognose zulassen (Liepert 2009).

Interessant ist zudem, dass der PREP nur hinsichtlich der Einschätzung des motorischen Outcomes der oberen Extremität, nicht jedoch für die der unteren Extremität einsetzbar ist (Smith et al. 2017a). Hier ist die initiale Beeinträchtigung, gemessen in der Rumpfkontrolle und in der Hüftextension (TWIST-Algorithmus), zu 95 % prädiktiv für drei Outcome-Gruppen (unabhängiges Gehen nach sechs Wochen, unabhängiges Gehen nach zwölf Wochen, nach zwölf Wochen Gehen nur mit Hilfe; Smith et al. 2017b). Dieser Algorithmus ist angelehnt an ältere Befunde von Collin und Wade (1990).

Ein möglicher **funktioneller Biomarker** wird durch die funktionelle Bildgebung (derzeit fast immer die funktionelle Magnetresonanztomographie; fMRT) bereitgestellt.

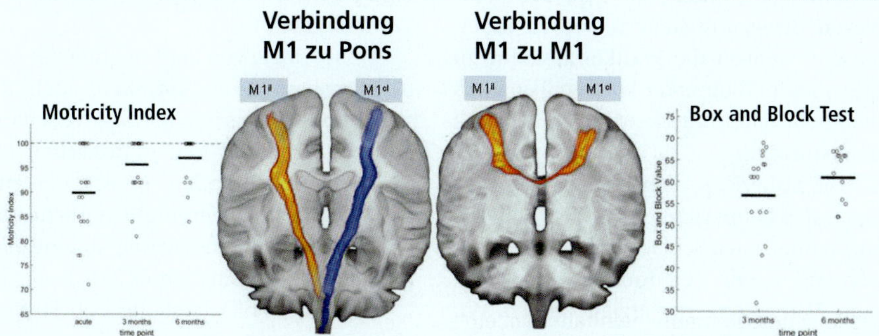

Abb. 1.3 zeigt links den Biomarker Lateralisationsindex zur Integrität der kortikospinalen Fasern (CSI; Pyramidenbahn) für das Outcome Motricity Index (Handkraft) auf der betroffenen Seite nach 3 und 6 Monaten. Je weniger die CSI, gemessen in dem FA-Index, beeinträchtigt ist, desto besser das Outcome im Motricity Index. Anders verhält es sich hinsichtlich komplexer Bewegungen wie dem Transfer von Holzwürfeln mit der betroffenen oberen Extremität, gemessen im Box-and-Block-Test. Hier ist die FA-Integrität der motorischen Fasern des Balkens zwischen den beiden Hemisphären besonders gut in der Vorhersage des 3- oder 6-monatigen Outcomes (rechts). Traktographie der betroffenen (gelb-rot) und der nicht betroffenen (hellblau-blau) Hemisphäre als Mittel bei 15 Patienten im subakuten Stadium. Die betroffene Hemisphäre (il = ipsilesional) hat eine geringere Gerichtetheit im Bereich der Pyramidenbahn als die nicht betroffene (cl = contralesional); nach Lindow et al. 2016

Hierbei zeigen sich jedoch häufig methodische und praktische Probleme:

- Die Konnektivität zwischen motorischen Zentren, gemessen in Ruhe („resting state connectivity"), ist in den ersten Wochen nach Schlaganfall zu variabel (Lindow et al. 2016); neuere Studien scheinen hier jedoch reliablere Ergebnisse zu erzielen (Koch et al. 2021);
- die Aktivitäts-fMRT zeigt für leichter betroffene Patienten eine gute Vorhersagekraft (Rehme et al. 2015), sie ist bei stärker betroffenen Patienten jedoch nicht im subakuten Stadium möglich oder bei passiver Bewegung wenig aussagekräftig (Horn et al. 2016b);
- die Konnektivität, gemessen mit der fMRT während der Ausführung einer Aufgabe (berechnet mit „dynamic causal modelling"), ist bei stärker betroffenen Patienten meist nicht nutzbar, weil Artefakte durch verminderte Compliance eine sinnvolle Auswertung der Daten dieser sehr sensitiven Methode nicht erlauben.

Um solche Biomarker nicht nur in speziellen Zentren nutzen zu können, sollten überdies Methoden gefunden werden, die in möglichst vielen neurologisch-radiologischen Kliniken und Instituten praktikabel sind.

1.4.2 Biomarker zur Stratifizierung der Therapie

Noch hilfreicher wäre es, gezielte **Biomarker für die Entscheidung, welche Therapie** am geeignetsten wäre, zu finden. Zum Beispiel scheint die Symmetrie in der Gerichtetheit der Pyramidenbahnfasern Vorhersagen für die Kraftkomponente zu ermöglichen, wohingegen die Intaktheit der interhemisphärischen Fasern Vorhersagen für die Durchführung komplexerer Handleistungen – wie im Box-and-Block-Test geprüft – ermöglicht (Lindow et al. 2016) (Abb. 1.3).

Diese Beobachtung hat auch mögliche therapeutische Relevanz: Gerade bei einer Störung dieser Faserverbindung könnte es sinnvoll sein, besonders an den komplexen Bewegungssteuerungen zu arbeiten und weniger die Kraftkomponente zu therapieren. Biomarker können also auch therapeutische Entscheidungen sinnvoll unterstützen.

Die bisherigen Überlegungen beschäftigten sich hauptsächlich mit dem subakuten Stadium nach Schlaganfall, da vor allem während dieser Zeit funktionell bedeutsame Verbesserungen erzielt werden. Wir wissen durch Trainingsstudien an Menschen, dass aber auch im **chronischen Stadium**, also mehr als drei bis sechs Monate **nach Schlaganfall** – wenn auch in einem geringeren Maße –, weiterhin Erholung möglich ist. Klinisch kann in dieser Phase nach Schlaganfall die Qualität von Bewegungen weiter verbessert werden, z. B. die feinmotorischen Fähigkeiten der Hand, die Gehgeschwindigkeit oder die Ausdauer beim Gehen. Nur in Ausnahmefällen scheint es möglich zu sein, Basisfunktionen, z. B. den funktionell relevanten Gebrauch der Hand oder die Gehfähigkeit, in dieser Phase nach Schlaganfall wieder neu zu erlernen (siehe z. B. Kwakkel 1999 2003; Kollen et al. 2006; Dohle et al. 2015 für eine Übersicht zum Wiedererlernen des Gehens).

Da im chronischen Stadium nach Schlaganfall keine wesentliche spontane Verbesserung zu erwarten ist, wäre in diesem Stadium die Existenz eines prognostischen Biomarkers besonders wertvoll. Dabei hat sich die elektrophysiologische und bildgebend nachgewiesene Integrität der direkten kortikospinalen Verbindungen als ein Biomarker für die Möglichkeit einer weiteren klinischen Verbesserung der Funktion der oberen Extremität erwiesen (z. B. Hömberg et al. 1991; Stinear 2007). Für die schnelle Durchführung feinmotorischer Aufgaben der Hand ist hierbei die Integrität der sensorischen und motorischen evozierten Potentiale (SSEP und MEP) erforderlich (Hömberg et al. 1991). Somit haben die motorisch evozierten Potentiale im chronischen Stadium nicht nur eine positive, sondern auch eine negative Vorhersagekraft.

Unabhängig von der Integrität der kortikospinalen Fasern korreliert auch die strukturelle Integrität kortikozerebellärer Verbindungen mit den motorischen Fähigkeiten. Insbesondere intakte dentato-thalamo-kortikale Verbindungen scheinen ebenfalls eine Voraussetzung für eine gute Feinmotorik zu sein (Schulz 2017).

Nach dieser Darstellung und Diskussion können wir uns nun den Fragen vom Anfang des Abschnittes 1.4 zuwenden. Wir beginnen mit der dritten:

(3) Können durch Biomarker auch Therapieentscheidungen unterstützt werden?

Wie gerade ausgeführt ja. Allerdings können (bisher) viele Therapieentscheidungen auch ohne Biomarker durchgeführt werden.

(2) Welche Funktionen sollen bzw. können vorhergesagt werden?

Die im PREP-Algorithmus genutzten Biomarker geben Auskunft über die funktionelle oder strukturelle Intaktheit der (am schnellsten leitenden) kortikospinalen Fasern zu Arm und Hand. Somit werden vor allem prognostische Aussagen zur Entwicklung der Handfunktion möglich. Diese wird durch den ARAT gut erfasst. Dabei kann das MEP im subakuten Stadium nach Schlaganfall allerdings nur eine positive Aussage über die mögliche Fähigkeit machen.

Indirekt können auch Aussagen über Aktivitäten (des Armes und der Hand) sowie Formen der Partizipation, die eine gute Arm- und Handmotorik voraussetzen, getroffen werden. Sind feinmotorische Handbewegung der betroffenen Hand erreichbar oder können nur Basisfunktionen der Extremität realistisch trainiert werden?

(1) Geben die Biomarker zusätzliche Informationen für die Prognose hinsichtlich der erreichbaren Funktionen?

Die Biomarker bei PREP 1 und 2 helfen, die prognostischen Informationen früher zu geben. Eine Zuordnung zu einer der vier Gruppen ist bereits nach ein bis zwei Wochen möglich. Für die Patienten mit eindeutig klinisch gutem oder schlechtem Funktionsergebnis ist eine Zuordnung zwar auch innerhalb der ersten zwei bis drei Wochen möglich, eine Unterscheidung in der mittleren Gruppe klinisch jedoch erst in der 10. Woche (siehe Abb. 1.2).

Aber trotz der Biomarker, die Vorhersage wird – zumindest nach jetzigem Stand – i immer „nur" eine „wahrscheinliche Vorhersage" sein. Das heißt, eine gewisse Irrtumswahrscheinlichkeit liegt immer vor. Die Entscheidung für oder gegen eine Therapie oder Therapieform wird diese berücksichtigen müssen. Zudem wird sich jede Therapieentscheidung auch nach anderen Faktoren richten, z. B. Verfügbarkeit vor Ort, Begleit- und Vorerkrankungen des Patienten oder auch seine Motivation und das soziale Umfeld.

1.5 Können die Ergebnisse der Forschung das sensomotorische Training optimieren?

Im Zentrum des sensomotorischen Trainings steht meist ein spezifisches, intensives und repetitives Training mit möglichst großer Alltagsrelevanz. Dies soll nach den bisherigen Erkenntnissen möglichst früh angewandt werden und so zu einer optimalen Verbesserung der Funktionen führen. Aber stützen die Ergebnisse der Plastizitätsforschung und von kontrollierten randomisierten Studien wirklich dieses Vorgehen? Welche für die Therapie praktischen Erkenntnisse und insbesondere welche konkreten Empfehlungen lassen sich aus den Ergebnissen der bisherigen Plastizitätsforschung für die Rehabilitation insbesondere der Arm- und Handfunktion nach Schlaganfall ableiten?

Die Plastizitätsforschung hat bei Tieren und Menschen gezeigt, dass eine Vergrößerung einzelner kortikaler Areale von ihrer Funktionalität innerhalb der trainierten Aufgabe abhängt. Je nach dem Ziel des Trainings (z. B. Verbesserung der Arm- und Handfunktion oder der Beinfunktion) kommt es zur (passageren) Vergrößerung spezifischer Areale und zur Vermehrung ihrer Verbindungen zu anderen funktionell relevanten Hirnarealen bzw. zu spinalen Neuronen. Dieser spezifische Zusammenhang zwischen Funktion und Struktur betont den Vorteil eines gezielten Trainings, um ausgefallene Funktionen auch bei Patienten nach Schlaganfall wiederzugewinnen.

1.5.1 Intensität und Spezifität des Trainings – schädigungsorientiertes Training vs. aufgabenbezogenes Training

Wie wird der spezifische Zusammenhang zwischen Funktion und Struktur am besten gefördert? (1) durch das gezielte Üben an den individuellen Defiziten, um diese zu verbessern (Arm-Basis-Training, Platz et al. 2009); (2) durch das gezielte Üben alltagsrelevanter Tätigkeiten (aufgabenorientiertes Training, z. B. Winstein et al. 2016) oder (3) indem beim Training statt dieser beiden „spezifischen" Ansätze die Intensität des Übens ganz im Vordergrund steht.

Ein Vergleich mit dem Sporttraining kann hier einige Hinweise geben. Entscheidend ist für den Trainingsaufbau: was ist wann am besten trainierbar? Entsprechend der kindlichen Entwicklung steht bei Kindern und Jugendlichen zunächst das Training der koordinativen Fähigkeiten im Vordergrund (erst allgemeine, dann spezielle), in späteren Trainingsstadien folgt dann zunehmend das Training der konditionellen Fähigkeiten.

Der klinischen Erfahrung nach macht diese Reihenfolge auch bei Patienten nach Schlaganfall Sinn, zumal das Training der koordinativen Fähigkeiten das umfangreichste und gleichzeitig zielgerichtetste Repertoire an Stimuli geben dürfte, das die Synapsen- und Dendritenbildung gezielt fördert. Das gezielte Training von Kraft, Ausdauer, Schnelligkeit setzt hingegen ein weitgehend funktionsfähiges „Nervengeflecht" für die zu trainierenden Bewegungen voraus, das dann weiter optimiert wird. Allerdings sind bei gesunden Kindern eine intakte sensomotorische Integration, eine effektive Kraft- und Tonuskontrolle sowie eine altersgemäß differenzierte Ansteuerung der aufgabenrelevanten Muskulatur vorhanden, das kann bei Patienten nicht vorausgesetzt werden. Klinische Untersuchungen zur Erlangung der Evidenz für eine Funktionsverbesserung bestätigen trotzdem, dass das **Arm-Basis-Training** und das (modifizierte) **CIMT-Training** zu einer signifikanten Verbesserung der Bewegungsqualität gegenüber anderen Trainingsformen führt (Platz et al. 2009; Wolf et al. 2006). Beide Methoden beginnen mit dem Training von Basisbewegungen, die den jeweiligen Fähigkeiten der Patienten entsprechen, um so die Patienten nicht zu überfordern (siehe Shaping, nächster Abschnitt), und die als Grundlage für das weitere Training komplexerer Bewegungsabläufe notwendig sind. Für beide Trainingsformen ist auch eine Änderung der kortikalen Repräsentationsareale im Laufe des Trainings nachgewiesen worden.

Für das **aufgabenorientierte Training** konnte jedoch gegenüber anderen Trainingsformen keine zusätzliche Verbesserung der Bewegungsqualität nachgewiesen werden (Platz et al. 2009; Winstein et al. 2016), obwohl die Dauer des aufgabenorientierten Trainings nicht prinzipiell kürzer war. Offensichtlich sind für eine qualitative Verbesserung der Hand- und Armfunktion also nicht primär die Dauer oder Intensität des Trainings, sondern vielmehr die Art des Trainings entscheidend. Das aufgabenorientierte Training hat jedoch andere Stärken. Es führte zu einem deutlich schnelleren Übertrag der erworbenen Funktionen zu alltagsrelevanten Fähigkeiten und es hilft, die relevanten Bewegungsabläufe zu automatisieren. Die Patienten konnten auch deutlich schneller wieder am Leben, inklusive dem Arbeitsleben, partizipieren (Lewthwaite et al. 2018).

Insgesamt macht die Abfolge „erst *schädigungsorientiert,* dann *aufgabenorientiert*" aus neurobiologischer Sicht Sinn. Je nach genauem Schädigungsmuster und individuellem Patienten müssen hierbei manchmal sicherlich Adaptationen vorgenommen werden. Gleichzeitig ist aber bekannt, dass die Trainingsinhalte hochfrequent dargeboten werden müssen, um mittelfristig zu gewünschten strukturellen Änderungen führen zu können. Wie die hohe Trainingsintensität sichergestellt werden kann, wird im nächsten Abschnitt „shaping" dargestellt.

1.5.2 Anpassung der Trainingsanforderungen: Shaping

Die Plastizitätsforschung legt nahe, dass nicht die absolute Zahl der Wiederholungen, sondern die Zahl der Wiederholungen an der Leistungsgrenze der wesentliche Faktor für eine Funktionsverbesserung ist (z. B. Brogårdh 2010). Das zumindest intermittierende Training an der funktionellen und physischen Leistungsgrenze sollte daher Teil eines jeden Trainingsprogramms sein. Beim Training des Gehens gelangen die Patienten beim Training mit dem Gangtrainer oder mit dem Lokomaten bzw. später auf dem Laufband oder im Gelände hinsichtlich beider Aspekte an ihre Leistungsgrenzen. Dies ist für das ergotherapeutische Training zwar manchmal, aber nicht immer der Fall. Hier liegt ein weiterer Unterschied zwischen dem schädigungsorientierten Training mit hohen Repetitionsraten an der jeweiligen Leistungsgrenze und dem aufgabenorientierten Training mit einer obligaten Einbindung in einen funktionellen Zusammenhang und dadurch bedingten niedrigen Repetitionsraten. Der Inhalt eines hauptsächlich schädigungsorientierten Trainings orientiert sich somit nicht primär am angestrebten Rehabilitationsergebnis (Einbindung der Bewegung in einen funktionellen Zusammenhang), sondern primär am jeweiligen Leistungsvermögen des Patienten. Allerdings ist von gesunden Sportlern und Musikern auch bekannt, dass ein zu intensives Üben den Lernerfolg wieder zunichtemachen kann (Hollmann u. Hettinger 2000). Aber nur in Ausnahmefällen dürften Patienten in diesen Bereich kommen.

Wie kann ein intensives Training während eines stationären Rehabilitationsaufenthaltes sichergestellt werden? Während eines stationären Rehabilitationsaufenthaltes werden zusätzlich zu den regulären Therapien immer häufiger Gruppen mit supervidiertem Selbsttraining eingeführt. Diese haben im Gegensatz zum nicht supervidierten Eigentraining den Vorteil einer größeren Verbindlichkeit sowie von Korrekturmaßnahmen und ggf. auch einer Motivationsunterstützung. Insbesondere das gemeinsame Training mit anderen Patienten zusammen scheint viele Patienten in ihrer Leistungsbereitschaft anzuspornen. So dienen solche Gruppen mehreren Zielen: die Trainingsintensität zu erhöhen, die Motivation auch außerhalb des engen Patienten-Therapeuten-Settings zu stärken und schließlich auch ein Training in Selbstverantwortung einzuüben.

1.5.3 Trainings mit hoher Rate von Wiederholungen an der Leistungsgrenze vor und nach einem stationären Rehabilitationsaufenthalt

Wie intensiv sollte das Training in den ersten Tagen nach einem Schlaganfall sein? Tierexperimentelle Untersuchungen und Studien bei Patienten haben gezeigt, dass ein sehr frühes intensives Training nach einem Schlaganfall im akuten und frühen subakuten Stadium zwar kurzfristig nützt, hinsichtlich der mittel- und langfristigen Verbesserung der Funktionen einem initial weniger intensiven Training jedoch unterlegen ist (Dromerick et al. 2009, AVERT Trial Collaboration group 2015). Offensichtlich müssen beim Training nicht nur die individuell wahrgenommenen Belastungsgrenzen, sondern auch (patho-)physiologische Grenzen berücksichtigt werden. Gerade am Anfang des Trainings z. B. auf der Schlaganfalleinheit dürfen noch keine (stark) überschwelligen Reize gegeben werden. Wie in dem frisch geschädigten Hirngewebe die mittelfristig verstärkte Schädigung zustande kommt, ist bisher noch nicht hinreichend geklärt.

Nach einer stationären Rehabilitationsbehandlung bricht die Therapiekette leider häufig ab. Im ambulanten Bereich erhielten vor ca. 20 Jahren von den Patienten, die mit einer Empfehlung zur sprachtherapeutischen Weiterbehandlung aus einer deutschen Rehaklinik entlassen wurden, 64 % keine Therapie und 14 % nur eine Wochenstunde Logopädie (Schupp et al. 2006). In anderen Therapiebereichen war dies zwar nicht ganz so ausgeprägt, aber auch hier erhielten häufig über 50 % keine adäquate ambulante Therapie. Seitdem hat sich die Situation hinsichtlich der ambulanten Versorgung nach Patientenberichten nicht wesentlich gebessert. Dabei spielt vermutlich nicht nur das mangelnde Angebot, sondern auch die fehlende Motivation seitens der Patienten eine Rolle. Insbesondere Gruppenangebote, bei denen auch der soziale Austausch zwischen den Patienten gefördert wird, werden erst langsam populärer.

Prinzipiell sind ambulante Trainingsmethoden im Rahmen einer Gruppentherapie (Breitenstein et al. 2017) oder App-basiert unter telemedizinischer Betreuung eine Möglichkeit, um dieses Defizit zu lindern. Eine solche App kann natürlich auch gewinnbringend bei Patienten, die z. B. wegen COVID-19 oder einer anderen Infektionserkrankung isoliert sind, eingesetzt werden. Ebenso ist dies intermittierend für Patienten möglich für die die Anreise infolge ihres Gesundheitszustandes oder der Entfernung nicht möglich oder praktikabel ist.

Insbesondere im sensomotorischen Bereich können vermehrt Erkenntnisse aus der Sportwissenschaft über die notwendige Dauer und den Aufbau eines effektiven Trainings sowie über die Gestaltung von Freizeittraining gewinnbringend eingebracht werden.

1.5.4 Faktoren, die Trainingsergebnisse negativ beeinflussen

Leider beeinflussen auch viele Faktoren das Rehabilitationsergebnis negativ: z. B. neurologische Vorschädigungen oder auch zusätzliche orthopädische, kardiovaskuläre oder pulmonale Erkrankungen, die ein Üben an einer neurologisch definierten Leistungsgrenze nicht erlauben.

Ein Drittel der Patienten drei Monate nach Schlaganfall zeigen depressive Symptome (PSD = „post-stroke depression"). Im Langzeitverlauf ist die PSD mit höheren Einschränkungen im täglichen Leben, einer verminderten Mobilität und Teilhabe am Alltag und einer deutlich erhöhten Mortalität assoziiert (Robinson u. Jorge 2016). Es gibt insgesamt Hinweise darauf, dass präfrontale Läsionen eher mit einer depressiven Symptomatik assoziiert sind, jedoch gibt es zur Läsionslokalisation und dem Auftreten einer Post-Stroke-Depression erstaunlich wenig überzeugende Literatur (neuere Übersicht in Nickel u. Thomalla 2017).

Man kann davon ausgehen, dass eher eine Beeinträchtigung des zerebralen Netzwerks oder der Neurotransmitter (z. B. Serotonin) eine Rolle spielen. So zeigt sich sowohl bei Läsionen des Kortex als auch des Striatums häufig eine Minderung der Serotoninkonzentration im Urin (Hama et al. 2016). Insgesamt wirken sich die verminderte Motivation und ein damit verbundener sozialer Rückzug natürlich negativ auf den Trainingsumfang aus. Gerade die Motivation ist vermutlich eine wesentliche Determinante für den Rehabilitationserfolg, insbesondere wenn sich die erhofften Erfolge nicht so schnell oder zumindest initial gar nicht einstellen.

1.6 Modulation von Therapieeffekten eines aktiven sensomotorischen Trainings durch zentrale und periphere Stimulation

Wie kann der Trainingserfolg durch eine zusätzliche Förderung der Plastizität noch weiter verbessert werden? Im Alltag wird vor allem einer längeren sportlichen Betätigung eine allgemeine Förderung der Plastizität zugeschrieben. Im Gegensatz zum gezielten Lernen wird hier nicht nur eine Fähigkeit trainiert, sondern Körper und Gehirn werden „fit" gehalten. Dies gilt gerade auch für die Förderung der kognitiven Fähigkeiten.

In der Reha-Klinik werden neben der allgemeinen Förderung der Fitness von Körper und Gehirn vor allem auch spezielle Fähigkeiten trainiert. Wie der Erfolg eines sensomotorischen Trainings durch zentrale oder periphere Stimulation unterstützt werden kann, wird im Folgenden dargestellt.

Ein **Trainingserfolg** in einem kurzzeitigen (20 Minuten) **aktiven sensomotorischen Training** geht bei Gesunden mit einer Erhöhung von kortikaler Erregbarkeit über dem kontralateralen somatotopen M1-Areal sowie einer BOLD-Aktivität-Erhöhung einher (z. B. Lotze et al. 2003). Nach

Schlaganfall ist sowohl die Erregbarkeit über dem ipsiläsionalen M1 als auch die fokussierte BOLD-Antwort herabgesetzt. Stattdessen besteht oftmals eine Imbalance zwischen ipsi- und kontraläsionaler Hemisphäre mit Dominanz zur kontraläsionalen Seite (Ward u. Cohen 2004, siehe auch Diskussion in 1.3.1 und 1.3.2). Patienten mit verminderten „long term potentiation"/LTP-assoziierten Messparametern ipsiläsional bzw. erhöhten „long term depression"/LTD-assoziierten Parametern kontraläsional zeigen eine schlechtere Prognose ihres Outcomes der motorischen Leistung der oberen Extremität (Di Lazzaro et al. 2010). Es liegt also nahe zu versuchen, diese Dysbalance durch nicht invasive Stimulation zu regulieren. Hierfür kommen sowohl eine zentrale Stimulation als auch eine periphere Stimulation in Frage. Auf beide methodischen Ansätze wird im Folgenden als Beispiele eines trainingsunterstützenden Therapieansatzes eingegangen.

Die **repetitive transkranielle Magnetstimulation (rTMS)** hat eine sehr fokale Wirkung auf die kortikale Erregbarkeit, wobei jedoch repetitive Protokolle sicher ein „spreading" über weitere Areale induzieren. Hierbei zeigen hochfrequente kontinuierliche Stimulationen (> 5 Hz) oder intermittierende Theta-Burst-Stimulationen einen Effekt der Erregbarkeitserhöhung über dem Motorkortex. Die teilweise nach Schlaganfall erhöhte Gefahr eines epileptischen Anfalls lässt diese fokal fazilitierenden Interventionen über der betroffenen Hemisphäre weniger attraktiv für den Routineeinsatz erscheinen. Durch eine inhibierende TMS auf der kontraläsionalen Hemisphäre kann ein Ungleichgewicht zugunsten dieser Seite moduliert werden. Dies ist mit niedrig frequenter rTMS (≤ 1 Hz) oder kontinuierlicher Theta-Burst-TMS erreichbar.

Hinsichtlich der Evidenz der Wirkung von rTMS-Stimulationen zusätzlich zu motorischem Training in unterschiedlichen Stadien nach Schlaganfall lassen die derzeitigen Studien nach einer neuen Metanalyse (34 Studien eingeschlossen; Zhang et al. 2017) folgende Schlüsse zu: Insbesondere früh nach Schlaganfall hat rTMS einen positiven Einfluss auf die Erholung der Handfunktion. Die kurzfristigen (bis zu 24 h nach der letzten rTMS-Intervention) und die langfristigen Effekte auf die motorischen Outcome-Parameter sind vergleichbar. Die Effektstärken der Intervention nehmen mit der Zeit nach dem Schlaganfall ab. Hierbei wurden ganz unterschiedliche Outcome-Parameter (Handkraft, Genauigkeit, „tapping, pinch-grip", komplexere Handbewegungen) erfasst. Die Effektstärken zwischen den fazilitierenden Protokollen auf der ipsiläsionalen (nur acht Studien) oder den inhibierenden auf der kontraläsionalen Hemisphäre (23 Studien) sind vergleichbar. Vor allem die Protokolle mit fünf Stimulationsereignissen waren effektiv, und insbesondere die subkortikalen Infarkte profitierten von der Intervention.

Zudem vermag **anodale transkranielle Gleichstromstimulation (TDCS) v**on M1 die kortikale Erregbarkeit zu erhöhen (Nitsche et al. 2000), die kortikale Inhibition zu senken (Stagg et al. 2009) und motorisches Lernen zu verstärken (Nitsche et al. 2003). Besonders wegen der unproblematischen Handhabung, der guten Tolerierung und der unfokussierten Wirkung wurde dieses Verfahren als ideal für die Verbesserung motorischen Trainings nach Schlaganfall eingeschätzt (Hummel u. Cohen 2006).

Leider hat sich die Anfangseuphorie zu dem Verfahren nicht bestätigt: In einer Metaanalyse (12 Studien) von Elsner et al. (2017) zeigen die kathodalen inhibierenden Verfahren eine schwache Wirksamkeit auf ADL-Funktionen nach Kombination von TDCS und Training, nicht jedoch auf motorische Funktion, gemessen mit dem Fugl-Meyer-Score für die obere Extremität. In einer mehr Studien und klinische Outcomeparameter umfassenden nachfolgenden Analyse kommen die Autoren zu einer ähnlichen Schlussfolgerung: TDCS nach einem Schlaganfall verabreicht hat in Studien mit hoher Durchführungsqualität keinen Einfluss auf die Arm- und Beinfunktion, die Muskelkraft und die kognitiven Fähigkeiten (Elsner et al. 2020). Insgesamt ist dieses Verfahren wegen der schwachen Gleichstromstärke, der geringen Eindringtiefe und einer diffusen Ausbreitung der Spannung auf eine zunehmende Skepsis gestoßen (Polanía et al. 2018), obwohl bereits früh Wirkungen auf die kortikale Erregbarkeit z. B. am Motorkortex nachgewiesen wurden (Nitsche et al. 2000).

Auch **rein taktile Stimulation**, sogar ohne Aufmerksamkeitszuwendung, kann Veränderungen der kortikalen Repräsentation und eine Verbesserung des Verhaltens (somatosensorische Diskrimination) bewirken und wird über Mechanismen am NMDA-Rezeptor vermittelt (Dinse et al. 2003). Die repetitive elektrische Stimulation (rES) der Finger ist eines dieser Verfahren, und es wurde nachgewiesen, dass diese zur Verbesserung der sensorischen Wahrnehmung führt und neuronale Plastizität antreibt (Pleger et al. 2003). Dieses Verfahren ist auch bei älteren Menschen wirksam und kann hier einem altersgemäßen Abbau von Funktion entgegenwirken (Dinse et al. 2006). Aufgrund seiner Wirksamkeit wird rES auch bei Schlaganfallpatienten eingesetzt (s. u.). Über mehrere Wochen angewandt, wurden in Einzelfällen erste Erfolge berichtet (Kattenstroth et al. 2012).

Gegenüber der TDCS ist die sensorische Stimulation attraktiver, weil sie bei einer sehr einfachen Applikation (ohne Aufmerksamkeit, ohne Anbringung von Elektroden am Kopf) fokale Effekte zeigt. Hinsichtlich der Relevanz der sensomotorischen Interaktion für die Funktion der oberen Extremität, aber auch für andere Funktionen wie das Schlucken (Hamdy et al. 1998) ist diese Methode hoch attraktiv. Auch hier kann eine Erhöhung der ipsiläsionalen Erregbarkeit in primär sensorischen oder motorisch evozierten Potentialen nachgewiesen werden. Es gibt hier eine Vielzahl von Protokollen, die unterschiedliche Wirkmechanismen haben: vor allem die direkte elektrische Stimulation der Handnerven (z. B. Conforto et al. 2002) sowie die repetitive elektrische Stimulation (rES) der Fingerspitzen (Dinse et al. 2006). Ersteres Verfahren wurde bereits erfolgreich im chronischen Stadium des Schlaganfalls zur kurzfristigen Verbesserung des motorischen Endergebnisses eingesetzt (Conforto et al. 2002). In einer neuen multizentrischen Studie konnte repetitive periphere sensorische (elektrisch über Nerven am betroffenen Unterarm) Stimulation gefolgt von aktivem Training gegenüber Placebo (elektrisch über Nerven am betroffenen Bein) gefolgt von aktivem Training eine Verbesserung der Handkraft nach Schlaganfall erzielen, nicht jedoch eine Verbesserung im Wolf Motor Test (Conforto et al. 2021).

Vor allem das Verfahren der **sensorischen Stimulation der Fingerspitzen** nach Dinse (Dinse et al. 2003) ist sehr einfach anzuwenden, es wird in nicht aufmerksamkeitsgebundener Gabe vor einem repetitiv aktiven Training als Priming angewendet. Üblich sind 20 bis 45 Minuten sensorische Stimulation vor einem 30- bis 60-minütigem Training pro Tag. Dies kann etwa mit einem Armfähigkeitstraining kombiniert werden, das drei Wochen bei Patienten angewandt wird. Bei Gesunden wurden additive Trainingseffekte von 3 % gegenüber einer Verbesserung von etwa 30 % bei repetitivem sensomotorischem Training wie dem Armfähigkeitstraining bei Gesunden beobachtet. Größere Effekte (8 %) konnten hinsichtlich der Steigerung der Kraft beobachtet werden (Lotze et al. 2017). Derzeit wird eine große Studie durchgeführt, die die Effekte des Primings durch elektrische Fingerstimulation vor einem aktiven Training über drei Wochen im subakuten Stadium nach Schlaganfall testet (Ghaziani et al. 2017). Eine solche periphere Stimulation aus dem stationären Setting in die häusliche Umgebung zu bringen, ist eine besondere Herausforderung (siehe auch 1.5.3 und 1.5.4).

In dieser Übersicht nicht behandelt werden die Versuche, die postläsionelle Plastizität durch Pharmaka zu verstärken oder den Zeitraum der postläsionellen Plastizität zeitlich zu verlängern. Bisher konnten in klinischen Studien für diese Interventionen im Langzeitverlauf allerdings – wenn überhaupt – nur geringfügige Funktionsverbesserungen nachgewiesen werden; anders als in tierexperimentellen Untersuchungen. Zudem können besonders effektive Behandlungsschemata, die sich die postläsionelle Plastizität zunutze machen, nicht nur die Funktionserholung fördern, sondern leider auch zu maladaptiven Entwicklungen führen (dystone Bewegungen, Schmerzen; siehe auch 1.3.1 und 1.3.2).

1.7 Zusammenfassung und Ausblick

Die Übersicht zeigt, wie Ergebnisse der Plastizitätsforschung Anregungen für die klinische Arbeit geben können. Nach der Entwicklung im Kinder- und Jugendalter ist die Grundstruktur des Gehirns durch Myelinisierung, Einbettung in das Perineurium und besondere Moleküle aktiv vor Veränderungen geschützt. Nach einer Hirnschädigung wird ein Teil dieses Schutzes gelockert und so vorübergehend eine stärkere Änderung der Struktur und der auf sie aufbauenden Funktion auf Umweltreize hin ermöglicht. Man kann von einer „sensiblen Periode“ nach einer Hirnverletzung sprechen. Auch während dieser Phase sind beim Erwachsenen die Möglichkeiten zu strukturellen Veränderungen vor allem auf Änderungen der synaptischen Verbindungen beschränkt. Die Plastizität ist also deutlich weniger ausgeprägt als während der Kindheit, aber deutlich ausgeprägter als während des „normalen Lernens“.

Biomarker können diese Grundstruktur des Gehirns zumindest teilweise erfassen. Evozierte Potentiale können die funktionelle Intaktheit einiger weniger Grundstrukturen testen: MEP, SSEP, VEP. Die strukturelle Kernspintomographie kann den Zustand großer Faserverbindungen anatomisch inzwischen recht zuverlässig darstellen. Die Darstellung der funktionellen Kapazitäten ist sehr viel schwieriger. Zwar kann mit einigem Aufwand der funktionelle Zustand zum Untersuchungszeitpunkt mit dem fMRT erfasst werden, zuverlässige individuelle prognostische Aussagen für die Zukunft sind jedoch kaum möglich. Grundsätzlich liefern diese Untersuchungsverfahren im akuten und subakuten Bereich eher Aussagen über Möglichkeiten, erst im chronischen Stadium können auch Aussagen über „Nicht-Möglichkeiten“ getroffen werden. Aufgrund ihrer anatomischen und funktionellen Relevanz liefern diese Biomarker auch einen möglichen Rahmen für die weiteren therapeutischen Interventionen und die Versuche, die Plastizität zu beeinflussen.

Therapeutische Interventionen können während dieser Phase besonders große funktionelle und in geringerem Maße auch strukturelle Änderungen erzielen, allerdings ist auch die Gefahr einer Maladaptation z. B. durch Unterlassen einer Therapie oder eine „falsche“ Therapie größer als während anderer Phasen im erwachsenen Leben. Es wird immer deutlicher, dass bestimmte therapeutische Interventionen besonders wirksame Fenster haben, sowohl hinsichtlich der „Zeit“ seit dem Akutereignis als auch hinsichtlich der Schwere oder Art der Schädigung. Diese therapeutischen Fenster können zwischen verschiedenen Interventionen differieren. Ihr gekonnter therapeutisch abgestimmter Einsatz wird in Zukunft immer wichtiger werden.

Unterstützt werden können die therapeutischen Bemühungen durch zusätzliche Interventionen, die die Plastizität fördern: allgemein, z.B. durch sensomotorisches Fitness-Training oder spezieller, durch eine gezielte periphere Stimulation oder zentrale Stimulation. Letztere unterliegt noch der wissenschaftlichen Entwicklung und sollte daher nur im Rahmen klinischer Studien eingesetzt werden.

Die therapeutischen Interventionen und die Stimulationen sollten in ein therapeutisches Gesamtkonzept eingebracht werden. Das zunehmend genauere Verständnis der Pathophysiologie führt zu immer spezifischeren Modellen für die Reorganisation von zerebralen Netzwerken. Dabei können nach jetzigem Wissensstand – abhängig von der Lokalisation der Schädigung – auch unterschiedliche Reorganisationsprinzipien für unterschiedliche klinische Funktionen nebeneinander stehen bleiben; z.B. für das Sprachverständnis und für das Nachsprechen. Die Kenntnis dieser prinzipiell sehr zu begrüßenden Fortentwicklung warnt allerdings auch davor, einmal etablierte „pathophysiologisch begründete Therapiegrundsätze" als unveränderlich oder etablierte „Biomarker" als allgemeingültige Kriterien für die Abschätzung einer Prognose oder als maßgebendes Entscheidungskriterium für die zukünftige Behandlung festzuschreiben. Der „Goldstandard" für den Erfolg aller Therapie-Regime bleibt letztendlich die klinische Entwicklung der Patienten.

Literatur

Altman J (1962) Are new neurons formed in the brains of adult mammals? Science 135: 1127–8.

AVERT Trial Collaboration group, Bernhardt J, Langhorne P, Lindley RI, Thrift AG, Ellery F, Collier J, Churilov L, Moodie M, Dewey H, Donnan G (2015) Efficacy and safety of very early mobilisation within 24 h of stroke onset (AVERT): a randomised controlled trial. Lancet 386(9988): 46–55.

Bangert M, Schlaug G (2006) Specialization of the specialized in features of external human brain morphology. Eur J Neurosci 24(6): 1832–4.

Barbay S, Plautz EJ, Friel KM, Frost SB, Dancause N, Stowe AM, Nudo RJ, Biernaskie J (2006) Behavioral and neurophysiological effects of delayed training following a small ischemic infarct in primary motor cortex of squirrel monkeys. Exp Brain Res 169(1): 106–16.

Biernaskie J, Chernenko G, Corbett D (2004) Efficacy of rehabilitative experience declines with time after focal ischemic brain injury. J Neurosci 24: 1245–54.

Breitenstein C, Grewe T, Floël A et al. (2017) Intensive speech and language therapy in patients with chronic aphasia after stroke: a randomised, open-label, blinded-endpoint, controlled trial in a health-care setting. Lancet 389(10078): 1528–38.

Brogårdh C, Johansson FW, Nygren F, Sjölund BH (2010) Mode of hand training determines cortical reorganisation: a randomized controlled study in healthy adults. J Rehabil Med 42(8): 789–94.

Brown CE, Li P, Boyd JD et al. (2007) Extensive turnover of dendritic spines and vascular remodeling in cortical tissues recovering from stroke. J Neurosci 27: 4101–9.

Bütefisch CM, Netz J, Wessling M, Seitz RJ, Hömberg V (2003) Remote changes in cortical excitability after stroke. Brain 126: 470–81.

Clarkson AN, Lopez-Valdes HE, Overman JJ et al. (2013) Multimodal examination of structural and functional remapping in the mouse photothrombotic stroke model. J Cereb Blood Flow Metab 33: 716–23.

Classen J, Liepert J, Wise SP, Hallett M, Cohen LG (1998) Rapid plasticity of human cortical movement representation induced by practice. J Neurophysiol 79(2): 1117–23.

Collin C, Wade D (1990) Assessing motor impairment after stroke: a pilot reliability study. J Neurol Neurosurg Psychiatry 53(7): 576–9.

Conforto AB, Kaelin-Lang A, Cohen LG (2002) Increase in hand muscle strength of stroke patients after somatosensory stimulation. Ann Neurol 51(1): 122–5.

Conforto AB, Machado AG, Ribeiro NHV (2021) Repetitive Peripheral Sensory Stimulation as an Add-On Intervention for Upper Limb Rehabilitation in Stroke: A Randomized Trial, Neurorehabil Neural Repair 35(12): 1059-64..

Di Lazzaro V, Profice P, Pilato F, Capone F, Ranieri F, Pasqualetti P, et al. (2010) Motor cortex plasticity predicts recovery in acute stroke. Cereb Cortex 20: 1523–8.

Dinse HR, Ragert P, Pleger B, Schwenkreis P, Tegenthoff M (2003) Pharmacological modulation of perceptual learning and associated cortical reorganization. Science 301(5629): 91–4.

Dinse HR, Kleibel N, Kalisch T, Ragert P, Wilimzig C, Tegenthoff M (2006) Tactile coactivation resets age-related decline of human tactile discrimination. Ann Neurol 60(1): 88–94.

Dohle C, Tholen R, Wittenberg H, ..., Stephan KM (2015) Rehabilitation der Mobilität nach Schlaganfall (ReMoS). Neurol Rehabil 21(7): 355–494.

Domann R, Hagemann G, Kraemer M et al. (1993) Electrophysiological changes in the surrounding brain tissue of photochemically induced cortical infarcts in the rat. Neurosci Lett 155: 69–72.

Domin M, Hordacre B, Hok P, ... Lotze M (2023) White Matter Integrity and Chronic Poststroke Upper Limb Function: An ENIGMA Stroke Recovery Analysis. Stroke 54(9): 2438-41.

Draganski B, Gaser C, Busch V, Schuierer G, Bogdahn U, May A (2004) Neuroplasticity changes in grey matter induced by training. Nature 427: 211–2.

Driemeyer J, Boyke J, Gaser C, Buchel C, May A (2008) Changes in gray matter induced by learning-revisited. PLoS One 3: e2669.

Dromerick AW, Lang CE, Birkenmeier RL, Wagner JM, Miller JP, Videen TO, Powers WJ, Wolf SL, Edwards DF (2009) Very Early Constraint-Induced Movement during Stroke Rehabilitation (VECTORS): A single-center RCT. Neurology 73(3): 195–201.

Dromerick AW, Geed S, Barth J, ... Edwards DF (2021) Critical Period After Stroke Study (CPASS): A phase II clinical trial testing an optimal time for motor recovery after stroke in humans. PNAS 118: No. 39.

Elsner B, Kwakkel G Kugler J, Mehrholz J (2017) Transcranial direct current stimulation (tDCS) for improving capacity in activities and arm function after stroke: a network meta-analysis of randomised controlled trials. J Neuroeng Rehabil 14(1): 95.

Elsner B, Kugler J, Pohl M, Mehrholz J (2020) Transcranial direct current stimulation (tDCS) for improving activities of daily living, and physical and cognitive functioning, in people after stroke. Cochrane Database Syst Rev 11(11): CD009645.

Ghaziani E, Couppé C, Henkel C, Siersma V, Søndergaard M, Christensen H, Magnusson SP (2017) Electrical somatosensory stimulation followed by motor training of the paretic upper limb in acute stroke: study protocol for a randomized controlled trial. Trials 18(1): 84.

Goldman SA, Nottebohm F (1983) Neuronal production, migration and differentiation in a vocal control nucleus of the adult female canary brain. Proc Natl Acad Sci USA 80: 2390–4.

Hama S, Murakami T, Yamashita H, Onoda K, Yamawaki S, Kurisu K (2016) Neuroanatomic pathways associated with monoaminergic dysregulation after stroke. Int J Geriatr Psychiatry 32(6): 633–42.

Hamdy S, Rothwell JC, Aziz Q, Singh KD, Thompson DG (1998) Long-term reorganization of human motor cortex driven by short-term sensory stimulation. Nat Neurosci 1(1): 64–8.

Hebb DO (1949). The organization of behavior: a neuropsychological theory. New York: Wiley.

Hömberg V, Stephan KM, Netz J (1991) Transcranial stimulation of motor cortex in upper motor neuron syndrome: its relation to the motor deficit. Electrencephalogr Clin Neurophysiol 81(5): 377–88.

Hollmann W, Hettinger T (2000) Sportmedizin. Grundlagen für Arbeit, Training und Präventivmedizin. 4. Auflage.: 452–455.

Horn U, Grothe M, Lotze M (2016a) MRI-Biomarkers for hand motor outcome-prediction and therapy-monitoring following stroke. Neural Plasticity 9265621.

Horn U, Roschka S, Eyme K et al. (2016b) Increased ventral premotor cortex recruitment after arm training in an fMRI study with subacute stroke patients. Behav Brain Res 308: 152–9.

Hübner M, Bonhoeffer T (2014) Neuronal Plasticity: Beyond the Critical Period. Cell 159,4: 727–737.

Hummel FC, Cohen LG (2006) Non-invasive brain stimulation: a new strategy to improve neurorehabilitation after stroke? Lancet Neurol 5(8): 708–12.

Jäncke L (2009) The plastic human brain. Restor Neurol Neurosci; 27: 521–38.

Kattenstroth J-C, Kalisch T, Peters S, Tegenthoff M, Dinse HR (2012) Long-term sensory stimulation therapy improves hand function and restores cortical responsiveness in patients with chronic cerebral lesions. Three single case studies. Front Hum Neurosci 6: 244.

Kirschenbaum B, Nedergaard M, Preuss A, Barami K, Fraser RA, Goldman SA (1994) In vitro neuronal production and differentiation by precursor cells derived from the adult human forebrain. Cereb Cortex 4: 576–89.

Koch PJ, Park CH, Girard G, ... , Hummel FC (2021) The structural connectome and motor recovery after stroke: predicting natural recovery. Brain 144: 2107–2119.

Kollen B, Kwakkel G, Lindeman E (2006) Longitudinal robustness of variables predicting independent gait following severe middle cerebral artery stroke: a prospective cohort study. Clin Rehabil 20(3): 262–8.

Krakauer JW, Carmichael ST, Corbett D, Wittenberg GF (2012) Getting Neurorehabilitation Right. What Can Be Learned From Animal Models? Neurorehabil Neural Repair 26; 8: 923–31.

Kwakkel G, Wagenaar RC, Twisk JW, Lankhorst GJ, Koetsier JC (1999) Intensity of leg and arm training after primary middle-cerebral-artery stroke: a randomised trial. Lancet 54(9174): 191–6.

Kwakkel G, Kollen BJ, van der Grond J, Prevo AJ (2003) Probability of regaining dexterity in the flaccid upper limb: impact of severity of paresis and time since onset in acute stroke. Stroke 34(9): 2181–6.

Lewthwaite R, Winstein CJ, Lane CJ, Blanton S, ..., Wolf SL (2018) Accelerating Stroke Recovery: Body Structures and Functions, Activities, Participation, and Quality of Life Outcomes From a Large Rehabilitation Trial. Neurorehabil Neural Repair 32(2): 150–65.

Liepert J (2009) Elektrophysiologie zur Prognose nach Schlaganfall. In: S2e-Leitlinie der DGNR zur motorischen Rehabilitation nach Schlaganfall. Neurol Rehabil 15 (2): 139–42.

Lindow J, Domin M, Grothe M, Horn U, Eickhoff SB, Lotze M (2016) Connectivity-based predictions of hand motor outcome for mildly affected patients at the sub-acute stage after stroke. Front Hum Neurosci Mar 9; 10: 101

Lotze M, Braun C, Birbaumer N, Anders S, Cohen LG (2003) Motor learning elicited by voluntary drive. Brain 126(4): 866–72.

Lotze M, Markert J, Sauseng P, Hoppe J, Plewnia C, Gerloff C (2006) The role of multiple contralesional motor areas for complex hand movements after internal capsular lesion. J Neurosci 26(22): 6096–102.

Lotze M, Beutling W, Loibl M, Domin M, Platz T, Schminke U, Byblow W (2012) dPMC activation of the contralesional hemisphere is associated with the decrease of DTI-traces in chronic subcortical stroke patients. Neurorehabil Neural Repair 26(6): 594–603.

Lotze M, Ladda A-M, Roschka S, Platz T, Dinse HR (2017) Priming hand motor training with repetitive electric stimulation of the finger tips; performance gain and neural training effects. Brain Stimulation 10: 139–46.

Makin TR, Krakauer JW (2023). Against cortical reorganisation. eLife 12: e84716.

Nickel A, Thomalla G (2017) Post-Stroke Depression: Impact of Lesion Location and Methodological Limitations – A Topical Review. Front Neurol 8: 498.

Nijland RH, van Wegen EE, Harmeling-van der Wel BC, Kwakkel G; EPOS Investigators (2010) Presence of finger extension and shoulder abduction within 72 hours after stroke predicts functional recovery: early prediction of functional outcome after stroke: the EPOS cohort study. Stroke 41(4): 745–50.

Nithianantharajah J, Hannan AJ (2006) Enriched environments, experience-dependent plasticity and disorders of the nervous system. Nat Rev Neurosci 7: 697–709.

Nitsche M, Paulus W (2000) Excitability changes induced in the human motor cortex by weak transcranial direct current stimulation. J Physiol 527: 633–9.

Nitsche M, Schauenburg A, Lang N, Liebetanz D, Exner C, Paulus W, Tergau F (2003) Facilitation of implicit motor learning by weak transcranial direct current stimulation of the primary motor cortex in the human. J Cogn Neurosci 15: 619–26.

Nogueira AB, Sogayar MC, Colquhoun A, Siqueira SA, Nogueira Ariel B, Marchiori PE, Teixeira MJ (2014) Existence of a potential neurogenic system in the adult human brain. J Transl Med 12: 75.

Nudo RJ, Milliken GW, Jenkins WM, Merzenich MM (1996a) Use-dependent alterations of movement representations in primary motor cortex of adult squirrel monkeys. J Neurosci 16: 785–807.

Nudo RJ, Wise BM, SiFuentes F, Milliken GW (1996b) Neural substrates for the effects of rehabilitative training on motor recovery after ischemic infarct. Science 272: 1791–4.

Nudo RJ, Milliken GW (1996) Reorganization of movement representations in primary motor cortex following focal ischemic infarcts in adult squirrel monkeys. J Neurophysiol 75: 2144–9.

Nudo RJ (2006) Mechanisms for recovery of motor function following cortical damage. Curr Opin Neurobiol 16: 638–44.

Nudo RJ (2007) Postinfarct Cortical Plasticity and Behavioral Recovery. Stroke 38: 840–5.

Ohlsson AL, Johansson BB (1995) Environment influences functional outcome of cerebral infarction in rats. Stroke 26: 644–9.

Platz T, van Kaick S, Mehrholz J, Leidner O, Eickhoff C, Pohl M (2009) Best conventional therapy versus modular impairment-oriented training for arm paresis after stroke: a single-blind multicenter randomized controlled trial. Neurorehabil Neural Repair 23: 706–16.

Pleger B, Foerster A-F, Ragert P, Dinse HR, Schwenkreis P, Malin JP, Nicolas V, Tegenthoff M (2003) Functional imaging of perceptual learning in human primary and secondary somatosensory cortex. Neuron 40: 643–53.

Polanía R, Nitsche MA, Ruff CC (2018) Studying and modifying brain function with non-invasive brain stimulation. Nat Neurosci 21: 174–187.

Rehme AK, Grefkes C (2013) Cerebral network disorders after stroke: evidence from imaging-based connectivity analyses of active and resting brain states in humans. J Physiol 591: 17–31.

Rehme AK, Volz LJ, Feis DL, Eickhoff SB, Fink GR, Grefkes C (2015) Individual prediction of chronic motor outcome in the acute post-stroke stage: Behavioral parameters versus functional imaging. Hum Brain Mapp 36(11): 4553–65.

Reynolds BA, Weiss S (1992) Generation of neurons and astrocytes from isolated cells of the adult mammalian central nervous system. Science 255: 1707–10.

Riley JD, Le V, Der-Yeghiaian L, See J, Newton JM, Ward NS, Cramer SC (2011) Anatomy of stroke injury predicts gains from therapy. Stroke 42(2): 421–6.

Robinson RG, Jorge RE (2016) Post-Stroke Depression: A Review. Am J Psychiatry 173(3): 221–31.

Sampaio-Baptista C, Khrapitchev AA, Foxley S, Schlagheck T, Scholz J, Jbabdi S, DeLuca GC, Miller KL, Taylor A, Thomas N, Kleim J, Sibson NR, Bannerman D, Johansen-Berg H (2013) Motor skill learning induces changes in white matter microstructure and myelination. J Neurosci 33: 19499–503.

Sampaio-Baptista C, Scholz J, Jenkinson M, Thomas AG, Filippini N, Smit G, Douaud G, Johansen-Berg H (2014) Gray matter volume is associated with rate of subsequent skill learning after a long term training intervention. Neuroimage 96: 158–66.

Sanes J (2021) Development and the Emergence of Behaviour. In Principles of Neural Science, 6th edition, ed. by Eric R. Kandel, John D. Koester, Sarah H. Mack, Steven A Siegelbaum, Mc Graw Hill: 1103–1105.

Sato T, Nakamura Y, Takeda A and Ueno M (2021) Lesion Area in the Cerebral Cortex Determines the Patterns of Axon Rewiring of Motor and Sensory Corticospinal Tracts After Stroke. Front Neurosci 15: 737034

Saur D, Lange R, Baumgaertner A, Schraknepper V, Willmes K, Rijntjes M, Weiller C (2006) Dynamics of language reorganization after stroke. Brain; 129(Pt 6): 1371–84.

Schlaug G, Jäncke L, Huang Y, Staiger JF, Steinmetz H (1995) Increased corpus callosum size in musicians. Neuropsychologia 33: 1047–55.

Schlaug G (2001) The brain of musicians. A model for functional and structural adaptations. Ann NY Acad Sci 930: 281–99.

Scholz J, Klein MC, Behrens TE, Johansen-Berg H (2009) Training induces changes in white-matter architecture. Nat Neurosci 12: 1370–1.

Schulz R, Frey BM, Koch P, Zimerman M, Bönstrup M, Feldheim J, Timmermann JE, Schön G, Cheng B, Thomalla G, Gerloff C, Hummel FC (2017) Cortico-Cerebellar Structural Connectivity Is Related to Residual Motor Output in Chronic Stroke. Cereb Cortex 24(1): 635–45.

Schupp W, Lederhofer C, Seewald B et al. (2006) Ambulante Nachsorge und sprachtherapeutische Weiterbehandlung bei Aphasikern nach stationärer Rehabilitation – Was können zusätzliche telemedizinische Angebote bringen? Aphasie Verwandte Geb 20: 89–104.

Smith MC, Byblow WD, Barber PA, Stinear CM (2017a) Proportional Recovery From Lower Limb Motor Impairment After Stroke. Stroke 48(5): 1400–3.

Smith MC, Barber PA, Stinear CM (2017b) The TWIST Algorithm Predicts Time to Walking Independently After Stroke. Neurorehabil Neural Repair 31(10–11): 955–64.

Sorrells SF, Paredes MF, Cebrian-Silla A, Sandoval K, Qi D, Kelley KW, James D, Mayer S, Chang J, Auguste KI (2018) Human hippocampal neurogenesis drops sharply in children to undetectable levels in adults. Nature 555: 377–81.

Stagg CJ, Best JG, Stephenson MC, O'Shea J, Wylezinska M, Kincses ZT, Morris PG, Matthews PM, Johansen-Berg H (2009) Polarity-Sensitive Modulation of Cortical Neurotransmitters by Transcranial Stimulation. J Neurosci 29: 5202–6.

Stephan KM, Breer E (2009) Wert der zerebralen Bildgebung nach ischämischem Hirninfarkt für die Rehabilitation. Neurol Rehabil 15(2): 143–60.

Stephan KM, Pérennou D (2021) Mobility After Stroke: Relearning to Walk. In: Clinical Pathways in Stroke Rehabilitation: Evidence-based Clinical Practice Recommendations (ed. T. Platz) [Internet]. Cham (CH): Springer.

Stinear CM, Barber PA, Smale PR, Coxon JP, Fleming MK, Byblow WD (2007) Functional potential in chronic stroke patients depends on corticospinal tract integrity. Brain 130(Pt 1): 170–80.

Stinear CM, Barber PA, Petoe M, Anwar S, Byblow WD (2012) The PREP algorithm predicts potential for upper limb recovery after stroke. Brain 135(Pt 8): 2527–35.

Stinear CM, Byblow WD, Ackerley SJ et al. (2017a) Predicting Recovery Potential for Individual Stroke Patients Increases Rehabilitation Efficiency. Stroke 48(4): 1011–9.

Stinear CM, Byblow WD, Ackerley SJ, Smith MC, Borges VM, Barber PA (2017b) PREP2: A biomarker-based algorithm for predicting upper limb function after stroke. Ann Clin Transl Neurol 4: 811–20.

Thomas C, Baker CI (2013) Teaching an adult brain new tricks: a critical review of evidence for training-dependent structural plasticity in humans. Neuroimage 73: 225–36.

Vlieth, Rvd, Selles RW, Andrinopoulou E-R, ..., Kwakkel G (2020) Predicting Upper Limb Motor Impairment Recovery after Stroke: A Mixture Model. Ann Neurol 87(3): 383–393.

Wade DT, Hewer RL (1987) Functional abilities after stroke: measurement, natural history and prognosis. J Neurol Neurosurg Psychiatry 50:177–182.

Ward NS, Brown MM, Thompson AJ, Frackowiak RS (2003) Neural correlates of outcome after stroke: a cross-sectional fMRI study. Brain 126(Pt 6): 1430–48.

Ward NS, Cohen LG (2004) Mechanisms underlying recovery of motor function after stroke. Arch Neurol 61(12): 1844–8.

Winstein CJ, Wolf SL, Dromerick AW, Lane CJ, Nelsen MA, Lewthwaite R, Cen SY, Azen SP; Interdisciplinary Comprehensive Arm Rehabilitation Evaluation (ICARE) Investigative Team (2016) Effect of a Task-Oriented Rehabilitation Program on Upper Extremity Recovery Following Motor Stroke: The ICARE Randomized Clinical Trial. JAMA 315(6): 571–81.

Wolf SL, Winstein CJ, Miller JP, Taub E, Uswatte G, Morris D, Giuliani C, Light KE, Nichols-Larsen D; EXCITE Investigators (2006) JAMA 296(17): 2095–104.

Zatorre RJ, Fields RD, Johansen-Berg H (2012) Plasticity in gray and white: neuroimaging changes in brain structure during learning. Nat Neurosci 15: 528–36.

Zeiler SR, Krakauer JW (2013) The interaction between training and plasticity in the poststroke brain. Curr Opion Neurol 26: 609–16.

Zhang L, Xing G, Fan Y, Guo Z, Chen H, Mu Q (2017) Short- and Long-term Effects of Repetitive Transcranial Magnetic Stimulation on Upper Limb Motor Function after Stroke: a Systematic Review and Meta-Analysis. Clin Rehabil 31(9): 1137–53.

Zilles K (1992) Neural plasticity is an adaptive property of the central nervous system. Ann Anat 174: 383–91.

2 Best-Practice-Neurorehabilitation

Klemens Fheodoroff, Claudia Pott

2.1 Einleitung

In diesem Kapitel werden wesentliche gemeinsame Elemente aus systematischen Untersuchungen zur Effektivität/Effizienz der Neurorehabilitation bei unterschiedlichen Erkrankungen und Störungen zusammengefasst. In diesen konnte gezeigt werden, dass jeder Mensch mit anhaltender Behinderung – unabhängig der zugrunde liegenden Ursache – in jedem Stadium der Erkrankung, in jedem Alter und in jedem Setting profitieren kann, wenn gewisse Rahmenbedingungen vorhanden sind.

Effektive Neurorehabilitation bedarf eines multidisziplinären Experten-Teams, welches auf individuelle und mit den Betroffenen abgestimmte Ziele innerhalb eines biopsychosozialen Krankheitsmodells hinarbeitet. Es handelt sich also um einen komplexen Person-zentrierten, multifaktoriellen, zielorientierten Prozess, der auf individuelle Problemlösung ausgerichtet ist (Tab. 2.1). Als generelle Prinzipien haben sich in mehreren Analysen repetitives Üben, aufgabenorientiertes Training, Anleitung zu Selbst-Management und psychosoziale Unterstützung herausgestellt. Darüber hinaus ist eine Reihe von weiteren störungsspezifischen Interventionen erforderlich, die in den folgenden Kapiteln ausgeführt werden. Um Über- und Unterversorgung zu vermeiden, sollten die Maßnahmen stets auf die individuellen Bedürfnisse und den aktuellen Unterstützungsbedarf abgestimmt werden. Dennoch sind die Ergebnisse nicht immer zuverlässig vorhersehbar (Wade 2020a).

Um den komplexen Anforderungen in der Neurorehabilitation gerecht zu werden, ist es notwendig, sein eigenes Denken kontinuierlich und kritisch zur überprüfen. Der dafür verwendete englische Begriff **„Clinical Reasoning"** (Abb. 2.1) umfasst sämtliche Denkvorgänge und Entscheidungen während der Untersuchung und Behandlung eines Patienten (Feiler 2003). Die Basis bildet das Fachwissen, also die Kenntnis der Störungsbilder und der evidenzbasierten Behandlungsmethoden. Entscheidend ist dabei nicht allein die Menge des angesammelten Wissens, sondern die Fähigkeit, dieses Wissen in konkreten Situationen effizient anzuwenden (schlussfolgerndes Denken). Schließlich bedarf es der kritischen (Selbst-)Reflexion zum Vorgehen, um entsprechende Kurskorrekturen vornehmen zu können.

Da Leitlinien auf randomisiert-kontrollierten Studien mit definierten Ein- und Ausschlusskriterien beruhen und Interventionen häufig komplexe Wirkmechanismen enthalten, können Empfehlungen oft nur bedingt auf aktuelle reale Versorgungsstrukturen übertragen werden. Eine Best-Practice-Neurorehabilitation orientiert sich dann an den Dimensionen „Werte – Wissen – Kontext"

Tab. 2.1: Merkmale effektiver Neurorehabilitation, mod. nach Wade (2020b)

Patienten/ Settings	Rehabilitation kann jedem zugute kommen, der an einer längerfristigen behindernden Krankheit leidet (in jedem Stadium) Ist in jeder Umgebung möglich
Ergebnis (Outcome)	Selbst eingeschätzte Lebensqualität und Grad der sozialen Integration optimieren durch: – Maximierung der Selbstbestimmung – Minimierung von Schmerzen / Leid – Optimierung der Fähigkeit, sich an veränderte Umstände anzupassen und darauf zu reagieren
Strukturen	Fachkundiges, multidisziplinäres Team
Prozess	Problemlösungsprozess Im Kontext des ganzheitlichen biopsychosozialen Krankheitsmodells Konzentriert auf funktionelle Aktivitäten Person-zentriert Einigung auf einheitliche Dokumentation / Problembeschreibung, die alle Bereiche des biopsychosozialen Modells abdeckt Gemeinsame teambasierte Ziele Enge, kooperative Zusammenarbeit über alle Grenzen hinweg: fachlich, organisatorisch und geographisch Laufende Evaluation von Veränderungen / Auswirkungen von Interventionen
Interventionen	Wiederholtes Üben von Aufgaben und Handlungen Übungen zur Steigerung der kardiorespiratorischen Fitness Wissensvermittlung zu Symptomen und deren Management Beratung und Anleitung mit Schwerpunkt auf Selbstmanagement, Handlungskompetenz und Problemlöse-Verhalten Psychosoziale Unterstützung Spezifische Maßnahmen, die auf die Prioritäten und Bedürfnisse des Patienten zugeschnitten sind

([Broesskamp-Stone u. Ackermann 2010], siehe Abb. 2.1).

Unter **„Werte"** sind ethische Aspekte wie Respekt vor der Autonomie des Einzelnen, gesundheitliche Chancengleichheit, Nachhaltigkeit, Befähigung zur Selbstwirksamkeit (Empowerment) gemeint.

Unter **„Wissen"** wird das Ergebnis von systematischen Recherchen verstanden. Dazu gehört auch die Berücksichtigung von Wissenslücken und Bereichen, die noch nicht ausreichend untersucht sind. Weiters die Bereitschaft, einen Beitrag zum Schließen dieser Lücken unter Berücksichtigung methodologischer Standards zu leisten.

„Kontext" bezieht sich auf die Frage, ob der Nutzen der Rehabilitation auf bestimmte Patientengruppen oder auf die Erbringung an bestimmten Orten / unter definierten Umständen beschränkt ist. Dabei sollten Konzepte wie Sozialraum- und Lebensweltorientierung beachtet werden. Wade zufolge kann Rehabilitation in jedem Setting (jeder Umgebung) erbracht werden und nützlich sein – unter der Voraussetzung, dass die in Tabelle 2.1 genannten Struktur- und Prozess-Merkmale eingehalten werden (Wade 2020a).

Best-Practice-Neurorehabilitation berücksichtigt diese Komplexität vor dem Hintergrund von Bedingungen der realen Welt und der individuellen Unterschiede im Erleben und Verhalten von Menschen. Dabei können klinische Behandlungspfade helfen. Für die Erstellung, die

Werte
Ethische Prinzipien und Grundlagen in der Neurorehabilitation
BEST PRACTICE
Wissen
Externe Evidenz
wissenschaftliches Wissen (empirisch/theoretisch)
Themenspezifisches Wissen (Neurowissenschaft)
Themenspezifisches Struktur-/Prozesswissen
Interne Evidenz
(Experten/ Erfahrungswissen)
Kontext
Allgemeine Faktoren (soziale, gesetzliche, politische usw.)
Ressourcen in der Akutneurologie und Neurorehabilitation: international, national, regional, lokal, institutionell

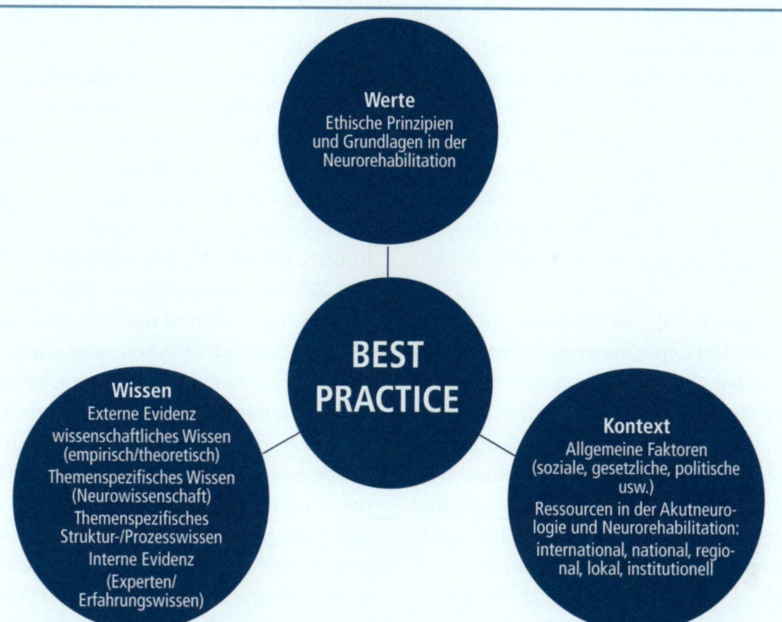

Abb. 2.1: Dimensionen einer Best-Practice-Neurorehabilitation (mod. nach Broesskamp-Stone u. Ackermann 2010)

Implementierung in den klinischen Alltag und ihren fortwährenden Einsatz ist ein interdisziplinärer und partizipativer Ansatz unabdingbar. Der Inhalt ist kontextabhängig anzupassen. Daten zum Nutzen klinischer Pfade weisen ein eingeschränktes Evidenzlevel auf, da randomisierte Studien methodisch oft schwierig durchführbar sind. Es wäre daher wünschenswert, wenn Elemente der Intersektoralität in klinischen Pfaden stärker berücksichtigt würden (Ronellenfitsch u. Schwarzbach 2021).

2.2 Person-zentrierter Ansatz in der Neurorehabilitation

Menschen sind vielfältig und haben unterschiedliche Bedürfnisse. Menschen mit Behinderungen äußern in der Regel keine wesentlich anderen Bedürfnisse als Menschen ohne Behinderungen (Sivaraman Nair u. Wade 2003). Sie zeigen aber einen unterschiedlichen und variablen Unterstützungsbedarf, der von der Behinderung und dem jeweiligen situativen Kontext abhängt. Es gilt, sowohl Über- als auch Unterversorgung zu vermeiden und einen genau abgestimmten, „Person-zentrierten" Unterstützungsbedarf vorzuhalten.

Der Person-zentrierte Ansatz findet zunehmende Unterstützung im gesamten Gesundheitswesen und gilt als wichtiger, positiver Ansatz in der Rehabilitation sollte aber nicht auf rhetorische Bekenntnisse beschränkt bleiben (Kayes u. Papadimitriou 2023). Eine Person-zentrierte Haltung ist von der Bereitschaft zur Reflexion geprägt, wie persönliche Fähigkeiten der betroffenen Person sowohl in der gegenwärtigen Situation als auch in Zukunft wahrgenommen und gefördert werden können (Entwistle u. Watt 2013a, b). Nicht der Grad der Behinderung, sondern der **Grad der Selbstbestimmung** sollte den Unterstützungsbedarf bestimmen. Die damit verbundene **Autonomie** bildet auch einen zentralen Bestandteil der UN-Konvention der Rechte der Menschen mit Behinderung (Schulze 2010). Es gilt sicher zu stellen, dass die Gesundheitsversorgung (Behandlung) dazu beiträgt, die Entwicklung von persönlichen Fähigkeiten, die den betroffenen Personen wichtig sind, zu fördern.

Entsprechend der Gesundheitsdefinition der WHO wird Gesundheit mit biopsychosozialem Wohlbefinden gleichgesetzt. (WHO 2006). Dieses subjektive Wohlbefinden muss wohl als zentrales Element der Neurorehabilitation angesehen werden. Erfasst werden kann diese Dimension letztlich nur durch Selbstauskunft durch die Betroffenen (Patient-Reported Outcome – PRO). Damit sind jedoch erhebliche methodologische Schwierigkeiten verbunden – sei es durch die Kommunikationsfähigkeit der Betroffenen, dem damit verbundenen Zeitaufwand, der verwendeten Methode oder der Vergleichbarkeit von Gruppen. Dennoch haben **Patient-Reported-Outcome Measures (PROMs)** in den letzten Jahren erheblich an Bedeutung gewonnen. So wird die Verwendung von PROMs seit 2009 von der US-Zulassungsbehörde als Voraussetzung zur Zulassung neuer medizinischer Behandlungsverfahren und Produkte gefordert (U.S. Department of Health and Human Services et al. 2009). Die PROMIS Health Organization (PHO)-Initiative nutzt diese neuen Erkenntnisse mit der Bestrebung, standardisierte international anwendbare Messinstrumente für PROs zu schaffen (PROMIS Health Organization [Berlin] 2022).

Eine weitere Gruppe von Instrumenten, **Patient-Reported Experience Measures (PREMs)**, sammeln Informationen über die Erfahrungen der Betroffenen während ihrer Behandlung. Im Gegensatz zu Patient-Reported Outcome Measures (PROMs) analysieren PREMs das Erleben von Prozessen während einer Maßnahme, zum Beispiel im Hinblick auf die Kommunikation mit den Betroffenen, der Aktualität der Hilfe, das Vorhandensein und den Zugang zu Diensten des Gesundheitssystems. PREMs werden als funktional oder relational klassifiziert. Funktionale PREMs untersuchen praktische Fragen, wie z.B. die Verfügbarkeit / Erreichbarkeit von Einrichtungen. Relationale PREMs fokussieren auf die zwischenmenschliche Erfahrung der Betroffenen während der Behandlung, z.B. ob sie sich gehört fühlten oder eigene Ideen eingebracht werden konnten. Beide Ansätze unterstützen die Implementierung des Person-zentrierten Ansatzes. In der Praxis sich hat gezeigt, dass die Betroffenen bereit sind, entsprechende Fragebögen auszufüllen, wenn sie von Personen gefragt werden, die sie respektieren (z.B. deren Behandler) und wenn ihnen die verwendeten Begriffe vertraut sind. (Bull et al. 2019, Benson 2023)

Zu unterscheiden ist also die Sicht der Betroffenen (Innenperspektive) von der Sicht der Leistungserbringer (Außenperspektive). Im deutschen Sprachraum wird der Begriff: „Partizipation“ (vom lateinischen Begriff participatio) sowohl als „Teilnahme“ als auch als „Teilhabe“ verstanden.

Folgt man Nordenfelts handlungstheoretischer Argumentation einer grundlegenden Trennung zwischen „inneren“ und „äußeren“ Zugangsmöglichkeiten zur Partizipation, muss man zwischen der „capacity/inner possibility of action“ (Leistungsfähigkeit / innere Möglichkeit zur Handlung) und der „opportunity/external possibility of action“ (Gelegenheit / äußere Möglichkeit zur Handlung) unterscheiden. Das Bindeglied zwischen den beiden Polen stellt der freie Wille – also der Grad der Selbstbestimmung dar. (Nordenfelt 2003, Nordenfelt 2006) (Abb. 2.2).

In der UN-Konvention der Rechte der Menschen mit Behinderung (UN-CRPD) wird „Inklusion“ d. h. die „volle und wirksame Teilhabe an der Gesellschaft und Einbeziehung in die Gesellschaft“ gefor-

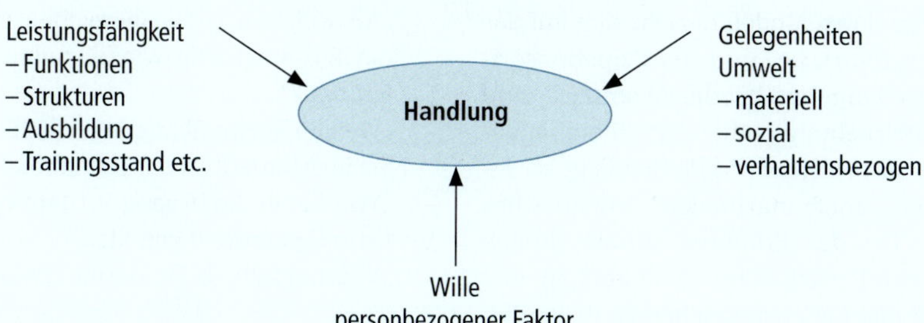

Abb. 2.2: Handlungstheorie nach Nordenfelt (Nordenfelt 2000)

dert (UN 2007, Allgemeine Grundsätze, Art. 3)

Im SGB IX wird die Verpflichtung zum Angebot auf Unterstützung gesetzlich geregelt. Im §1/SGB IX wird angeführt: „Menschen mit Behinderungen oder von Behinderung bedrohte Menschen erhalten Leistungen nach diesem Buch und den für die Rehabilitationsträger geltenden Leistungsgesetzen, um ihre Selbstbestimmung und ihre volle, wirksame und gleichberechtigte Teilhabe am Leben in der Gesellschaft zu fördern, Benachteiligungen zu vermeiden oder ihnen entgegenzuwirken" (Bundesministerium für Justiz 2023). Ob die Betroffenen die Unterstützung annehmen wollen, unterliegt der Autonomie der Betroffenen. **Autonomie** kann definiert werden als das Kondensat resultierend aus dem **Dürfen**, d. h. dem kontextbezogenen Zugang, dem räumlich-technische und soziale Schranken entgegenstehen können, und dem **Wollen**, d. h. den individuellen Wünschen und Absichten, die durch Faktoren der Lebenserfahrung, Selbst- und Fremdsicht beeinflusst sein können.

Aus der Sicht der Leistungserbringer (Außenperspektive) muss der subjektiven Erfahrung und der Selbstbestimmung im Rahmen der Einsichts- und Urteilsfähigkeit in jedem Fall - insbesondere aber mit Blick auf die Ziele und Perspektivenentwicklung - besondere Aufmerksamkeit gewidmet werden.

Eine schon seit den 1970er-Jahren bewährte Vorgehensweise wird unter dem Begriff: **„Shared Decision Making"** (SDM, geteilte Entscheidungsfindung) subsummiert. Untersuchungen zum SDM haben gezeigt, dass die Patientenzufriedenheit zunimmt und die Inanspruchnahme von Gesundheitsleistungen abnimmt (Scheibler et al. 2003). So wurde im Rahmen eines RCT nachgewiesen, dass die Schubrate bei PatientInnen mit Multipler Sklerose, die in ein SDM einbezogen wurden, abgenommen hat. Inwieweit die Betroffenen in Informations- und Entscheidungsprozesse einbezogen werden können, hängt allerdings vom Krankheitsereignis und Stadium ab (Heesen et al. 2006, Heesen et al. 2012). Darüber hinaus haben Untersuchungen gezeigt, dass die Umsetzung des Wunsches der Betroffenen, an Entscheidungen teilzuhaben, häufig von organisatorischen und Behandler-spezifischen Einflüssen, aber auch von den Betroffenen selbst abhängt (Papadimitriou u. Cott 2015).

2.2.1 Das Top-down- und Bottom-up-Modell

Das **Top-down-Modell** bezieht sich auf das Person-zentrierte und partizipationsorientierte Vorgehen bei der Anamnese- und Befunderhebung und der Therapieplanung. Das übergeordnete Ziel liegt im Erreichen einer maximalen Selbstbestimmung bei der Erfüllung sozialer Rollen und der Partizipation [Teilhabe] in den relevanten Lebensbereichen (was den Betroffenen wichtig ist) und impliziert eine präzise Betrachtung aller relevanten Kontextfaktoren (Förderfaktoren, Barrieren). Ausgehend von der Frage, an welchen Lebensbereichen die Betroffenen langfristig teilnehmen wollen, werden die aktuellen Aktivitätseinschränkungen und interne Barrieren auf der Ebene der Körperfunktionen erfasst. Zusätzlich werden Erfahrungen mit den bisherigen Interventionen im Sinne von Förderfaktoren und Barrieren erfragt, z. B.:

- „An welchen Lebensbereichen möchten Sie langfristig wieder teilnehmen können?"
- „Welche Beeinträchtigungen behindern Sie im Moment an der Teilnahme?"
- „Was hat Ihnen bislang auf dem Weg zu Ihrer Gesundheit geholfen?"
- „Was hat sich als Hindernis erwiesen?"

Davon ausgehend werden konkrete, im Team und mit den Betroffenen abgestimmte Ziele auf der Handlungsebene (Aktivitäten) unter Berücksichtigung der hemmenden und fördernden Faktoren festgelegt. Demgegenüber steht in **Bottom-up**-Ansätzen das Training von gestörten Körperfunktionen im Vordergrund mit der inhärenten Annahme, dass sich die Behin-

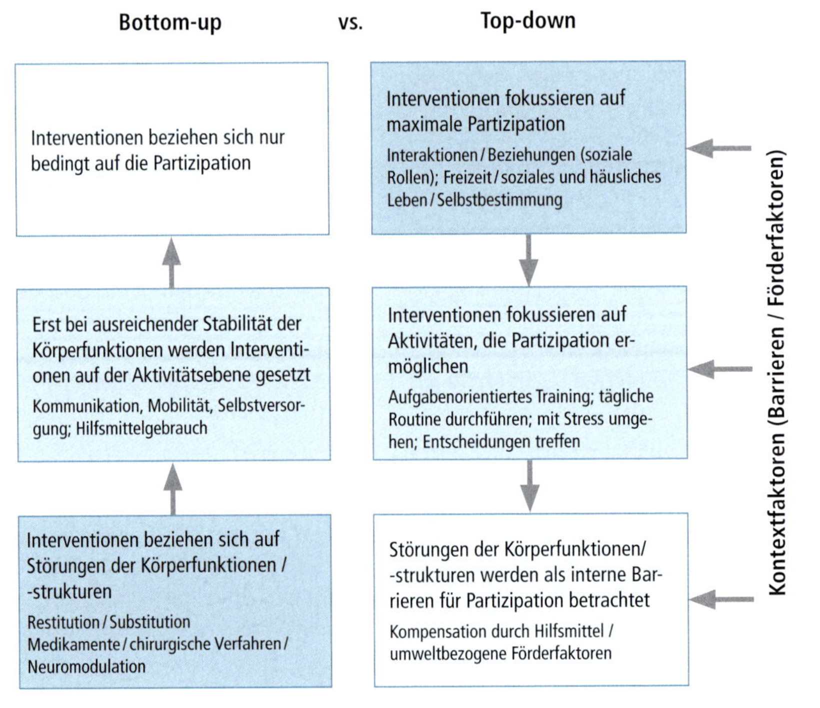

Abb. 2.3: Das Bottom-up- und Top-down-Modell der Neurologischen Rehabilitation

derung linear aus diesen Störungen („interne Barrieren") ergibt.

In der Praxis erscheint die Integration beider Modelle sinnvoll, um die Vorteile nach dem einen oder anderen Ansatz zu nutzen (Janssen u. Barucchieri 2013) (Abb. 2.3).

2.2.2 Methoden der Befunderhebung

Die Qualität der Dokumentation ist unmittelbar abhängig von der Art der Befunderhebung. Im Wesentlichen können drei Arten der Befunderhebung unterschieden werden: Bericht, Beobachtung und Test.

2.2.2.1 Narrative Medizin: Der Stellenwert von Berichten

Direkte Angaben der Betroffenen bzw. der Bezugspersonen haben einen besonderen Stellenwert: Sie entsprechen dem Konzept der **subjektiven Erfahrung** (dem „Zugehörigkeitsgefühl"), das dem Konzept der Partizipation am nächsten kommt. Darüber hinaus sind **biografische Daten** („Personbezogener Kontext", z.B. Bildung, Beruf, Hobbys, Vorlieben etc.) nur anamnestisch erhebbar. In Erzählungen findet man eine Reihe von Strukturmerkmalen wie Temporalität, Singularität, Kontextualisierung sowie Intersubjektivität (Frommelt u. Grötzbach 2008). In ihren Erzählungen versuchen die Betroffenen, einen Sinn in das von ihnen Erlebte zu bringen. Häufig beinhalten diese Erzählungen auch Hinweise auf Rehabilitationsziele und helfen bei der Entwicklung eines neuen Selbstverständnisses. Persönliche Berichte haben auch einen großen Einfluss auf die Adhärenz (Therapietreue) (Martin et al. 2005). Mittlerweile liegen eine Reihe von Publikationen zur narrativen Medizin und deren Auswirkung auf Resilienz, Adhärenz und Lebensqualität vor (Kirk u. Henning 2014; Kirkevold et al. 2014; Sarre et al. 2014; Pluta et al. 2015; Jesus et al. 2016).

Der narrative Zugang zur Befunderhebung erfordert eine klare Rollenverteilung im Team und eine strukturierte Weitergabe des wesentlichen Informationsgehaltes. Erleichtert wird dies durch die Verwendung von standardisierten Fragebögen zur Erfassung von Symptomen (z.B. Schmerzskalen, Spasm Frequency Scale), zu Aktivitäten (z.B. Work Ability Index [WAI]) und zur Lebensqualität (z.B. EQ-5D, WHODAS II, Stroke Impact Scale [SIS]). Aus diesen Instrumenten können wertvolle Erkenntnisse zur Beschwerden-Validierung und zur Priorisierung von Zielen gewonnen werden.

Subjektive Berichte – insbesondere Berichte zur Leistungsfähigkeit – bedürfen jedenfalls der objektiven Überprüfung. Hier sind die beiden anderen Methoden der Befunderhebung, Beobachtung und Test (Assessment) angesiedelt.

2.2.2.2 Beobachtung und Test (Assessments)

Während es für einzelne Bereiche wie Körperfunktionen (z.B. Kraft, Bewegungskontrolle, Schluckstörung, Dysarthrophonie), Mobilität (z.B. Functional Ambulation Categories [FAC], Timed-Up and Go), Selbstversorgung (z.B. Barthel-Index, Functional Independence Measure [FIM]), Sprache und Kommunikation (z.B. Goodglass & Kaplan) anerkannte Testverfahren gibt, wird die Leistungsfähigkeit in anderen Bereichen wie Interaktion (d7), Häusliches Leben (d6) und wirtschaftliche Transaktionen wie Bezahlen (d860) bisher überwiegend durch Verhaltensbeobachtung erfasst.

Sowohl die Verhaltensbeobachtung als auch das Verwenden von standardisierten Messverfahren zur Standort-Bestimmung und zur Zielevaluierung ermöglichen ein differenziertes und fein abgestimmtes Feedback darüber, wie eine Aktion (z.B. die Bewegung) ausgeführt wurde („knowledge of performance"), und zum Ergebnis, das erzielt wurde (auch als Maß für den Erfolg) („knowledge of result"). Beide Faktoren ermöglichen den Betroffenen und Bezugspersonen eine klare Einschätzung des gegenwärtigen Leistungsniveaus und der Möglichkeit der Zielerreichung (insbesondere bei Streckzielen, siehe Abschnitt 2.3.3). Diskrepanzen zwischen subjektiven Berichten und objektiven Befunden sollten stets Anlass zur Klärung von Wünschen und Zielen sowie zur Überprüfung der Angemessenheit bereits geplanter Interventionen sein.

In einer Untersuchung zur Erfassung der individuellen Patienten-Erfahrungen mit Assessments während der Schlaganfallrehabilitation hat sich gezeigt, dass die Betroffenen sich regelmäßige, nachvollziehbare Rückmeldung zu Ergebnissen und Verlauf wünschen – in Laiensprache, verbal und schriftlich; bei ausbleibender Rückmeldung wollten die Betroffenen die Gründe für das Ausbleiben des Feedbacks verstehen. Beim Einsatz von Messverfahren sollten Sinn, Inhalt und Ergebnis des Messverfahrens und allfälliger Wiederholungen klar kommuniziert werden (Tyson et al. 2014b). Dieser Erkenntnis sollte in der Praxis entsprechende Priorität eingeräumt werden (siehe auch Abschnitt 2.3.5 – Ziele und Feedback). Mittlerweile wurden die Auswirkung der Einführung von standardisierten Messinstrumenten in der Schlaganfallrehabilitation auf den Rehabilitationsprozess (Teambesprechung, Aufenthaltsdauer, Ergebnisqualität) eindeutig nachgewiesen (Tyson et al. 2015a; Tyson et al. 2015b).

2.2.2.3 Einsatz und Entwicklung von Assessments in der Neurorehabilitation

Standardisierte und in ihren psychometrischen Kriterien (Gütekriterien) überprüfte Messverfahren erlauben die präzise Einschätzung der Leistungsfähigkeit bzw. des Ausmaßes an Defiziten sowie deren Veränderung im Behandlungsverlauf. Die Gütekriterien geben an, wie gut sich ein Test oder eine Skala für eine bestimmte Fragestellung eignet. Für Messinstrumente zur Zustandsmessung sind die Reliabilität (Zuverlässigkeit) und Validität (Gültigkeit) von großer Bedeutung. Bei Verlaufsmessungen kommt die Änderungssensitivität hinzu. Neben diesen Hauptkriterien spielen weitere Nebengütekriterien wie Testnormierung, Ökonomie, Nützlichkeit und Fairness eine wichtige Rolle in der Praxis. Bei der Beurteilung spielt das Skalenniveau (Nominal-, Ordinal-, Intervall-, Verhältnisskala) eine wichtige Rolle, da davon die Möglichkeiten der statistischen Auswertung und die Interpretation beeinflusst werden. Zu berücksichtigen sind auch Boden- bzw. Decken-Effekte, aber auch eine fehlende Item-Homogenität, die mit der Klassischen Testtheorie (KTT) nicht empirisch überprüft werden kann (Gauggel et al. 2004). Modelle der Item-Response-Theorie (IRT) ermöglichen es, methodische Schwächen der KTT oder exploratorischen Faktorenanalysen auszugleichen. Die IRT stellt ein Verfahren zum Berechnen der Homogenität der verwendeten Items dar. Moosbrugger und Kelava verstehen die Item-Response-Theorie nicht als Alternative zur Klassischen Testtheorie, sondern als Ergänzung (Moosbrugger u. Kelava 2012). Mittels Computerbasiertem Adaptive Testen (CAT) können Items vorgegeben werden, welche eine hohe Messgenauigkeit für das Leistungsniveau der zu testenden Personen aufweist (Moosbrugger und Kelava 2012). Hsueh et al. evaluierten bereits erfolgreiche CATs für das Messen von Aktivitäten des täglichen Lebens (Activities of daily living [ADL]) (Hsueh et al. 2013) und das Gleichgewicht (Hsueh et al. 2010). Balasubramanian et al. schlagen das Verwenden von IRT und CAT zur Entwicklung von Assessments zur Gangadaptivität vor (Balasubramanian et al. 2014). Die Autoren beschreiben ein Computerbasiertes Assessment-Tool auf Basis der Item-Response-Theorie. Sie berücksichtigen dabei die Identifikation eines relevanten Items-Pools, das Shaping-Paradigma und differenzieren zwischen restitutiven und kompensatorischen Merkmalen der Bewegungsstrategie.

2.2.3 Die Internationale Klassifikation der Funktionsfähigkeit, Behinderung und Gesundheit (ICF)

Beeinflusst durch die Systemtheorie des Soziologen Nikolaus Luhmann stellte der amerikanische Internist und Psychiater George L. Engel Anfang der 1970er-Jahre erstmals die Zusammenhänge zwischen der biologischen, der psychischen und der gesellschaftlichen Ebene dar (Engel 1977).

Damit beförderte er den Paradigmenwechsel von einer bio-medizinischen Krankheits- zu einer umfassenden (auch „ganzheitlich" oder „holistisch" genannten) Gesundheitsbetrachtung. Krankheit wurde bis dahin als Auswirkung eines krankmachenden Faktors verstanden. Dieses Verständnis basierte auf dem bakteriologischen „Koch'schen Modell" aus dem Ende des 19. Jahrhunderts. Aus biomedizinischer Sicht kann für jede Krankheiten ein biochemischer, physiologischer, neurobiologischer oder anatomischer Faktor auslösend sein. Die biomedizinische Perspektive bestimmt weltweit die Krankenversorgung und den klinischen Alltag, stößt aber bei nicht-übertragbaren und psychischen Erkrankungen an ihre Grenzen. Zudem blendet sie die gesellschaftliche Determination von Gesundheit und Krankheit und damit wesentliche Erkenntnisse der Gesundheitswissenschaften aus (Holst 2023). Ein bio-psycho-sozialer Ansatz geht über dieses „Ursache-Wirkung-Denken" hinaus. Er basiert auf einem systemischen Ansatz und betont Wechselwirkungen zwischen Faktoren auf den verschiedenen Ebenen.

Mit der **Internationalen Klassifikation der Funktionsfähigkeit, Behinderung und Gesundheit (ICF)** (WHO 2001; DIMDI 2005) hat die Weltgesundheitsorganisation (WHO) eine Klassifikation geschaffen, mit der das Zusammenspiel aller dieser Komponenten erfasst und das „Biopsychosoziale Wohlbefinden" beschrieben werden kann (WHO 2006). Gemeinsam mit der „International Classification of Diseases" (ICD) und der „International Classification of Health Interventions" (ICHI) bildet sie die „Family of International Classifications" der Weltgesundheitsorganisation (WHO 2022). Die ICF stellt eine einheitliche Sprache zur Beschreibung des Gesundheitszustandes, der Behinderung, der sozialen Beeinträchtigung und der relevanten Umweltfaktoren einer Person zur Verfügung. Damit soll die Vergleichbarkeit von nationalen Gesundheitsberichten ermöglicht werden und die Kommunikation professions- und länderübergreifend erleichtert werden.

2.2.3.1 Aufbau der ICF

Die ICF besteht aus zwei Teilen mit jeweils zwei Komponenten:

- **Teil 1:** Funktionsfähigkeit und Behinderung mit den Komponenten der Körperfunktionen/Körperstrukturen und der Aktivitäten/Partizipation.
- **Teil 2:** Kontextfaktoren mit den Komponenten der Person-bezogenen Kontextfaktoren und der Umweltfaktoren.

Den einzelnen Konstrukten sind alphanumerische Codes zugeordnet, welche die Konstrukte international vergleichbar machen sollen. Dabei ist den Körperfunktionen ein „b" vorangestellt (für „body functions"), den Körperstrukturen ein „s" (für „body structures"); den umweltbezogenen Kontextfaktoren ist ein „e" (für „environmental factors") vorangestellt, der Komponente der Aktivitäten/Partizipation ein „d" (für „domains" = [Lebens-]Bereiche) vorangestellt. Wird ein Konstrukt als Aktivität klassifiziert, so wird das „d" durch ein „a" („activity") ersetzt; wird es als Partizipation klassifiziert, wird ein „p" („participation") vorangestellt.

Insgesamt werden in der Klassifikation 1.424 Konstrukte beschrieben, die auf bis zu vier Item-Ebenen in hierarchischer Ordnung aufgebaut sind. Je höher die Ebene, desto spezifischer ist das Konstrukt beschrieben. Zum Beispiel enthält die Klassifikation der Körperfunktionen „b4 Sinnesfunktionen und Schmerz“ als Item der ersten Ebene, „b410 Funktionen des Sehens (Sehsinn)“ als Item der zweiten Ebene, „b4104 Qualität des Sehvermögens“ als Item der dritten Ebene und „b41044 Kontrastempfindung“ als Item der vierten Ebene.

Je nach klinischer Situation wird ein unterschiedlicher Detaillierungsgrad zu wählen sein. Als Faustregel mag gelten: je geringer die Beeinträchtigung, desto spezifischer das zu wählende Konstrukt; je höher die Beeinträchtigung, desto globaler kann das zu beschreibende Konstrukt ausgewählt werden. So wird bei einem Patienten mit hochgradigen Paresen das Konstrukt: „d540 sich kleiden“ die Problematik des Hilfebedarfs ausreichend beschreiben, während bei einem Parkinson-Patienten mit Tremor die Konstrukte: „d5401/d5402 sich an- bzw. auskleiden“ noch zu wenig spezifisch sind, um die Schwierigkeiten beim Öffnen/Schließen von Bekleidungsverschlüssen wie Knöpfen und Reißverschlüssen zu beschreiben.

2.2.3.2 Charakterisierung der einzelnen Komponenten

Unter **Körperfunktionen** werden in der ICF „die physiologischen Funktionen von Körpersystemen (einschließlich der psychologischen Funktionen)“ verstanden. Insgesamt werden 458 Körperfunktionen in acht Kapiteln beschrieben. Unter **Körperstrukturen** sind „anatomische Teile des Körpers, wie Organe, Gliedmaßen und ihre Bestandteile“ aufgeführt. Insgesamt werden 302 Strukturen in acht Kapiteln erfasst.

Unter **Schädigungen** von Körperfunktionen und -strukturen werden „Beeinträchtigungen einer Körperfunktion oder -struktur, wie z. B. eine wesentliche Abweichung oder ein Verlust“ verstanden. Der zugrunde liegende pathologische Prozess spielt in der Klassifikation keine Rolle.

Unter **Aktivität** wird „die Durchführung einer Aufgabe oder einer Handlung (Aktion) durch einen Menschen“ verstanden. **Partizipation** steht für „das Einbezogensein in eine Lebenssituation“. Insgesamt werden 384 Aufgaben/Handlungen in neun Kapiteln beschrieben. Als negativer Aspekt werden „Einschränkungen der Aktivitäten/der Partizipation“ bezeichnet.

Gab es in der vorletzten Version der ICIDH2-b2 noch eine getrennte Klassifikation der Aktivitäten und der Partizipation (z. B. „Aktivitäten der Wissensanwendung“ und „Partizipation in der Wissensanwendung“), wurde diese Trennung im letzten Revisionsschritt im Jahr 2000 aufgegeben, und die beiden Komponenten wurden zusammengeführt. Welche der beiden Perspektiven zur Anwendung kommt, bleibt dem Anwender überlassen.

Zur Beurteilung der Einschränkung der Aktivitäten und der Partizipation werden die **Leistungsfähigkeit** („capacity“) und die **Leistung** („performance“) herangezogen.

Unter **Leistungsfähigkeit** wird „die Fähigkeit eines Menschen, eine Aufgabe oder eine Handlung durchzuführen“ verstanden. Diese Betrachtungsweise zielt darauf ab, das (höchste) Ausmaß an Handlungsfähigkeit in einer standardisierten Umwelt (z. B. Testumgebung) zu erfassen. Durch Variation der Testumgebung kann die Leistungsfähigkeit ohne bzw. mit Unterstützung (zweites bzw. drittes Beurteilungsmerkmal, Abb. 2.4) erfasst werden. Diese Betrachtungsweise entspricht jeder Untersuchungs- und Testsituation im klinischen Alltag und eignet sich besonders gut zur Erfassung der Auswirkung von Interventionen jeglicher Art (ohne/mit Assistenz/Hilfsmittel/Adaption).

Da der Grad des „Einbezogenseins in eine Lebenssituation“ nicht unmittelbar

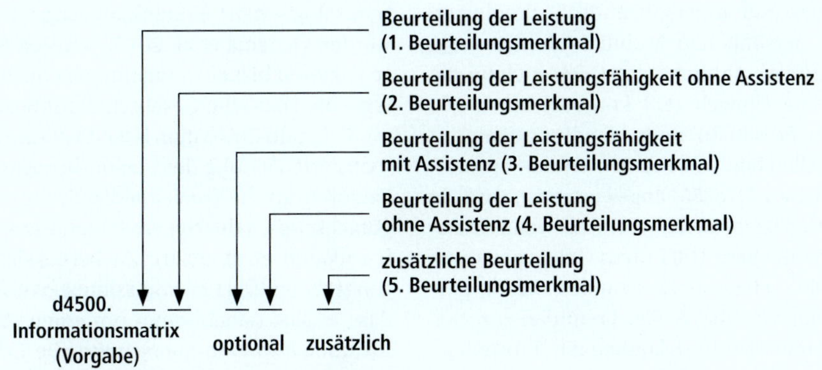

Abb. 2.4: Kodierung der Komponente der Aktivitäten und Partizipation

zu beschreiben ist (außer durch direkte Befragung der Betroffenen - mit allen damit verbundenen methodologischen Schwierigkeiten), wurde das Konstrukt der **Leistung** als das „was ein Mensch in seiner gegenwärtigen tatsächlichen Umwelt tut" eingeführt. Weil die „übliche Umwelt" auch den sozialen Kontext und alle Variationen in unterschiedlichen Situationen - von fördernd bis hemmend - umfasst, wird darunter auch das „Einbezogensein in eine Lebenssituation" oder die „gelebte Erfahrung" der Individuen verstanden. Diese Betrachtungsweise der Leistung entspricht der (möglichst unbeeinflussten) Verhaltensbeobachtung in unterschiedlichen Lebenssituationen - mit allen damit verbundenen methodologischen Herausforderungen. Unterschieden werden soll davon jedoch weiterhin die subjektive Erfahrung (das „Zugehörigkeitsgefühl") - das weiterhin nur durch direkte Befragung der Betroffenen erfasst werden kann. Informationen, die das Gefühl des Einbezogenseins einer Person oder ihre Zufriedenheit über das Niveau ihrer Funktionsfähigkeit widerspiegeln, sind gegenwärtig nicht in der ICF kodiert (DIMDI 2005, S. 154).

Da die Trennung der Komponenten Aktivität und Partizipation im klinischen Alltag Schwierigkeiten bereitet, schlagen verschiedene Autoren vor, „Leistungsfähigkeit" auf „Aktivitäten" und „Leistung" auf „Partizipation" zu beziehen.

In Teil 2 der Klassifikation werden Kontextfaktoren beschrieben. Diese werden in **Umweltfaktoren** und in **personbezogene Kontextfaktoren** unterteilt. „Umweltfaktoren bilden die materielle, soziale und einstellungsbezogene Umwelt, in der Menschen leben und ihr Leben gestalten" (DIMDI 2005, S. 21).

In der ICF sind insgesamt 253 Umweltfaktoren angeführt, gegliedert in fünf Kapitel. Darunter finden sich Faktoren der **physischen Umwelt** (e1 - Produkte und Technologien, e2 - Natürliche und vom Menschen veränderte Umwelt), der **sozialen Umwelt** (e3 - Unterstützungen und Beziehungen, e4 - Einstellungen) und der **institutionellen Umwelt** (e5 - Dienste, Systeme und Handlungsgrundsätze).

Im Kapitel: e1 - Produkte und Technologien - ist bereits eine Skalierung angedeutet, indem zwischen allgemeinen und speziellen (Hilfs-)Produkten unterschieden wird. Hier kann festgehalten werden, dass eine Person, die mit allgemeinen Produkten und Technologien zurechtkommt, wahrscheinlich weniger beeinträchtigt ist als jemand, der auf spezielle Produkte und Technologien angewiesen ist (z.B.

e1101 – Medikamente oder e1201 – Hilfsmittel und unterstützende Technologien zur persönlichen Mobilität drinnen und draußen). Ähnliches lässt sich auch für die soziale Umwelt (e3) konstatieren: Wenn eine Person in ihrer Handlungsfähigkeit auf die Hilfe von Fachleuten der Gesundheitsberufe (e355) angewiesen ist, wird sie stärker beeinträchtigt sein, als wenn sie mit persönlichen Hilfs- und Pflegepersonen (e340) oder mit (geschulten) Bezugspersonen, Nachbarn oder Freunden zurechtkommt. Allerdings können die „Einstellungen" (e4) der jeweiligen Hilfspersonen bis hin zu den gesellschaftlichen Einstellungen jeweils als Förderfaktor oder als Barriere wirken.

„Person-bezogene Faktoren beziehen sich auf den speziellen Hintergrund des Lebens und der Lebensführung eines Menschen und umfassen Gegebenheiten des Menschen, die nicht Teil seines Gesundheitsproblems oder -zustands sind" (DIMDI 2005, S. 22). Hier ist anzumerken, dass einige Person-bezogene Faktoren wie Alter, Geschlecht und Berufs-(Versicherungs-)Status ohnehin mit den Stammdaten erfasst werden. Darüber hinaus sind die Person-bezogenen Faktoren in der ICF aufgrund der weltweit großen soziokulturellen Unterschiede nicht weiter ausgeführt. Faktoren wie „Temperament und Persönlichkeit (b126)", „Psychische Energie und Antrieb" (b130) und andere mentale Funktionen, welche als Einflussfaktoren auf die individuelle Leistungsfähigkeit und Leistung wirksam werden können, sollten ohnehin als Teil des Gesundheitsproblems beschrieben werden, während prämorbide Aspekte wie „hoher Leistungsanspruch" oder „geringe Lernbereitschaft" in der biografischen Anamnese zu erfassen und gegebenenfalls durch eine Außensicht zu verifizieren sind.

Obwohl in vielen Studien Einstellungen, Verhalten und krankheitsbezogenes Wissen als wichtig für die soziale und berufliche Wiedereingliederung bei einer (neurologischen) Erkrankung angesehen werden (Jellema et al. 2017), wurden diese Faktoren bisher wenig untersucht. 2020 legte die Deutsche Gesellschaft für Sozialmedizin und Prävention (DGSMP) eine aktualisierte Fassung der Person-bezogenen Faktoren für die (sozialmedizinische) Begutachtung im deutschen Sprachraum vor (Grotkamp et al. 2020). Zu berücksichtigen ist beim Erfassen von Kontextfaktoren, dass es sich dabei immer um einen „Status quo", also eine querschnittliche Erhebung handelt. Einflussnehmende Kontextfaktoren sind veränderbar, die Art und die Größe des Einflusses von Faktoren müssen also wiederkehrend ermittelt werden (Bundesarbeitsgemeinschaft für Rehabilitation e. V. [BAR] 2021).

2.2.3.3 Kodierungs-Konventionen zur Erfassung von Schweregraden

Neben der Beschreibung der Konstrukte (Items) muss natürlich auch der Schweregrad der Beeinträchtigung erfasst und beschrieben werden. Hier ist die ICF in ihren Angaben eher vage und unpräzise. Prinzipiell wird ein erstes (allgemeines) Beurteilungsmerkmal verlangt, mit welchem das Ausmaß eines Problems von „nicht vorhanden" bis „erheblich ausgeprägt", gemessen mittels fünfstufiger Skala (von 0 bis 4), beschrieben werden soll.

Beim Verwenden des Skalierungsvorschlages im klinischen Alltag tauchen jedoch rasch Unsicherheiten auf, denn hier werden zeitliche Aspekte mit dem Aspekt der Beeinträchtigung der täglichen Lebensführung vermischt: „kein Problem" heißt, dass die Person keine Schwierigkeiten hat, „leichtes Problem" heißt, dass eine Schwierigkeit weniger als 25 % der Zeit mit einer Intensität vorliegt, die die Person tolerieren kann und die in den letzten 30 Tagen selten auftrat; „mäßiges Problem" heißt, dass eine Schwierigkeit weniger als 50 % der Zeit mit einer Intensität

Konvention 1
Umweltfaktoren werden für sich kodiert, ohne dass diese Kodes Bezug nehmen auf Körperfunktionen, Körperstrukturen oder Aktivitäten und Partizipation.

Körperfunktionen	________
Körperstrukturen	________
Aktivitäten und Partizipation	________
Umweltfaktoren	________

Konvention 2
Umweltfaktoren werden für jede Komponente kodiert.

Körperfunktionen	________	E-Kode	________
Körperstrukturen	________	E-Kode	________
Aktivitäten und Partizipation	________	E-Kode	________

Konvention 3
Umweltfaktoren werden für die Beurteilungsmerkmale der Leistungsfähigkeit und Leistung für jedes Item der Komponente der Aktivitäten und Partizipation kodiert.

Beurteilungsmerkmal der Leistung	________	E-Kode	________
Beurteilungsmerkmal der Leistungsfähigkeit	________	E-Kode	________

Abb. 2.5: Drei Konventionen zur Kodierung der Umweltfaktoren (DIMDI 2005, S. 156)

vorliegt, die die Person in ihrer täglichen Lebensführung stört und die in den letzten 30 Tagen gelegentlich auftrat; „erhebliches Problem" heißt „..." etc. Ein Problem kann aber *dauerhaft* auftreten und die tägliche Lebensführung *nur wenig* beeinträchtigen. Eine weitere Schwierigkeit liegt darin, dass die fünfstufige Skala im klinischen Alltag als Intervallskala interpretiert wird. Ein Blick auf die prozentuale Verteilung zeigt jedoch, dass die Abstände nicht gleich groß sind (0 - 4 %, 5 - 24 %, 25 - 49 % und 50 - 95 % und 96 - 100 %).

Zur Kodierung der Umweltfaktoren werden im Anhang 2 der ICF drei unterschiedliche Kodierungskonventionen vorgeschlagen (DIMDI 2005, S. 156) (Abb. 2.5).

Alle drei Kodierungskonventionen beziehen sich auf unterschiedliche Fragestellungen. Bei der Anwendung der ICF muss jeder Anwender/jedes Team entscheiden, welche Kodierungskonvention zum Einsatz kommt. Dies lässt sich am leichtesten klären, wenn man sich den Zweck und die Fragestellungen im jeweiligen Kontext vor Augen führt.

- **Konvention 1**, in der jede Komponente für sich bewertet wird, eignet sich besonders zur Erfassung von epidemiologischen Daten für Gesundheitsberichte (das primäre Ziel der WHO).
- **Konvention 2**, in der die **Körperfunktionen**, die **Körperstrukturen** und **Handlungen** (ohne Unterscheidung von Aktivitäten und Partizipation) in Bezug zu den **Umweltfaktoren** gesetzt werden, eignet sich besonders zur Darstellung, ob und wie ausgeprägt Umweltfaktoren (Hilfsmittel/Assistenz) als Förderfaktoren oder als Barrieren wirksam werden („health technology assessment").
- **Konvention 3**, in der die **Umweltfaktoren** direkt mit der individuellen **Leistungsfähigkeit** und **Leistung** in Bezug gesetzt werden, erscheint am geeignetsten für die Darstellung der Handlungsfähigkeit im Kontext, also was eine Person im jeweiligen Kontext tun kann bzw. tatsächlich tut. Damit ist Konvention 3 auch am ehesten für die Rehabilitationspraxis geeignet. So kann die individuelle Funktionsfähig-

keit im jeweiligen Kontext und Ziele als „erwartetes Ergebnis von spezifischen Interventionen“ beschrieben werden (Wade 2009).

2.2.3.4 ICF-Core-Sets

Eine weitere Entscheidung steht an, wenn es darum geht, welche und wie viele Konstrukte zur Beschreibung einer klinischen Situation herangezogen werden sollen. Eine erste Empfehlung dazu findet sich in der ICF in Anhang 9 (DIMDI 2005). Hier werden 16 (in der Minimalvariante: vier) Körperfunktionen und sechs (in der Minimalvariante: drei) Handlungsfelder vorgeschlagen, die für einen optimalen/minimalen Datensatz herangezogen werden sollen. Alle sind eher auf der wenig detaillierten Ebene angesiedelt (z. B. d5 Selbstversorgung ohne weitere Spezifizierung), erlauben aber bereits ein durchaus stimmiges Bild der individuellen Funktionsfähigkeit zu zeichnen.

Mittlerweile liegt eine Reihe von Publikationen zur theoretischen und klinischen Anwendung der ICF vor (Maribo et al. 2016; Cerniauskaite et al. 2011). Ein Schwerpunkt liegt dabei auf der Identifikation von krankheitsspezifisch-relevanten Kategorien, die in Studien und im klinischen Alltag zur Anwendung kommen sollen; diese **ICF-Core-Sets** für unterschiedliche Krankheiten und Bedürfnisse fördern die ICF-basierte einrichtungseigene Dokumentation (ICF Research Branch 2012).

Für den Anwender wird die Auswahl relevanter Kategorien dadurch einfacher; es entbindet ihn jedoch nicht von der Entscheidung, welche der Items, z. B. nach Rehabilitationsphase oder Setting (stationär oder ambulant) im Einzelfall tatsächlich zur Anwendung kommen.

Eine systematische Untersuchung von Yen und Kollegen (Yen et al. 2014) belegt die Vorteile der Integration der ICF-Core-Sets für den Zielsetzungsprozess. Die Autoren betonen jedoch die Notwendigkeit des Austausches und des Konsens über zugrunde liegende Annahmen und Konzepte sowie das Erarbeiten von spezifischen Abläufen in der (einrichtungsinternen) Dokumentation und Zielerfassung.

2.3 Ziele in der Neurorehabilitation

2.3.1 Evidenz zu Zielen in der Neurorehabilitation

Ziele stärken die Arbeitsbeziehung zwischen Therapeuten untereinander und mit den Betroffenen. Ziele sorgen für messbare Fortschritte. Ziele unterstützen den Patienten auch in anderen Belangen: Sie können Angst reduzieren (McGrath u. Adams 1999) und die Einsicht in Grenzen der Wiederherstellung sowie die Bewältigung derselben fördern (Playford et al. 2009).

Ein Cochrane-Review aus dem Jahr 2015 beschreibt einen moderaten Vorteil eines strukturierten Zielsetzungsprozesses auf die gesundheitsbezogene Lebensqualität und den emotionalen Zustand gegenüber dem Fehlen eines Zielsetzungsverfahrens (Levack et al. 2015). Ein weiterer Review belegt die positiven Effekte von Zielvereinbarungen auf Leistungsverbesserungen, auf die Selbstwirksamkeit (s. Abschnitt 2.3.4) und das Gefühl des Eingebunden-Seins in den Rehabilitationsprozess bei Schlaganfallpatienten (Sugavanam et al. 2013).

2.3.2 Zielquellen und Person-Zentrierung

Ziele können von den Betroffenen selbst, von den Bezugspersonen oder von den Behandlern formuliert oder gemeinsam (partizipativ) festgelegt werden. Alle drei Methoden sind wirksam (Gauggel et al. 2002). Entgegen der Selbstbestimmungs-Theorie hat sich mittlerweile herauskristallisiert, dass selbstgewählte Ziele nicht wirksamer und leistungsfördernder sind als vorgegebene oder partizipativ vereinbarte Ziele (Locke u. Latham 2013). Die Fehlannahme liegt in der Überschätzung der persönlichen Freiheit der Betroffenen zur Wahl und der Unterschätzung der Vorteile einer Experteneinschätzung und einer wohlwollenden Patientenführung. Wichtig ist es, den Betroffenen die Logik und die Begründung für die Ziele verständlich zu vermitteln (Locke u. Latham 2013).

Eine neue Variante der Zielauswahl, die bereits in den Bereichen „Diätetik" und „Fitness" erprobt wurden, könnte die Verwendung von Zielkatalogen („guided goal setting") darstellen (Shilts et al. 2004, 2013). Letztlich kann auch die „Internationale Klassifikation der Funktionsfähigkeit" (ICF) – insbesondere die Komponente der Aktivitäten/Partizipation (Lebensbereiche) als Zielkatalog verstanden werden (Lohmann et al. 2011). Die Betroffenen wählen aus einer Liste von Ziel- (= Lebens-)Bereichen die für sie bedeutsamen Ziele aus, die in individuelle Teilschritte zerlegt werden. Bei den Teilschritten wird dann genau spezifiziert, was wann wie oft gemacht wird. Damit kann die Wahrscheinlichkeit einer ungeeigneten Zielauswahl reduziert werden. In einem aktuellen Review wurde der Einsatz von Technologie (Mobiltelefon, Internet, Pedometer) zur Zielsetzung und Zielerreichung in der Rehabilitation von Erwachsenen untersucht. Auch hier hat sich der Grad des Einbezogenseins („shared decision making") und die Art der Zielevaluierung als bedeutsam erwiesen (Strubbia et al. 2020).

2.3.3 Ziele und Therapietreue („goal adherence")

Die **Zielverbindlichkeit** („goal commitment") stellt eine unabhängige Variable im Hinblick auf das Zielverhalten dar. Ziele, die Betroffene nicht als wirklich wichtig erachten, werden sie nicht verfolgen (Locke u. Latham 1990). Faktoren, welche Zielverbindlichkeit erhöhen, können in zwei Kategorien unterteilt werden: **Bedeutsamkeit** (= Faktoren, die Ziele wichtig und erstrebenswert machen) und **Erreichbarkeit** (= Faktoren, das Ziel mit den verfügbaren Ressourcen auch erreichen zu können). Letztere ist eng mit dem Konzept der **Selbstwirksamkeit** („self-efficacy", also der Überzeugung, eine Handlung ausführen bzw. ein Ziel erreichen zu können) und mit der **Komplexität** der Ziele (der Aufwand zur Entwicklung von Lösungsstrategien) assoziiert (Locke u. Latham 2013).

Obwohl mehrere Empfehlungen zu Zielformulierungen verfügbar sind (Bovend'Eerdt et al. 2009; Turner-Stokes 2009; Hersh et al. 2012; Power et al. 2015), wurde bisher kaum untersucht, ob und inwiefern die **Verständlichkeit** von Zielen die Zielverfolgung beeinflusst. Tatsächlich können rasch Missverständnisse entstehen, wenn Behandler davon ausgehen, dass Betroffene bereits konkrete Zielvorstellungen im Kopf haben und ein ausreichendes Verständnis von „Therapie-relevanten" Zielen mitbringen (Schoeb et al. 2014).

Nicht selten weichen Patienten- und Therapeutenziele voneinander ab. Klassische Beispiele sind der global geäußerte Wunsch „so wie früher werden" oder „wieder normal gehen können". Aus Sicht der „goal setting theory" handelt es sich dabei um sog. **Streckziele** („stretch goals"). Darunter versteht man Ziele, die (absichtlich oder unabsichtlich) so hoch angesetzt sind, dass sie mit den gegenwärtigen Ressourcen nicht erreichbar erscheinen. Streckziele werden in der Industrie parallel zu den kleinsten akzeptierbaren Zielen formuliert, um kreatives und unkonventionelles Denken zu stimulieren (Kerr u. LePelley 2013). Im Kontext der Neurorehabilitation können solche – von Patienten und ihren Bezugspersonen vorgegebene – Streckziele durchaus zur Entwicklung von unkonventionellen Problemlösungen beitragen. Meist ist es hilfreich, für die Betroffenen in der Regel „besonders bedeutsame" Ziele als „besonders schwierig/herausfordernd" zu bewerten und gleichzeitig entsprechend einfachere **Etappenziele** auf dem Weg dorthin zu entwickeln; als Etappenzielen kann auch „Hindernisse zur Zielerreichung erkennen (können)" von Bedeutung sein (Diehl et al. 2017).

Darüber hinaus erscheint es sinnvoll, Wünsche (deren Erfüllung mehr erhofft als durch eigene Anstrengungen zu erreichen gesucht wird) von Zielen (was jemand als Sinn und Zweck und als angestrebtes Ergebnis seines Handelns zu erreichen sucht) zu unterscheiden.

Ein positiver Zusammenhang wurde auch zwischen der **Spezifität** der Ziele und der Zielverbindlichkeit festgestellt (Seijts et al. 2004). Klar formulierte, verständliche und geradlinige Ziele werden eher befolgt als vage, komplex formulierte und verschachtelte Ziele. **Bewältigungsorientierte Ziele** stimulieren Selbstwirksamkeit und die Suche nach/Verarbeitung von Informationen, die zur Lösung beitragen; sie sind somit stärker wirksam als **vermeidungsorientierte** Ziele (Wood et al. 2013), dies gilt sowohl für Lernziele (Strategie entwickeln) als auch für Leistungsziele (besser werden).

2.3.4 Selbsteinschätzung, Selbstwirksamkeit und Selbstmanagement

Voraussetzung für eine realistische Perspektivenentwicklung ist eine zuverlässige **Selbsteinschätzung**. Darunter versteht man eine Kombination aus vier stabilen Persönlichkeitsmerkmalen (Judge et al. 1997):

1. **Selbstwertgefühl** („self-esteem"): die individuelle Gesamteinschätzung des eigenen Wertes;
2. **Kontrollüberzeugung** („locus of control"): die individuelle Tendenz, Lebensereignisse als Ergebnis eigener Handlungen anzusehen oder (im Gegensatz dazu) äußeren Kräften jenseits der eigenen Kontrolle zuzuschreiben;
3. **Generalisierte Selbstwirksamkeit** („generalized self-efficacy"): die individuelle Einschätzung der eigenen Fähigkeit, gute Leistung zu erbringen und diverse Situationen zu meistern;
4. **Neurotizismus** („neuroticism"): die individuelle Tendenz zu emotionaler Stabilität/Labilität und Ängstlichkeit.

Die Einschätzung der **Selbstwirksamkeit** hat einen besonderen Einfluss darauf, ob Menschen an einer Handlungskette festhalten – besonders wenn Schwierigkeiten und Rückschläge auftreten. Üblicherweise vermeiden Menschen Aufgaben, denen sie sich nicht gewachsen fühlen (aufgrund einer als gering ausgeprägt wahrgenommenen Selbstwirksamkeit). Eine Person mit hoher Einschätzung der Selbstwirksamkeit wird ein Scheitern eher auf externe Faktoren schieben, während eine Person mit geringer Selbstwirksamkeitsüberzeugung ein Scheitern eher der geringen eigenen Leistungsfähigkeit zuschreiben wird.

Forschungsergebnisse zeigen, dass das optimale Niveau der Selbstwirksamkeit etwas über der tatsächlichen Leistungsfähigkeit liegt; in dieser Konstellation sind Menschen besonders bereit, schwierige Aufgaben zu bewältigen und Erfahrungen zu sammeln (d. h. zu lernen) (Bandura 2013).

Selbstwirksamkeit beeinflusst auch wesentlich die Fähigkeit zur Selbstregulierung und zum Selbstmanagement. Darunter versteht man die Fähigkeit, die eigenen Gefühle und Stimmungen durch einen inneren Dialog zu beeinflussen und zu steuern (Erez u. Judge 2001; Cicerone u. Azulay 2007).

Selbstmanagement basiert auf vier Kernprozessen (Austin u. Vancouver 1996):

1. **Zielerrichtung** – Ziele entwickeln, annehmen, reihen, priorisieren, anpassen und verwerfen,

2. **Planen** – interne Abläufe zur Erstellung von Schritten zur Zielverfolgung planen,
3. **Streben** – Zielerreichung und -aufrechterhaltung verfolgen,
4. **Revision** – Ziele verändern und/oder aufgeben.

Selbstregulierung und Selbstmanagement sind entscheidend für die Ablösung von externem (therapeutischem) Feedback hin zu einer internalen Kontrollüberzeugung. Ziele, die in Konflikt mit persönlichen oder mit teamimmanenten Selbstkonzepten stehen, werden die Fähigkeit zur Zielidentifikation, -verfolgung und -erreichung negativ beeinflussen (Day 2013). Selbstmanagement-Training beinhaltet typische Inhalte, in denen der Zielsetzungsprozess die zentrale Variable darstellt. Weitere Elemente umfassen die Handlungsplanung, die Selbstbeobachtung, die Selbstwirksamkeit, die Selbstbewertung, die Selbstbelohnung und – falls erforderlich – die Zielrevision und -anpassung (Frayne u. Geringer 1994) (siehe auch Abschnitt 2.4).

2.3.5 Ziele und Feedback (Empowerment)

Jede Art von Reaktion, aus der ein Lernender oder Rehabilitand auf die erbrachte Leistung Rückschlüsse in Hinblick auf das Zielverhalten ziehen kann (also auch Gesten, emotionale Lautäußerungen), stellt ein Feedback dar und beeinflusst die Selbstwahrnehmung und -einschätzung, den Lernprozess und den Grad der Zielerreichung. In jedem Fall kann ein zielorientiertes Feedback durch verständliche Rückmeldung von Messergebnissen an Wirksamkeit gewinnen (Tyson et al. 2014b). Feedback hat auch affektive Konsequenzen: Menschen verspüren Freude bzw. Enttäuschung bei entsprechendem Feedback in Hinblick auf die Zielerreichung – besonders wenn es von anerkannten Bezugspersonen oder Experten stammt. Allein die Tatsache, dass jemand den individuellen Fortschritt beobachtet, scheint schon als Verstärker zu wirken (Ashford u. De Stobbeleir 2013).

Personen, die negatives Feedback erhalten, revidieren ihre Ziele nach unten, nach positivem Feedback erweitern sie diese eher nach oben; dies gilt insbesondere für Leistungsziele (besser werden), während für Lernziele (Strategie entwickeln) ein leicht negatives Feedback kombiniert mit Verbesserungsvorschlägen einen schwach positiven Effekt ausüben kann (Ilies u. Judge 2005).

2.3.6 Zielevaluierung

Prinzipiell gilt für das Evaluieren von Zielen das Gleiche wie für die Befunderhebung (s. a. Abschnitt 2.2.2); die Zielüberprüfung wird umso leichter fallen, je spezifischer die Ausgangsbasis erfasst wurde und die Ziele formuliert sind. Im Wesentlichen können drei Arten der Zielevaluierung unterschieden werden: die subjektiven Angaben der Betroffenen (Bericht), die Verhaltensbeobachtung und standardisierte Testverfahren (Assessments).

Häufig äußern Behandler Bedenken bezüglich des emotionalen Wohlbefindens der Betroffenen, wenn gemeinsam festgelegte Ziele nicht oder nur teilweise erreicht werden können. Aber weder die Betroffenen noch die Behandler können die Gesamtheit aller Faktoren voraussehen, die Ziele unerreichbar machen, oder welche Ziele möglicherweise erst zu einem späteren Zeitpunkt erreicht werden können. Somit kann ein „teilweise erreicht" auch zur Argumentation für weiteren Behandlungsbedarf herangezogen werden, insbesondere wenn es sich nicht um strategische „nicht erreicht"-Ziele handelt – d. h. Ziele, die aus der Sicht der Betroffenen eine hohe Attraktivität/Bedeutung haben, aus der Expertensicht aber innerhalb des gegebenen Zeitraumes mit den vorhandenen Ressourcen besonders schwierig bzw. nicht erreichbar sind. Unter diesem Aspekt führt das Nichterreichen von Zielen nicht zwangsläufig zu Enttäuschung und Frustration, sondern kann dazu beitragen, Grenzen zu akzeptieren und sich von unerreichbaren Zielen zu lösen (Brands et al. 2012, 2014; Scobbie et al. 2013).

2.3.7 Theoriebasierte Methoden für die Praxis

Mittlerweile existieren sorgfältig erarbeitete und theoretisch fundierte Vorgehensweisen, die es den Anwendern erlaubt, Zielsetzungsprozesse zu strukturieren und den beteiligten Personen ein gemeinsames Verständnis der Vorgehensweise zu vermitteln. (Übersicht bei Davis et al. 2015; Okita et al. 2023). Seit 2013 steht eine Taxonomie für „Behaviour Change Techniques“ (BCT) zur Verfügung, in der eine Vielzahl an Interventionsmethoden zur Verhaltensänderung in Bereichen, wie Ziele und Planung, Feedback und Belohnungen beschrieben sind (Michie et al. 2013). Damit wird auch ein methodologischer Vergleich der Wirksamkeit von Zielen in der Neurorehabilitation möglich. Im klinischen Setting finden Zielsetzungsprozesse bisher häufig noch nicht theoriebasiert statt bzw. sind in ihren theoretischen Annahmen nicht ausreichend explizit beschrieben (Finne et al. 2021). Einige Ansätze zur Zielerfassung werden hier zusammengefasst.

2.3.7.1 „Goal setting and action planning framework“

Der in Abbildung 2.6 dargestellte „Zielsetzungs- und Handlungsplanungsrahmen“ („goal setting and action planing [G-AP] framework“) wurde von der englischen Ergotherapeutin Leslie Scobbie in der ambulanten wohnortnahen Schlaganfallrehabilitation entwickelt (Scobbie et al. 2011) und in unterschiedlichen Settings erprobt (Scobbie et al. 2013, 2014, 2020) (Abb. 2.6).

Das Modell beruht im Wesentlichen auf drei Säulen: der „goal setting theory“ (Locke u. Latham 2002); der „social cognitive theory“ (Bandura 1997a) und schließlich dem „health action process approach“ (Sniehotta et al. 2005).

1. Säule: „Goal setting theory“ (Locke und Latham)
Spezifität und Schwierigkeitsgrad sind die beiden primären, die zielorientierte Leistungsfähigkeit beeinflussenden Faktoren (s. a. Abschnitt 2.3.3: „Ziele und Therapietreue“, S. 41). Klare und präzise Ziele erhöhen die Leistungsfähigkeit im Vergleich zu allgemeinen oder unspezifischen Zielen (oder der Instruktion: „Gib dein Bestes!“). Schwierige und herausfordernde Ziele (innerhalb der individuellen Leistungsgrenzen) führen zu besseren Leistungen im Vergleich zu mittleren oder leicht erreichbaren Zielen. Elemente der Zielsetzungstheorie (insbesondere die Spezifität von Zielen und Feedback) wurden in Studien zur Therapietreue von Patienten mit Diabetes (Estabrooks et al. 2005), rheumatoider Arthritis (Stenstrom 1994) und Hirnverletzungen (Gauggel u. Fischer 2010) untersucht.

2. Säule: „Social cognitive theory“ (Bandura)
Banduras sozial-kognitive Lerntheorie (synonym: **Imitationslernen, Soziales Lernen, Lernen am Modell**) stellt das Individuum als aktiven Lerner, der sich bewusst mit seiner Umgebung auseinandersetzt, in den Mittelpunkt. Zwei Komponenten des Lernens stehen besonders im Fokus: der Lernprozess als Ausdruck der **Wechselwirkung zwischen Person und Umwelt** (soziale Komponente) und die Erwartungshaltung im Sinne der **Vorwegnahme des Ergebnisses** (kognitive Komponente). Der Lernprozess selbst wird in eine Aneignungsphase und in eine Ausführungsphase unterteilt. Bei ersterer stellen Aufmerksamkeits- und Gedächtnisprozesse wichtige Einflussgrößen dar, bei letzterer sind es die motori-

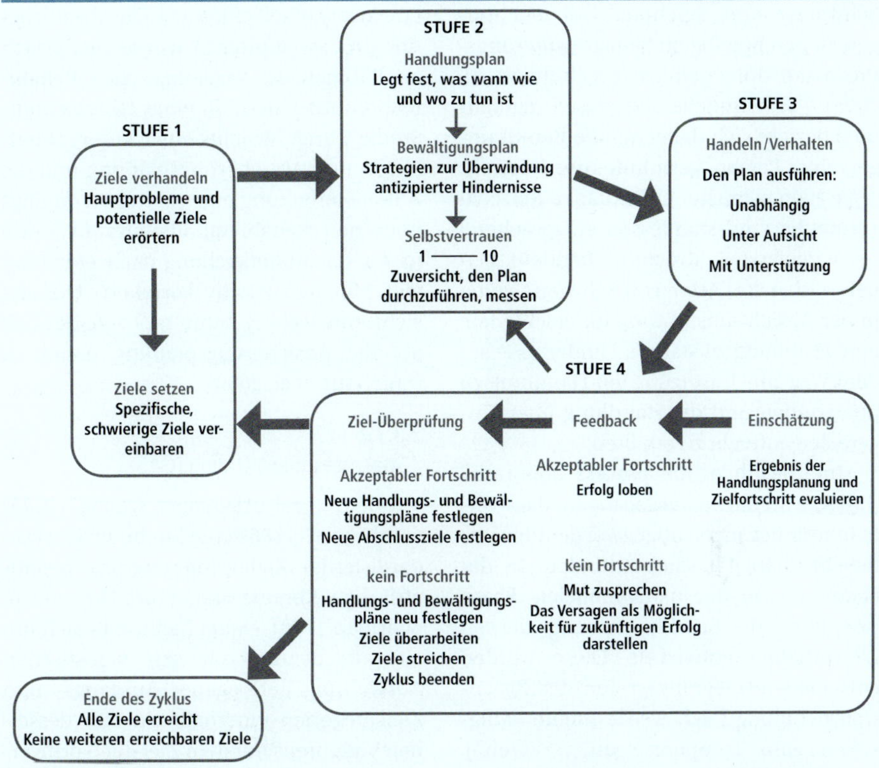

Abb. 2.6: Zielsetzungs- und Handlungsplanungsrahmen (Fheodoroff u. Pott 2018, mod. n. Scobbie 2013)

sche Ausführung und Verstärkungsprozesse, die das Lernergebnis (Verhalten) beeinflussen. Bandura entwickelte den Begriff **Selbstwirksamkeit** („self-efficacy") zum zentralen Anker seiner Lerntheorie. Darunter versteht man die Überzeugung eines Individuums in seine Fähigkeit, ein Ziel unter den gegebenen Umständen (sowohl Barrieren als auch Förderfaktoren) zu erreichen. Daneben spielen die **Ergebnis-Erwartung** bzw. die Konsequenzen der Zielerreichung („outcome expectancies") eine zentrale Rolle. Bandura führt aus, dass jemand, solange er nicht überzeugt ist, den erwünschten Effekt/das erwünschte Ergebnis durch eigenes Verhalten zu erreichen, keinen Anreiz habe zu handeln (Bandura 1997a,b). Im Zusammenhang mit gesundheitsbezogener Ergebnisforschung wird angenommen, dass Selbstwirksamkeit die Motivation zur Zielsetzung und -verfolgung verstärkt und die Resilienz (Widerstandskraft) im Falle von Rückschlägen erhöht. Der Einfluss von Selbstwirksamkeit wurde bei verschiedenen Krankheitsbildern (u. a. chronische Arthritis, Übergewicht, Multiple Sklerose, Schlaganfall) untersucht und bestätigt (Marks et al. 2005a, 2005b; Korpershoek et al. 2011).

3. Säule: „Health action process approach" (Schwarzer u. Sniehotta)

Ausgehend von dem Befund, dass zwischen der Absicht, ein bestimmtes gesundheitsbezogenes Verhalten zu starten, und der tatsächlichen Ausführung eine Lücke besteht, die dazu führt, dass dieses Verhalten – trotz besseren Wissens – oft nicht initiiert und aufrechterhalten wird, haben

Schwarzer und Sniehotta Untersuchungen zu den beteiligten Selbstregulierungs-Prozessen durchgeführt (Sniehotta et al. 2005). **Selbstregulierung** („self-regulation“) bezieht sich dabei auf die Bemühungen einer Person, gewohnte bzw. inhärente Verhaltensmuster auf situative Reize zu vermeiden und stattdessen entsprechend der vorgefassten Absicht zu handeln. Dabei werden drei Arten von Schwierigkeiten in der Absichtsausführung unterschieden: eine Handlung zu starten; Hindernisse auf dem Weg zur Umsetzung der Handlung zu überwinden und die Handlung über längere Zeit aufrecht zu erhalten.

Im **„health action process approach“ (HAPA)** wird davon ausgegangen, dass Verhaltensänderungen über zwei deutlich unterscheidbare Phasen stattfinden. In der ersten Phase, der **motivationalen Phase** bzw. Phase der Beschlussfassung, werden Zielvorhaben entwickelt. Diese werden entscheidend beeinflusst von der Risikowahrnehmung („ich werde meine Fähigkeiten zum Treppensteigen verlieren“), der Ergebnis-Erwartung („wenn ich Treppen steigen übe, werden meine Beine kräftiger“) und dem Selbstvertrauen („ich bin zuversichtlich, dass ich die Treppen steigen kann, wenn ich einen Handlauf verwende“). In der zweiten, der willentlichen Phase bzw. **Umsetzungsphase**, werden spezifische Vorbereitungen getroffen, die die Lücke zwischen der Absicht und der Handlung schließen sollen. Im Wesentlichen werden diese Vorbereitungen von zwei Überlegungen geleitet: die **Handlungsplanung** (wann, wo, wie und wie oft wird das Zielverhalten/das Vorhaben umgesetzt?) und die **Bewältigungsplanung** („coping-planning“: Welche Hindernisse könnten mich von meinem Vorhaben abhalten? Wie könnte ich diese Hindernisse vermeiden?). Darüber hinaus sind noch Überlegungen sinnvoll, wie die betroffene Person im Falle eines Rückschlages selbst wieder zum Zielverhalten zurückfinden kann: **Wiederherstellen der Selbstwirksamkeit** („recovery of self efficacy“). Der „health action process approach“ wurde ausführlich im Rahmen der kardiologischen Rehabilitation untersucht. In einer Längsschnitt-Studie waren Absichtsentwicklung, Handlungs- und Absicherungsplanung und die Aufrechterhaltung eines aktiven Trainings über den Rehabilitationszeitraum sowie in der Nachuntersuchung nach zwei bzw. vier Monaten positiv korreliert. Die Absichtsentwicklung nahm im Laufe der Zeit ab, die Absicherungsplanung nahm zu (Sniehotta et al. 2006).

2.3.7.2 „Goal attainment scaling (GAS)“

Mit dem **„goal attainment scaling“ (GAS)** wurde bereits 1968 eine Methode der standardisierten Zielevaluierung im psychiatrischen Kontext eingeführt (Kiresuk u. Sherman 1968). Dabei handelt es sich um eine Rechenmethode zur statistischen Auswertung heterogener Ausgangs- und Zielkategorien innerhalb ein und desselben Verfahrens mit dem Ziel der Normverteilung. Die fünfstufige Skalierung der GAS reicht von –2 bis +2. Das realistisch angestrebte, möglichst schriftlich fixierte Ziel kodiert der Interviewer mit 0, ein davon abweichendes etwas schlechteres Ergebnis mit –1 und ein noch entfernteres Ziel mit –2; einem Ziel, das besser als das angestrebte angenommene ausfallen könnte, wird +1 zugewiesen, einem sehr viel besseren Outcome +2.

Methodologisch sollten die Ziele von Beginn an von einem unabhängigen Untersucher in ihren möglichen Erreichungsgraden (von **nicht erreicht/teilweise erreicht/erreicht/übertroffen)** verbal ausformuliert und später evaluiert werden. Das Verfahren wurde in mehreren klinischen Studien eingesetzt und mehrfach kritisch bewertet (Bouwens et al. 2009; Turner-Stokes 2009a, 2009b; Ashford u. Turner-Stokes 2014; Krasny-Pacini et al. 2016). Dabei wurde immer wieder festgehalten, dass GAS keine Ergebnismessung per se darstellt, sondern einer Prozessevaluierung gleichkommt; daher sollten immer standardisierte Messverfahren begleitend eingesetzt werden, die den Grad der Zielerreichung untermauern.

Als statistisches Verfahren ist die Rechenmethode für wissenschaftliche Fragestellungen geeignet; in der individuellen Betrachtung ergibt sich aus der Berechnung des Veränderungswertes kein Vorteil gegenüber einem verbalen Feedback.

2.3.7.3 „Canadian occupational performance measure" (COPM)

Das „Canadian occupational performance measure" (COPM) (Law et al. 1990; Carswell et al. 2004) wurde als patientenzentriertes und handlungsorientiertes Assessment-Instrument für die Befunderhebung, Therapieplanung und Ergebnisevaluierung in der Ergotherapie entwickelt. Das COPM dient dem Erfassen von Aktivitäten der Selbstversorgung, des häuslichen Lebens und der Erholung und Freizeit, die eine Person in ihrem täglichen Leben durchführt bzw. vor der Erkrankung durchgeführt hat. Der Einfluss der Umweltfaktoren auf die Durchführung der Handlungen und das individuelle Rollenverständnis sind von besonderer Bedeutung. Mit therapeutischer Unterstützung bewerten die Betroffenen zunächst die Wichtigkeit von Handlungen in den drei Bereichen Selbstversorgung, Produktivität und Freizeit unter Berücksichtigung der affektiven, kognitiven und physischen Fähigkeiten. Für die fünf wichtigsten Tätigkeiten bewerten sie dann die Zufriedenheit bei der Ausführung. Im Vordergrund steht die Erfassung der individuellen Patientenziele; daraus resultiert die Therapieplanung. Zum Einsatz des COPM liegen viele Publikationen vor, die einen Einsatz des COPMs im klinischen Alltag stützen, der relativ hohe Zeitaufwand muss jedoch ggf. bei einer Implementierung in der eigenen Institution berücksichtigt werde. Zudem scheint weitere Forschung hinsichtlich der psychometrischen Eigenschaften notwendig (Ohno et al. 2021).

2.3.8 Informelle Strategien und standardisierte Verfahren

SMART – RUMBA
Als Beispiel für ein einfaches Instrument zur Zielformulierung sei an dieser Stelle „SMART" erwähnt.

Ursprünglich stammt der Begriff „SMART" aus dem Bereich des Projektmanagements (Doran 1981), er hat aber inzwischen Einzug in viele Bereiche gehalten, z. B. in die Mitarbeiterführung und in die Rehabilitation (Cott u. Finch 1991). Die Buchstaben des Akronyms stehen für:

- **S:** „specific"/spezifisch
- **M:** „measurable"/messbar
- **A:** „achievable"/erreichbar
- **R:** „relevant"/relevant
- **T:** „timed"/zeitlich terminiert

Beispiele für SMART-Ziele könnten lauten: „Den Weg zur Toilette mit einem Gehstock in fünf Minuten zurücklegen (können) – bis Ende nächster Woche" oder „Ein (halbes) Glas Wasser ohne Verschlucken trinken (können) – in 14 Tagen".

Die Verwendung von SMART-Zielen eignet sich aus mehreren Gründen für die Neurogische Rehabilitation: Sie sind einfach und wenig zeitintensiv zu formulieren und für alle Beteiligten leicht verständlich. Allerdings stellt die Vielfalt der Begriffe, die hinter dem Akronym stehen, eine Quelle der Beliebigkeit dar; außerdem sind die nach diesen Regeln formulierten Ziele oft nicht in der „Patientensprache" formuliert, auf das T = „timed" wird gelegentlich verzichtet und der Zeitpunkt der Ziel-Evaluierung mit der vorgesehenen/genehmigten Behandlungsdauer verknüpft.

Etwas mehr Spielraum bei gleichzeitig größerem Augenmerk auf die (Laien-) Verständlichkeit von Zielen erlaubt die

Tab. 2.2: Das RUMBA-Akronym als Instrument für die Zielfestlegung

Buchstabe	Hauptbegriff	Unterbegriffe
R	Relevant	Kausaler Zusammenhang zwischen formuliertem Ziel und Person
U	Understandable / verständlich	Das Ziel ist verständlich formuliert.
M	Measurable / messbar	Das Erreichen eines Ziels ist einfach, zuverlässig und wiederholbar messbar.
B	Behaviorable / verhaltensorientiert	Das Ziel ist auf der Handlungsebene angesiedelt.
A	Achievable / erreichbar	Das Ziel ist erreichbar.

RUMBA-Regel zur Zielformulierung. Die Regel wurde 1973 von der kalifornischen Medizinischen Gesellschaft entwickelt (Braun et al. 2010, 2013; Schmidt 2016). Das Akronym „RUMBA" steht dabei für die in Tabelle 2.2 aufgeführten Parameter. Insbesondere das Kriterium: Verständlichkeit erscheint von besonderer Bedeutung.

COAST
Ein weiteres Modell der Zielformulierung ist die „COAST Methode", die von amerikanischen Ergotherapeutinnen entwickelt wurde (Gateley u. Borcherding 2017). Grundlegende Prinzipien sind Klienten- (Person-) und Betätigungs-Zentrierung. Das Akronym steht für die in Tabelle 2.3 dargestellten Inhalte.

ICF-basierte Ziele
Die ICF – insbesondere die Komponente der Aktivitäten/Partizipation (Lebensbereiche) – eignet sich hervorragend als Zielkatalog (Lohmann et al. 2011; Constand u. MacDermid 2014). Folgt man der Kodierungskonvention 3 der Umweltfaktoren (Abb. 2.5, S. 39) ergibt sich folgende Grammatik/Syntax zur Zielformulierung:

- **Was:** Bezeichnung der Handlung/Aufgabe (evtl. mit Angabe des entsprechenden alphanumerischen Codes)
- **Wie/Kontext:** Bezeichnung der relevanten Förderfaktoren oder der Körperfunktionsstörung als „interne Barrieren" (z. B. „trotz Hemiparese")
- **Bis Wann:** Zeitrahmen bis zur Überprüfung des Grades der Zielerreichung, üblicherweise bis zum Ende des aktuellen Behandlungszyklus.

Einige Beispiele der Tabelle 2.4 sollen dieses Prinzip verdeutlichen.

2.3.9 Offene Fragen im Zusammenhang mit Zielen in der Neurorehabilitation

Trotz einer Reihe von Studien zu unterschiedlichen Aspekten von Zielen in der Neurorehabilitation bleiben viele Fragen noch immer unbeantwortet (Levack et al. 2015): Führt ein stärkeres Einbinden der

Tab. 2.3: Das COAST-Akronym erfasst den Unterstützungsbedarf zum Erreichen eines spezifischen Ziels

Buchstabe	Bedeutung englisch	Bedeutung deutsch	Fragen/Formulierung
C	Client	Klient	Der Klient wird ... (etwas ausführen/tun)
O	Occupation	Betätigung	Welche Betätigung (Handlung)?
A	Assisstance	Hilfe/Unterstützung	Mit folgendem Level an (personeller) Unterstützung/Hilfestellung
S	Specific Condition	Spezifische Bedingungen	Unter welchen Bedingungen?
T	Timeline	Zeitlinie	In welchem Zeitraum? Wann?

Tab. 2.4: Prinzip der Zielformulierung nach ICF (Modell Gailtal-Klinik)

d	Aufgaben / Handlungen (was)	Kontext (wie)
d120	Hindernisse links / rechts wahrnehmen	Spontan / Rückmeldung / Hinweisreiz – in ruhiger / belebter Umgebung – trotz Hemianopsie / Neglect
d160	Aufmerksamkeit fokussieren	Bis zu ... min in ruhiger / belebter Umgebung
d177	Entscheidungen (bzgl.... Inhalt) treffen	Mit Hilfe / Anleitung / spontan
d179	Sich um weitere Betreuung / Beratung / Behandlung ... kümmern	Selbstständig / auf Aufforderung / mit Anleitung...
d210	Entspannungsübungen durchführen	Selbstständig / auf Aufforderung / mit Anleitung...
d220	Orientierungshilfen / Gedächtnishilfen / Tagebuch nutzen	Selbstständig / auf Aufforderung / mit Anleitung...
	Umschreibungsstrategien bei Wortfindungsstörungen verwenden	Spontan / auf Aufforderung ...
	Schluckregeln anwenden	Spontan / schriftliche Anleitung / auf Aufforderung / mit Überwachung
	Am PC arbeiten	Spontan / auf Aufforderung / Anleitung ..., geschulte – vertraute – unbekannte Personen..., bis zu ... (Zeitangabe), mit adaptierter Tastatur / Bildschirm / ... in reizarmer (ruhiger, belebter) Umgebung
d230	Pausen planen / einhalten	Spontan / auf Aufforderung / Anleitung ...rechtzeitig vor Erschöpfung / Schmerzen...
d350	Sich mit einzelnen / mehreren Personen unterhalten	Bis zu... min; mit... Hilfe; Inhalt (sem. / synt.); mit (Un-)Bekannten (Vertrautheit des Gesprächspartners) verständlich, ohne / mit Nachfragen des Gesprächspartners; in adäquater Lautstärke; in Spontansprache, ohne Wiederholungen ....
d530	Die Toilette benutzen	Selbstständig / Aufsicht / Anleitung / Führung / Hilfe...
	Einmalkatheterismus durchführen	Selbstständig / Aufsicht / Anleitung / Führung / Hilfe...
d570	Auf den gelähmten Arm achten	Spontan / Aufforderung / Kontrolle / Anleitung / Führung / Hilfsmittel
	Medikamente einnehmen	Selbstständig; Vorbereitung / Schlusskontrolle; Überwachung
d710	Blickkontakt aufnehmen / halten	Bis zu (Dauer) / unter reizarmen – belebten Bedingungen / nach Vorbereitung / Initialberührung etc.
	Unbehagen bei (welcher Situation) signalisieren	Spontan / auf Nachfragen / geschulte – vertraute – unbekannte Personen
	Respekt zeigen / wahren	Spontan / auf Aufforderung – Hinweisreiz geschulte –vertraute – unbekannte Personen – in der Gruppe
	Auf Hinweise reagieren	Spontan / auf Aufforderung – geschulte – vertraute – unbekannte Personen – in der Gruppe
d720	Regeln / Vereinbarungen bei (welcher Handlung) einhalten	Spontan / auf Aufforderung / geschulte – vertraute – unbekannte Personen
d730	Hilfe bei (welcher Handlung) holen	Rufglocke, Signalgeber, Mobiltelefon...
d750	An .... Gruppenaktivitäten teilnehmen	Spontan / auf Aufforderung / geschulte – vertraute – unbekannte Personen...
	Gruppen leiten	Spontan / auf Aufforderung / geschulte – vertraute – unbekannte Personen... unter welchen Bedingungen...
d850	Bezahlte (Teilzeit-)Tätigkeit ausüben	Spontan / auf Aufforderung / Anleitung, geschulte – vertraute – unbekannte Personen, bis zu ... (Zeitangabe), in reizarmer (ruhiger, belebter) Umgebung, unter Berücksichtigung eigener Leistungsgrenzen...
d855	Ehrenamtliche Tätigkeiten ausüben	Bis zu ... (Zeitangabe), mit Unterstützung durch ..., unter Berücksichtigung der eigenen Leistungsgrenzen...
d940	Das Recht auf Selbstbestimmung einfordern	Selbstständig / Anleitung / Hilfe
	Chancengleichheit einfordern	Selbstständig / Anleitung / Hilfe

Betroffenen und/oder der Bezugspersonen in den Zielsetzungsprozess tatsächlich zu einem besseren Ergebnis? Führen Ziele, die auf der Handlungsebene (Aktivitäten/Partizipation) angesiedelt sind, zu einem besseren Ergebnis als Ziele auf der Ebene der Körperfunktionen? Führen schwierige, herausfordernde Ziele wirklich zu einem besseren Ergebnis als einfache? Welchen Einfluss hat ein verbales/schriftliches Feedback auf das Ergebnis? Und schließlich: Wie viele Ziele sind in welcher klinischen Situation tatsächlich erforderlich und überschaubar (Fheodoroff et al. 2016)?

Um diese Fragen untersuchen zu können ist es sinnvoll, den Zielsetzungs-Prozess als komplexe Intervention zu sehen und Forschungsstandards für komplexe Interventionen anzuwenden (Craig et al. 2008). Dazu gehört zum einen eine ausformulierte und gut begründete Theorie, wie der Zielsetzungsprozess die hypothetisierten Effekte erzielen kann und zum anderen eine Korrespondenz zwischen dieser Theorie und den verwendeten Implementierungs- und Untersuchungsmethoden. Betroffene und Bezugspersonen sollten auf den Zielsetzungsprozess vorbereitet sein, der Prozess der Zielauswahl muss klar und nachvollziehbar sein. Nur so kann erfasst werden, wie die Ziele den Behandlungsplan, das Zielverhalten und die klinische Praxis beeinflussen.

2.4 Maßnahmen und Interventionen

Individuelle Funktionsprofile erfordern unterschiedliche Interventionen mit unterschiedlicher Intensität an Unterstützung, welche von verschiedenen Teammitgliedern mit unterschiedlichen Qualifikationen erbracht werden können. Die Priorisierung und Koordination dieser Interventionen sind ein zentrales Merkmal der Behandlungsplanung und von multidisziplinären Teambesprechungen. Interventionen müssen regelmäßig auf ihren Nutzen und Schaden hin bewertet werden, um festzulegen, ob die Maßnahmen fortgesetzt, abgeändert oder beendet werden sollen.

Allgemeine und spezifische Maßnahmen bzw. Interventionen orientieren sich an den Best-Practice-Dimensionen (Abb. 2.1), sind evidenzbasiert und Person-zentriert. Sie sollten sich an gut untersuchten und in Leitlinien empfohlenen Therapieansätzen – wie in den folgenden Buchkapiteln dargestellt – orientieren.

Zunehmend werden aber auch komplementäre Verfahren, die zu einer Verbesserung des allgemeinen Wohlbefindens führen, bzgl. ihrer Effektivität überprüft und in die Behandlung integriert. Dazu gehören beispielsweise Meditation, Achtsamkeit oder Tai-Chi. Boon et al. verwenden den Begriff „Integrative“ Therapie bzw. Medizin. Die Autoren verstehen darunter den interdisziplinären Mix von komplementärer, alternativer und konventioneller Medizin mit dem Ziel einer Konsensus-Bildung. Dies geschieht im gegenseitigen Respekt und auf Basis eines gemeinsamen Gesundheitskonzept mit den Betroffenen und Behandlern; Behandlungsmethoden werden dabei synergistisch kombiniert und Einzeleffekte potenziert (Boon et al. 2004). Für diese ergänzenden Verfahren nehmen Wirksamkeitsnachweise zu (Patterson et al. 2018; Aras et al. 2021). Exemplarisch ist die Netzwerk-Meta-Analyse zur Effektivität von Mind-Body-Übungen bei Personen nach einem Schlaganfall zu nennen. Mind-Body-Übungen konnten die Lebensqualität deutlich verbessern. Tai-Chi zeigte die umfassendsten Verbesserungen in den Bereichen Gleichgewicht, Bewegungskontrolle, den Aktivitäten des täglichen Lebens und Depression (Su et al. 2024). Auch für andere neurologische Erkrankungen wie Multiple Sklerose oder Parkinson konnten Evidenzen auf der Ebene von Systematischen Reviews und Meta-Analysen dargestellt werden.

Eine wichtige Rolle in der Best-Practice-Neurorehabilitation spielen Interventionen zur Erhöhung von Selbstmanagement-Fertigkeiten (siehe auch Abschnitt 2.3.4 „Selbsteinschätzung, Selbstwirksamkeit und Selbstmanagement“, S. 42). Auch diese Interventionen müssen interprofessionell abgestimmt werden und sollten individuell und phasenspezifisch auf persönliche Interessen und den Stand der Krankheitsbewältigung zugeschnitten sein. Dazu gehört die Berücksichtigung von prämorbiden Hobbys und Vorlieben, aber auch die Unterstützung bei der Entwicklung von neuen Interessen und Rollen. Frühzeitige Selbstmanagement-Interventionen führen zu Verbesserungen der Aktivitäten des täglichen Lebens und zu einer Verringerung von Pflegeabhängigkeit und Tod (Parke et al. 2015).

Die Vermittlung von Kontakten zu Selbsthilfegruppen kann das Rehabilitationsergebnis nachhaltig verbessern. Untersuchungen bei Teilnehmenden von Selbsthilfegruppen (z. B. nach Schädel-Hirn-Trauma) zeigen, dass regelmäßiger Peer-Support den Umgang mit Depressionen und die Lebensqualität von Betroffenen und Angehörigen verbesserte (Hibbard et al. 2002). Die Vermittlung von Kontakten zu Freizeit- oder Behindertensportgruppen, Informationen zu gesunder Lebensweise, zum Verstehen von Symptomen und von Bewältigungsprinzipien sind weitere wichtige Interventionen zur Erhöhung von Selbstmanagement-Fertigkeiten (Richardson et al. 2014; Veenhuizen et al. 2015; Nott et al. 2019). Die Begleitung des Selbstmanagement in der chronischen Phase erfordert eine gute Kenntnis der regionalen Gegebenheiten und Versorgungsstrukturen (soziale Dienste und Netzwerke) unter Berücksichtigen des räumliches Wohnumfeldes im Sinne der Quartiersarbeit.

2.4.1 Die Internationale Klassifikation der Gesundheitsinterventionen (ICHI)

Die Internationale Klassifikation der Gesundheitsinterventionen („International Classification of Health Interventions“ – ICHI) wurde entwickelt, um Behandlungsprozeduren statistisch vergleichbar erfassen und beschreiben zu können sowie den unterschiedlichen Unterstützungsbedarf für unterschiedliche Lebensbereiche vergleichen zu können (WHO 2017). In Kombination mit der ICF können Leistungen und deren Auswirkungen auf Gesundheitsergebnisse überprüft und bewertet werden, aber auch Lücken im Versorgungssystem identifiziert werden. Damit kann sowohl den Betroffenen/Leistungsempfängern als auch den Leistungserbringern geholfen werden, ein Höchstmaß an Funktionsfähigkeit, an Unabhängigkeit und Selbstbestimmung zu erreichen und Über- und Unterversorgung zu vermeiden.

Unter einer **Gesundheitsintervention** wird dabei eine Handlung verstanden, welche für, mit oder im Namen einer Person oder Bevölkerungsgruppe durchgeführt wird mit dem Zweck der Erfassung / der Modifikation / dem Erhalt von Gesundheit und Funktionsfähigkeit.

ICHI ist um drei Achsen herum aufgebaut: **„Ziel“**, **„Aktion“** und **„Mittel“**.

- „Ziel“ bezieht sich auf den zu beeinflussenden Zustand.
- „Aktion“ kategorisiert eine Handlung, die von einem Leistungserbringer zur Beeinflussung eines Zustandes ausgeführt wird.
- „Mittel“ kategorisiert Prozesse und Methoden, die zur Durchführung einer „Aktion“ erforderlich sind.

Darüber hinaus werden **Erweiterungsmöglichkeiten** angeboten, um weitere interventionsspezifische Details (Material, Ressourcen, …) zu erfassen (WHO 2021).

Die **ICHI-Interventionscodes** sind in die folgenden vier Abschnitte unterteilt:

- Interventionen zu Körperstrukturen und -funktionen
- Interventionen zu Aktivitäten und Partizipation
- Interventionen zu Umweltfaktoren
- Interventionen zu gesundheitsbezogenem Verhalten

Generell werden Interventionen in **diagnostische Verfahren** (Assessment, Test, Beobachtung), **therapeutische Verfahren** (Training, Ausbildung, Beratung) sowie in **Betreuungsleistungen** (Konsultation, praktische und emotionale Unterstützung, Prävention) unterteilt. Damit sind unterschiedliche Interventionstiefen definiert, die mit dem jeweiligen Schweregrad der Einschränkungen korreliert werden können. In Bereichen wie Rehabilitation und Mentale Gesundheit können Behandlungspakete erstellt werden, die eine Reihe spezifischer Interventionen zusammenfassen.

Die Beta-3-Version wurde im Oktober 2020 veröffentlicht und berücksichtigte die Anregungen der WHO-Kooperationspartner. Nach endgültiger Fertigstellung wird die ICHI für die Anwendung durch Mitgliedstaaten frei verfügbar sein. Ein englisches Handbuch steht auf der ICHI-Homepage zur Verfügung (WHO 2021).

Als multiaxiale Klassifikation können Interventionen sehr individuell angepasst und das Interventionsspektrum entsprechend erweitert werden (siehe Tab. 2.5). Durch den Grad an erforderlicher Unterstützung kann die Skalierung des Schweregrades der Behinderung leichter gelingen (siehe Abschnitt 2.2.3.3 Kodierungskonventionen, S. 38).

Tab. 2.5: ICHI-Interventionen zu: d175 Probleme lösen

d175 Probleme lösen Lösungen für eine Frage oder Situation zu finden, indem das Problem identifiziert und analysiert wird, Lösungsmöglichkeiten entwickelt und die möglichen Auswirkungen der Lösungen abgeschätzt werden und die gewählte Lösung umgesetzt wird, wie die Auseinandersetzung zweier Personen schlichten	
Bewertung	Beurteilung der Fähigkeit, Lösungen für Fragen oder Situationen zu finden
Test	Verwendung eines Fragebogens, einer Bewertungsskala oder eines anderen Instruments, um die Fähigkeit zu testen, Lösungen für Fragen oder Situationen zu finden
Beobachtung	Visuelle Erfassung von Informationen (nicht kontinuierlich), um die Fähigkeit zu bewerten, Lösungen für Fragen oder Situationen zu finden
Training	Vermitteln, Verbessern oder Entwickeln von Fähigkeiten, Lösungen für Fragen oder Situationen durch Üben / Praktizieren zu finden
Ausbildung / Erziehung	Bereitstellung von Informationen zur Verbesserung des Wissens über die Suche nach Lösungen für Fragen oder Situationen
Beratung	Beratung zur Förderung einer Veränderung oder zur Aufrechterhaltung der Fähigkeit, Lösungen für Fragen oder Situationen zu finden – in Bezug auf Gesundheit (oder Gesundheitsrisiken)
Konsultation	Bereitstellung therapeutischer oder unterstützender Kommunikation bei der Suche nach Lösungen für Fragen oder Situationen.
Praktische Unterstützung	Bereitstellung praktischer Hilfe oder Anleitung auf der Suche nach Lösungen für Fragen oder Situationen
Emotionale Unterstützung	Bereitstellung von Beruhigung, Empathie oder motivationaler Unterstützung für die Person bei der Suche nach Lösungen für Fragen oder Situationen

2.5 Teamarbeit in der Neurorehabilitation

Effektive Neurorehabilitation bedarf eines multidisziplinären Experten-Teams, welches auf individuelle und mit den Betroffenen abgestimmte Ziele innerhalb eines biopsychosozialen Krankheitsmodells hinarbeitet. In der Regel sind folgende Berufsgruppen in einem Neurorehabilitationsteam vertreten: Physio-, Ergo- und Sprachtherapie, Neuropsychologie, Ärzte, Sozialarbeit und – zumindest im stationären und tagesklinischen Setting – die Kranken- und Gesundheitspflege. Musik-, Kunst-, Tanz- oder Gestaltungstherapie zählen bisher nicht zwingend zum Rehabilitationsteam, ergänzen dieses aber insbesondere, wenn es um die Erarbeitung einer ressourcenorientierten Freizeitstruktur geht. Diätassistenten, Orthopädietechniker oder Orthoptisten, häufig als externe Ressourcen hinzugezogen, ergänzen das „große" Team.

In mehreren Untersuchungen konnte eine Beziehung zwischen dem Ergebnis der Rehabilitation und drei Merkmalen von erfolgreichen Teams herausgearbeitet werden: Die Orientierung an Zielen und deren Erreichung, das Ausmaß der Struktur und Organisation im Team und die Verwendung von qualitativ hochwertigen Informationen (Assessments) (Wade 2020a). Die Reflexion eigener bzw. anderer Kompetenzen, von Teamfunktionen und -prozessen, die gegenseitige Wertschätzung sowie intensive Absprachen bezüglich der Ziel-Priorisierung sind weitere Kennzeichen gut funktionierender Teams.

Beziehungen in Teams mit Aufgaben höherer wechselseitiger Abhängigkeit sind im Allgemeinen stärker ausgeprägt als bei Aufgabenstellungen, bei denen jedes Gruppenmitglied einen Beitrag leistet, ohne mit anderen Mitgliedern interagieren zu müssen (Gully et al. 2002). Die Tätigkeit in diesen Teams ist von der Bereitschaft geprägt, den gewohnten berufsspezifischen Aufgabenbereich zu verlassen. Charakteristisch ist die Rolle der Primär- oder Bezugstherapeuten, gewählt in Abhängigkeit von den vorrangigen Problemen der Betroffenen, z.B. in der Sprachtherapie bei einem Menschen mit Aphasie. Sie fungieren als Koordinatoren und Ansprechpartner für die Bezugspersonen. Umgesetzt wird dies u. a. in einem Modellprojekt für die ambulante Versorgung von chronischen Schlaganfallpatienten (Pott 2021). Kennzeichnend sind auch interdisziplinäre Gruppenangebote, wie z.B. die von Neuropsychologie und Physiotherapie durchgeführte Sturzpräventionsgruppe bei Sturzangst (Scholler et al. 2010). Mittlerweile liegen Untersuchungen und Erkenntnisse zur Struktur von effektiven Team-Meetings vor (Tyson et al. 2014a, 2015; Kushner u. Strasser 2020).

2.5.1 Eigenschaften, Fähigkeiten und Werte

Folgende Fähigkeiten sollten bei Mitgliedern eines gut funktionierenden Reha-Teams vorhanden sein (Wade 2020b):

1. die Fähigkeit, eine **vollständige Problem-Analyse** zu formulieren,
2. einen **Rehabilitationsplan** für jeden neuen Patienten mit jeder Form von Behinderung **aufzustellen,**
3. als **vollwertiges und gleichberechtigtes Mitglied eines multidisziplinären Rehabilitationsteams** zu arbeiten,
4. **Prioritäten** innerhalb eines Rehabilitationsplans zu ermitteln und festzulegen,
5. **vorhandene und neu auftretende medizinische Probleme** im Rehabilitationskontext zu erkennen und zu behandeln,
6. den Bedarf an **spezifischer medizinischer Rehabilitationsbehandlung** zu erkennen und erfolgreich durchzuführen,
7. in **jedem Umfeld, über Organisationsgrenzen hinweg** und in enger Zusammenarbeit mit anderen Spezialistenteams zu arbeiten,

8. Entscheidungen zu treffen und – angesichts der vielen Unsicherheiten und Einflüsse, die in komplexen Fällen auftreten – zu **begründen**.

2.5.2 Shared documentation, Assessment und Feedback

Die wesentliche Funktion von Dokumentation ist die Unterstützung der Kommunikation mit Betroffenen und Bezugspersonen, den Teammitgliedern und den Kostenträgern zu Fragen der Anspruchsberechtigung. Hier ist das Kriterium der Verständlichkeit von besonderer Bedeutung. Wünschenswert ist die Nutzbarkeit der erhobenen Daten für wissenschaftliche Fragestellungen (Epidemiologie, Register, Kohorte).

Außer in den Pflegegesetzen sind die gesetzlichen Rahmenbedingungen für Dokumentation nur wenig spezifiziert. Das wichtigste Kriterium aus rechtlicher Sicht ist die forensische Nachvollziehbarkeit, d. h. die Dokumentation des Zustandes zu bestimmten Zeitpunkten und wer welche Maßnahmen getroffen/unterlassen hat. Aus klinischer Sicht bedeutsam sind die Verlaufs- und Ergebniskontrolle mit (mindestens) Eingangs-/Aufnahme- und Ausgangs-/Entlassungsbefund sowie alle wesentlichen Änderungen („Meilensteine") unter Berücksichtigung relevanter Verbesserungen bzw. Verschlechterungen. Daher erscheint es sinnvoll, die Dokumentation des aktuellen Befundes (Klienten-bezogen) von der Dokumentation der Interventionen (Leistungs-bezogen) zu trennen. Befundbezogen steht das Erfassen der individuellen Funktionsfähigkeit im Kontext zu unterschiedlichen Zeitpunkten (Aufnahme – Entlassung – Meilensteine) im Vordergrund. Interventionsbezogene Dokumentation bezieht sich auf Art und Anzahl der erbrachten Leistungen. Bei Vorliegen eines Interventionskataloges reicht die Bezeichnung der Maßnahme (z. B. „Schlucktraining"), die Anzahl der Interventionen und die Angabe von Gründen für Strategie-Änderungen (z. B. „Schlucktraining wegen Müdigkeit abgebrochen").

Aufgrund der besonderen Bedeutung in der Rehabilitation erscheint es sinnvoll, ein gemeinsames Dokument zur Erfassung/Verfolgung der Ziele der Rehabilitation (**„Zielblatt"**) vorzuhalten. Viele Einrichtungen führen eine bereichsbezogene, multidisziplinäre Dokumentation; jede Berufsgruppe erstellt eigene Befunde. Dadurch werden Redundanzen begünstigt und die Übersicht über das Zusammenspiel unterschiedlicher (berufsgruppenspezifischer) Interventionen erschwert – manchmal mit geringen, aber u. U. bedeutsamen Unterschieden: „Sich mit Hilfe verlagern" beschreibt die eine Berufsgruppe z. B. als „leicht", die andere aber als „mittelgradig eingeschränkt", weil z. B. unterschiedliche Assessments oder Manuale verwendet werden oder die Beurteilung auf subjektiver Einschätzung beruht. Solche Unschärfen können in gutachterlichen Fragestellungen durchaus Probleme bereiten. Durch eine gemeinschaftliche, interdisziplinäre Dokumentation („shared documentation") können mögliche Mehrdeutigkeiten vermieden werden. Die Vorgehensweise verringert den Dokumentationsaufwand für den Einzelnen. Entsprechende EDV-gestützte Dokumentationssysteme erleichtern die Dokumentation und verbessern die Qualität der zu erhebenden Daten. Vorangehen muss allerdings ein Einigungsprozess über die Art, Anzahl und Messbarkeit der zu erfassenden und zu dokumentierenden Informationen und eine entsprechende Zuordnung zu den einzelnen Berufsgruppen. Um alle möglicherweise auftretenden Veränderungen in allen Bereichen erfassen zu können, sollte der ganze ICF-Katalog (nicht nur die Core-Sets) im Hintergrund verfügbar sein.

Zur interdisziplinären Befunderhebung, Dokumentation und Zielfindung bietet sich die ICF mit dem Prinzip der

Erfassung der individuellen Funktionsfähigkeit im Kontext zu unterschiedlichen Zeitpunkten an. Mit diesem Raster sollten alle gesundheitsbezogenen Zustände beschreibbar sein. Um diesem Anspruch gerecht zu werden, sollte definiert sein, welche (Pflicht-)Items bei Aufnahme von welcher Berufsgruppe in welcher Form zu erfassen sind (entspricht einem abteilungsspezifischen ICF-Mini-Core-Set). Besonderes Augenmerk ist dabei auf diejenigen Konstrukte zu legen, die nicht im primären Kompetenzfeld einzelner Team-Mitglieder liegen (z. B. d160 „Aufmerksamkeit fokussieren", d710/d720 – „Elementare / Komplexe interpersonelle Interaktionen" wie z. B. d7203 – „Sozialen Regeln gemäß interagieren"). Die Veränderungsdokumentation braucht dann nur in den Bereichen (= Konstrukten) erfolgen, in denen sie tatsächlich stattfindet. Der Entlassungsbefund entspricht dann der zuletzt erreichten Veränderung gegenüber der Aufnahme. Hier ist anzumerken, dass bei chronischen bzw. progredienten Erkrankungen sowohl der Erhalt des Status quo als auch der (Neu-)Erwerb von Strategien im Umgang mit krankheitsbedingten Störungen der Körperfunktionen bereits als Erfolg gewertet werden dürfen (z. B. „Strategien zur Schmerzkontrolle anwenden [können]").

Es ist ein anhaltender Trend zur Entwicklung von ICF-basierten Messverfahren zu bemerken. Um standardisierte Messinstrumente und Interventionen mit ICF-Komponenten zu verbinden, entwickelt die Arbeitsgruppe um Cieza seit 2005 „linking rules" („Verknüpfungsregeln"), die zuletzt 2019 aktualisiert wurden (Cieza et al. 2002, 2019).

Das Verwenden von standardisierten Messverfahren zur Ziel-Evaluierung ermöglicht ein differenziertes und fein abgestimmtes Feedback darüber, wie eine Aktion ausgeführt wurde („knowledge of performance") und zum Ergebnis, das erzielt wurde („knowledge of result"). Beide Faktoren ermöglichen den Betroffenen und Bezugspersonen eine klare Einschätzung des gegenwärtigen Leistungsniveaus und der Möglichkeit der Ziel-Erreichung (insbesondere bei Streckzielen, siehe Abschnitt 2.3.3).

2.6 Zusammenfassung

Best-Practice-Neurorehabilitation orientiert sich an den Dimensionen Werte, Wissen und Kontext. Befunderhebung und Zielplanung basieren auf dem biopsychosozialen Modell der Internationalen Klassifikation der Funktionsfähigkeit, Behinderung und Gesundheit. Das Verwenden geeigneter Assessments unter Berücksichtigung aller ICF-Komponenten zur Zielformulierung und -evaluation fördert die Qualität der Rehabilitation.

Im Sinne des „Shared Decision Making", der gesetzlichen Vorgabe zur Teilhabe und mittels Top-down-Betrachtung nehmen die Betroffenen und die Leistungserbringer gleichberechtigt und partizipativ an Informations- und Entscheidungsprozesse teil.

Bei der Interventionserfassung (ICHI) schlägt die WHO die Unterscheidung zwischen Leistungsempfängern, Leistungserbringern (Personen), Maßnahmen und eingesetzten Ressourcen vor. Inter- bzw. transdisziplinäres Arbeiten bietet Vorteile gegenüber multidisziplinären Reha-Strukturen. Maßnahmen und Interventionen sind Person-zentriert, evidenzbasiert und zielorientiert. Dabei ist anzumerken, dass das Erreichen von Zielen für die Betroffenen immer einen Ausgangspunkt für einen (möglichst) höheren Grad an Handlungsfähigkeit – im Sinne der Teilhabe – darstellt.

Literatur

Aras B, Seyyar GK, Fidan O, Colak E (2021) The effect of Tai Chi on functional mobility, balance and falls in Parkinson's disease: A systematic review and meta-analysis of systematic reviews. Explore (NY).

Ashford S, Turner-Stoke L (2014) Goal Attainment Scaling in adult neurorehabilitation. In: Levack, W. und Siegert, R. (Eds.) Rehabilitation Goal Setting: Theory, Practice and Evidence. New Zealand: Taylor and Francis.

Ashford SJ, De Stobbeleir KEM (2013) Feedback, Goal Setting, and Task Performance Revisited. In: Locke, EA und Latham GP (Eds.) New developments in goal setting and task performance. New York, London: Routledge.

Austin JT, Vancouver JB (1996) Goal constructs in psychology: Structure, process, and content. Psychological Bulletin 120(3): 338.

Balasubramanian CK, Clark DJ, Fox EJ (2014) Walking Adaptability after a Stroke and Its Assessment in Clinical Settings. Stroke Res Treat 591013.

Bandura A (1997a) Self-efficacy: the exercise of control. New York: WH Freeman.

Bandura A (1997b) Sources of Self-Efficacy. In: Bandura A (Ed.) Self-efficacy: the exercise of control. New York: WH Freeman: p. 79–115.

Bandura A (2013) The Role of Self-Efficacy in Goal-Based Motivation. In: Locke EA, Latham GP (Eds.) New developments in goal setting and task performance. New York, London: Routledge: p. 147–57.

Benson T (2023) Why it is hard to use PROMs and PREMs in routine health and care. BMJ Open Qual 12(4): e002516.

Boon H, Verhoef M, O'Hara D, ..., Majid N (2004) Integrative healthcare: arriving at a working definition. Altern Ther Health Med 10(5): 48–56.

Bouwens SF, van Heugten CM, Verhey FR (2009) The practical use of goal attainment scaling for people with acquired brain injury who receive cognitive rehabilitation. Clin Rehabil 23(4): 310–20.

Bovend'Eerdt TJ, Botell RE, Wade DT (2009) Writing SMART rehabilitation goals and achieving goal attainment scaling: a practical guide. Clin Rehabil 23(4): 352–61.

Brands IM, Wade DT, Stapert SZ, van Heugten CM (2012) The adaptation process following acute onset disability: an interactive two-dimensional approach applied to acquired brain injury. Clin Rehabil 26(9): 840-52.

Brands I, Stapert S, Kohler S, Wade D, van Heugten CM (2014). Life goal attainment in the adaptation process after acquired brain injury: the influence of self-efficacy and of flexibility and tenacity in goal pursuit. Clin Rehabil 29(6): 611–22.

Braun JP, Mende H, Bause H, ..., NeQuI (2010) Quality indicators in intensive care medicine: why? Use or burden for the intensivist. Ger Med Sci 8: Doc22.

Braun JP, Kumpf O, Deja M, ..., Spies C (2013) The German quality indicators in intensive care medicine 2013--second edition. Ger Med Sci 11: Doc09.

Broesskamp-Stone U, Ackermann G (2010): Best Practice – Ein normativer Handlungsrahmen für optimale Gesundheitsförderung und Krankheitsprävention. Gesundheitsförderung Schweiz. Bern, Lausanne: 1–48.

Bull C, Byrnes J, Hettiarachchi R, Downes M (2019) A systematic review of the validity and reliability of patient-reported experience measures. Health Serv Res 54(5): 1023–35.

Bundesarbeitsgemeinschaft für Rehabilitation e.V. (BAR) (2021) Arbeitshilfe Kontextfaktoren. Ermittlung von Teilhabebedarfen. Frankfurt am Main.

Bundesministerium für Justiz (2023) Neuntes Buch Sozialgesetzbuch vom 23. Dezember 2016 (BGBl. I S. 3234), das zuletzt durch Artikel 6 des Gesetzes vom 22. Dezember 2023 (BGBl. 2023 I Nr. 412) geändert worden ist. Berlin.

Carswell A, McColl MA, Baptiste S, ..., Pollock N (2004) The Canadian Occupational Performance Measure: a research and clinical literature review. Can J Occup Ther 71(4): 210–22.

Cerniauskaite M, Quintas R, Boldt C, ..., Leonardi M (2011) Systematic literature review on ICF from 2001 to 2009: its use, implementation and operationalisation. Disabil Rehabil 33(4): 281–309.

Cicerone KD, Azulay J (2007) Perceived self-efficacy and life satisfaction after traumatic brain injury. J Head Trauma Rehabil 22(5): 257–66.

Cieza A, Brockow T, Ewert T, ..., Stucki G (2002) Linking health-status measurements to the international classification of functioning, disability and health. J Rehabil Med 34(5): 205–10.

Cieza A, Fayed N, Bickenbach J, Prodinger B (2019) Refinements of the ICF Linking Rules to strengthen their potential for establishing comparability of health information. Disabil Rehabil 41(5): 574–83.

Constand MK, MacDermid JC (2014) Applications of the International Classification of Functioning, Disability and Health in goal-setting practices in healthcare. Disabil Rehabil 36(15): 1305–14.

Cott C, Finch E (1991) Goal-setting in physical therapy practice. Physiother Can 43(1): 19–22.

Craig P, Dieppe P, Macintyre S, ..., Medical Research Council G (2008) Developing and evaluating complex interventions: the new Medical Research Council guidance. BMJ 337: a1655.

Davis R, Campbell R, Hildon Z, ..., Michie S (2015) Theories of behaviour and behaviour change across the social and behavioural sciences:

a scoping review. Health Psychology Review 9(3): 323–44.

Day DV (2013) Goals and self-regulation. In: Locke EA, Latham GP (Eds.) New developments in goal setting and task performance. New York, London: Routledge

Diehl S, Großeibl S, Seiler S, Fries W (2017) Erkrankungsfolgen wahrnehmen und akzeptieren – Wege zur Krankheitsbewältigung. In: Fries W, Reuther P, Lössl H (Eds.) Teilhaben!! NeuroRehabilitation und Nachsorge zu Teilhabe und Inklusion. Bad Honnef: Hippocampus Verlag

DIMDI (2005) Die Internationale Klassifikation der Funktionsfähigkeit, Behinderung und Gesundheit (ICF). Köln: Deutsches Institut für Medizinische Dokumentation und Information (DIMDI).

Doran GT (1981) There's a S.M.A.R.T. way to write managements's goals and objectives. Management Review 70(11): 35–6.

Engel GL (1977) The need for a new medical model: a challenge for biomedicine. Science 196(4286): 129–36.

Entwistle VA, Watt IS (2013a) A capabilities approach to person-centered care: response to open peer commentaries on "Treating patients as persons: a capabilities approach to support delivery of person-centered care". Am J Bioeth 13(8): W1–4.

Entwistle VA, Watt IS (2013b) Treating patients as persons: a capabilities approach to support delivery of person-centered care. Am J Bioeth 13(8): 29–39.

Erez A, Judge TA (2001) Relationship of core self-evaluations to goal setting, motivation, and performance. J Appl Psychol 86(6): 1270–9.

Estabrooks PA, Nelson CC, Xu S, ..., Glasgow RE (2005) The frequency and behavioral outcomes of goal choices in the self-management of diabetes. Diabetes Educ 31(3): 391–400.

Feiler M (2003) Die verschiedenen Formen des Klinischen Reasoning. In: Feiler M, Schell B (Eds.) Klinisches Reasoning in der Ergotherapie. Überlegungen und Strategien im therapeutischen Handeln. Berlin, Heidelberg: Springer: p. 7–97.

Fheodoroff K, Tomantschger V, Freimueller M (2016). Goal setting practice in neurorehabilitaton: How many goals and which domains should we choose? 9th World Congress of Neurorehabilitation. Philadelphia: World Forum Neurorehabilitation.

Finne E, Gohres H, Seibt AC (2021) Erklärungs- und Veränderungsmodelle 1: Einstellungs- und Verhaltensänderung. (Eds.) Leitbegriffe-Systematisches Verzeichnis. online: Bundeszentrale für Gesundheitliche Aufklärung (abgerufen am 22.05.2024).

Frayne CA, Geringer JM (1994) A Social Cognitive Approach to Examining Joint Venture General Manager Performance. Group & Organization Management 19(2): 240–62.

Frommelt P, Grötzbach H (2008) Das Narrative in der Neurorehabilitation. Neurol Rehabil 14(1): 3–11.

Gateley CA, Borcherding S (2017) Documentation manual for occupational therapy: writing SOAP notes. 4th edition. Thorofare, NJ: SLACK Incorporated.

Gauggel S, Hoop M, Werner K (2002) Assigned versus self-set goals and their impact on the performance of brain-damaged patients. J Clin Exp Neuropsychol 24(8): 1070–80.

Gauggel S, Bocker M, Zimmermann P, ..., Lutz D (2004) [Item response theory and its application in neurology. Measurement of activity limitations in neurologic patients]. Nervenarzt 75(12): 1179–86.

Gauggel S, Fischer S (2010) The effect of goal setting on motor performance and motor learning in brain-damaged patients. Neuropsychological Rehabilitation 11(1): 33–44.

Grotkamp S, Cibis W, Bruggemann S, ..., Schmitt K (2020) [Personal Factors of the Bio-Psycho-Social Model (WHO): A Revised Classification by the German Society for Social Medicine and Prevention (DGSMP)]. Gesundheitswesen 82(1): 107–16.

Gully SM, Incalcaterra KA, Joshi A, Beauien JM (2002) A meta-analysis of team-efficacy, potency, and performance: interdependence and level of analysis as moderators of observed relationships. J Appl Psychol 87(5): 819–32.

Heesen C, Kasper J, Schäffler N, ..., Köpke S (2012) Shared Decision Making in der Neurologie – wieso? wann? wie viel? Neurol Rehabil 18(4): 207–15.

Heesen C, Romberg A, Gold S, Schulz K-H (2006) Physical exercise in multiple sclerosis: supportive care or a putative disease-modifying treatment. Expert Rev Neurother 6(3): 347–55.

Hersh D, Worrall L, Howe T, ..., Davidson B (2012) SMARTER goal setting in aphasia rehabilitation. Aphasiology 26(2): 220–33.

Hibbard MR, Cantor J, Charatz H, ..., Gartner A (2002) Peer support in the community: initial findings of a mentoring program for individuals with traumatic brain injury and their families. J Head Trauma Rehabil 17(2): 112–31.

Holst J (2023) Biomedizinische Perspektive. Leitbegriffe der Gesundheitsförderung und Prävention. Glossar zu Konzepten, Strategien und Methoden. Köln, Bundeszentrale für gesundheitliche Aufklärung (Hrsg).

Hsueh I-P, Chen J-H, Wang C-H, ..., Hsieh C-L (2010) Development of a Computerized Adaptive Test for Assessing Balance Function in Patients With Stroke. Physical Therapy 90(9): 1336–44.

Hsueh I-P, Chen J-H, Wang C-H, ..., Hsieh C-L (2013) Development of a Computerized Adaptive Test for Assessing Activities of Daily Living in Outpatients With Stroke. Physical Therapy 93(5): 681–93.

ICF Research Branch (2012) Erzeugung eines ICF-basierten Dokumentationsbogens. ICF Core Set Project. Abgerufen am 07.01.2024 von https://www.icf-core-sets.org/de/.

Ilies R, Judge TA (2005) Goal regulation across time: the effects of feedback and affect. J Appl Psychol 90(3): 453–67.

Janssen C, Barucchieri L (2013) Top-down und Bottom-up – Es gibt nicht nur den einen Weg. ergopraxis 6(11/12): 30–7.

Jellema S, van Hees S, Zajec J, v..., Steultjens EM (2017) What environmental factors influence resumption of valued activities post stroke: a systematic review of qualitative and quantitative findings. Clinical Rehabilitation 31(7): 936–47.

Jesus TS, Bright F, Kayes N, Cott CA (2016) Person-centred rehabilitation: what exactly does it mean? Protocol for a scoping review with thematic analysis towards framing the concept and practice of person-centred rehabilitation. BMJ Open 6(7).

Judge TA, Locke EA, Durham CC (1997) The dispositional causes of job satisfaction: A core evaluations approach. Research in Organizational Behavior 19: 151–88.

Kayes NM,Papadimitriou (2023) Reflecting on challenges and opportunities for the practice of person-centred rehabilitation. Clin Rehabil 37(8): 1026–40.

Kerr S, LePelley D (2013) Stretch Goals: Risks, Possibilities, and Best Practices. In: Locke EA, Latham GP (Eds.) New developments in goal setting and task performance. New York, London: Routledge, p. 21–31.

Kiresuk TJ, Sherman RE (1968) Goal attainment scaling: A general method for evaluating comprehensive community mental health programs. Community Ment Health J 4(6): 443–53.

Kirk P, Henning C (2014) [Narrative techniques for goal setting in neurological rehabilitation – a qualitative study]. Neurol Rehabil 20(3): 133–41.

Kirkevold M, Martinsen R, Bronken BA, Kvigne K (2014) Promoting psychosocial wellbeing following stroke using narratives and guided self-determination: a feasibility study. BMC Psychol 2(1): 4.

Korpershoek C, van der Bijl J, Hafsteinsdottir TB (2011) Self-efficacy and its influence on recovery of patients with stroke: a systematic review. J Adv Nurs 67(9): 1876–94.

Krasny-Pacini A, Evans J, Sohlberg MM, Chevignard M (2016) Proposed Criteria for Appraising Goal Attainment Scales Used as Outcome Measures in Rehabilitation Research. Arch Phys Med Rehabil 97(1): 157–70.

Kushner DS, Strasser DC (2020) Stroke Inpatient Rehabilitation Team Conferences: Leadership and Structure Improve Patient Outcomes. J Stroke Cerebrovasc Dis 29(4).

Law M, Baptiste S, McColl M, ..., Pollock N (1990) The Canadian occupational performance measure: an outcome measure for occupational therapy. Can J Occup Ther 57(2): 82–7.

Levack WM, Weatherall M, Hay-Smith EJ, ..., Siegert RJ (2015) Goal setting and strategies to enhance goal pursuit for adults with acquired disability participating in rehabilitation. Cochrane Database Syst Rev 7: CD009727.

Locke EA, Latham GP (1990) A theory of goal setting & task performance. Englewood Cliffs, N.J.: Prentice Hall.

Locke EA, Latham GP (2002) Building a practically useful theory of goal setting and task motivation. A 35-year odyssey. Am Psychol 57(9): 705–17.

Locke EA, Latham,GP (2013) Goal setting theory: The current state. In: Locke EA, Latham GP (Eds.) New developments in goal setting and task performance. New York, London: Routledge: p. 623–30.

Lohmann S, Decker J, Muller M, ..., Grill E (2011) The ICF forms a useful framework for classifying individual patient goals in post-acute rehabilitation. J Rehabil Med 43(2): 151–55.

Maribo T, Petersen KS, Handberg C, ..., Labriola M (2016) Systematic Literature Review on ICF From 2001 to 2013 in the Nordic Countries Focusing on Clinical and Rehabilitation Context. J Clin Med Res 8(1): 1–9.

Marks R, Allegrante JP, Lorig K (2005) A review and synthesis of research evidence for self-efficacy-enhancing interventions for reducing chronic disability: implications for health education practice (part I). Health Promot Pract 6(1): 37–43.

Marks R, Allegrante JP, Lorig K (2005) A review and synthesis of research evidence for self-efficacy-enhancing interventions for reducing chronic disability: implications for health education practice (part II). Health Promot Pract 6(2): 148–56.

Martin LR, Williams SL, Haskard KB, Dimatteo MR (2005) The challenge of patient adherence. Ther Clin Risk Manag 1(3): 189–99.

McGrath JR, Adams L (1999) Patient-Centered Goal Planning: A Systemic Psychological Therapy? Topics in Stroke Rehabilitation 16(2): 43–50.

Michie S, Richardson M. Johnston M, ..., Wood CE (2013) The Behavior Change Technique Taxonomy (v1) of 93 Hierarchically Clustered Techniques: Building an International Consensus for the Reporting of Behavior Change Interventions. Ann Behav Med 46(1): 81–95.

Moosbrugger H, Kelava A (2012) Testtheorie und Fragebogenkonstruktion mit 41 Tabellen. (2.

aktualisierte und überarbeitete Auflage). Berlin: Springer.

Nordenfelt L (2003) Action theory, disability and ICF. Disabil Rehabil 25(18): 1075–9.

Nordenfelt L (2006) On health, ability and activity: comments on some basic notions in the ICF. Disabil Rehabil 28(23): 1461–5.

Nott M, Wiseman L, Seymour T, ..., Wall G (2019) Stroke self-management and the role of self-efficacy. Disabil Rehabil 1-10.

Ohno K, Tomori K, Sawada T, ... Kobayashi R (2021) Measurement Properties of the Canadian Occupational Performance Measure: A Systematic Review. Am J Occup Ther 75(6).

Okita Y, Kawaguchi Y, Inoue Y ... Tomori K (2023) Characteristics of goal-setting tools in adult rehabilitation: A scoping review. Clin Rehabil 0(0): 2692155231197383

Papadimitriou C, Cott C (2015) Client-centred practices and work in inpatient rehabilitation teams: results from four case studies. Disabil Rehabil 37(13): 1135–43.

Parke HL, Epiphaniou E, Pearce G, ..., Pinnock H (2015) Self-Management Support Interventions for Stroke Survivors: A Systematic Meta-Review. PLoS One 10(7): e0131448.

Patterson KK, Wong JS, Prout EC, Brooks D (2018) Dance for the rehabilitation of balance and gait in adults with neurological conditions other than Parkinson's disease: A systematic review. Heliyon 4(3).

Playford ED, Siegert R, Levack W, Freeman J (2009) Areas of consensus and controversy about goal setting in rehabilitation: a conference report. Clinical Rehabilitation 23(4): 334–44.

Pluta A, Ulatowska H, Gawron N, ..., Lojek E (2015) A thematic framework of illness narratives produced by stroke patients. Disabil Rehabil 37(13): 1170–7.

Pott C (2021) Formative Evaluation der Schlaganfall-Bezugstherapie Phase-E Schleswig-Holstein aus Sicht der Therapeutinnen und Therapeuten. physioscience 17(02): 54–64.

Power E, Thomas E, Worrall L, ..., Clarke K (2015) Development and validation of Australian aphasia rehabilitation best practice statements using the RAND/UCLA appropriateness method. BMJ Open 5(7): e007641.

PROMIS Health Organization [Berlin] (2022) Dynamic tools to measure health outcomes from the patient perspective. Unter: http://promis-germany.de/promis-health-organization/ Abgerufen am 06.01.2024 von http://promis-germany.de/promis-health-organization/

Richardson JA, Loyola-Sanchez A, Sinclair S, ..., Martin Ginis K (2014) Self-management interventions for chronic disease: a systematic scoping review. Clin Rehabil 28(11): 1067–77.

Ronellenfitsch U, Schwarzbach M (2021) Patientenorientierte Versorgungssteuerung im Krankenhaus: p. 69–82.

Sarre S, Redlich C, Tinker A, ..., McKevitt C (2014) A systematic review of qualitative studies on adjusting after stroke: lessons for the study of resilience. Disabil Rehabil 36(9): 716–26.

Scheibler F, Janssen C, Pfaff H (2003) [Shared decision making: an overview of international research literature]. Soz Praventivmed 48(1): 11–23.

Schmidt S (2016): Das QM-Handbuch. Qualitätsmanagement für die ambulante Pflege. Berlin Heidelberg: Springer: VIII, 278.

Schoeb V, Staffoni L, Parry R, Pilnick A (2014) "What do you expect from physiotherapy?": a detailed analysis of goal setting in physiotherapy. Disabil Rehabil 36(20): 1679–86.

Scholler I, Pott C, Fries W (2010) Gehen und Fallangst. neuroreha 2(01): 20–7.

Schulze M (2010) Understanding The UN Convention On The Rights Of Persons With Disabilities. A Handbook on the Human Rights of Persons with Disabilities. Paris: Handicap International.

Scobbie L, Dixon D, Wyke S (2011) Goal setting and action planning in the rehabilitation setting: development of a theoretically informed practice framework. Clin Rehabil 25(5): 468–82.

Scobbie L, McLean D, Dixon D, ...,Wyke S (2013) Implementing a framework for goal setting in community based stroke rehabilitation: a process evaluation. BMC Health Serv Res 13(1): 190.

Scobbie L, Duncan EA, Brady MC, Wyke S (2014) Goal setting practice in services delivering community-based stroke rehabilitation: a United Kingdom (UK) wide survey. Disabil Rehabil 37(14): 1291–8.

Scobbie L, Thomson K, Pollock A, Evans J (2020) Goal adjustment by people living with long-term conditions: A scoping review of literature published from January 2007 to June 2018. Neuropsychol Rehabil 1–32.

Seijts GH, Latham GP, Tasa K, Latham BW (2004) Goal Setting and Goal Orientation: An Integration of Two Different Yet Related Literatures. Academy of Management Journal 47(2): 227–39.

Shilts MK, Horowitz M, Townsend MS, .., Townsend MS (2004) An innovative approach to goal setting for adolescents: guided goal setting. J Nutr Educ Behav 36(3): 155.

Shilts MK, Townsend MS, Dishman RK (2013) Using Goal Setting to Promote Health Behavior Change. In: Locke EA, Latham GP (Eds.) New developments in goal setting and task performance. New York, London: Routledge: p. 415–38.

Sivaraman Nair KP, Wade DT (2003) Life goals of people with disabilities due to neurological disorders. Clin Rehabil 17(5): 521–7.

Sniehotta FF, Schwarzer R, Scholz U, Schüz B (2005) Action planning and coping planning for long-term lifestyle change: theory and assessment. European Journal of Social Psychology 35(4): 565–76.

Sniehotta FF, Scholz U, Schwarzer R (2006) Action plans and coping plans for physical exercise: A longitudinal intervention study in cardiac rehabilitation. Br J Health Psychol 11(Pt 1): 23–37.

Stenstrom CH (1994) Home exercise in rheumatoid arthritis functional class II: goal setting versus pain attention. J Rheumatol 21(4): 627–34.

Strubbia C, Levack WMM, Grainger R, ..., Tomori K (2020) Use of technology in supporting goal setting in rehabilitation for adults: a scoping review. BMJ Open 10(11): e041730.

Su JJ, Lin RSY, Batalik L, ..., Yeung WF (2024) Effects of mind-body exercise on physical and psychosocial well-being of stroke patients: A systematic review and network meta-analysis. Geriatr Nurs 55: 346–53

Sugavanam T, Mead G, Bulley C, ..., van Wijck F (2013) The effects and experiences of goal setting in stroke rehabilitation - a systematic review. Disabil Rehabil 35(3): 177–90.

Turner-Stokes L (2009) Goal attainment scaling (GAS) in rehabilitation: a practical guide. Clin Rehabil 23(4): 362–70.

Turner-Stokes L, Williams H, Johnson J (2009) Goal attainment scaling: does it provide added value as a person-centred measure for evaluation of outcome in neurorehabilitation following acquired brain injury? J Rehabil Med 41(7): 528–35.

Tyson SF, Burton L, McGovern A (2014a) Multidisciplinary team meetings in stroke rehabilitation: an observation study and conceptual framework. Clin Rehabil 28(12): 1237–47.

Tyson SF, Burton LJ, McGovern A, Sharifi S (2014b) Service users' views of the assessment process in stroke rehabilitation. Clin Rehabil 28(8): 824–31.

Tyson SF, Burton L, McGovern A (2015) The effect of a structured model for stroke rehabilitation multi-disciplinary team meetings on functional recovery and productivity: a Phase I/II proof of concept study. Clin Rehabil 29(9): 920–5.

Tyson SF, Burton L, McGovern A (2015) The impact of a toolkit on use of standardised measurement tools in stroke rehabilitation. Clin Rehabil 29(9): 926–34.

U.S. Department of Health and Human Services, Food and Drug Administration, Center for Drug Evaluation and Research (CDER), Center for Biologics Evaluation and Research (CBER) und Center for Devices and Radiological Health (CDRH) (2009) Patient-Reported Outcome Measures: Use in Medical Product Development to Support Labeling Claims. Guidance for Industry. Silver Spring: U.S. Department of Health and Human Services.

UN (2007) Convention on the Rights of Persons with Disabilities and Optional Protocol. New York: United Nations.

Veenhuizen Y, Cup EH, Groothuis JT, ..., Geurts AC (2015) Effectiveness and cost-effectiveness of a self-management group program to improve social participation in patients with neuromuscular disease and chronic fatigue: protocol of the Energetic study. BMC Neurol 15: 58.

Wade DT (2009) Goal setting in rehabilitation: an overview of what, why and how. Clin Rehabil 23(4): 291–5.

Wade DT (2020a) What attributes should a specialist in rehabilitation have? Seven suggested specialist Capabilities in Practice. Clin Rehabil 34(8): 995–1003.

Wade DT (2020b) What is rehabilitation? An empirical investigation leading to an evidence-based description. Clin Rehabil 34(5): 571–83.

WHO (2001) International classification of functioning, disability and health: ICF. Geneva: World Health Organization.

WHO (2006) Constitution of the World Health Organization. New York: World Health Organization.

WHO (2017, 01.10.2018) International Classification of Health Interventions (ICHI) - Beta. 2017, 01.10.2018: http://www.who.int/classifications/ichi/en/ Abruf am 01.12.2018.

WHO (2021) ICHI Beta-3 Reference Guide. WHO Family of International Classifications (WHO-FIC). Unter: https://www.who.int/classifications/international-classification-of-health-interventions Abruf am 28.01.2022.

WHO (2022) "The WHO Family of International Classifications." Abgerufen am 17.11.2023 von https://www.who.int/standards/classifications.

Wood RE, Whelan J, Sojo V, Wong M (2013) Goals, Goal Orientations, Strategies, and Performance. In: Locke EA, Latham GP (Eds.) New developments in goal setting and task performance. New York, London: Routledge.

Yen T-H, Liou T-H, Chang K-H, ..., Chen H-C (2014) Systematic review of ICF core set from 2001 to 2012. Disability and Rehabilitation 36(3): 177–84.

3
Beatmungsentwöhnung (Weaning) in der neurologisch-neurochirurgischen Frührehabilitation (NNFR)

Jens D. Rollnik, Tobias Schmidt-Wilcke

3.1
Einleitung und historischer Rückblick

Der vorliegende Beitrag gibt einen Überblick über die Beatmungsentwöhnung (Weaning) in der neurologisch-neurochirurgischen Frührehabilitation (NNFR). Des Weiteren sollen einige Aspekte des Trachealkanülenmanagements hervorgehoben werden, da die Dekanülierung sich prozesshaft an ein erfolgreiches Weaning anschließt und bereits während des Weanings erste Schritte erfolgen. Bereits an dieser Stelle sei erwähnt, dass beide Prozesse in einem nicht unerheblichen Maße von einem effizienten Speichelmanagement abhängen.

Noch vor 20 Jahren wurde die Rehabilitationsfähigkeit von beatmeten Patienten skeptisch betrachtet. In den Empfehlungen der Bundesarbeitsgemeinschaft für Rehabilitation (BAR) aus dem Jahr 1995 wurde als ein Eingangskriterium in die neurologisch-neurochirurgische Frührehabilitation (Phase B) definiert, dass der Patient „nicht mehr (kontrolliert) beatmungspflichtig" sein dürfe, allenfalls „bei Patienten, die mental nicht eingeschränkt sind, deren Atemantrieb aber gestört ist", seien Ausnahmen zulässig (BAR 1995). Allerdings wurde schon bei der Konzeption des Früh-Reha-Barthel-Index (FRB) zumindest die „intermittierende Beatmung" als Option berücksichtigt (Schönle 1995; Pohl et al. 2010). Die Beatmungsentwöhnung wird in Deutschland von verschiedenen Fachdisziplinen durchgeführt, insbesondere auf pneumologisch und neurologisch geführten Weaning-Stationen. Darüber hinaus wird in Schlaflaboren, neuromuskulären Zentren, anästhesiologisch geführten Beatmungsentwöhnungsstationen und Zentren für die Behandlung von Querschnittgelähmten entwöhnt. Eine Erhebung der Deutschen Gesellschaft für Neurorehabilitation (DGNR) kam zu dem Schluss, dass in Deutschland auf ca. 1.100 Betten im Rahmen der NNFR Beatmungsentwöhnungen durchgeführt werden (Platz et al. 2020). Eine weitere repräsentative Studie bezüglich der aktuellen „Versorgungslandschaft" der neurologisch-neurochirurgischen Beatmungsentwöhnung („WennFrüh"), welche 496 Weaning-Betten und 2.516 Patienten, bei denen eine Beatmungsentwöhnung begonnen wurde, berücksichtigte, zeigte, dass 83,3 % erfolgreich geweant werden konnten, 11 % verstarben und 4,8 % beatmet entlassen wurden (Rollnik et al. 2020). Die Zahlen bezüglich erfolgreicher Beatmungsentwöhnung in der NNFR schwanken zwischen 60 % und über 90 %, die Mortalität kann zwischen 4 % und 23 % angesetzt werden, sodass eine beträchtliche Spannbreite vorliegt (s. u). Die Notwendigkeit eines vereinheitlichten Datensatzes mit Darstellung von detaillierten Struktur-, Prozess- und Ergebnisdaten zur genaueren Erfassung der Datenlage, aber auch mit dem Ziel, Prädiktoren für ein erfolgreiches Weaning zu identifizieren, wurde bereits in einschlägigen Werken diskutiert (Pohl u. Summ 2020). Die Umsetzung allerdings, dies ist bereits jetzt absehbar, wird insbesondere aufgrund der Datenschutzbestimmungen eine beträchtliche Herausforderung darstellen.

Rehabilitationswissenschaftlich gibt es gute Belege dafür, dass es vorteilhaft ist, Patienten nach einer akuten neurologischen Erkrankung rasch in die Rehabilitation zu verlegen, z. B. nach einem Schlaganfall (Musicco et al. 2003). Dass auch bereits auf einer akutmedizinischen Intensivstation „zum frühestmöglichen Zeitpunkt einsetzende Leistungen zur Frührehabilitation" erfolgen müssen, hat der Gesetzgeber im § 39 SGB V niedergelegt. Allerdings versteht es sich von selbst, dass eine Frührehabilitation i. S. des OPS 8-552 („neurologisch-neurochirurgische Frührehabilitation") mit ihren besonderen strukturellen und inhaltlichen Voraussetzungen nur in spezialisierten Frührehabilitationszentren erbracht werden kann (Rollnik et al. 2011). Frührehabilitanden weisen heute eine erhebliche Morbidität auf, was sich nicht zuletzt an der hohen Aufnahmeprävalenz mit multiresistenten Erregern zeigt (Rollnik, Samady u. Grüter 2014). Diese hohe Morbiditätslast führt zu einem erheblichen, insbesondere infektiologischen Komplikationsrisiko und macht das Vorhalten der besonderen Mittel des Krankenhauses unerlässlich (Rollnik et al. 2011), zu denen auch intensivmedizinische Behandlungskapazitäten gehören (Rollnik 2009; Rollnik u. Janosch 2010). In der NNFR verbinden sich daher heute Intensivmedizin und Rehabilitation zum Vorteil der Patienten, die zeitnah nach einer schweren Akuterkrankung der spezialisierten Weiterbehandlung zugeführt werden können. Diese ist mit über eintausend Weaning-Betten in Deutschland flächendeckend gewährleistet, sodass es gerade nicht zu einer „Lücke" bzw. einem Bruch in der Versorgungskette zwischen Akutkrankenhaus und Frührehabilitation kommt (Rollnik, Frank u. Pohl 2017).

3.2 Grundbegriffe der Beatmungstherapie

Auch für die Grundlagen der Beatmungstherapie sei auf Standardwerke verwiesen (Bickenbach u. Dembinski 2015; Gross et al. 2020). An dieser Stelle sollen einige der wichtigsten Begriffe kurz erläutert werden. Angemerkt werden muss, dass u. a. aufgrund der unterschiedlichen Nomenklaturen der Hersteller (der Beatmungsmaschinen) eine gewisse begriffliche Heterogenität bezüglich der Beatmungsparameter besteht, die durchaus zu Verwirrung führen kann (für eine Kurzübersicht siehe Tabelle 3.1). Grundsätzlich kann zwischen kontrollierten und assistierten Beatmungsformen unterschieden werden. Bezüglich der Beatmungsentwöhnungsstrategien kann wiederum orientierend zwischen kontinuierlichen und diskontinuierlichen Weaningverfahren differenziert werden. Beim kontinuierlichen Weaning wird zum Training der Atemmuskulatur die Respiratorunterstützung (i. d. R. CPAP/ASB) sukzessive reduziert. Beim diskontinuierlichen Vorgehen wechseln sich Phasen der kontrollierten (z. B. BIPAP; bezüglich Abkürzungen s. u.) bzw. assistierten Beatmung (z. B. CPAP/ASB) mit Phasen der Spontanatmung am **HME** („heat moisture exchanger", „feuchte Nase" – FN) ab. Während der Spontanatmungsphase können bereits erste Schritte der Dekanülierung (und sogar des Kostaufbaus) initiiert werden, z. B. längeres Entblocken, passagere Verwendung eines Sprechaufsatzes oder sogar einer Verschlusskappe anstatt der FN.

Unter **PEEP** („positive endexpiratory pressure") versteht man das Druckniveau, das am Ende der Exspiration in der Lun-

Tab. 3.1: Gegenüberstellung der Beatmungsparameter bei verschiedenen Herstellern (exemplarisch)

Beatmungs-maschine	Evita V 500/C 300 Carina	Hamilton G5/S1 C2/C3/C6	Centiva	Servo Servo I/U
Unteres Druckniveau	PEEP	PEEP	PEEP	PEEP
Sauerstoffanteil	FiO_2	Sauerstoff/O_2	FiO_2	FiO_2-//O_2-Konzen-tration
Anstiegszeit bei Inspiration	Rampe	Druckrampe	Rampe	Anstiegszeit
Druckkontrollierte Beatmung (kontrollierte Beatmungsform)	PC – CMV	PCV	PCV	DK
Biphasische Beat-mung (kontrollierte Beatmungsform)	BIPAP	DuoPAP	BiLevel	BiVent
Druckunterstützte Beatmung (assistierte Beatmungsform)	ΔP_{ASB} oder ΔP_{supp}	$P_{support}$ (über PEEP)	P_{ASB} über PEEP	DU über PEEP

BIPAP biphasic positive airway pressure, **DU** Druckunterstützung, **PCV** pressure controlled ventilation, **PEEP** positive endexpiratory pressure

ge verbleibt. Hierauf baut die **CPAP**-Therapie („continuous positive airway pressure") auf. Dabei handelt es sich nicht um eine Beatmung i. e. S., denn bei der Exspiration wird lediglich die Ausatmung auf dem Wert des eingestellten PEEP gestoppt („pneumatische Schienung"). Variationen der CPAP-Behandlung werden z. B. zur Erleichterung der Atemarbeit und Atelektasenprophylaxe eingesetzt, wie etwa die **EzPAP**-Behandlung (wobei „Ez" für „easy to apply" steht). EzPAP wird vor allem durch Atmungstherapeuten auf der Normalstation angewendet.

Unter **BIPAP** („biphasic positive airway pressure") ist eine weitverbreitete druckkontrollierte Beatmungsform zu verstehen (Abb. 3.1). Bei der Exspiration (unteres Druckniveau) bleibt ein durch den PEEP („positive endexpiratory pressure") eingestellter Druck in den Atemwegen erhalten, für die Inspiration wird ein Inspirationsdruck (oberes Druckniveau) definiert. BIPAP wird auch als zeitgesteuerter Wechsel zwischen zwei unterschiedlich hohen CPAP-Niveaus beschrieben. BIPAP ermöglicht es zusätzlich, dass der Patient – und dies ist v. a. im Weaning hilfreich – selbstständig (mit verminderter Atemarbeit) dazu atmen kann (auf beiden Druckniveaus). Darüber hinaus kann eine assistierte Beatmungsform hinzugeschaltet werden, indem z. B. auf dem unteren Druckniveau (= PEEP-Niveau) durch einen begonnenen oder versuchten Atemhub (ausgehend vom Patienten selbst) eine zusätzliche Luftmenge (abhängig vom speziell für diese Situation eingestellten, unterstützenden Druck – ASB-Hilfsdruck) insuffliert wird. Die verschiedenen Hersteller nutzen unterschiedliche Begriffe für diesen Beatmungsmodus: Neben BIPAP (bei der Evita), findet man Begriffe wie BiVent (Servo), DUOPAP (Hamilton), Bilevel (Centiva, Bennett, u. a.).

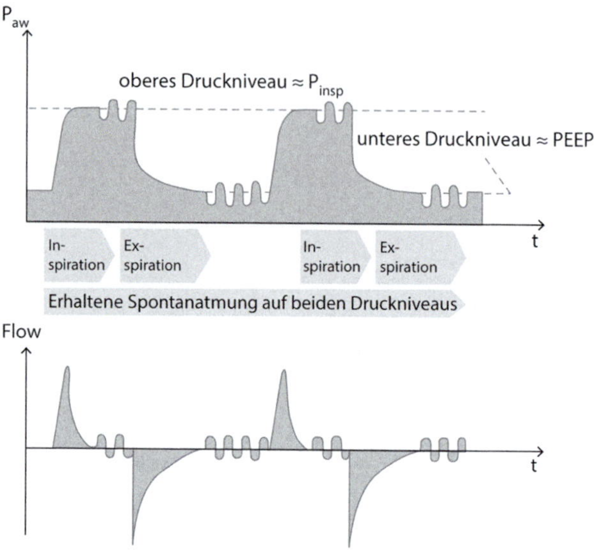

Abb. 3.1: BIPAP-Prinzip (Bickenbach u. Dembinski 2015, © Springer-Verlag GmbH, mit freundlicher Genehmigung)

Beim **CPAP/ASB** („assisted spontaneous breathing") handelt es sich um eine assistierte Beatmung, bei der der Patient weitgehend selbstständig atmen bzw. das Gerät triggern kann. ASB unterstützt dabei die Einatmung durch einen voreingestellten Druck. Es reicht also, dass der Patient leicht einatmet (als Trigger), und das Gerät „ergänzt" den begonnenen Atemzug. CPAP soll dabei sicherstellen, dass die Atemarbeit erleichtert wird. Atmet der Patient selbstständig, kommt nur noch CPAP zum Einsatz. Der CPAP/ASB Modus setzt voraus, dass ein Atemantrieb vorhanden ist und dass ein Mindestmaß an Unterdruck durch Inspiration (als Trigger) erzeugt werden kann, was wiederum voraussetzt, dass Innervation und Kontraktion der Atemmuskulatur (v. a. des Zwerchfells) gelingt. Wichtig ist, sich zu vergegenwärtigen, dass Patienten sich trotz der Atemassistenz erschöpfen können und dann die Wiederaufnahme eines kontrollierten Beatmungsmodus zur Erholung notwendig wird.

Ein Meilenstein in der Beatmungsentwöhnung von Patienten ist es, wenn Patienten an die „feuchte Nase" (FN oder HME) genommen werden. Dazu werden die Patienten von der Beatmungsmaschine diskonnektiert. Die FN wird auf die Trachealkanüle (TK) aufgesetzt, es kann zwar zusätzlich Sauerstoff appliziert werden, jedoch wird kein extrinsisches PEEP angelegt. Dadurch steigt die Atemarbeit und es besteht die Gefahr, dass Alveolen am Ende der Exspiration kollabieren, sodass Atelektasen entstehen. Die FN stellt damit ein neues Behandlungsstadium dar. Patienten, die vom Respirator entwöhnt werden, sollten anfänglich nur zeitweise an die FN genommen werden, um einer Erschöpfung der Atemmuskulatur und Bildung von Atelektasen vorzubeugen. Diesbezüglich gibt es empfohlene Protokolle, mittels derer die Spontanatmung (FN-Zeiten) schrittweise ausgedehnt werden kann und die Atemmuskulatur während der kontrollierten oder assistierten Beatmungszeit die Möglichkeit zur Erholung hat.

3.3 Studien zum Weaning in der neurologisch-neurochirurgischen Frührehabilitation

Die ersten publizierten Daten zum Weaning in der neurologisch-neurochirurgischen Frührehabilitation liegen aus der BDH-Klinik Hessisch Oldendorf vor (Rollnik et al. 2010). Bei 82 Beatmungsfällen des Jahres 2009, überwiegend handelte es sich um Patienten nach Schädel-Hirn-Trauma oder intrazerebraler Blutung, war das Weaning bei ca. 70 % primär erfolgreich (Rollnik et al. 2010). Bei Aufnahme in der Frührehabilitation waren die Atemwege überwiegend mit einer geblockten Trachealkanüle (80,5 %) gesichert, nur etwa jeder fünfte Patient wurde über einen Endotrachealtubus beatmet (Rollnik et al. 2010). Bei 2/3 der mit Endotrachealtubus aufgenommenen Patienten erfolgte im Verlauf eine dilatative Tracheotomie (Rollnik et al. 2010). Nichtinvasive Beatmung (NIV) wurde nur bei einem Patienten eingesetzt, die Mortalität lag lediglich bei 6,1 % (Rollnik et al. 2010). Zur Dauer des Weanings lassen sich folgende Aussagen treffen: In der zuweisenden Klinik waren die Patienten im Mittel bereits 14,2 ± 13,4 Tage beatmet, die Weaningdauer in der Frührehabilitation betrug 15,1 ± 16,3 Tage (Rollnik et al. 2010). Als Faustregel lässt sich also festhalten, dass die Patienten insgesamt etwa vier Wochen beatmet waren, davon zwei in der zuweisenden Klinik und zwei in der NNFR. Alter, Geschlecht und Hauptdiagnose hatten keinen signifikanten Einfluss auf die Beatmungsdauer (Rollnik et al. 2010). Ein wesentliches Fazit der Studie war, dass neurologisch-neurochirurgische Frührehabilitanden keinen grundsätzlich schlechteren Weaningerfolg und keine längere Entwöhnungszeit als andere, nicht neurologische Patienten aufwiesen (Rollnik et al. 2010). Dieses Ergebnis ist konform mit der Beobachtung, dass auch bereits im Akutkrankenhaus neurologische und neurochirurgische Patienten zu der Patientengruppe mit relativ kurzer Entwöhnungszeit gezählt werden können (van der Lely et al. 2006).

Die monozentrischen Studienergebnisse wurden nachfolgend in einer großen, multizentrischen Untersuchung reproduziert (Oehmichen et al. 2012). Bei 1.037 von 1.486 Patienten, dies entspricht einem Anteil von 69,8 %, konnte das Weaning gemäß definiertem Weaning-Kriterium (mindestens sieben Tage ohne invasive bzw. nichtinvasive maschinelle Atemunterstützung) erfolgreich abgeschlossen werden (Oehmichen et al. 2012). Die Dauer der Beatmungsentwöhnung betrug im Mittel 21,8 ± 20,5 Tage (Oehmichen et al. 2012). Nur etwa jeder fünfte Patient (18,4 %) musste in dieser Studie beatmet entlassen bzw. verlegt werden (Oehmichen et al. 2012). Die Gesamtmortalität betrug 16,6 % (Oehmichen et al. 2012). Überraschenderweise dominierten in der Studie Patienten mit einer Critical-Illness-Polyneuropathie (CIP), ihr Anteil lag mit 36 % deutlich über dem von Frührehabilitanden mit ischämischem Schlaganfall (17,2 %) und intrakranieller Blutung (14,2 %) (Oehmichen et al. 2012). Diese Daten sprechen dafür, dass auch viele beatmete, primär nicht der neurologischen Indikation zuzuordnende Patienten zur Frührehabilitation mit begleitendem Weaning verlegt werden. In diesem Zusammenhang ist immer wieder kontrovers diskutiert worden, ob die CIP nicht auch in einem hohen Prozentsatz eine „Feigenblatt-Diagnose“ darstellt, die eine primäre Fehlbelegung verhindern und kritisch kranken Patienten anderer Fachrichtungen (z. B. aus der Kardiologie) den Weg in die Frührehabilitation ebnet. Es zeigte sich allerdings, dass die CIP-Diagnose nur etwa bei jedem fünften Patienten klinisch oder klinisch-neurophysiologisch nicht bestätigt werden konnte (Schmidt u. Rollnik 2016). Dies bedeutet, dass diese Diagnose zumindest nicht regelhaft falsch gestellt wird. Ganz unstrittig ist auch, dass eine längere Respirator-Behandlung einen der wichtigsten Risikofaktoren für die Entstehung einer CIP darstellt (Schmidt u. Rollnik 2016). Da viele Patienten bei Beginn der Frührehabilitation bereits eine längere Beatmungszeit von im Mittel zwei bis fünf Wochen (Oehmichen et al. 2012; Rollnik et al. 2010) hinter sich haben, ist die hohe CIP-Aufnahmeprävalenz nicht verwunderlich.

In einer weiteren multizentrischen Untersuchung deutscher Frührehabilitationszentren wurde jeder vierte Patient (25,5 %) beatmet aufgenommen, aber weniger als 5 % mit Beatmung entlassen (Pohl et al. 2016). Dies entspricht einer Erfolgsrate von über 80 % (Pohl et al. 2016). Eine aktuelle monozentrische Untersuchung zeigte, dass sogar 92,3 % (60/65) der Frührehabilitanden erfolgreich von der Beatmung entwöhnt werden konnten, nur 4,3 % mussten auf eine Heimbeatmung eingestellt werden (Rollnik et al. 2017a). In dieser Untersuchung ergab sich der Befund, dass sich v. a. die Morbiditätslast auf die Dauer der Entwöhnung auswirkt, denn die Zahl der Nebendiagnosen korrelierte mit der Zahl der Beatmungsstunden (Rollnik et al. 2017a). Zudem zeigte sich der Trend, dass mit Problemkeimen besiedelte beatmete Frührehabilitanden eine längere Beatmungsdauer aufwiesen (Rollnik et al. 2017a). Dieser Befund steht generell mit anderen Studien in Einklang, die Frührehabilitanden, die mit multiresistenten Erregern besiedelt sind, ein schlechteres Outcome attestieren (Rollnik et al. 2017b). In der bereits zu Anfang erwähnten „WennFrüh-Studie“ aus dem Jahr 2020 konnten 83,3 % der Patienten erfolgreich geweant werden, 4,8 % wurden beatmet entlassen und 11 % verstarben (Rollnik et al. 2020).

Bezüglich der Prädiktoren einer erfolgreichen Beatmungsentwöhnung ergab eine multizentrische Untersuchung, dass erfolgreich geweante Patienten (in der Studie waren es ca. 75 %) eine kürzere Verweildauer im zuweisenden Krankenhaus aufwiesen, weniger häufig mit multiresistenten Erregern besiedelt waren und eine geringere Dialyseprävalenz aufwiesen (Schmidt et al. 2018).

Zusammengefasst lässt sich festhalten, dass Beatmungsentwöhnung und Frührehabilitation heute eine erfolgreiche Mariage eingegangen sind (Wallesch 2015). Die Beatmungsentwöhnung ist bei 70 bis 90 % der in die NNFR verlegten Patienten erfolgreich, und das nach einer mittleren Weaningdauer von zwei bis drei Wochen (Oehmichen et al. 2012; Pohl et al. 2016; Rollnik et al. 2010, 2017a).

3.4 Beatmungsentwöhnung und die OPS 8-552

Um die Mindestmerkmale der neurologisch-neurochirurgischen Frührehabilitation im deutschen DRG-System (OPS 8-552) zu erfüllen, gibt es strukturelle Vorgaben, die Tabelle 3.2 zu entnehmen sind (DIMDI 2022). Gerade der multidisziplinäre Behandlungsansatz, bei dem Ärzte, Pflegekräfte und Therapeuten (v. a. Physiotherapeuten, Logopäden und Ergotherapeuten) in einem Behandlungsteam zusammenkommen und Therapieziele sowie Behandlungspläne festlegen, hat sich empirisch sehr bewährt (Rollnik 2015). Problematisch war allerdings im DRG-System, dass bei einem Beatmungsfall (≥ 96 Stunden) die zusätzliche Kodierung des OPS 8-552 keine Erhöhung des Relativgewichtes mit sich bringt. Dies liegt primär daran, dass sich zu wenige Frührehabilitationszentren am Kalkulationsverfahren beteiligen (Wallesch 2015). Bislang sorgte diese Unschärfe im deutschen DRG-System für einen Fehlanreiz, nämlich bei einem beatmeten Frührehabilitanden die Vorgaben des OPS 8-552 nicht zu erfüllen (z. B. 300 min Therapie täglich im Mittel der Behandlung). Diesbezüglich hat sich aber die Deutsche Gesellschaft für Neurorehabilitation (DGNR) klar positioniert und auch die Entwicklung einer S2k-Leitlinie zur Be-

Tab. 3.2: OPS 8-552 „Neurologisch-neurochirurgische Frührehabilitation" (DIMDI 2022)

Strukturmerkmale	■ Frührehateam mit Behandlungsleitung durch einen Facharzt für Neurologie, Neurochirurgie, Physikalische und rehabilitative Medizin oder Kinder- und Jugendmedizin mit der Zusatzbezeichnung Neuropädiatrie, der über eine mindestens 3-jährige Erfahrung in der neurologisch-neurochirurgischen Frührehabilitation verfügt. ■ Im Frührehateam muss der neurologische oder neurochirurgische Sachverstand kontinuierlich eingebunden sein. ■ Vorhandensein von auf dem Gebiet der neurologisch-neurochirurgischen Frührehabilitation besonders geschultem Pflegepersonal für aktivierend-therapeutische Pflege. ■ Vorhandensein von folgenden Therapiebereichen: Physiotherapie/Krankengymnastik, Physikalische Therapie, Ergotherapie, Neuropsychologie, Logopädie/fazioorale Therapie
Mindestmerkmale	■ Standardisiertes Frührehabilitations-Assessment in mindestens 5 Bereichen (Bewusstseinslage, Kommunikation, Kognition, Mobilität, Selbsthilfefähigkeit, Verhalten, Emotion) zu Beginn der Behandlung. ■ Der Patient hat einen Frührehabilitations-Barthel-Index nach Schönle bis maximal 30 Punkte zu Beginn der Behandlung. (Die Berechnung des Frührehabilitations-Barthel-Index nach Schönle ist im Anhang zur ICD-10-GM zu finden) ■ Wöchentliche Teambesprechung mit wochenbezogener Dokumentation bisheriger Behandlungsergebnisse und weiterer Behandlungsziele. ■ Der vom Patienten benötigte Einsatz der Leistungen der therapeutischen Pflege (Waschtraining, Anziehtraining, Esstraining, Kontinenztraining, Orientierungstraining, Schlucktraining, Tracheostomamanagement, isolierungspflichtige Maßnahmen u.a.) und der Therapiebereiche erfolgt in unterschiedlichen Kombinationen von mindestens 300 Minuten täglich (bei simultanem Einsatz von zwei oder mehr Mitarbeitern dürfen die Mitarbeiterminuten aufsummiert werden) im Durchschnitt der Behandlungsdauer der neurologisch-neurochirurgischen Frührehabilitation. Leistungen der durch Musiktherapeuten durchgeführten Musiktherapie können auf die tägliche Therapiezeit angerechnet werden, wenn das therapeutische Konzept der Frührehabilitationseinrichtung Musiktherapie vorsieht.

atmungsentwöhnung in der neurologisch-neurochirurgischen Frührehabilitation angeschoben, die 2017 publiziert wurde (Rollnik et al. 2017c). Auf diese Leitlinie soll in einem eigenen Abschnitt kurz eingegangen werden (s. u.). 2020 trat ein neuer Weaning-OPS in Kraft, der OPS 8-718 („Beatmungsentwöhnung bei maschineller Beatmung"), mit den Unterkategorien 8-718.7 („Beatmungsentwöhnung nicht auf Beatmungsentwöhnungs-Einheit"), 8-718.8 („prolongierte Beatmungsentwöhnung auf spezialisierter intensivmedizinischer Beatmungsentwöhnungs-Einheit") und 8-718.9 („prolongierte Beatmungsentwöhnung auf spezialisierter nicht-intensivmedizinischer Beatmungsentwöhnungs-Einheit"). Ein Strukturmerkmal für den OPS 8-718.9 ist die Behandlungsleitung durch einen Facharzt mit der Zusatzbezeichnung Intensivmedizin oder einen Facharzt mit mindestens dreijähriger Erfahrung in der prolongierten Beatmungsentwöhnung. Weiterhin wird als Strukturmerkmal gefordert (für die OPS 8-718.8 und 8-718.9), dass die Möglichkeit zur Durchführung eines Ethik-Fallgesprächs besteht. Zudem müssen als Prozessmerkmale erfüllt sein, dass wöchentliche Teambesprechungen (mit Anwesenheit der fachärztlichen Behandlungsleitung) und Therapien (aus den Bereichen Atmungstherapie, Physiotherapie, physikalische Therapie, Ergotherapie, Neuropsychologie/Psychologie, Psychotherapie, Logopädie/fazioorale Therapie/Sprachtherapie, Dysphagietherapie) stattfinden. Dies bedeutet, dass die Atmungstherapie in den Strukturmerkmalen des Weaning-OPS bereits konzeptionell fest verankert ist.

3.5 Rehabilitative Interventionen beim Weaning neurologisch-neurochirurgischer Frührehabilitanden

Innerhalb der NNFR spielt die Rehabilitation der „anderen" (begleitenden) Defizite, z.B. Schluckstörungen, Paresen, Neglect, quantitative und qualitative Bewusstseinsstörungen, auch schon während der Phase der Beatmungsentwöhnung eine wichtige Rolle. Bereits in der pneumologischen Leitlinie wurde auf die Bedeutung des Sekretmanagements hingewiesen (Schönhofer et al. 2019). Gerade dieser Aspekt ist bei der Rehabilitation neurologischer Patienten von besonderem Interesse, da eine neurogene Schluckstörung bei fast allen Patienten der NNFR vorliegt und eine Rehabilitation der Dysphagie auch für eine erfolgreiche Dekanülierung essenziell ist.

Unstrittig sind auch der günstige Einfluss einer frühzeitig einsetzenden Mobilisation, passiv wie aktiv, und die Empfehlung, die Patienten bevorzugt in eine die Spontanatmung erleichternde sitzende Position zu bringen (Schönhofer et al. 2019). In die gleiche Richtung gehen die Empfehlungen der European Respiratory Society, eine früh einsetzende Mobilisation und aktive wie passive Bewegungsübungen bei kritisch kranken Patienten durchzuführen (Gosselink et al. 2008).

Ungeachtet der zitierten Leitlinien bzw. Empfehlungen ist die Evidenzlage bezüglich der Wirksamkeit definierter rehabilitativer Interventionen im Weaning-Prozess schwach. Bei n = 90 Patienten einer internistischen und chirurgischen Intensivstation führten 20 min Ergometrie pro Tag in Verbindung mit aktiven und passiven Bewegungsübungen zu einer längeren Gehstrecke, einer besseren Beinkraft und höheren Lebensqualität nach Entlassung (Burtin et al. 2009).

Während eine Studie mit 28 beatmeten geriatrischen Patienten durch den Einsatz von Physiotherapie und inspiratorischem Training (IMT) keinen Vorteil in puncto Weaningerfolg zeigte (Cader et al. 2012), erbrachten aktive oder passive Bewegungsübungen bei Langzeitbeatmeten (im Mittel 24 Tage) in einer anderen Studie mit n = 77 Patienten eine geringere Mortalität und einen höheren Weaningerfolg (Clini et al. 2011). Eine innerhalb von 48 Stunden einsetzende Physiotherapie belegte eine signifikante Verweildauerreduktion auf der Intensivstation (5,5 vs. 6,9 Tage, $p \leq 0{,}05$) bei n = 330 Beatmeten (Morris et al. 2008). Regelmäßiges Absaugen, Vibration und manuelle Hyperinflation führten in einer Untersuchung mit n = 173 Beatmeten zu einer geringeren Komplikationsrate und einem besseren Weaningergebnis (Pattanshetty u. Gaude 2011).

Früh einsetzende Physio- und Ergotherapie trugen zu einem besseren funktionellen Status und einer kürzeren Beatmungs- und Delirdauer bei (n = 104), allerdings nur bei kurz beatmeten Erwachsenen (< 7 Tage) (Schweickert et al. 2009). Eine weitere Studie bei n = 126 länger beatmeten Patienten (> 14 Tage) belegte einen besseren Weaningerfolg durch 30 min Physiotherapie täglich (Yang et al. 2010).

Bereits beim Weaning-OPS wurde auf die neue Therapiedisziplin der Atmungstherapie eingegangen. Hierbei handelt es sich um ein von der Deutschen Gesellschaft für Pneumologie und Beatmungsmedizin (DGP) eingeführtes Berufsbild. Eine Beschreibung des Kompetenzprofils eines Atmungstherapeuten findet sich in Tabelle 3.3. Auch wenn die wissenschaftliche Evidenz noch fehlt, besteht empirisch kaum ein Zweifel an der „Wirksamkeit" der Atmungstherapie. In einer aktuellen Untersuchung konnte immerhin gezeigt werden, dass die Atmungstherapie in einem Patientenklientel mit höherer Morbidität dazu beiträgt, dass die Inzidenz nosokomialer Pneumonien (im Vergleich zu einer weniger schwer betroffenen historischen

Tab. 3.3: Kompetenzprofil eines Atmungstherapeuten

Aufgabengebiet	Kompetenzen
Diagnostik	Selbstständige Durchführung diagnostischer Maßnahmen wie z.B. Blutgasanalyse, Spirometrie am Krankenbett, Polygraphie etc. und Interpretation einfacher Befunde, Erkennen einfacher Röntgenbefunde
Thoraxdrainagen	Adäquater Umgang mit Thoraxdrainagen
Edukation	Durchführung von Patientenberatungen und -schulungen, insbesondere im Hinblick auf Medikamentenanwendung, Aerosoltherapie, Langzeitsauerstofftherapie, Heimbeatmung und Raucherentwöhnung
Wissenstransfer	Schulung von Pflegepersonal
Atemwegsmanagement	Selbstständige Durchführung von Maßnahmen des Atemwegsmanagements (endotracheale Absaugung blind und bronchoskopisch, Tracheostoma- und Kanülenpflege, Kanülenauswahl und Kanülenwechsel)
NIV	Durchführung und Überwachung von nicht-invasiver Beatmung einschließlich Maskenauswahl bei akuter und chronischer respiratorischer Insuffizienz
Invasive Beatmung	Einstellung und Überwachung der invasiven Beatmung je nach Erkrankung und Steuerung der Analgosedierung nach Protokollvorgabe (in Abstimmung mit dem ärztlichen Dienst)
Beatmungsentwöhnung (Weaning)	Durchführung und Überwachung nach Protokollvorgabe (in Abstimmung mit dem ärztlichen Dienst)
Rehabilitative Interventionen	Einsatz atemphysiologisch-rehabilitativer Maßnahmen
Fall- und Überleitmanagement	Durchführung eines Casemanagements von Patienten mit chronisch-respiratorischer Insuffizienz in die ambulante Betreuung
Außerklinische Beatmung	Fortführung einer Beatmungstherapie nach ärztlicher Vorgabe und in Kooperation mit einem Beatmungszentrum im außerklinischen Bereich

Vergleichsgruppe) nicht ansteigt (Schmidt et al. 2019).

In der Summe ist zu konstatieren, dass es Hinweise für die Wirksamkeit rehabilitativer Interventionen, insbesondere der Physiotherapie mit aktiven und passiven Bewegungsübungen, zumindest bei akutmedizinisch betreuten, überwiegend kurzzeitig beatmeten Intensivpatienten gibt. Was die Übertragung auf den Weaningerfolg bei langzeitbeatmeten Frührehabilitanden anbelangt, ist die Evidenzlage allerdings bescheiden. Die noch junge Disziplin der Atmungstherapie muss noch weitere Beiträge zur Evidenzbasierung leisten.

3.6 Weaning-Strategien und Weaning-Protokolle

Auch im Weaning neurologischer Frührehabilitanden kommen Entwöhnungsstrategien mit einer Kombination aus kontrollierter und/oder druckunterstützter Beatmung und schrittweise ausgedehnten Spontanatmungsphasen zur Anwendung (Bertram u. Brandt 2013; Schönhofer et al. 2019). In der Neurologie werden meistens diskontinuierliche Weaning-Strategien (s. 3.2) eingesetzt, bei denen sich intermittierende Spontanatmung (an der FN, s. 3.2) und assistierte (CPAP/ASB) bzw.

kontrollierte Beatmung (BIPAP s. 3.2) zur Erholung abwechseln (Bertram u. Brandt 2013; Schönhofer et al. 2019). Grundlage dieser Weaning-Strategie ist, dass in einem Stufenschema sukzessive Frequenz und Dauer der Spontanatmung erhöht werden (Bertram u. Brandt 2013). Im Erfolgsfall konditioniert man den Patienten, indem zur nächst höheren Stufe mit längerem Spontanatmungsintervall übergegangen wird. Funktioniert dies nicht, geht man auf die vorherige, niedrigere Stufe zurück, oder die gleiche Stufe kommt noch einmal zum Einsatz (Bertram u. Brandt 2013). In der späten Entwöhnungsphase wird oft CPAP (s. 3.2) eingesetzt, um eine Atelektasenprophylaxe sowie eine Verminderung der Atemarbeit zu erreichen (Bertram u. Brandt 2013). Kann der Patient mit diesem strukturierten Vorgehen nicht entwöhnt werden, so obliegt es der ärztlichen Erfahrung, die Weaningschritte individuell zu definieren und die Anforderungen anzupassen (Bertram u. Brandt 2013). Nach Erfahrung der Autoren dieses Buchkapitels hat sich dabei allerdings auch die Zusammenarbeit mit ausgebildeten Atmungstherapeuten sehr bewährt.

Bei der Entwöhnung langzeitbeatmeter Patienten ist der Einsatz von standardisierten Weaning-Protokollen zu empfehlen. In der bereits zitierten multizentrischen Weaning-Studie neurologischer Frührehabilitanden setzten alle teilnehmenden Kliniken Weaning-Protokolle im Sinne hausinterner Standards ein (Oehmichen et al. 2012). In allen befragten Kliniken wurde eine druckkontrollierte Beatmung im Rahmen des Weanings favorisiert (Oehmichen et al. 2012).

Oehmichen und Mitarbeiter haben ein standardisiertes Spontanatmungsprotokoll, in dem die Spontanatmungsphasen standardisiert ausgebaut werden, publiziert und auf seine Wirksamkeit hin systematisch untersucht (Oehmichen et al. 2013). Unter Anwendung dieses Protokolls wurden 77,3 % der n = 644 Patienten nach im Mittel 22,0 ± 33,9 Tagen von der Beatmung entwöhnt (Oehmichen et al. 2013). Bei immerhin 85,9 % der erfolgreich entwöhnten Patienten konnte das Standardprotokoll, bestehend aus 22 Weaningschritten, eingehalten werden, das in Tabelle 3.4 wiedergegeben ist (Oehmichen et al. 2013). An jedem Tag wurde versucht, lediglich einen Schritt im Protokoll weiterzukommen, mit dem Ziel eines kontinuierlichen Ausbaus der Spontanatmungsphasen (Oehmichen et al. 2013). Dazu wurde der Patient für jede Beatmungspause vom Beatmungsgerät getrennt (Oehmichen et al. 2013).

Das „Oehmichen-Protokoll" ist in sich sehr kleinschrittig, wobei es durchaus statthaft ist, mehrere Stufen zu überspringen, vorausgesetzt, dass der Patient mit der FN gut zurechtkommt und eine schnelle Entwöhnung möglich erscheint. Auch sollte angemerkt werden, dass das „Oehmichen-Protokoll" sicherlich nicht das einzige Protokoll ist und es eine Reihe von jeweils hausgemachten oder adaptierten Alternativen gibt. Wichtig erscheint, dass es überhaupt Protokolle gibt, mit klaren Progress- und Abbruchkriterien, an denen sich das multidisziplinäre Team, bestehend aus Ärzten, Pflegenden, Atmungstherapeuten und Logopäden, orientieren kann. Die Beatmungssituation kann mitunter schnell sehr komplex werden. Beispielhaft kann man sich einen Patienten vorstellen, der nachts noch kontrolliert beatmet wird, tagsüber die meiste Zeit assistiert beatmet wird, zusätzlich nun die ersten Intervalle an der FN verbringt (z. B. 6 x 30 min, entspricht Stufe 5; vgl. Tabelle 3.4) und darüber hinaus im Rahmen der logopädischen Therapie bei akzeptablem Speichelmanagement zeitweise „entblockt" wird (Ablassen der Luft aus dem Cuff). Bei diesem Patienten finden sich entsprechend also vier Zustände: kontrolliert beatmet, assistiert beatmet, FN ohne Entblocken und FN mit Entblocken. Noch komplizierter wird es, wenn während

Tab. 3.4: Beispiel für ein Spontanatmungsprotokoll im Weaning neurologischer Frührehabilitanden (Oehmichen et al. 2013)

Schritt (Tag)	Beatmungs-pausen		Spontanatmung (Summe in min) pro Tag
1	6-mal	5 min	30
2	6-mal	10 min	60
3	6-mal	15 min	90
4	6-mal	20 min	120
5	6-mal	30 min	180
6	6-mal	45 min	270
7	6-mal	60 min	360
8	4-mal	90 min	360
9	4-mal	100 min	400
10	4-mal	110 min	440
11	4-mal	120 min	480
12	4-mal	150 min	600
13	4-mal	180 min	720
14	3-mal	240 min	720
15	3-mal	260 min	780
16	2-mal	400 min	800
17	2-mal	450 min	900
18	2-mal	500 min	1.000
19	2-mal	600 min	1.200
20	1-mal	1.200 min	1.200
21	1-mal	1.320 min	1.320
22	1-mal	1.440 min	1.440

der Entblockungszeiten nun auch noch ein Sprechaufsatz verwendet wird, um in einem ersten Schritt die Exspiration „per vias naturales" zu trainieren. Das Entblocken während der FN-Zeiten sollte regelhaft (täglich) durchgeführt bzw. versucht werden, allein schon um eine passagere Druckentlastung der Trachealschleimhaut zu bewirken. Gleichzeitig stellt das Entblocken einen ersten Schritt in Richtung Dekanülierung dar. Die Exspiration an der TK vorbei (per vias naturales) führt zu einer sensorischen Stimulation des Larynx, inklusive Subglottis und Stimmlippen, sowie des gesamten Pharynx und der Mundhöhle. Hier hat sich ein Paradigmenwechsel ergeben: Während die Beatmungsentwöhnung und die Dekanülierung früher als inhaltlich und zeitlich getrennte Schritte betrachtet wurden („Nach dem Weaning ist vor der Dekanülierung"), wird der Dekanülierungsprozess mittlerweile schon während der maschinellen Beatmung (sobald der Patient nicht mehr komplett kontrolliert beatmet wird) angedacht und angebahnt. Auf Struktur- und Prozessebene setzt dies wiederum die enge Zusammenarbeit von Atmungstherapeuten und Logopäden sowie Pflegenden voraus, die eine gemeinsame Strategie verfolgen und sich an einem Weaning-Protokoll orientieren. Bewährt hat sich die sogenannte „Mainkofener Weaningschiene" (Abb. 3.2), mit welcher prozesshaft dokumentiert wird (mit Datum), wo im Weaning- bzw. Dekanülierungsprozess sich der Patient genau befindet. Zusätzlich können wichtige Ergebnisse der flexiblen endoskopischen Evaluation des Schluckakts (FEES), einschließlich Tracheoskopie, vermerkt werden. Dies ermöglicht einen schnellen Überblick und lässt Stagnationen leichter erkennen.

Es gibt mittlerweile eine Vielzahl von Parametern, die eine Weaningbereitschaft anzeigen bzw. einen Weaningerfolg vorhersagen. Bei der Beatmung über die TK befindet man sich in der komfortablen Situation, dass der Atemweg gesichert ist und eine sich einstellende respiratorische Insuffizienz, z. B. bei einer Erschöpfung der Atemmuskulatur, unmittelbar behandelt werden kann, indem man den Patienten wieder an die Maschine nimmt und kontrolliert beatmet. Es sollte allerdings versucht werden, diese muskulären Erschöpfungszustände möglichst zu vermeiden; d. h. durch sorgfältige klinische Beobachtung, v. a. der Herz- und Atemfrequenz, die drohende Erschöpfung zu erkennen und entsprechende Maßnahmen zu ergreifen. Da solche Erschöpfungszustände

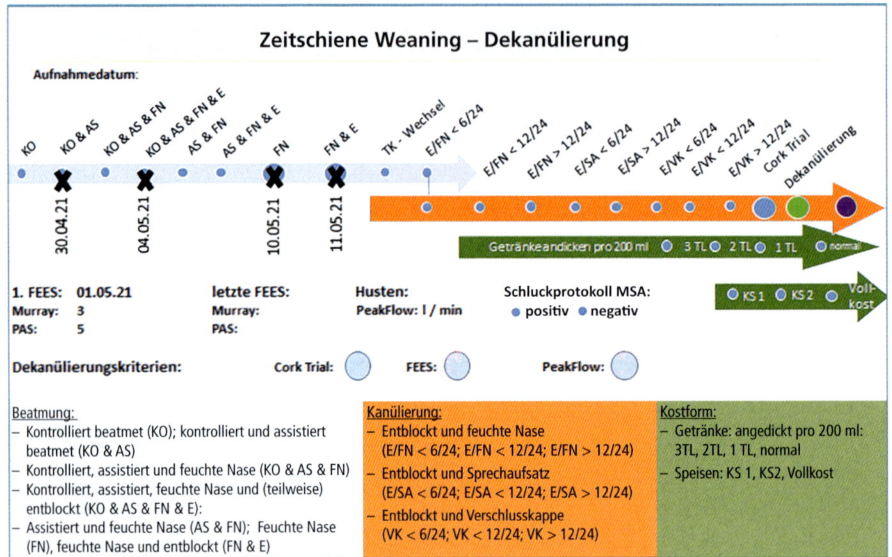

Abb. 3.2: Beispiel eines Patienten, der am 30.04.2021 kontrolliert und assistiert beatmet aufgenommen wurde, bereits einige Tage später wurde der Patient an die FN genommen, ab dem 10.05.2021 war der Patient ausschließlich an der FN, womit das Weaning (im engeren Sinne) bereits abgeschlossen war. Bereits am 11.05.2021 wurden regelmäßige Entblockungszeiten eingeführt und ein Tag später die TK gewechselt (wahrscheinlich mit dem Ziel des „Downsizing"). Insgesamt ein regulärer/erfreulicher Verlauf. Eine am 01.05.2021 durchgeführte FEES zeigte noch ein unzureichendes Speichelmanagement (Murray 3: Sekret permanent im Aditus laryngis)

meistens auch eine Stresssituation für den Patienten bedeuten, können sich Ängste einstellen, die den weiteren Weaningerfolg gefährden. Daher sollte man bei drohender Erschöpfung im Weaning-Protokoll nicht einfach weiter voranschreiten, sondern evtl. sogar einige Schritte zurückgehen.

Berücksichtigt man grob orientierend die drei „großen" physiologischen Teilaspekte der suffizienten Respiration „Atemantrieb", „Atempumpfunktion" und „Diffusion", so gehört es zum systematischen klinischen Vorgehen, sich zu vergegenwärtigen, durch welche Faktoren eine respiratorische Insuffizienz entsteht. Zur Illustration folgendes Beispiel: Ein Patient mit COVID-19 (mit pulmonaler Beteiligung) hat zunächst eine Diffusionsstörung (Oxygenierungsstörung). Verbringt er längere Zeit auf einer Intensivstation und wird beatmet, kann sich zusätzlich eine Critical-Illness-Polyneuropathie und/oder -Myopathie einstellen. Eine Atrophie des Zwerchfells ist die Folge, mit dem Resultat einer geschwächten Atempumpleistung. Wird der Patient dann noch für den Krankentransport in die NNFR sediert, kann zusätzlich eine Atemantriebsstörung auftreten. Dies kann die respiratorische Situation in den ersten Tagen in der NNFR unübersichtlich machen. Oxygenierungsstörungen werden durch die Messung des arteriellen pO_2 (unter Berücksichtigung des FiO_2) erfasst und gemonitort. Erste Hinweise bezüglich des Atemantriebs gibt die Umstellung von einem kontrollierten auf einen assistierten Beatmungsmodus: Funktioniert die assistierte Beatmung (Atemhübe können erfolgreich getriggert werden), so ist erstens ein Atemantrieb vorhanden (Mindestmaß an Atemregulation im Pons und Medulla oblongata) und zweitens ist die pontomuskuläre Achse (Pons > Rückenmark > Zwerchfell) zumindest in Teilen funktionsfähig. Die sogenannten „spontaneous

Tab. 3.5: Voraussetzungen für die Durchführung eines Spontanatemversuchs („spontaneous breathing trial")

Checkliste – Voraussetzungen:

- Patient stabil bei assistierter Beatmung
- RASS ≥ -2
- Temp < 38,5° C
- Atemminutenvolumen < 15 l/min
- PEEP < 8 mbar
- Atemfrequenz < 35/min
- Atemfrequenz / Atemzugvolumen < 105
- FiO_2 < 0,4
- PaO_2 > 60 mmHg (8 kPa)
- PaO_2 / FiO_2 > 200 mm Hg (Horovitz index)

Wenn Voraussetzungen erfüllt:

- CPAP oder FN
- Klinische Beobachtung über 5–10 Minuten (Monitoring von Herz- und Atemfrequenz, RR)
- Bestimmung des „rapid shallow breathing"-Index (Atemfrequenz/Atemzugvolumen); Sollwert < 105
- Beurteilung, ob der Spontanatemversuch als bestanden gilt.

Wenn ja, Fortführung der Beatmungsentwöhnung

CPAP continuous positive airway pressure, **FN** Feuchte Nase, **PEEP** Positive end expiratory pressure, **RSBI** rapid shallow breathing index, **RASS** Richmond Agitation-Sedation Scale, **RR** Blutdruck

breathing trials (SBT)", wobei der Begriff „SBT" ursprünglich im Zusammenhang mit geplanten Extubationen verwendet wurde, erlauben ein weiteres Assessment, insbesondere der Atempumpfunktion. Nachdem eruiert worden ist, ob ein SBT statthaft ist (Voraussetzungen siehe Tabelle 3.5, angelehnt an Lang 2019), wird der PEEP gesenkt (auf 5 mbar mit keiner oder nur sehr wenig Druckunterstützung), oder der Patient wird direkt an die FN genommen (PEEP = 0 mbar; ASB = 0 mbar). Kann der Patient dann im Laufe der nächsten fünf Minuten den Rapid Shallow Breathing Index (RSBI: Atemfrequenz/Atemzugvolumen) stabil unter 105/min/l (ohne signifikanten Anstieg) halten, so kann mit dem (diskontinuierlichen) Weaning begonnen werden (z. B. 6 x 5 min oder 6 x 10 min).

Ein weiterer wichtiger Parameter ist der Atemwegsokklusionsdruck (P 0.1), der gemessen wird, wenn der Patient einen Atemhub triggert (im CPAP / ASB Modus): Bei einem Unterdruck von -0,5 mbar (unter PEEP) wird das Inspirationsventil verschlossen und der Unterdruck, der nach 100 ms generiert worden ist, gemessen (physiologisch 1–4 mbar). Ein Wert > 6 mbar weist auf eine erhöhte Atemanstrengung hin, die nicht dauerhaft aufrechterhalten werden kann und als erstes Erschöpfungszeichen zu werten ist. Ggf. ist dann sogar eine Umstellung von einem assistierten Beatmungsmodus auf einen kontrollierten in Erwägung zu ziehen. Wichtig ist, sich immer wieder zu vergegenwärtigen, dass Prädiktoren und Kennzahlen zwar sehr hilfreich sind, dass aber immer die sorgfältige klinische Beobachtung als wichtigste Informationsquelle im Vordergrund steht.

Nach erfolgreicher Beatmungsentwöhnung wird der Dekanülierungsprozess, der, wie oben dargestellt, schon während des Weanings initiiert worden ist, weiter fortgesetzt. Ziele sind ein ausreichendes Speichelmanagement und die Wiedererlangung der Atmung „per vias naturales". Der Dekanülierungsprozess ist nach Einschätzung der Autoren mindestens so komplex wie der der Beatmungsentwöhnung. Allerdings ist anzumerken, dass die Standards, im Sinne von Protokollen und Prädiktoren, längst nicht so ausgearbeitet sind wie die der Beatmungsentwöhnung. Eine ausführliche Darstellung der Dekanülierungsstrategien kann an dieser Stelle nicht erfolgen. Es sei nur auf wenige Aspekte hingewiesen: Häufig wird versucht, die Kanülengröße zu verringern. War es bei der Beatmung noch sinnvoll, eine möglichst große Kanüle zu benutzen, um den Atemwegswiderstand so gering wie möglich zu halten, so wird durch das „Downsizing" nun Platz um die Kanüle herum freigegeben, um das Abströmen der Luft (während der Exspiration) „per vias naturales" zu erleichtern.

In diesem Zusammenhang kann sogar der transtracheale Druck gemessen werden (Sollwert: < 5 mbar), der Hinweise auf eine zu große Kanüle geben kann (wobei in diesem Zusammenhang die Außendurchmesser und nicht die Innendurchmesser ausschlaggebend sind). Nach Einsatz des Sprechaufsatzes kommt dann die Verschlusskappe zur Anwendung. Mit der Verschlusskappe kann nur noch auf physiologischem Weg ein- und ausgeatmet werden. Zu diesem Zeitpunkt muss das Speichelmanagement des Patienten bereits so gut sein, dass er mit der Erzeugung des Unterdrucks währen der Inspiration (= -1 – -2 bar) nicht noch Speichel in die Trachea saugt. Kommt der Patient über 24–48 Stunden gut mit einer Verschlusskappe zurecht (Atmung und Speichelmanagement ausreichend), so gilt der sogenannte „Cork Trial" als bestanden und eine Dekanülierung kann in Erwägung gezogen werden.

3.7 S2k-Leitlinie „Prolongiertes Weaning in der neurologisch-neurochirurgischen Frührehabilitation" der DGNR

Im Jahr 2017 wurde von der DGNR eine Leitlinie zum prolongierten Weaning von neurologisch-neurochirurgischen Frührehabilitanden publiziert (Rollnik et al. 2017c), die derzeit überarbeitet wird. Diese stellt keine „Konkurrenz" zur DGP-Leitlinie (Schönhofer et al. 2019) dar, sondern soll die Besonderheiten der Frührehabilitation herausstellen. Dem wurde im Übrigen auch mit einem eigenen Kapitel zur neurologisch-neurochirurgischen Frührehabilitation in der zitierten DGP-Leitlinie Rechnung getragen (Schönhofer et al. 2019). Die wesentlichen Empfehlungen sind in der DGNR-Leitlinie wie folgt wiedergegeben (Rollnik et al. 2017c):

„Ziele der neurologisch-neurochirurgischen Frührehabilitation sollen teilhabeorientiert sein und folgende Bereiche umfassen: Erreichen vegetativer Stabilität, Verbesserung von Atemfunktion, Vigilanz und Bewusstsein, Schluckfunktion, Kommunikations-/Interaktionsfähigkeit, Motorik und Sensorik, Kognition und Emotion sowie Selbsthilfefähigkeit.

Beatmete Patienten mit Erkrankungen des zentralen und/oder peripheren Nervensystems und/oder (neuro-)muskulären Erkrankungen sollten so früh wie möglich in eine neurologisch-neurochirurgische Frührehabilitationseinrichtung mit intensivmedizinischer und Weaning-Kompetenz verlegt werden. Diese Einrichtung soll über ein multiprofessionelles Behandlungsteam (aktivierend therapeutisch Pflegende, Ärzte, Atmungstherapeuten, Ergotherapeuten, Logopäden, Musiktherapeuten, Neuropsychologen und Physiotherapeuten) mit neurorehabilitativer Erfahrung verfügen.

Nicht invasive Beatmungsformen sollten bei Patienten mit neurogener Dysphagie oder prolongierter Vigilanzminderung und einer hohen Aspirationsgefahr nicht eingesetzt werden. Bei diesen Patienten sollte die geblockte Trachealkanüle als Beatmungszugang so lange verbleiben, bis keine Makroaspirationsgefahr mehr besteht. Für Therapieentscheidungen/Maßnahmen hinsichtlich Beatmungsformen bei der Versorgung von Patienten mit einer Dysphagie sollte der Schluckstatus mittels einer kontrollierten klinischen, bedarfsweise apparativen, Untersuchung erhoben werden.

Im prolongierten Weaning von neurologischen Frührehabilitanden können Entwöhnungsstrategien mit schrittweise ausgeweiteten Spontanatmungsphasen eingesetzt werden, unter Berücksichtigung der zugrunde liegenden Schädigung und unter ständiger Auswertung der Reaktionen des Patienten. Bei Störungen der neuromuskulären Übertragung kann zusätzlich eine Druckunterstützung in den Spontanatmungsphasen sinnvoll sein. Das Weaning bei Patienten mit zentralen Atemregulationsstörungen sollte individuell unter Berücksichtigung der zugrunde liegenden Schädigung und ebenfalls unter ständiger Anpassung an die Reaktionen des Patienten erfolgen.

Bei neurologisch-neurochirurgischen Frührehabilitanden müssen aufgrund von Tracheotomie, neurogener Dysphagie, Problemen der Atempumpe sowie Bewusstseinsstörungen an ein Weaning-Protokoll grundlegend andere Anforderungen gestellt werden als an ein herkömmliches Protokoll. Frührehabilitanden gelten als erfolgreich von der Beatmung entwöhnt, wenn sie vollständig ohne Atemunterstützung (inkl. NIV) auskommen.

Konzepte zum Dysphagie- und Trachealkanülenmanagement sowie eine begleitende Sprachtherapie sollten im Weaning neurologisch-neurochirurgischer Frührehabilitanden standardmäßig implementiert sein und kontinuierlich evaluiert werden. Die Atmungstherapie kann auch in der neurologisch-neurochirurgischen Frührehabilitation im Weaning-Prozess hilfreich sein. Psychologische Begleitung ist im Weaning-Prozess vor allem bei Angststörungen indiziert. In einer neurologisch-neurochirurgischen Frührehabilitationseinrichtung sollte die palliativmedizinische Versorgung beatmeter und nicht beatmeter Patienten sichergestellt sein."

Damit stellt die Weaning-Leitlinie der DGNR die Entwöhnung von der Beatmung als ein wichtiges Teilhabeziel dar, zudem wird die Bedeutung rehabilitativer Interventionen im multidisziplinären Team betont. Zudem betont die DGNR die Bedeutung der Atmungstherapie im multiprofessionellen Team. Die Leitlinie befindet sich momentan in Überarbeitung, mit einer Veröffentlichung ist 2024 zu rechnen.

3.8 Jüngere Entwicklungen und künftige Herausforderungen

Aufgrund der Vielzahl an neurologischen Beatmungsentwöhnungsbetten in der NNFR (und der damit verbundenen versorgungsmedizinischen Relevanz) sowie der stetig steigenden Herausforderungen in der Versorgung der schwer erkrankten neurologischen Patienten hat die Deutsche Gesellschaft für Neurorehabilitation (DGNR) eigens eine Weaning-Kommission gegründet, die sich u. a. mit der Qualitätssicherung der neurologischen Beatmungsentwöhnung auseinandersetzt. In diesem Zusammenhang ist in enger Zusammenarbeit mit dem TÜV-Nordrhein ein Zertifizierungsverfahren ins Leben gerufen worden, durch welches sich Zentren, welche mindesten 40 Weaningpatienten pro Jahr behandeln, nach Durchführung eines entsprechenden Audits (vergleichbar mit der Zertifizierung von Stroke Units) und bei erfolgreicher Darstellung bestimmter Struktur- und Prozesskriterien zertifizieren lassen können. Es wird davon ausgegangen, dass dieses Zertifikat im Verlauf der nächsten zehn Jahre zu einer Verbesserung der Versorgungsqualität beitragen wird. In einer ersten Auswertung von 13 zertifizierten Zentren, mit insgesamt 283 Betten und 2.278 betreuten Beatmungspatienten, konnte für die untersuchten Zentren eine hohe Struktur- und Prozessqualität nachgewiesen werden (Platz et al. 2024). Informationen zu dem Zertifizierungsverfahren können auf der Homepage der DGNR (https://www.dgnr.de/zertifizierung/zertifizierung-info) eingesehen werden.

Die zunehmende Bedeutung der Atmungstherapie ist bereits mehrfach erwähnt worden. Neben der DGP bietet auch die DGpW (Deutsche Gesellschaft für pflegerische Weiterbildung) ein entsprechendes, gleichwertiges Curriculum an, wobei in einem etwas größeren Ausmaß neurologische Besonderheiten berücksichtigt werden. Es ist bereits jetzt absehbar, dass eine enge Zusammenarbeit zwischen Atmungstherapeuten und Logopäden den kombinierten Weaning-Dekanülierungs-Prozess verbessert.

Die außerklinische Intensivpflege (AKI) ist ein Versorgungsbereich, mit dem sich auch die NNFR zunehmend auseinandersetzen muss. In Deutschland werden zwischen 25.000 und 30.000 Patienten im Rahmen der AKI versorgt, z. B. in stationären Intensivpflegeeinrichtungen, Intensivpflege-WGs, aber auch in der eigenen Häuslichkeit (GKV IPReG Think Tank 2021). Neurologische Patienten bilden mit mehr als 50 % die größte Patientenklientel innerhalb der außerklinischen Intensivpflege. Die Kosten der AKI werden auf bis zu 4 Milliarden Euro pro Jahr geschätzt. Trotzdem reichen in Deutschland die Bettenkapazitäten für die Beatmungsentwöhnung nicht aus: 85% der Patienten werden in die AKI ohne vorherige Behandlung in einem spezialisierten Zentrum verlegt. Dies hat mit nicht ausreichenden Behandlungskapazitäten in der NNFR zu tun. Nach einer Untersuchung im Land Niedersachsen-Bremen erhielten nur 45 % aller für die NNFR angemeldeten und lediglich 37 % der beatmeten Patienten einen Behandlungsplatz in ihrem eigenen Bundesland (Roesner et al. 2019). Dies sind beunruhigende Zahlen, die auf nicht ausreichende NNFR-Kapazitäten hinweisen. Mit dem neuen Pflegestärkungsgesetz soll nun eine regelmäßige Reevaluation von AKI-versorgten Patienten bezüglich Weaning- und Dekanülierungspotential auf den Weg gebracht werden. Erfreulicherweise sind auch bereits erste Studien, z.B. die „OptiNIV"-Studie (Optimierung der nachklinischen Intensivversorgung bei neurologischen Patienten; www.optiniv.de), die neue Diagnostik- und Behandlungspfade an der Schnittstelle von stationärer, neurorehabilitativer und AKI-Versorgung untersucht, initiiert worden. Es ist davon auszugehen, dass die Beatmungsentwöhnung im Rahmen der NNFR für diese Prozesse in Zukunft eine wichtige, wenn nicht sogar zentrale Rolle spielen wird. Qualitätssicherung und -verbesserung werden dabei stetige Herausforderungen an die NNFR sein, um einer möglichst großen Zahl an beatmeten und kanülierten Patienten ein Höchstmaß an Lebensqualität und Teilhabe zu ermöglichen.

3.9 Zusammenfassung

Die Entwöhnung neurologisch-neurochirurgischer Frührehabilitanden von der maschinellen Beatmung stellt ein wichtiges Teilhabeziel dar, das durch eine Kombination von Intensivmedizin und rehabilitativen Interventionen in bis zu 90 % der Fälle nach durchschnittlich zwei bis drei Wochen Weaningdauer erreicht werden kann.

Dem Entwöhnungsprozess sollte ein standardisiertes Weaning-Protokoll zugrunde liegen, mit dem stufenweise ein Ausbau der Spontanatmungsphasen erreicht werden kann. Den Besonderheiten des prolongierten Weanings in der NNFR hat die DGNR in einer eigenen Leitlinie Rechnung getragen. Die weitere konzeptionelle Verzahnung von Beatmungsentwöhnung und Dekanülierung hat das Potential, die Prozesse zu beschleunigen und die Komplikationsrate zu senken. Der Aus- und Fortbildung von auf Weaning spezialisierten Atmungstherapeuten und Logopäden (und deren Interaktion) kommt eine große Bedeutung für die qualitative Weiterentwicklung von Weaning und Dekanülierung zu.

Literatur

Bertram M, Brandt T (2013) Neurologische Frührehabilitation bei beatmeten Patienten mit ZNS-Störungen. Intensivmedizin up2date 9: 53–71.

Bickenbach J, Dembinski R (2015) Maschinelle Beatmung und Entwöhnung von der Beatmung. In: Marx G, Muhl E, Zacharowski K, Zeuzem S (Hrsg.) Die Intensivmedizin. Berlin: Springer: 351–73.

Bundesarbeitsgemeinschaft für Rehabilitation (BAR) (1995) Empfehlungen zur Neurologischen Rehabilitation von Patienten mit schweren und schwersten Hirnschädigungen in den Phasen B und C. Frankfurt/Main: BAR Publikation.

Burtin C, Clerckx B, Robbeets C, ..., Gosselink R (2009) Early exercise in critically ill patients enhances shortterm functional recovery. Crit Care Med 37: 2499–505.

Cader SA, de Souza Vale RG, Zamora VE, ..., Dantas EH (2012) Extubation process in bed-ridden elderly intensive care patients receiving inspiratory muscle training: a randomized clinical trial. Clin Interv Aging 7: 437–43.

Clini EM, Crisafulli E, Antoni FD, ..., Nava S (2011) Functional recovery following physical training in tracheotomized and chronically ventilated patients. Respir Care 56: 306–13.

Deutsches Institut für Medizinische Dokumentation und Information (DIMDI) (2020) Neurologisch-neurochirurgische Frührehabilitation OPS-Version OPS 8-552.

Gosselink R, Bott J, Johnson M, ..., Vincent JL (2008) Physiotherapy for adult patients with critical illness: recommendations of the European Respiratory Society and European Society of Intensive Care Medicine Task Force on Physiotherapy for Critically Ill Patients. Intensive Care Med 34: 1188–99.

Gross M, Dorst J, Pelzer K (2020) Neurologische Beatmungsmedizin In: Gross M (Hrsg.) Neurologische Beatmungsmedizin. Berlin: Springer: 193–237.

Lang L (2019) In: Lang L (Hrsg.) Beatmung für Einsteiger. Berlin: Springer.

Morris PE, Goad A, Thompson C, ..., Haponik E (2008) Early intensive care unit mobility therapy in the treatment of acute respiratory failure. Crit Care Med 36: 2238–43.

Musicco M, Emberti L, Nappi G, Caltagirone C (2003) Italian Multicenter Study on Outcomes of Rehabilitation of Neurological Patients. Early and long-term outcome of rehabilitation in stroke patients: the role of patient characteristics, time of initiation, and duration of interventions. Arch Phys Med Rehabil 84: 551–8.

Oehmichen F, Ketter G, Mertl-Rötzer M, ..., Pohl M (2012) Beatmungsentwöhnung in neurologischen Weaningzentren. Eine Bestandsaufnahme der AG Neurologische Frührehabilitation. Nervenarzt 83: 1300–7.

Oehmichen F, Zäumer K, Ragaller M, ..., Pohl M (2013) Anwendung eines standardisierten Spontanatmungsprotokolls. Nervenarzt 84: 962–72.

Pattanshetty RB, Gaude GS (2011) Effect of multimodality chest physiotherapy on the rate of recovery and prevention of complications in patients with mechanical ventilation: a prospective study in medical and surgical intensive care units. Indian J Med Sci 65: 175–85.

Platz T, Bender A, ..., Sailer M (2020) German hospital capacities for prolonged mechanical ventilator weaning in neurorehabilitation – results of a representative survey. Neurol Res Pract 2(1): 18

Platz T, Schmidt-Wilcke T, Groß M, Friederich C, Pohl M (2024) Zertifizierung der Deutschen Gesellschaft für Neurorehabilitation e. V., DGNR. Nervenarzt 95(2): 152–8.

Pohl M, Bertram M, Hoffmann B, ..., Voss A (2010) Der Frühreha-Index: Ein Manual zur Operationalisierung. Rehabilitation 49: 22–9.

Pohl M, Bertram M, Bucka C, ..., Mehrholz J (2016) Rehabilitationsverlauf von Patienten in der neurologisch-neurochirurgischen Frührehabilitation: Ergebnisse einer multizentrischen Erfassung im Jahr 2014 in Deutschland. Nervenarzt 87(6):634–44.

Pohl M, Summ O (2020) Rehabilitation beatmeter neurologischer Patienten. In: Gross M (Hrsg.) Neurologische Beatmungsmedizin, Heidelberg, Springer: 381–91.

Prosiegel M, Weber S (2013) Dysphagie: Diagnostik und Therapie: Ein Wegweiser für kompetentes Handeln. Heidelberg: Springer.

Roesner M, Beyer J, ..., Rollnik JD (2019) J Neurological and neurosurgical early rehabilitation in Lower Saxony and Bremen Fortschr Neurol Psychiatr 87(4): 246–54.

Rollnik JD (2009) Veränderungen im Anforderungsprofil an die neurologisch/neurochirurgische Frührehabilitation der Phase B. Akt Neurol 36: 368–71.

Rollnik JD, Berlinghof K, Lenz O, Bertomeu A (2010) Beatmung in der neurologischen Frührehabilitation. Akt Neurol 37: 316–8.

Rollnik JD, Janosch U (2010) Verweildauerentwicklung in der neurologischen Frührehabilitation. Dtsch Arztebl Int 107: 286–92.

Rollnik JD, Platz T, Böhm KD, ..., Wallesch CW (2011) Argumente für eine Zuordnung der neurologisch-neurochirurgischen Frührehabilitation (Phase B) zum Krankenhausbereich (§ 39 SGB V). Positionspapier der Kliniken des BDH Bundesverband Rehabilitation. Akt Neurol 38: 362–68.

Rollnik JD (Hrsg.) (2013) Die neurologisch-neurochirurgische Frührehabilitation. Berlin: Springer.

Rollnik JD, Samady M, Grüter L (2014) Multiresistente Erreger in der neurologisch-neurochirurgischen Frührehabilitation (20042013). Rehabilitation 53: 346–50.
Rollnik JD (2015) Neurologische Frührehabilitation. In: Marx G, Muhl E, Zacharowski K, Zeuzem S (Hrsg.) Die Intensivmedizin. Berlin: Springer: 635–45.
Rollnik JD, Frank B, Pohl M (2017) Ein „missing link" zwischen Intensivmedizin und Rehabilitation existiert nicht! Neurologie & Rehabilitation 23: 339–41.
Rollnik JD, Krauss JK, Gutenbrunner C, ..., Stangel M (2017a) Weaning of neurological early rehabilitation patients from mechanical ventilation: a retrospective observational study. Eur J Phys Med Rehabil 53: 441–6.
Rollnik JD, Bertram M, Bucka C, ..., Pohl M (2017b) Outcome of neurological early rehabilitation patients carrying multi-drug resistant bacteria: results from a German multi-center study. BMC Neurology 17: 53.
Rollnik JD, Adolphsen J, Bauer J, ..., Pohl M (2017c) Prolongiertes Weaning in der neurologisch-neurochirurgischen Frührehabilitation. S2k-Leitlinie herausgegeben von der Weaning-Kommission der Deutschen Gesellschaft für Neurorehabilitation e.V. (DGNR). Nervenarzt 88: 652–74.
Rollnik JD, Brocke J, ..., Platz T (2020) Weaning in neurological and neurosurgical early rehabilitation-Results from the "WennFrüh" study of the German Society for Neurorehabilitation. Nervenarzt 91(12): 1122–9.
Schmidt SB, Boltzmann M, Bertram M, ..., Rollnik JD (2018) Factors influencing weaning success of neurological and neurosurgical early rehabilitation patients – results from a German multi-center study. Eur J Phys Med Rehabil 54: 939–46.
Schmidt SB, Reck C, Boltzmann M, Rollnik JD (2019) Einfluss der Atmungstherapie auf die Inzidenz von nosokomialen Pneumonien in der neurologisch-neurochirurgischen Frührehabilitation: Ergebnisse einer Fall-Kontroll-Analyse. Die Rehabilitation 58: 260–8.
Schmidt SB, Rollnik JD (2016) Critical illness polyneuropathy (CIP) in neurological early rehabilitation: clinical and neurophysiological features. BMC Neurology 6: 256.
Schönhofer B, Geiseler J, Dellweg D, ..., Sitter H (2019) Prolongiertes Weaning – S2k-Leitlinie, herausgegeben von der Deutschen Gesellschaft für Pneumologie und Beatmungsmedizin. Pneumologie 73: 723–814.
Schönle PW (1995) Der Frühreha-Barthel-Index (FRB) – eine frührehabilitationsorientierte Erweiterung des Barthel-Index. Rehabilitation 34: 69–73.
Schweickert WD, Pohlman MC, Pohlman AS, ..., Kress JP (2009) Early physical and occupational therapy in mechanically ventilated, critically ill patients: a randomised controlled trial. Lancet 373: 1874–82.
Thomsen GE, Snow GL, Rodriguez L, Hopkins RO (2008) Patients with respiratory failure increase ambulation after transfer to an intensive care unit where early activity is a priority. Crit Care Med 36: 1119–24.
van der Lely AJ, Veelo DP, Dongelmans DA, ..., Schultz MJ (2006) Time to wean after tracheotomy differs among subgroups of critically ill patients: retrospective analysis in a mixed medical/surgical intensive care unit. Respir Care 51: 1408–15.
Wallesch CW (2015) Beatmungsmedizin, Intensivmedizin und neurologische Frührehabilitation. Akt Neurol 42: 183–4.
Yang PH, Wang CS, Wang YC, ..., Huang MS (2010) Outcome of physical therapy intervention on ventilator weaning and functional status. Kaohsiung J Med Sci 26: 366–72.

4
Neurorehabilitation bei schwerer Bewusstseinsstörung

Jürgen Herzog

4.1 Einleitung

Bewusstseinsstörungen sind häufige Begleitsymptome neurologischer Erkrankungen. Prolongierte, schwere Bewusstseinsstörungen (SBS) resultieren pathophysiologisch im Wesentlichen aus einer subtotalen Deafferenzierung kortikothalamischer Netzwerke (Giacino et al. 2014). Da diese vorwiegend bei schweren Hirnschädigungen auftritt, finden sich SBS bei Patienten der neurologischen (Früh-)Rehabilitation überzufällig häufig. Die Bundesarbeitsgemeinschaft für Rehabilitation (BAR 1999) definiert die SBS („Bewusstlosigkeit") sogar als ein charakteristisches Eingangskriterium der neurologischen Frührehabilitation (Phase B).

Die bedeutsamste Ursache von SBS stellt der Herzstillstand dar, dessen Inzidenz mit 55 bis 113/100.000 Personen pro Jahr angegeben wird (Gräsner et al. 2016). Unter den Reanimierten nimmt die Zahl der Patienten zu, die das Krankenhaus mit eigener Herz-Kreislauf-Funktion erreichen (25 %) bzw. die für mindestens 30 Tage oder bis zur Krankenhausentlassung überlebt haben (33–50 %; Nielsen et al. 2013; Gräsner et al. 2016). Es gibt Hinweise, dass auch die Prävalenz von SBS anderer Ätiologien zukünftig steigen wird. Immer mehr ältere Menschen erleiden schwere Schädel-Hirn-Traumen (SHT, Iaccarino et al. 2018) durch Stürze. Die Inzidenz ischämischer Schlaganfälle und Hirnblutungen steigt durch die demographische Entwicklung, ebenso die Neuerkrankungsrate schwerer Verläufe von Sepsis/septischem Schock bei gleichbleibend hoher Rate (ca. 35 %) an resultierenden Pflegefällen (Stoller et al. 2016). Mit der COVID-19-Pandemie kamen schwere Verläufe von SARS-CoV2-Infektionen als mögliche Ursache von SBS hinzu. In einer retrospektiven, multizentrischen Studie mit 795 COVID-19-Patienten mit SBS lag der Median bis zum Wiedererlangen der Kontaktfähigkeit bei 30 Tagen, bzw. erhöhte sich um weitere 16 Tage bei mindestens einer Episode arterieller Hypoxämie (Waldrop et al. 2022).

Erfreulicherweise nimmt die Evidenz für Diagnostik, Therapie und Neurorehabilitation von SBS stetig zu: Die Literaturdatenbank PubMed verzeichnete in den letzten Jahren konstant vier- bis fünfmal so viele Publikationen unter dem Suchbegriff „Chronische Bewusstseinsstörungen" wie noch 1990. Auch die wissenschaftliche Güte der Forschung wächst, z. B. durch randomisiert-kontrollierte oder prospektive Kohortenstudien. Diesem Trend folgt eine wachsende Zahl an nationalen und internationalen Leitlinien. Die European Academy of Neurology (EAN) hat 2020 eine Leitlinie zum schwierigen Feld der Diagnostik von SBS veröffentlicht (Kondziella et al. 2020), gefolgt von evidenzbasierten Praxisempfehlungen der Weltföderation Neurorehabilitation zur Diagnostik und

Behandlung von SBS (Pistarini u. Maggioni 2021). Im deutschsprachigen Raum ist seit 2022 eine interdisziplinäre (S3-)Leitlinie „Neurologische Rehabilitation bei Koma und schwerer Bewusstseinsstörung im Erwachsenenalter“ publiziert (Bender et al. 2022, Zusammenfassung auch bei Bender et al. 2023). Zusätzlich wurde die seit 2018 existierende S1-Leitlinie „Hypoxisch-ischämische Enzephalopathie (HIE) im Erwachsenenalter“ im vergangenen Jahr aktualisiert (Leithner et al. 2023). Damit liegt eine breit konsentierte Bewertung aller Interventionen, die zu einer Verbesserung des Bewusstseins führen, vor.

SBS stellen alle in der Neurorehabilitation Tätigen vor besondere Herausforderungen: Viele gängige Rehabilitationskonzepte, die auf den Prinzipien des „Lernens“ fußen, greifen bei diesen Patienten aus nachvollziehbaren Gründen nicht. Der hohe Abhängigkeitsgrad bewusstseinsgestörter Patienten von pflegerischer und therapeutischer Unterstützung ist ressourcenintensiv. Die emotionale Belastung durch Unkenntnis und Unsicherheiten über den Bewusstseins- bzw. Bewusstheitsgrad ist für Behandler und Angehörige gleichermaßen hoch. Und: nicht selten überdauert die SBS das Ende der (stationären) Rehabilitationsbehandlung. Die Frage, bei welchen Patienten überhaupt im weiteren Verlauf mit einem Wiedererlangen des Bewusstseins zu rechnen ist, berührt medizinethisch und sozioökonomisch Grenzbereiche, für die es bislang nur wenig rationalen Diskurs und flächendeckend insuffiziente Versorgungsstrukturen gibt.

Der folgende Beitrag soll deshalb – unter Berücksichtigung der aktuellen Evidenz – die wichtigsten Aspekte im multiprofessionellen Umgang mit SBS zusammenfassen. Ausgehend von den klinischen Syndromen und der interdisziplinären Befunderhebung werden Assessments dargestellt, die zur Statuserhebung und Verlaufsbeurteilung geeignet sind. Auf die Rolle paraklinischer bzw. apparativer Zusatzdiagnostik zur Beurteilung der Hirnschädigung und zur Prognoseabschätzung wird ebenso eingegangen. Therapieverfahren zur Neurorehabilitation werden vorgestellt. Abschließend werden die bislang vorliegenden Erkenntnisse zum mittel- und langfristigen Erkrankungsverlauf dieser Patienten zusammengefasst.

4.2 Klinische Syndrome schwerer Bewusstseinsstörungen

Bewusstsein wird von zwei Domänen bestimmt: einerseits der Wachheit („wakefulness“) oder zumindest Erweckbarkeit („arousal“), äußerlich durch das Öffnen der Augen markiert. In der funktionellen Kernspintomographie (fMRT) wird dieser Zustand als „default mode“ charakterisiert, einem Ruhezustand ohne erkennbare geistige oder körperliche Aktivität entsprechend (Soddu et al. 2012), der auch bei geschlossenen Augen erreicht sein kann. Wachheit setzt physiologisch ein intaktes aufsteigendes Aktivierungssystem (ARAS) in der Formatio reticularis des Hirnstamms voraus (Posner et al. 2007). Die zweite Domäne umfasst die Bewusstheit („awareness“), die ein komplexes und variables Feld aus Gedanken und Gefühlen darstellt, mit denen der Mensch sich selbst oder die Umwelt wahrnimmt bzw. willkürlich mit der Außenwelt in Interaktion treten kann. Mit Bewusstsein wird die Annahme des kognitiven Zustands verbunden, dass die betreffende Person erfährt und bemerkt, dass sie von ihrer Umwelt und anderen Personen distinkt (unterschieden) ist (Cleeremans et al. 2020). Bewusstheit liegt nach heutigem klinischen Verständnis dann vor, wenn das Individuum reproduzierbar, zielgerichtet und länger andauernd auf Reize reagieren kann. Es wird mehrheitlich davon ausgegangen, dass Bewusstheit nicht streng kategorial, sondern als Kontinuum in unterschiedlichen Nuancen vorliegen kann. So können bei bewusstseinsgestörten Personen aufmerksame Verhaltensbeobachtungen subtile (und in der klinisch-neurologischen Untersuchung bislang nicht standardisierte) Hinweise auf Bewusstsein detektieren, z. B. Widerstand gegen passives Augenöffnen, spontane Blinzelfrequenz, Zuwendung zu akustischen Reizen, Kreuzen der Beine, mimische Ausdrücke bei Schmerzreizen u. Ä. (Mat et al. 2022). Neurophysiologisch wird Bewusstheit vor allem in thalamo-striato-kortikalen Netzwerken („mesocircuit model"; Schiff 2010) generiert.

4.2.1 Koma

Die schwerste Form einer Bewusstseinsstörung ist das Koma. Solche (überwiegend auf Intensivstationen behandelten) Patienten öffnen die Augen trotz beendeter Analgosedierung nicht, sind nicht kontaktfähig und zeigen keine Reaktion auf externe Stimuli. Wachheit und Bewusstheit sind also nicht vorhanden. In der klinischen Untersuchung zeigen diese Patienten infolge der begleitenden Hirnstammschädigungen häufig ein- oder beidseitige Ausfälle der Hirnstammreflexe, die sorgfältig untersucht werden sollten (u. a. Pupillenreflex mit fehlender Lichtreagibilität oder Anisokorie, vestibulookulärer Reflex mit „Puppenkopfphänomen", Korneal-, Husten- und Würgreflex). Stattdessen finden sich oft Primitivreflexe. Bei ausgedehnter Hirnstammschädigung ist das Atemzentrum betroffen und eine suffiziente Eigenatmung nicht möglich. Bei Komapatienten sollte – wie im Übrigen bei allen Patienten mit SBS – die Prüfung der Schmerzreagibilität nicht auf die Extremitäten beschränkt werden, da bei diesen Läsionsmustern oft ausgedehnte Schädigungen schmerzleitender Bahnsysteme von den Extremitäten (Tractus spinothalamicus) vorliegen und falsch negative Befunde vorspiegeln können. Schmerzreize sollten deshalb immer auch „zentral", im Versorgungsgebiet des N. trigeminus, appliziert werden, beispielsweise durch Kompression der Nasenwurzel oder -scheidewand. Erst bei dann völlig ausbleibender Reaktionslosigkeit kann von einem Koma gesprochen werden.

4.2.2 Syndrom reaktionsloser Wachheit („unresponsive wakefulness syndrome")

Nach schweren Hirnschädigungen (z. B. Schlaganfällen, Hirnblutungen, SHT, HIE) kann ein Koma in einen Zustand mit intermittierend geöffneten Augen (Wachheit) übergehen, ohne dass Bewusstsein („awareness") oder Kontaktfähigkeit entstehen. Ein Schlaf-wach-Rhythmus ist erhalten. Lautäußerungen, kurze, nicht regelhaft gerichtete Augenbewegungen, Grimassieren auf Schmerzreize sowie kurze Kopf- oder Augenbewegungen in Richtung akustischer oder visueller Stimuli bei ansonsten nicht responsiven Patienten sind mit diesem Syndrom vereinbar (Bernat et al. 2006). Dieser Zustand wurde im Englischen als „vegetative state" (VS), aktueller als „unresponsive wakefulness syndrome" (UWS; Laureys et al. 2010) bezeichnet. Im deutschsprachigen Raum sollte analog „Syndrom reaktionsloser Wachheit" (SRW) statt der älteren Bezeichnungen „Wachkoma" oder „Apallisches Syndrom" verwendet werden. Die in der klinischen Praxis noch geläufige Einteilung, ausbleibendes Bewusstsein einen Monat nach einer Hirnschädigung als persistierenden und drei (bei nicht traumatischer) bzw. zwölf Monate (bei traumatischer Genese) als permanenten vegetativen Status zu klassifizieren (The Multi-Society Task Force on PVS 1994), ist mittlerweile überholt.

4.2.3 Minimal responsives Syndrom („minimally conscious state")

Wenn Patienten im Verlauf Verhalten zeigen, das auf eine bewusste Umweltwahrnehmung hindeutet, erreichen sie den „minimally conscious state" (MCS). Im Deutschen haben sich die Begrifflichkeiten „Minimal responsives Syndrom" oder „Syndrom minimalen Bewusstseins" (SMB) eingebürgert. Im SMB sind die Patienten wiederholt, aber unregelmäßig in der Lage, einfache Verhaltensmuster (z. B. Blickfixation und Blickfolgebewegungen) abzurufen (überwiegend reflektorisch). Zur klinischen Prüfung von Blickfolgebewegungen sollte ein Spiegel verwendet werden (Bender et al. 2022). Einfache verbale oder gestische Aufforderungen können befolgt werden, sogar einfache sprachliche Äußerungen oder ein Ja-/Nein-Code für einfache Fragen sind mit der Diagnose noch vereinbar. Eine Differenzierung zwischen SMB plus (mit basaler Sprache und Sprachverständnis) und SMB minus (ohne Sprache) wird empfohlen, da Studien unterschiedliche Hirnaktivitätsmuster, aber auch unterschiedliche Prognosen für diese beiden Syndrome zeigten (Thibaut et al. 2020).

Sobald Patienten funktionell kommunizieren oder funktionell Objekte gebrauchen können, gilt das SMB als überwunden.

4.2.4 Locked-in-Syndrom

Beim Locked-in-Syndrom (LIS; Posner et al. 2007) liegt per definitionem keine Bewusstseinsstörung vor. Die Erwähnung dieses Syndroms im Kontext von SBS ist durch die frappierende Ähnlichkeit der äußerlich sichtbaren klinischen Symptome bedingt: Patienten im LIS liegen mit geöffneten Augen und (scheinbar) ohne jegliche Willkürmotorik im Bett. Ätiopathologisch resultiert das LIS aus ausgedehnten Hirnstammschädigungen (z. B. infolge Thrombose des mittleren Abschnitts der A. basilaris oder einer Ponsblutung) mit einer fast vollständigen De-Efferenzierung des Gehirns. Ein entsprechendes Läsionsmuster in der Bildgebung sollte daher frühzeitig an ein LIS denken lassen. Von der Willkürmotorik ist einzig die im Mittelhirn lokalisierte Fähigkeit zu horizontalen oder vertikalen Blickbewegungen erhalten. Da das Bewusstsein und höhere Hirnleistungen vollständig erhalten sind, kann mithilfe dieser Blickbewegungen ein effizienter Kommunikationscode aufgebaut werden. Explizite Kommunikationsversuche über vertikale Augenbewegungen bei der (zeitaufwendigen!) klinischen Untersuchung, eine MRT des Hirnstamms und die gute Reagibilität des EEG auf externe Reize sollten dazu beitragen, Fehldiagnosen zu vermeiden.

Neue bildgebende und elektrophysiologische Erkenntnisse haben dazu geführt, auch das LIS als Endpunkt eines „Kontinuums" zu interpretieren (siehe Abb. 4.1): Eine relevante Zahl von Patienten hat nach einer schweren (z. B. auch kortikalen oder subkortikalen) Hirnschädigung keine SBS im engeren Sinne mehr, ist jedoch aufgrund motorischer oder sprachlicher Defizite durch Verhaltensbeobachtungen allein von einem UWS oder MCS nicht unterscheidbar. Für dieses Syndrom hat sich mittlerweile der Begriff der kognitiv-motorischen Dissoziation („cognitive-motor dissociation", CMD; Schiff 2015) etabliert.

4.2.5 Akinetischer Mutismus

Beim akinetischen Mutismus handelt es sich ebenfalls nicht um eine Bewusstseinsstörung im engeren Sinne, sondern um eine schwere Störung des Antriebs. Die Patienten sind wach, bewegen sich trotz fehlender Paresen kaum oder gar nicht, sprechen nicht (Mutismus) und sind affektiv nicht schwingungsfähig. Es ist umstritten,

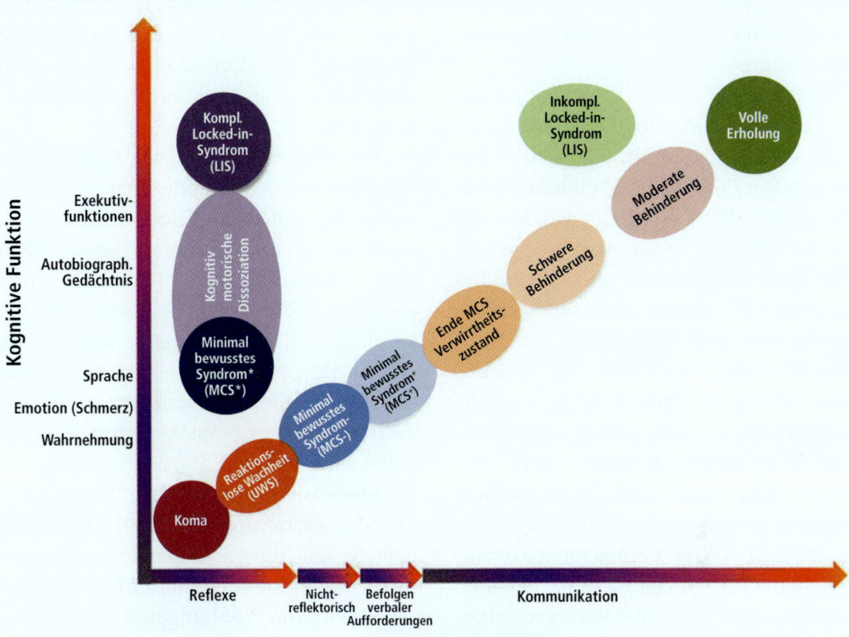

Abb. 4.1: Motorische und kognitive Entwicklung nach schweren Hirnverletzungen

Rote Kacheln stellen Patienten ohne Bewusstsein dar, die lediglich Reflexbewegungen aufweisen (Koma und UWS). Blaue Kacheln repräsentieren Patienten im MCS (MCS minus und MCS plus, abhängig von sprachlichen Fähigkeiten). Sobald funktionelle Kommunikation möglich ist (gelbe Kacheln), verlassen Patienten das MCS und gehen in einen Verwirrtheitszustand, eine schwere oder moderate Behinderung über, bevor die volle Erholung stattgefunden hat (dunkelgrüne Kachel). Eine Dissoziation zwischen motorischen und kognitiven Funktionen kennzeichnet das Locked-in-Syndrom (hellgrüne Kachel), die kognitiv motorische Dissoziation (violette Kachel) und das MCS* (dunkelblaue Kachel). In seltenen Fällen ergibt sich die Diagnose eines kompletten Locked-in-Syndroms (lila Kachel) aus bildgebenden Untersuchungen. Der Farbumschlag von dunkel nach hell entlang der beiden Achsen stellt die kontinuierliche Verbesserung des (motorischen und kognitiven) Verhaltens dar (modifiziert nach Thibaut 2019).

wie stark bei diesen Patienten Wahrnehmung und Gedächtnis beeinträchtigt sind, allerdings sind alle kognitiven Leistungen stark verlangsamt. Ursächlich liegt eine (beidseitige) Schädigung des Frontalhirns, des Gyrus cinguli oder des Diencephalons zugrunde, z.B. bei SHT, Schlaganfällen oder Liquorzirkulationsstörungen (Hydrocephalus). Das Syndrom findet sich nicht selten auch im Spätstadium neurodegenerativer Erkrankungen wie der Demenz vom Alzheimer-Typ, der Creutzfeld-Jakob-Erkrankung oder beim Morbus Parkinson.

Eine Zusammenfassung der wichtigsten klinischen Stadien von SBS und deren Entwicklung im Verlauf zeigt Abbildung 4.1.

Kohortenstudien zeigen, dass im klinischen Alltag bei SBS die sichere Diagnosestellung alles andere als einfach ist. Die Rate an Fehldiagnosen liegt beim SRW zwi-schen 37 und 43 % (Schnakers et al. 2009), fast die Hälfte dieser Patienten wird also zu Unrecht als „apallisch“ eingestuft! Die Konsequenzen dieser Fehleinschätzung sind fatal, da Patienten im SMB möglicherweise unter der Verkennung ihres

Zustands leiden oder im Extremfall sogar verfrüht einer Palliativbehandlung zugeführt werden.

Technische Zusatzuntersuchungen (s. u.) zur Erfassung des Bewusstseinszustands erlangen deshalb wachsende Bedeutung. Die Europäische Leitlinie (Kondziella et al. 2020) empfiehlt wiederholte und multimodale Diagnostik, in die verstärkt auch bildgebende und elektrophysiologische Parameter integriert werden. Ein systematischer Ausschluss von kompromittierenden Störungen der sensorischen Afferenzen (z. B. Polyneuropathie, Myelopathien, sensorische Aphasien, kortikale Blindheit, Hörstörungen), motorischer Efferenzen (z. B. Myelopathien, Myopathien, motorische Aphasien, Hirnnervenausfällen) oder eines nicht-konvulsiven Status epilepticus ist somit bei allen Patienten mit Verhaltensmustern einer SBS erforderlich (Pincherle et al. 2021).

Die gegenwärtig stärkste Evidenz für die Quantifizierung von Bewusstsein und zur Verlaufsbeobachtung in der Neurorehabilitation bieten standardisierte Untersuchungsbedingungen (Assessments). Entsprechend empfiehlt die S3-Leitlinie solche, wiederholt (idealerweise in regelmäßigen Abständen) im gesamten Behandlungsverlauf einzusetzen (Bender et al. 2022).

4.3 Assessments bei schweren Bewusstseinsstörungen

Bewusstsein kann nicht direkt beobachtet werden, sondern muss aus einer Verhaltensbeobachtung interpretiert werden. Bewusstes Verhalten wird im klinischen Alltag oft nicht wahrgenommen. Während Angehörige oft Verhaltensweisen als „bewusst" interpretieren, die reflektorisch sind, neigen Ärzte und Therapeuten eher zu negativistischen Bewertungen (Schnakers et al. 2010). Eine Verhaltensbeobachtung muss deshalb systematisch und strukturiert sein und über „stichprobenartige Eindrücke" bei Arztvisiten, pflegerischen Tätigkeiten oder Funktionstherapien hinausgehen.

Bei den standardisierten Assessments erlauben aus methodischen Gründen weder die „Glasgow Coma Scale" (GCS) noch die Koma-Remissions-Skala (KRS) eine operationalisierte Unterscheidung zwischen SRW und SMB. Nach der S3-Leitlinie stellt die revidierte Version der „Coma Recovery Scale" (CRS-R; Giacino et al. 2004) den Goldstandard unter den Testmethoden zur Objektivierung der Bewusstseinslage dar. Sie liegt auch in einer autorisierten deutschen Version vor (Maurer-Karrattup et al. 2010). Die CRS-R besteht aus einem Untersuchungsbogen (6 verschiedene Modalitäten) und einem Manual für die Erhebung und Auswertung der Daten. Die CRS-R ist für geübte Anwender valide und reliabel, der Zeitaufwand beträgt ca. 30 Minuten pro Untersuchung. Abhängig von Ressourcen und Behandlungszeitpunkt wird die CRS-R in Abständen von ein bis 14 Tagen wiederholt. Sie eignet sich am ehesten für neurologische Frührehabilitationseinrichtungen. Ein CRS-R-Wert ≥6 bei Eintritt in die Frührehabilitation gilt als unabhängiger Prädiktor für ein gutes Outcome. Aktuell versuchen mehrere Arbeitsgruppen, verkürzte Fassungen der CRS-R zu validieren, um den Zeitaufwand gegenüber der Originalversion auf etwa ein Drittel zu begrenzen (CRSR-FAST, Bodien et al. 2023; Du et al. 2022). Noch gibt es davon jedoch keine deutschsprachige Fassung.

Auch die von der weltweit führenden Forschungsgruppe zu SBS entwickelte SECONDs („Simplified Evaluation of CONsciousness Disorders") mit acht Items adressiert den Aspekt der Zeitersparnis. In einer Pilotstudie an 57 Patienten mit SBS zeigten sich im Vergleich zur CRS-R hohe Konkordanzraten in der korrekten Erfassung des Bewusstseinsgrads bei Testdauern von nur zwölf Minuten (Aubinet et al. 2021). Ob sich SECONDs gegenüber der CRS-R behaupten kann, wird derzeit auch mit einer deutschsprachigen Übersetzung an größeren Patientenkollektiven evaluiert.

Auch wenn nicht von allen deutschsprachige Versionen vorliegen, können folgende Assessments mit kleineren Einschränkungen ebenso empfohlen werden (Porcaro et al. 2022):

- „Sensory modality assessment and rehabilitation technique" (SMART)
- „Sensory stimulation assessment measure" (SSAM)
- „Western neuro sensory stimulation profile" (WNSSP)
- „Wessex head injury matrix" (WHIM)
- „Sensory tool to assess responsiveness" (STAR)

Bei all diesen Testverfahren sollte die Bewertung sprachrelevanter Fähigkeiten explizit berücksichtigt werden. Ein systematischer Review von 58 Studien an 2.278 Patienten wies den Zusammenhang einer besseren Erholung bei sprachkompetenten Patienten mit SBS ebenso nach wie eine systematische „Untererfassung" von Sprachfähigkeiten, die umso ausgeprägter ist, je schwerer die Bewusstseinsstörung ist (Aubinet et al. 2022).

Speziell für Intensivstationen empfiehlt sich der „Full Outline of Unresponsiveness Score" (FOUR; Wijdicks et al. 2005), da mit ihm auch endotracheal intubierte Patienten untersucht werden können (verbale Reaktionen werden nicht erhoben). Vier Domänen (Augenöffnen, motorische Antworten, Hirnstammreflexe, Atmung) werden bewertet, die zu einem Summenscore von max. 16 Punkten führen. Der Score ist auch ohne aufwendige Schulungsmaßnahmen leicht anwendbar. Er eignet sich insbesondere für die Postakutphase schwerer Hirnschädigungen, da er durch seine schnelle Durchführbarkeit innerhalb von wenigen Minuten ggf. mehrfach täglich angewendet werden kann.

Das „Motor Behaviour Tool-revised" (MBT-r, Pincherle et al. 2019) stellt eine Ergänzung zur CRS-R dar, mit der aus motorischen Verhaltensmustern auf das Vorhandensein kognitiver Residuen bei SBS geschlossen werden kann. Damit soll dem Dilemma eines LIS oder einer CMD als „vermeintlicher" Bewusstseinsstörung standardisiert begegnet werden. Auch diese Skala ist gegenwärtig nur auf Englisch publiziert.

Die „Nociception Coma Scale" (NCS, Schnakers et al. 2010) schließlich nutzt die Wahrnehmung von Schmerzreizen zur Quantifizierung der Bewusstseinsstörung. Eine aktuelle Untersuchung an 93 Patienten mit SBS zeigte während Physiotherapie oder bei Schmerzreizen signifikante Gruppenunterschiede zwischen SRW und SMB (Shen et al. 2022) – die Skala kann also ggf. sogar bei der Syndromklassifikation helfen.

4.4 Prognosebeurteilung und apparative Zusatzdiagnostik

Vor dem Hintergrund prolongierter oder dauerhafter motorischer und kognitiver Defizite fällt bei SBS der Prognosestellung schon in der frühen Krankheitsphase eine wichtige, aber umstrittene Rolle zu. Die Langzeitprognose ist ethisch insbesondere dann von kritischer Bedeutung, wenn die Erwartung irreversibler Bewusstseinsstörungen bereits innerhalb der ersten Tage und Wochen nach der Hirnschädigung potenziell therapielimitierende/palliative Maßnahmen nach sich zieht. Seit 2023 existiert deshalb eine durch Zusammenarbeit der Neurocritical Care Society (NCS) mit der Deutschen Gesellschaft für Neurointensivmedizin (DGNI) entstandene Leitlinie zur neurologischen Prognostizierung für erwachsene Überlebende eines Herzstillstands (Rajajee et al. 2023).

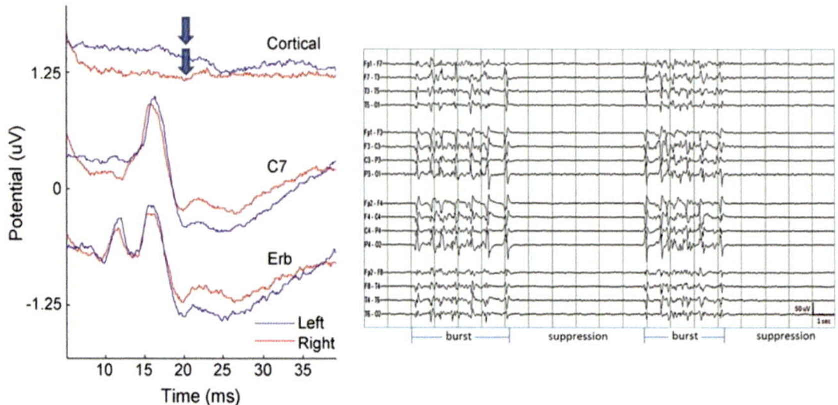

Abb. 4.2: Prädiktoren für einen ungünstigen Verlauf

Als elektrophysiologisch mögliche Marker für ein schlechtes neurologisches Outcome gelten bei der hypoxisch-ischämischen Enzephalopathie u.a. das Fehlen der kortikalen N20-Amplituden der somatosensorisch evozierten Potenziale (SSEP: Abb. links, s. Pfeile) oder der Nachweis eines sog. „burst-suppression"-Musters im EEG (Abb. rechts) nach (modifiziert nach Mader et al. 2014)

4.4.1 Prädiktoren ungünstiger Verläufe

Grundsätzlich sollen prognostische Aussagen in der Frühphase immer in der Zusammenschau des klinisch-neurologischen Befundes, elektrophysiologischer (somatosensibel evozierte Potenziale des N. medianus [SSEP] und Elektroenzephalographie [EEG], vgl. auch Abb. 4.2), biochemischer (Serumkonzentrationen der Neuronenspezifischen Enolase [NSE] und ggf. der Neurofilament-Leichtketten [NfL]) und bildgebender Parameter (Computertomografie [cCT] oder Kernspintomographie [MRT]) getroffen werden. Die deutsche Leitlinie schlägt hierzu einen prognostischen Algorithmus für alle Patienten mit einer HIE vor, die innerhalb der ersten 72 Stunden nicht wach und kontaktfähig geworden sind (Abb. 4.3). Mindestens drei der o.g. fünf diagnostischen Methoden sollten unter Beachtung spezifischer Störfaktoren angewendet und ggf. nach sieben Tagen wiederholt werden.

Bei HIE gelten bislang als Prädiktoren für ungünstige Verläufe:

- Fehlende Hirnstammreflexe (Pupillenreaktion, Kornealreflex) nach Tag 3
- Beidseits fehlende kortikale Reizantworten (N20-Amplituden) der SSEP
- „Maligne" EEG-Veränderungen im Sinne einer fehlenden Reagibilität auf Außenreize, eines „Burst Suppression"-Musters oder eines niedergespannten EEGs mit Amplituden $< 10\ \mu V$
- Erhöhung der NSE auf Werte > 9 ng/ml oder der NfL auf Werte > 2.000 pg/ml

Für die HIE besteht heute im Hinblick auf o.g. Marker ausreichende Evidenz, um die methodischen Kritikpunkte älterer Studien (siehe Abschnitt 4.6) zu entkräften.

Geringere Evidenz zur Prognoseabschätzung existiert derzeit (noch) für bildgebende Verfahren: Die Quantifizierung des (aufgehobenen) Kontrasts (GWR) zwischen grauer und weißer Substanz bei ausgeprägtem Hirnödem im cCT korreliert stark mit einem schlechten Outcome, weist aber eine niedrige Sensitivität auf (Lee et al. 2016). Im MRT korrelieren ausgedehnte Diffusionsstörungen (DWI) im Cortex und in den Basalganglien mit

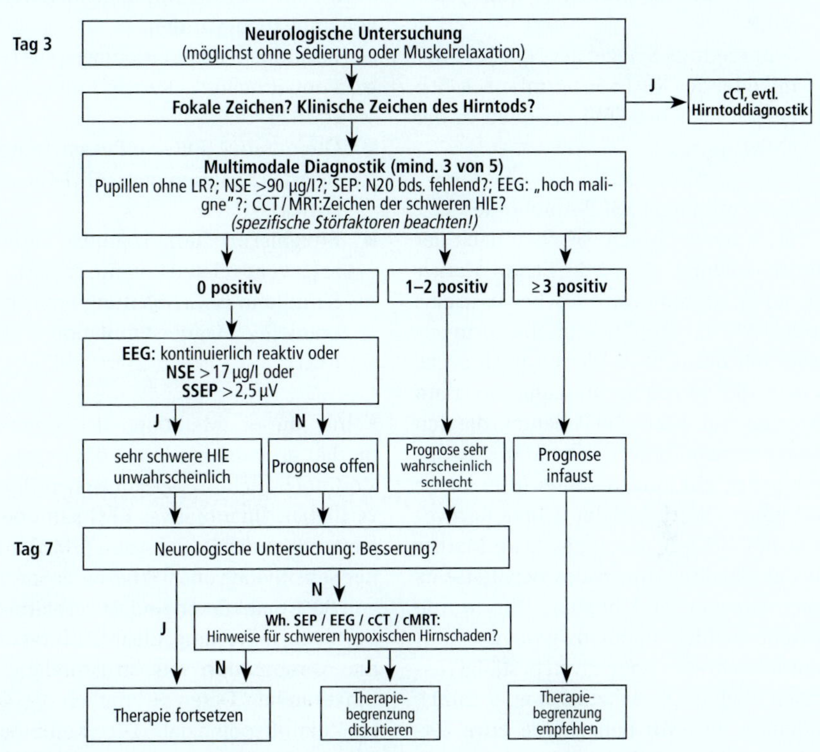

Abb. 4.3: Prognose-Algorithmus bei hypoxisch-ischämischer Enzephalopathie (nach Leithner et al. 2023); **J** Ja, **N** nein

einer schlechten Prognose (Hirsch et al. 2016), dasselbe gilt bei der HIE für okzipital betonte Schädigungsmuster (Snider et al. 2022). MRT-Ergebnisse beeinflussen jetzt schon in erheblichem Umfang unterschiedliche Behandlungsschritte, vor allem in der Akutphase (z. B. auf Intensivstationen). Bei 76 % der Patienten (insbesondere bei SBS nach Schlaganfällen) ändert sich das klinische Management durch MRT-Befunde, darunter die Diagnose (20 %), die diagnostische Sicherheit (43 %) oder die Prognose (33 %; Albrechtsen et al. 2022).

Da nicht wenige Patienten mit SBS nach der (intensivmedizinischen) Akutbe-handlung erstmalig in der Frührehabilitation Kontakt mit einem Neurologen haben, sollte die klinische Syndrom- und die apparative Zusatzdiagnostik (empfohlen: EEG und SSEP, Bildgebung) spätestens dort erfolgen, auch wenn die prognostische Wertigkeit der Befunde in der Postakutphase mehrere Wochen nach der Hirnschädigung wissenschaftlich nur unzureichend untersucht ist.

4.4.2 Prädiktoren günstiger Verläufe

Folgende Befunde gelten bei der HIE als Prädiktoren für günstige Verläufe (oder sprechen zumindest gegen das Vorliegen einer schweren HIE):

- Kontinuierliche Hintergrundaktivität und erhaltene Reaktivität im EEG

- Hohe N20-Amplituden (>2,5 µV) der SSEP
- Sehr niedrige Spiegel der NSE (<17 ng/ml) oder der NfL (<55 pg/ml) nach 72 h
- Fehlen jeglicher DWI-Läsionen in der cMRT

Beidseits erhaltene SSEP-Amplituden gelten auch sechs bis acht Wochen nach der Hirnschädigung als verlässlicher Marker für ein Wiedererlangen des Bewusstseins nach UWS, die Amplitudenhöhe korreliert dabei mit den CRS-R Werten nach sechs bzw. zwölf Monaten im Langzeitverlauf (Bagnato et al. 2021). Bei Patienten, die sich in neurorehabilitativer Behandlung befinden, gelten ein jüngeres Alter (<40 Jahre) und höhere Werte auf der „Coma Recovery Scale" (CRS-R) als verlässliche Marker für das Wiedererlangen des Bewusstseins innerhalb von 24 Monaten. Dies wurde zwischenzeitlich unabhängig von der Ätiologie in mehreren Kollektiven bestätigt (Estraneo et al. 2019; Boltzmann et al. 2021). Patienten im SMB haben eine etwa 3,4-fach höhere Wahrscheinlichkeit, innerhalb fünf Jahren das Bewusstsein wiederzuerlangen, als Patienten im SRW (Luaute et al. 2010) – dies unterstreicht, wie wichtig eine exakte Zuordnung des klinischen Syndroms für die Beratung von Angehörigen und für den verantwortlichen therapeutischen Ressourceneinsatz ist.

Auch die Ätiologie der Hirnschädigung hat eine prognostische Bedeutung für den Langzeitverlauf der SBS: Von 50 Patienten mit einem SRW/SMB, die spät (12 Monate oder später) das Bewusstsein wiedererlangten, litten 33,3 % an einem SHT, 21,4 % an einer HIE und nur 5,4 % an einer intrakraniellen Blutung (Estraneo et al. 2010).

4.4.3 „Potenzielle" Prognosemarker

Porcaro et al. (2022) identifizierten in einer systematischen Literatursuche insgesamt 55 klinische Studien mit 2.740 SRW- bzw. SMB-Patienten die mit folgenden Techniken untersucht wurden:

- Positronenemissionstomographie (PET)
- Funktionelle Kernspintomographie (fMRT)
- Quantitative EEG-Verfahren (automatisierte Analysen von EEG-Charakteristika)
- Ereigniskorrelierte kognitive Potenziale („event-related potentials", ERP)
- Simultane EEG-Ableitung unter transkranieller Magnetstimulation (rTMS – EEG)

Keine dieser Methoden ist gegenwärtig den anderen eindeutig überlegen, alle sind noch nicht in der klinischen Routine verfügbar. Quantitatives EEG kann bereits jetzt minimales Bewusstsein (SMB) mit einer Sensitivität von 90 % bei einer Spezifität von 80 % detektieren und ist verhältnismäßig wenig aufwendig, die fMRT birgt durch die Kombination aus strukturellen und funktionellen Daten vermutlich das größte Zukunftspotenzial. Die Kombination verschiedener Methoden ist naheliegend, liefert für den einzelnen Patienten jedoch häufig noch disparate Ergebnisse (Amiri et al. 2023). Erste Pilotstudien mit „machine learning"-Algorithmen (Magliacano et al. 2022) und Micro-RNA als genetischen Biomarkern für Funktionserholung bei SBS (Musso et al. 2023) deuten das Potenzial technischer Methodik für die Zukunft an.

4.5 Rehabilitative Behandlung von schweren Bewusstseinsstörungen

4.5.1 Rehabilitative Funktionstherapien

Die Rehabilitation von Patienten mit SBS erfolgt unabhängig von der zugrunde liegenden Ätiologie und findet mehrheitlich auf einer geringen oder fehlenden Evidenzbasis statt. Angesichts diagnostischer und prognostischer Unsicherheiten ist davon auszugehen, dass einem relevanten Anteil von Patienten durch eine „self fulfilling prophecy“ (spekulative Annahme einer ungünstigen Prognose → Entscheidung zur Therapielimitierung → Entzug indizierter Behandlungsmaßnahmen → Outcome „fälschlich“ ungünstig) im Akutkrankenhaus eine möglicherweise nützliche Frührehabilitation vorenthalten wird. Dieser Bias prägt auch immer noch einen Teil der vorliegenden Literatur zum Thema. Die S3-Leitlinie „Neurologische Rehabilitation bei Koma und schwerer Bewusstseinsstörung im Erwachsenenalter“ empfiehlt bei einer SBS nach akuter Hirnschädigung trotz niedrigen Evidenzgrades eine (stationäre) multiprofessionelle neurologische Rehabilitationsbehandlung, deren Dauer das teilweise langfristige Erholungspotenzial (auch Monate bis Jahre nach dem Indexereignis) berücksichtigen soll. Dementsprechend sollen auch in chronischen Krankheitsphasen Rehabilitationsbehandlungen angeboten werden (Bender et al. 2022). Eine rezente (retrospektive) Studie an 137 Patienten mit SBS, die zu drei unterschiedlichen Zeitintervallen (akut, subakut, chronisch) nach der Hirnschädigung in die stationäre Neurorehabilitation aufgenommen wurden, zeigte bemerkenswerte und zeitlich mit dem Abstand zur Hirnschädigung invers korrelierende Raten (18 – 90 %) von wiedererlangtem Bewusstsein. Patienten, die die SBS überwanden, wiesen alltagsrelevante Zuwächse im FIM (67 – 100 %) auf, und unabhängig vom Bewusstseinsstatus konnten wichtige Teilziele wie Entwöhnung von der Trachealkanüle oder (teil-)oraler Kostaufbau erreicht werden (Zhang et al. 2023).

Die Mobilisation in eine vertikale Position von Rumpf (Sitz) oder gesamtem Körper (Stand) sollte so früh und so oft wie möglich angestrebt werden. Neben den erhofften physiologischen Auswirkungen, wie die Reduktion orthostatischer Effekte und die Prophylaxe von Atelektasen und von Osteoporose, ist insbesondere die Verbesserung der Wachheit durch diese Behandlung evidenzbasiert (Frazzitta et al. 2016). Meist werden, in serieller Abfolge, Sitzbett mit Lagerungshilfsmitteln, Mobilisierung an die Bettkante mit zwei Therapeuten und Mobilisierung in den Multifunktionsrollstuhl durchgeführt. Ebenso ist die Mobilisierung in ein Stehpult üblich. Alternativ werden bewusstseinsgestörte Patienten auch mit Gangrobotern oder (elektrischen) Kipptischen mit zyklischen Beinbewegungen vertikalisiert, wenngleich die Überlegenheit dieser Geräte gegenüber konventioneller Mobilisation noch nicht gezeigt werden konnte (Krewer et al. 2015, Rosenfelder et al. 2023). Bei Mobilisationsmaßnahmen sollten Therapeuten besonders aufmerksam sein, ob die Patienten ausreichend analgetisch gegen potenzielle Schmerzen behandelt sind (Bonin et al. 2022). Besonders gilt dies, wenn gelenknahe Verkalkungen des Muskel-Weichteilgewebes (neurogene heterotope Ossifikationen) bestehen, für die prospektiv eine Häufung bei SBS gezeigt werden konnte (Estraneo et al. 2021). Sie treten vor allem bei traumatischen und hämorrhagischen Hirnschädigungen auf.

Ebenfalls unter der Vorstellung einer verstärkten Wahrnehmung und „Aktivierung“ soll eine multisensorische (insbesondere taktile, propriozeptive und auditive) Stimulation angewendet werden (Bender et al. 2022). Insbesondere Stimuli, die einen hohen emotionalen bzw. autobiographischen Bezug haben, können zu verbesserten Werten auf Komaskalen führen (Megha et al. 2013; Pape et al. 2015).

Musiktherapie bewirkt bei Bewusstseinsstörungen unterschiedliche Effekte auf klinische Zielsymptome oder auf die Konnektivität des Gehirns (Boltzmann et al. 2021). Die Evidenz für die Wirksamkeit ist moderat, die Anwendung wird deshalb im Kontext einer interdisziplinären Rehabilitation von der S3-Leitlinie empfohlen. Keine spezifische Musiktherapieform hat sich bislang als überlegen erwiesen (Übersicht bei Schnakers et al. 2016). Eine kleine, randomisierte Pilotstudie an 16 Patienten im SMB nach Schädel-Hirn-Trauma zeigte eine signifikant bessere Wirkung auf CRS-R-Werte, wenn robotische Vertikalisierung (Erigo®) zusätzlich musikalisch begleitet wurde (DeLuca et al. 2022).

In der Pflegetherapie werden die basale Stimulation nach Bienstein und Fröhlich als pädagogisches Förderkonzept, Kinästhetik als Lern- und Bewegungskonzept, die Lagerung in Neutralstellung (LiN) und Elemente der Affolter- und Bobath-Therapie eingesetzt. Lagerungsmaßnahmen haben bei den meist hochgradig bewegungseingeschränkten Patienten zur Prophylaxe von Dekubiti und Dystelektasen Bedeutung, werden aber auch zur sensorischen Stimulation genutzt. Bei der LiN werden durch individualisiert geformte Hilfsmittel die meisten Gelenke in Neutralstellung gelagert, wodurch das passive Bewegungsausmaß großer Gelenke signifikant verbessert werden kann (Pickenbrock 2015).

Zur Förderung der Mundmotorik und des Schluckaktes ist die Therapie des faziooralen Traktes (F.O.T.T.®) nach Kay Coombes weit verbreitet. Für deren Wirksamkeit bei Patienten mit Bewusstseinsstörungen liegen bislang keine Ergebnisse kontrollierter Studien vor (Seidl et al. 2007). Die Schluckstörung (Dysphagie) rückt jedoch verstärkt in den Fokus wissenschaftlicher Untersuchungen: Zwei retrospektive Analysen belegten den Zusammenhang zwischen der Dekanülierungswahrscheinlichkeit mit Verbesserungen des Bewusstseinsgrades (Bellon et al. 2022; Hakiki et al. 2022). Ein Assessment zur Dysphagie bei SBS wurde mit dem „SWallowing Assessment in Disorders Of Consciousness“ (SWADOC, Mélotte et al. 2021) entwickelt. Eine multizentrische, prospektive Studie zur Validierung an 104 Patienten mit SBS steht vor dem Abschluss, die Ergebnisse hierzu sind jedoch noch nicht veröffentlicht.

4.5.2 Stimulationsverfahren

Die multimodalen Stimulationsverfahren zur Förderung der Bewusstseinslage bei SBS können medikamentös, nicht invasiv oder invasiv erfolgen.

4.5.2.1 Medikamentöse Stimulation

Vor einem medikamentösen Stimulationsversuch in der Rehabilitation von SBS sollten all diejenigen Medikamente abgesetzt werden, deren ursprüngliche Zielsetzung die Sedierung war (z. B. Benzodiazepine oder Neuroleptika). Erst dann werden häufig dopaminerg, noradrenerg oder cholinerg stimulierende Medikamente off-label zur Besserung von Wachheit und Reagibilität eingesetzt. Die bislang vorliegenden Studien sind jedoch bis auf wenige Ausnahmen Einzelfallberichte oder nicht auf den primären Endpunkt Vigilanzsteigerung ausgerichtet gewesen.

In einer multizentrischen randomisierten doppelblinden Studie wurde der Einfluss von Amantadin-Hydrochlorid in einer Dosis von 200 – 400 mg pro Tag auf die funktionelle Erholung von 184 Patienten in der Postakutphase eines SHT mit SBS (SRW, SMB) über vier Wochen untersucht (Giacino et al. 2012). In der Verumgruppe kam es zu einer signifikant schnelleren Erholung funktioneller Defizite gemessen mit der „disability rating scale“. Bewusstseinseffekte wurden in der Studie nicht statistisch untersucht. Nebenwirkungen, insbesondere epileptische Anfälle, waren unter Verum nicht häufiger als unter Placebo. In Deutschland ist Amantadin-Sulfat (und dennoch nicht für alle Präparate mit demselben Wirkstoff!) das einzige für die Indikation „Vigilanzstörung“ zugelassene Medikament. Die Koma-Leitlinie empfiehlt einen Behandlungsversuch mit schrittweise aufsteigender Amantadin-Dosis bis 400 mg täglich (Bender et al. 2022).

Eine doppelblinde, randomisiert-placebokontrollierte Untersuchung des GABA-Antagonisten Zolpidem an 85 Patienten im SRW/SMB jeweils mehr als vier Monate nach der Hirnschädigung zeigte bei vier Patienten (< 5 %) einen Zugewinn von mindestens 5 Punkten auf der CRS-R (Whyte 2014). Eine zweiphasige Studie (Beginn Open-Label, bei Verbesserung der CRS-R nach Zolpidem-Einnahme Fortführung placebokontrolliert) mit 60 Patienten im SRW/SMB zeigte bei zwölf Patienten (20 %) Verhaltensverbesserungen (z. B. Objektlokalisation), aber bei keinem eine Änderung der Syndromkategorie (Thonnard et al. 2013). Zolpidem sollte demnach für einen Heilversuch im Einzelfall vorbehalten bleiben.

Mehrere unkontrollierte Einzelfallberichte und kleine Fallserien von Patienten mit SBS (z. B. Halbmayer 2022) berichten nach Implantation einer Pumpe zur Spastiktherapie mit intrathekalem Baclofen eine Besserung der Wachheit und der Reaktivität in der CRS-R. Ein individueller Heilversuch kann aber ohne die Primärindikationen Spastik oder vegetative Instabilität nicht empfohlen werden.

Für andere Substanzen (z. B. Modafinil, Methylphenidat, L-Dopa, Midazolam, Ziconotid) liegen bislang keine ausreichenden Daten bei SBS vor. Eine methodisch geringwertige, retrospektive Fall-Kohortenstudie wies nach Schädel-Hirn-Trauma keine gegenüber dem Spontanverlauf bessere Wirksamkeit von Modafinil oder Amantadin auf die Bewusstseinslage nach (Hintze et al. 2022).

Einen interessanten „Stimulations“-Ansatz könnte die gezielte Wiederherstellung eines physiologischen Schlafmusters bei SBS, z. B. mittels Melatonin, Coffein, blauem Licht oder Kombinationen daraus bieten (Yelden et al. 2022). Hier sind jedoch noch Studien an größeren Patientenzahlen notwendig.

4.5.2.2 Nicht invasive Stimulation

Bei den nicht invasiven Stimulationsverfahren sind in jüngster Zeit die größten Forschungsaktivitäten zu verzeichnen.

Zur transkraniellen Gleichstromstimulation (tDCS) liegen bislang 15 methodisch höherwertige (Klasse II bis III) doppelblinde Studien an insgesamt 332 Patienten mit SBS (113 SRW, 219 SMB) vor (Übersicht bei Aloi et al. 2021). Die Effekte sind nicht zuletzt durch die gewählten Zielvariablen heterogen, auf klinischer Ebene (z. B. Verbesserung der CRS-R) profitierten vor allem Patienten im SMB. SMB-Patienten sollten daher standardisiert einer anodalen tDCS des linken dorsolateralen präfrontalen Cortex (DLPFC) mit einer Stromstärke von 2mA und Stimulationsdauern von 20 min/ Tag über mindestens fünf Tage ausgesetzt werden (Bender et al. 2022), um den Bewusstseinszustand zu verbessern. Für andere Stimulationsorte oder andere Zielgrößen (z. B. Verbesserung der Motorik) kann derzeit keine eindeutige Empfehlung gegeben werden. Die Methode hat aufgrund der Effektstärken, der einfachen Anwendbarkeit bzw. des geringen Ressourcenverbrauchs therapeutisches Zukunftspotenzial.

Deutlich geringere Patientenzahlen wurden mit der methodisch aufwendigeren repetitiven transkraniellen Magnetstimulation des Cortex (rTMS) untersucht. Ein optimaler Stimulationsort für die rTMS ist noch nicht definiert. Für die Verbesserung des Bewusstseins kann eine rTMS des dorsolateralen präfrontalen Cortex (DLPFC) oder des Gyrus angularis mit einer Stimulationsfrequenz von 10 Hz oder 20 Hz in 10 – 20 Stimulationen erwogen werden (Bender et al. 2022). Eine Stimulation motorischer Areale mit rTMS kann bei der gegenwärtigen Datenlage in der klinischen Routine nicht empfohlen werden. Kombinationsverfahren (z. B. rTMS plus Amantadin, rTMS plus Neurorehabilitation) sind bislang nur in unkontrollierten, kleinen Pilotstudien untersucht.

An weiteren nicht invasiven Stimulationsverfahren wurden bei SBS erprobt:

- Niedrig intenser, fokussierter Pulsfeldultraschall
- Transkutane, aurikuläre Stimulation des N. vagus
- Kalorische (vestibuläre) Stimulation
- Sensorische Stimulation („familiar auditory sensory training", FAST)
- Elektrische Stimulation des N. medianus
- Olfaktorische Stimulation

Methodische Probleme im Studiendesign oder eine fehlende Wirksamkeit in (kleinen) randomisiert kontrollierten Studien lassen derzeit keine eindeutige Empfehlung einer solchen Methode zu.

4.5.2.3 Invasive Stimulation

Für die elektrische Stimulation des zentralen Thalamus durch tiefe Hirnstimulation (DBS) bzw. der Hinterstränge des Rückenmarks (SCS) oder des N. vagus direkt liegen bislang uneinheitliche Ergebnisse vor. Eine Metaanalyse von 19 Publikationen (78 Patienten) betont die methodische und ethische Problematik der DBS (Vanhoecke et al. 2017). Die rezente Fallsammlung eines einzelnen kroatischen Zentrums demonstrierte bei 32 DBS-stimulierten Patienten ebenfalls uneinheitliche und niedrige Erfolgsraten (Chudy et al. 2023). Die DBS kann deshalb nur als individueller Heilversuch in spezialisierten Zentren unter Einbeziehung ethischer Beratung erwogen werden. Ein systematischer, aber methodisch problematischer Review von 20 Studien zur DBS oder SCS an 608 Patienten mit SRW oder SMB bewertet beide Verfahren überraschend positiv bei Effektivitätsraten von 40 % für DBS und 37 % für SCS (Wu et al. 2023). Die Sicherheits- und Wirksamkeitsdaten wurden in dieser Übersicht jedoch unangemessen überschätzt.

4.6 Verläufe schwerer Bewusstseinsstörungen

Die Datenlage zum Outcome von (Langzeit-)Verläufen bei manifestem SRW und SMB ist oft grundsätzlich dahingehend verzerrt, dass nur ein Teil der Betroffenen aufgrund einer ungünstigen Prognoseeinschätzung in der Postakutphase überhaupt Rehabilitationsmaßnahmen erhält. Viele ältere Studien zum Krankheitsverlauf weisen gravierende methodische Mängel auf (z. B. historische Kollektive ohne „targeted temperature management" in der Intensivphase nach Reanimation) und nur wenige „Langzeit"-Beobachtungen erstrecken sich über Zeiträume von mehr als drei bis sechs Monaten. Die Bewertung des Studiendesigns gewinnt deshalb für Verlaufsbewertungen eine besondere Bedeutung.

In einer retrospektiven Analyse von 36 Patienten, die bei Aufnahme zur stationären Rehabilitationsbehandlung mindestens vier Wochen im SRW oder SMB gewesen waren, überwanden 57 % innerhalb von einem Jahr (durchschnittlich nach neun Wochen) das SMB (Katz et al. 2009). Die Wahrscheinlichkeit, das SMB zu überwinden, war höher, wenn die Patienten bereits bei Aufnahme im SMB (und nicht im SRW) waren (80 % vs. 45 %). Im Langzeitverlauf nach bis zu vier Jahren konnten 43 % der Überlebenden aus dieser Kohorte für acht Stunden pro Tag alleine zu Hause zurechtkommen bzw. 22 % in den Arbeitsmarkt oder die Schule reintegriert werden. In einer retrospektiven Untersuchung mit 113 HIE-Patienten im SRW oder SMB überwanden nur 20 % das SMB nach mehrmonatiger Rehabilitation im ersten Jahr (Howell et al. 2013). Noch längere, retrospektive Verlaufsstudien berichteten bei 24 % der Patienten mit SRW ein Wiedererlangen des Bewusstseins, davon 20 % zwischen zwölf und 28 Monate nach der Hirnschädigung (Estraneo et al. 2010). In anderen Studien wurden im chronischen

SMB 33 % der Patienten innerhalb von fünf Jahren (Luaute et al. 2010) bzw. bei SRW und SMB 32 % innerhalb von zwei bis 16 Jahren kontaktfähig (Yelden et al. 2017).

In der größten, multizentrischen prospektiven Untersuchung wiesen zwischen 1989 und 2019 12 % (2.058) von 17.470 Patienten mit mäßig- bis schwergradigem Schädel-Hirn-Trauma bis zum Beginn der Rehabilitation eine länger anhaltende Bewusstseinsstörung auf. 82 % davon (1.674) erlangten während der Rehabilitation wieder das Bewusstsein, 40 % (803) wurden funktionell bis zur Entlassung teilweise oder völlig selbstständig. Der funktionelle Zuwachs im „Functional Independence Measure" (FIM) war signifikant höher für Patienten mit als ohne SBS (Kowalski et al. 2021). Aufgrund der Studienhistorie wurde der Grad der Bewusstseinsstörung nicht mit der CRS-R erfasst. Bei Schädel-Hirn-Traumata sind Harnwegsinfektionen die häufigsten, respiratorische Infektionen bzw. Erkrankungen der Leber und des oberen Gastrointestinaltraktes die prognostisch bedeutsamsten Komplikationen für den kurzfristigen Verlauf der SBS (Lucca et al. 2020).

In einem süddeutschen Konsortium (Koma-Outcome von Patienten in der Frührehabilitation-[KOPF-]Register), das diagnoseunabhängig Patienten mit SRW oder SMB bei Aufnahme in die Frührehabilitation einschloss (Grill et al. 2013), wurden von insgesamt 246 Patienten zwei Drittel nach SHT, die Hälfte nach Schlaganfällen und ein Drittel nach HIE im Beobachtungszeitraum von drei Jahren wieder kontaktfähig (bislang unveröffentlichte Daten). Die Mehrzahl dieser Patienten weisen persistierend schwere motorische, sprachliche oder kognitive Funktionseinschränkungen auf. Aus einer prospektiv begleiteten Multicenter-Kohorte von 95 SHT-Patienten im SRW und SMB waren nach sechs Wochen stationärer Rehabilitation 20 % in der Lage, alle vordefinierten Variablen der CRSR für „höheres Verhalten" zu erfüllen (Giacino et al. 2020). Eine monozentrische Studie verfolgte 264 Patienten mit Hirnschädigungen unterschiedlicher Ätiologie über ein Jahr nach Entlassung aus der neurologischen Frührehabilitation (Boltzmann et al. 2022). 199 Patienten wiesen bei Aufnahme eine SBS auf (99 SRW, 100 SMB), die bei 100 Patienten zur Entlassung persistierte (44 SRW, 56 SMB). Aus methodischen Gründen konnte das Outcome nach einem Jahr nur mit der „Glasgow Outcome Scale extended" (GOSE) gemessen werden, der zufolge 27 % (n = 71) der Patienten verstorben, 11 % (n = 28) im vegetativen Status und 47 % (n = 124) schwer beeinträchtigt waren. Die hohe Sterblichkeit bestätigte sich auch in einer multizentrischen Studie an 143 Patienten (68 SRW, 75 SMB; davon 55 mit traumatischer bzw. 88 mit nicht-traumatischer Hirnschädigung), von denen nach zwei Jahren Verlaufsbeobachtung 29 % gestorben waren (UWS 43 %, SMB 16 %; Estraneo et al. 2022).

Für prolongierte SBS infolge hypoxisch-ischämischer Enzephalopathie existiert mittlerweile ein systematischer Review aus 27 Studien zum Langzeit- Outcome nach mindestens sechs Monaten (Magliacano et al. 2023). Aus den gepoolten Daten ergaben sich eine durchschnittliche Sterblichkeit von 26 %, ein Wiedererlangen des Bewusstseins von 17 % und „irgendeine" Form klinischer Verbesserung von 27 %.

Weitere prospektive Studien zu Langzeitverläufen von SBS, die auch die Akutbehandlung mit einschließen, sind erforderlich, um den Bias aus unsicherer Prognoseerwartung und daraus resultierenden Behandlungskonsequenzen („self fulfilling prophecy") zu minimieren. So gibt es Fallberichte von Patienten mit hervorragendem Langzeitergebnis, bei denen nach den üblichen Prognosekriterien ein „infauster" Verlauf zu erwarten gewesen wäre (Bender et al. 2012). Die prospektive, multizentrische HOPE-Studie („Hypoxia and Outcome Prediction in early-stage Coma") untersuchte das funktionelle Langzeitergebnis von Patienten mit HIE nach Reanimation sowie die Wertigkeit standardisierter Prognosemarker und Behandlungsmaßnahmen auf den Intensivstationen (Lopez-Rolon et al. 2015). In einem Modellprojekt in den Niederlanden werden seit 2019 landesweit alle Patienten mit SBS bis zu zwei Jahre lang in einer spezialisierten Einrichtung neurologisch rehabilitiert. Die „True Outcomes of PDOC"-Studie (TOPDOC) soll die sich anschließenden Langzeitverläufe multizentrisch begleiten (Sharma-Virk et al. 2021). Für beide Studien sind bislang allerdings keine Daten publiziert.

4.7 Zusammenfassung

Die Neurorehabilitation von Patienten mit SBS stellt in jeder Phase der Erkrankung Therapeuten wie Angehörige vor besondere Herausforderungen. Neben den medizinischen Problemen spielen ethische Aspekte eine große Rolle: Von der Güte der Langzeitprognose hängen in der Akutsituation die Überlebenswahrscheinlichkeit, in der Frührehabilitation die Länge der stationären Erstverweildauer und im weiteren Verlauf die Realisierung einer Spät- oder Intervallrehabilitation ab. Die psychische und physische Belastung pflegender Angehörige wird durch die permanente Unsicherheit bezüglich des zu erwartenden Outcomes im Langzeitverlauf verstärkt (Jox et al. 2015). Es ist gemeinsame Aufgabe für alle Therapeuten und Ärzte, diesen Aspekt der Erkrankung nicht aus den Augen zu verlieren.

Gleichzeitig ist es notwendig, Fragen zur Prognostik und zu wirksamen neurorehabilitativen Behandlungsverfahren von SBS wissenschaftlich noch stärker zu adressieren, um therapeutische Standards zu definieren. Zur Vermeidung von falsch intendierter „Übertherapie" weist die Koma-Leitlinie zu Recht darauf hin, dass der vorausverfügte oder mutmaßliche Patientenwille sorgfältig und möglichst im Kontext eines begleiteten Gesprächsprozesses mit Angehörigen ermittelt werden soll, da er die Richtschnur für die stellvertretenden Entscheidungen darstellt (Bender et al. 2022).

Literatur

Abe H, Shimoji K, Nagamine Y, .., Izumi SI (2017) Predictors of Recovery from Traumatic Brain Injury-Induced Prolonged Consciousness Disorder. Neural Plast 9358092.

Albrechtsen SS, Riis RGC, Amiri M, ..., Kondziella D (2022) Impact of MRI on decision-making in ICU patients with disorders of consciousness. Behav Brain Res Mar 12; 421: 113729.

Aloi D, Della Rocchetta AI, Ditchfield A, ..., Fernández-Espejo D (2021) Therapeutic Use of Tran-scranial Direct Current Stimulation in the Rehabilitation of Prolonged Disorders of Con-sciousness. Front Neurol Apr 7; 12: 632572.

Amiri M, Fisher PM, Raimondo F, ..., Kondziella D (2023) Multimodal prediction of residual con-sciousness in the intensive care unit: the CONNECT-ME study. Brain Jan 5; 146(1): 50-64

Atwood C, Eisenberg MS, Herlitz J, Rea TD (2005) Incidence of EMS-treated out-of-hospital cardi-ac arrest in Europe. Resuscitation 67(1): 75–80.

Aubinet C, Cassol H, Bodart O, ..., Chatelle C (2021) Simplified evaluation of CONsciousness dis-orders (SECONDs) in individuals with severe brain injury: A validation study. Ann Phys Rehabil Med 64(5): 101432.

Aubinet C, Chatelle C, Gosseries O, ..., Majerus S (2022) Residual implicit and explicit language abilities in patients with disorders of consciousness: A systematic review. Neurosci Biobehav Rev Jan; 132: 391–409.

Bagnato S, Prestandrea C, D'Agostino T, ..., Rubino F (2021) Somatosensory evoked potential amplitudes correlate with long-term consciousness recovery in patients with unresponsive wakefulness syndrome. Clin Neurophysiol 132(3): 793–9.

Bellon PA, Bosso MJ, Carnero-Echegaray JE, ..., Cancino JJ (2022) Tracheostomy decannulation and disorders of consciousness evolution. Respir Care 67(2): 209-215

Bender A, Howell K, Frey M, ..., Buheitel G (2012) Bilateral loss of cortical SSEP responses is com-patible with good outcome after cardiac arrest. J Neurol 259(11): 2481–3.

Bender A, Blödt S, Bodechtel U, ..., Müller F (2022) S3-LL Neurologische Rehabilitation bei Koma und schwerer Bewusstseinsstörung im Erwachsenenalter. In: Deutsche Gesellschaft für Neu-rorehabilitation e.V. (DGNR, Hrsg.), Leitlinien für die Neurorehabilitation. 1. Aufl. 2022/ 23.12.2022; verfügbar unter https://www.awmf.org/leitlinien/detail/ll/080-006.html (Zugriff am 29.12.2023)

Bender A, Eifert B, Rubi-Fessen I, ..., Müller F (2023) Neurologische Rehabilitation bei Koma und schwerer Bewusstseinsstörung im Erwachsenenalter. Dtsch Arzteblatt Int 2023; 120: 605-12

Bernat JL (2006) Chronic disorders of consciousness. Lancet Apr 8; 367(9517): 1181.92 Bodien YG, Vora I, Barra A, ..., Giacino JT (2023) Feasibility and validity of the Coma Recovery Scale Revised for accelerated standardizing testing: a practical assessment tool for detecting consciousness in the intensive care unit. Ann Neurol Nov; 94(5): 919-24

Boltzmann M, Schmidt SB, Gutenbrunner C, ..., Rollnik JD (2021) The influence of the CRS-R score on functional outcome in patients with severe brain injury receiving early rehabilitation. BMC Neurol 21(1): 44.

Boltzmann M, Schmidt SB, Gutenbrunner C, ..., Rollnik JD (2021) Auditory Stimulation Modulates Resting-State Functional Connectivity in Unresponsive Wakefulness Syndrome Patients. Front Neurosci Feb 16; 15: 554194.

Boltzmann M, Schmidt SB, Gutenbrunner C, ..., Rollnik JD (2022) One-year outcome of brain injured patients undergoing early neurological rehabilitation: a prospective observational study. BMC Neurol 22(1): 30.

Bonin EAC, Binda Fossati ML, Fillippini MM, ..., Chatelle C (2022) Evaluation of the effect of analgesic treatment on signs of nociception-related behaviors during physiotherapy in patients with disorders of consciousness.: a pilot crossover randomized controlled trial. Pain 163(2): e349- e356.

Bundesarbeitsgemeinschaft für Rehabilitation (Hrsg.) (1999) Empfehlungen zur Neurologischen Rehabilitation von Patienten mit schweren und schwersten Hirnschädigungen in den Phasen B und C. Frankfurt/Main.

Chudy D, Deletis V, Paradzik V, ..., Raguz M (2023) Deep brain stimulation in disorders of con-sciousness: 10 years of a single center experience. Sci Rep 13(1): 19491

Cleeremans A, Achoui D, Beauny A, ..., de Heering A (2020) Learning to Be Conscious. Trends Cogn Sci 24(2): 112–23.

DeLuca R, Bonanno M, Vermiglio G, ..., Calabro RS (2022) Robotic verticalization plus music therapy in chronic disorders of consciousness: Promising results from a pilot study. Brain Sci 12(8): 1045

Deutsche Gesellschaft für Neurologie (DGN) (2018) S1-Leitlinie „Hypoxisch-ischämische Enzephalopathie (HIE) im Erwachsenenalter". In: Leitlinien für Diagnostik und Therapie in der Neurologie. Deutsche Gesellschaft für Neurologie (DGN). https://www.dgn.org/leitlinien/3553-ll-030119-2018-hypoxischischaemische-enzephalopathie-hie-imerwachsenenalter (Zugriff am 20.04.2024).

Du H, Ding Y, Gao L, Dong Y (2022) Simplification of the coma recovery scale revised in disorders of consciousness: a prospective observational study. J Clin Neurosci 106: 199–203.

Estraneo A, Moretta P, Loreto V, ..., Trojano L (2010) Late recovery after traumatic, anoxic, or hemorrhagic long-lasting vegetative state. Neurology 75: 239–45.

Estraneo A, De Bellis F, Masotta O, ..., Trojano L (2019) Demographical and clinical indices for long-term evolution of patients in vegetative or in minimally conscious state. Brain Inj 33(13/14): 1633–9.

Estraneo A, Pascarella A, Masotta O, ..., Trojano L (2021) Multi-center observational study on occurrence and related clinical factors of neurogenic heterotopic ossification in patients with disorders of consciousness. Brain Inj 35(5): 530–5.

Estraneo A, Magliacano A, Fiorenza S, ... Trojano L (2022) Risk factors for 2-year mortality in patients with prolonged disorders of consciousness: An international multicentre study. Eur J Neurol 29(2):390–9.

Frazzitta G, Zivi I, Valsecchi R, ..., Saltuari L (2016) Effectiveness of a Very Early Stepping Vertica-li-zation Protocol in Severe Acquired Brain Injured Patients: A Randomized Pilot Study in ICU. PLoS One 11(7): e0158030.

Giacino J-T, Kalmar K, Whyte J (2004) The JFK coma recovery scale-revised: measurement charac-teristics and diagnostic utility. Arch Phys Med Rehab 85: 2020–9.

Giacino JT, Whyte J, Bagiella E, ..., Sherer M (2012) Placebo-controlled trial of amantadine for severe traumatic brain injury. N Engl J Med 366(9): 819–26.

Giacino JT, Fins JJ, Laureys S, Schiff ND (2014) Disorders of consciousness after acquired brain injury: the state of the science. Nat Rev Neurol 10(2): 99–114.

Giacino JT, Sherer M, Christoforou A, ..., Bagiella E (2020) Behavioral Recovery and Early Decision Making in Patients with Prolonged Disturbance in Consciousness after Traumatic Brain Injury. J Neurotraum 37(2): 357–65.

Gräsner JT, Lefering R, Koster RW, ..., Bossaert LL (2016) EuReCa ONE-27 Nations, ONE Europe, ONE Registry: A prospective one month analysis of out-of-hospital cardiac arrest outcomes in 27 countries in Europe. Resuscitation 105: 188–95.

Grill E, Klein AM, Howell K, ... Bender A (2013) Rationale and design of the prospective German registry of outcome in patients with severe disorders of consciousness after acute brain injury. Arch Phys Med Rehabil 94(10): 1870–6.

Hakiki B, Pancani S, Draghi F, ..., Cecchi F (2022) Decannulation and improvement of respon-siveness in patients with disorders of consciousness. Neuropsychol Rehabil Oct 26: 1–17.

Halbmayer LM, Kofler M, Hitzenberger G, ..., Pucks-Faes E (2022) On the recovery of disorders of consciousness under intrathecal baclofen administration for severe spasticity – an observa-tional study. Brain Behav 12(5): e2566

Hintze TD, Small CE, Montgomery J, ..., Barthol CA (2022) Comparison of Amantadine, Modafinil, and Standard of Care in the Acute Treatment of Disorders of Consciousness After Severe Traumatic Brain Injury. Clin Neuropharmacol; 45(1): 1–6.

Hirsch KG, Mlynash M, Eyngorn I, ..., Albers GW (2016) Multi-Center Study of Diffusion-Weighted Imaging in Coma After Cardiac Arrest. Neurocrit Care 24(1): 82–9.

Howell K, Grill E, Klein AM, ..., Bender A (2013) Rehabilitation outcome of anoxic-ischaemic encephalopathy survivors with prolonged disorders of consciousness. Resuscitation 84(10): 1409–15.

Iaccarino C, Carretta A, Nicolosi F, Morselli C (2018) Epidemiology of severe traumatic brain injury. J Neurosurg Sci 62(5): 535541.

Jox RJ, Kuehlmeyer K, Klein AM, ..., Bender A (2015) Diagnosis and decision making for patients with disorders of consciousness: a survey among family members. Arch Phys Med Rehabil 96(2): 323–30.

Katz DI, Polyak M, Coughlan D, ..., Roche A (2009) Natural history of recovery from brain injury after prolonged disorders of consciousness: outcome of patients admitted to inpatient rehabili-tation with 1–4 year follow-up. Prog Brain Res 177: 73–88.

Kondziella D, Bender A, Diserens K, ..., Chatelle C; EAN Panel on Coma, Disorders of Conscious-ness (2020) European Academy of Neurology guideline on the diagnosis of coma and other disorders of consciousness. Eur J Neurol; 27(5): 741–56.

Kowalski RG, Hammond FM, Weintraub AH, ..., Giacino JT (2021) Recovery of Consciousness and Functional Outcome in Moderate and Severe Traumatic Brain Injury. JAMA Neurol; 78(5): 548–57.

Krewer C, Luther M, Koenig E, Müller F (2015) Table Therapies for Patients with Severe Disorders of Consciousness: A Randomized, Controlled Trial. PLoS One 10(12): e0143180.

Laureys S, Celesia GG, Cohadon F, ..., Dolce G (2010) Unresponsive wakefulness syndrome: a new name for the vegetative state or apallic syndrome. BMC Med 8: 68.

Lee BK, Kim WY, Shin J, ..., Cha KC (2016) Prognostic value of gray matter to white matter ratio in hypoxic and non-hypoxic cardiac arrest with non-cardiac etiology. Am J Emerg Med 34(8): 1583–8.

Leithner C, Bender A et al. (2023) Hypoxisch- ischämische Enzephalopathie im Erwachsenenalter. S1-Leitlinie, in: Deutsche Gesellschaft für Neurologie (Hrsg.) Leitlinien für Diagnostik und Therapie in der Neurologie. Online: www.dgn.org/leitlinien (abgerufen am 29.12.2023)

Lopez-Rolon A, Bender A; Project HOPE Investigator Group (2015) Hypoxia and Outcome Predic-tion in Early-Stage Coma (Project HOPE): an observational prospective cohort study. BMC Neurol 15: 82.

Luaute J, Maucort-Boulch D, Tell L, ..., Fischer C (2010) Long-term outcomes of chronic minimally conscious and vegetative states. Neurology 75(3): 246–52.

Lucca LF, Lofaro D, Leto E, ..., Cerasa A (2020) The Impact of Medical Complications in Predicting the Rehabilitation Outcome of Patients With Disorders of Consciousness After Severe Traumatic Brain Injury. Front Hum Neurosci Oct 21; 14: 570544.

Mader EC, Villemarette-Pittman N, Rogers CT, ..., England JD (2014) Unihemispheric Burst Suppression. Neurol Int 6(3): 5487.

Magliacano A, Liuzzi P, Formisano R, ..., Estraneo A (2022) Predicting long term recovery of consciousness based on coma recovery scale-revised subscores: validation of a machine-learning – based prognostic index. Brain Sci Dec 27; 13(1): 51

Magliacano A, De Bellis F, Panico F, ..., Estraneo A (2023) Long-term clinical evolution of patients with prolonged disorders of consciousness due to severe brain anoxic injury: a meta-analytic study. Eur J Neurol 30(12): 3913-3927.

Mat B, Sanz LRD, Arzi A, ..., Gosseries O (2022) New behavioural signs of consciousness in patients with severe brain injuries. Semin Neurol Jun; 42(3): 259-72

Maurer-Karattup P, Giacino J, Luther M, Eifert B (2010) Diagnostik von Bewusstseinsstörungen anhand der deutschsprachigen Coma Recovery Scale-Revised (CRS-R). Neurol Rehabil 16 (5): 232–46.

Megha M, Harpreet S, Nayeem Z (2013) Effect of frequency of multimodal coma stimulation on the consciousness levels of traumatic brain injury comatose patients. Brain Inj 27(5): 570–7.

Mélotte E, Belorgeot M, Herr R, ..., Gosseries O (2021) The Development and Validation of the SWADOC: A Study Protocol for a Multicenter Prospective Cohort Study. Front Neurol Apr 29; 12: 662634.

Musso N, Bivona D, Bonomo C, ..., Bagnato S (2023) Investigating micro RNAs as biomarkers in disorders of consciousness: a longitudinal multicenter study. Sci Rep Oct 27; 13(1): 18415

Nielsen N, Wetterslev J, Cronberg T, ..., Friberg H (2013) Targeted temperature management at 33°C versus 36°C after cardiac arrest. N Engl J Med 369(23): 2197–206.

Pape TL, Rosenow JM, Steiner M, ..., Nemeth AJ (2015) Placebo-Controlled Trial of Familiar Auditory Sensory Training for Acute Severe Traumatic Brain Injury: A Preliminary Report. Neu-rorehabil Neural Repair 2015; 29(6): 537–47.

Pickenbrock H, Ludwig V U, Zapf A, Dressler D (2015) Conventional versus neutral positioning in central neurological disease. A multicentre randomized controlled trial. Dtsch Arztebl Int 112: 35–42.

Pincherle A, Jöhr J, Chatelle C, ..., Diserens K (2019) Motor behavior unmasks residual cognition in disorders of consciousness. Ann Neurol Mar; 85(3): 443–7.

Pincherle A, Rossi F, Jöhr J, ..., Diserens K (2021) Early discrimination of cognitive motor dissocia-tion from disorders of consciousness: pitfalls and clues. J Neurol 268(1): 178–88.

Pistarini C, Maggioni G (2021) Disorders of Consciousness. In: Platz T. (eds) Clinical Pathways in Stroke Rehabilitation. Springer, Cham. https://doi.org/10.1007/978-3-030-58505-1_4

Porcaro C, Nemirovsky IE, Riganello F, ..., Soddu A (2022) Diagnostic Developments in Differentiating Unresponsive Wakefulness Syndrome and the Minimally Conscious State. Front Neurol Jan 13; 12: 778951.

Posner JB, Saper CB, Schiff ND, Plum F (2007) Plum and Posner's diagnosis of stupor and coma. In: Contemporary Neurology Series. Oxford University Press, 4th Revised edition 2007.

Rajajee V, Muehlschlegel S, Wartenberg KE, ..., Varelas PN (2023) Guidelines for Prognostication in Comatose Survivors of Cardiac Arrest. Neurocrit Care Jun; 38 (3): 533-563

Rosenfelder MJ, Helmschrott VC, Willacker L, ..., Bender A (2023) Effect of robotic tilt table verti-calization on recovery in patients with disorders of consciousness: a randomized controlled trial. J Neurol 270(3): 1721- 1734

Schiff ND (2010) Recovery of consciousness after brain injury: a mesocircuit hypothesis. Trends Neurosci 33(1): 1–9.

Schiff ND (2015) Cognitive motor dissociation following severe brain injuries. JAMA Neurol 72: 1413 – 1415.

Schnakers C, Chatelle C, Vanhaudenhuyse A, ..., Laureys S (2010) The Nociception Coma Scale: a new tool to assess nociception in disorders of consciousness. Pain 148(2): 215–19.

Schnakers C, Magee WL, Harris B (2016) Sensory Stimulation and Music Therapy Programs for Treating Disorders of Consciousness. Front Psychol 7: 297.

Seidl RO, Nusser-Müller-Busch R, Hollweg W, ..., Ernst A (2007) Pilot study of a neurophysiological dysphagia therapy for neurological patients. Clin Rehabil 21(8): 686–97.

Sharma-Virk M, van Erp WS, Lavrijsen JCM, Koopmans RTCM (2021) Intensive neurorehabilita-tion for patients with prolonged disorders of consciousness: protocol of a mixed-methods study focusing on outcomes, ethics and impact. BMC Neurol 21(1): 133.

Shen J, Tang S, Yan B, ..., Li G (2022) Pain assessment during physiotherapy and noxious stimuli in patients with disorders of consciousness: A preliminary study. Front Integr Neurosci Sep 8: 16: 962077

Snider SB, Fischer D, McKeown ME, ..., Lee JW (2022) Regional Distribution of Brain Injury After Cardiac Arrest: Clinical and Electrographic Correlates. Neurology Jan 11: 10.1212

Soddu A, Vanhaudenhuyse A, Bahri MA, ..., Noirhomme Q (2012) Identifying the default-mode component in spatial IC analyses of patients with disorders of consciousness. Hum Brain Mapp 33: 778–96.

Stoller J, Halpin L, Weis M, ..., Nazzal M (2016) Epidemiology of severe sepsis: 2008–2012. J Crit Care 31(1): 58–62.

The Multi-Society Task Force on PVS (1994) Medical Aspects of the Persistent Vegetative State. N Engl J Med 330: 1499–1508 and 1572–79.

Thibaut A, Schiff N, Giacino J, .., Gosseries O (2019) Therapeutic interventions in patients with prolonged disorders of consciousness. Lancet Neurol 18(6): 600–14.

Thibaut A, Bodien YG, ..., Giacino JT (2020) Minimally conscious state "plus": diagnostic criteria and relation to functional recovery. J Neurol 267(5): 1245–54.

Thonnard M, Gosseries O, Demertzi A, ..., Laureys S (2013) Effect of zolpidem in chronic disorders of consciousness: a prospective open-label study. Funct Neurol 28(4): 259–64.

Vanhoecke J, Hariz M (2017) Deep brain stimulation for disorders of consciousness: Systematic review of cases and ethics. Brain Stimul 10(6): 1013–23.

Waldrop G, Safavynia S, Barra M, ..., Claassen J (2022) Prolonged unconsciousness is common in COVID-19 and associated with hypoxemia. Ann Neurol Jun 91 (6): 740-55

Whyte J, Rajan R, Rosenbaum A, ..., Kaelin D (2014) Zolpidem and restoration of consciousness. Am J Phys Med Rehabil 93(2): 101–13

Wijdicks EF, Bamlet WR, Maramattom BV, ..., McClelland RL (2005) Validation of a new coma scale: The FOUR score. Ann Neurol 58(4): 585–93.

Wu Y, Xu YY, Deng H, ..., Wang W (2023) Spinal cord stimulation and deep brain stimulation for disorders of consciousness: a systematic review and individual patient data analysis of 608 cases. Neurosurg Rev 46(1): 200.

Yelden K, Duport S, James LM, ..., Playford ED (2017) Late recovery of awareness in prolonged disorders of consciousness – a cross-sectional. Disabil Rehabil 40(20): 2433–8.

Yelden K, James LM, Duport S, ..., Playford ED (2022) A simple intervention for disorders of con-sciousness – is there a light at the end of the tunnel? Front Neurol 13: 824880

Zhang B, O´Brien K, Woo J, ..., Kothari S (2023) Specialized intensive inpatient rehabilitation is crucial and time sensitive for functional recovery from disorders of consciousness. Front Neurol Apr 6: 14

5 Neurorehabilitation der Armfunktion

Thomas Platz, Linda Schmuck

5.1 Einleitung

Die Hemiparese ist einer der bedeutendsten Prädiktoren für Langzeitbeeinträchtigungen nach Schlaganfall (Hankey et al. 2002; Meijer et al. 2003). Die motorische Beeinträchtigung des betroffenen Armes kann bis zu 50 % der Unterschiede in der funktionellen Selbstständigkeit von Schlaganfallpatienten erklären (Mercier et al. 2001). Sowohl eine **Armschädigung** („impairment"), das heißt die geminderte Fähigkeit, den Arm selektiv zu bewegen, als auch eine **Aktivitätslimitierung** des Armes, das heißt seine eingeschränkte Fähigkeit, im Alltag funktionell eingesetzt zu werden, sind mit dem längerfristigen Hilfebedarf bei den Verrichtungen des täglichen Lebens und bei der Wahrnehmung sozialer Rollen nach Schlaganfall verbunden (Desrosiers et al. 2003). Die erfolgreiche Behandlung der Armlähmung und ihrer Folgen haben demnach große Alltagsrelevanz. Das unterstreicht auch eine Studie mit Schlaganfallbetroffenen, pflegenden Angehörigen und Behandlern, die die Frage der Therapie der Armparese unter die „Top 10"-Fragen für ein Leben nach Schlaganfall einordnete (Pollock et al. 2014).

Wichtig für das Verständnis der Armlähmung nach Schlaganfall und damit für die Behandlungsplanung ist es, den Schweregrad der Armparese im Blick zu haben: Die Armlähmung kann unterschiedlich stark ausgeprägt sein, häufig beobachtet man entweder leichtere Lähmungen oder sehr schwere Lähmungen (Nakayama et al. 1994; Wade et al. 1983). Dadurch bedingt gibt es für die Therapieplanung mindestens zwei sehr unterschiedliche Patientengruppen zu beachten.

Patienten mit einer schweren Armlähmung können den betroffenen Arm im Alltag oftmals gar nicht oder nur sehr eingeschränkt einsetzen. Diesen Patienten fällt es schwer, einzelne Abschnitte im Arm selektiv anzusteuern, zum Beispiel den Arm gezielt nur in der Schulter, im Ellenbogen, im Handgelenk oder in den Fingern zu bewegen. Dabei kommt es zu verschiedenen Problemen der Innervation: Sie kann für manche Bewegungsmöglichkeiten (für bestimmte Gelenksbewegungen) komplett fehlen beziehungsweise eingeschränkt sein, oder es kann sein, dass Bewegungen in einem Gelenk nur mit Tonussteigerung und Kokontraktion gelingen, oder dass keine selektive Bewegungen, sondern nur Bewegungen in „Mustern" über Gelenke hinweg gelingen. Zu dem Problem der stark beeinträchtigten willentlichen Bewegungsfähigkeit kommt oft noch das Problem einer der Armlähmung folgenden Spastik bzw. einer „spastischen Dystonie", die eine Fehlstellung des Armes in Ruhe und die Schwierigkeit, den Arm passiv zu bewegen, zum Beispiel beim Waschen oder beim Anziehen, bedingen.

Patienten mit einer leichten Armlähmung können ihren Arm bewegen und im Alltag auch einsetzen. Die Bewegungen sind aber oftmals noch verlangsamt und „ungeschickt". Vieles, was eine gesunde Person mit ihrem Arm im Alltag macht, fällt noch schwer oder gelingt nicht mehr so gut, obwohl der Arm bewegt werden kann.

Es gibt ein vielfältiges Therapieangebot für den zentral-paretischen Arm. Dieses soll hier basierend auf einer systematischen Evidenzbasierung im Rahmen der Leitlinienarbeit der Deutschen Gesellschaft für Neurorehabilitation (S3-Leitlinie, Stand 23.04.2020; Hrsg. DGNR; erreichbar unter https://www.awmf.org/leitlinien/detail/ll/080-001.html) und der Weltföderation Neurorehabilitation (Evidence-based practice recommendations, Stand 2021; WFNR; Open Access erreichbar unter https://rd.springer.com/chapter/10.1007/978-3-030-58505-1_7) zur Armrehabilitation (Platz 2009; Platz und Schmuck 2016; Platz et al. 2010, 2021) dargestellt werden; Literatursuchen nach randomisierten kontrollierten Studien und systematischen Reviews erfolgten dafür 2006, 2013, 2016 und zuletzt am 23.07.2017 (PubMed and Cochrane Library). Systematisch bewertet und genutzt wurden 411 Berichte von randomisierten kontrollierten Studien und 114 Systematische Reviews (SR)/Metaanalysen.

Um für das Update auch neuere relevante Evidenz zu berücksichtigen, erfolgte am 10.04.2024 eine Suche nach neueren systematischen Reviews und randomisierten kontrollierten Studien in PubMed und der Cochrane Library mit identischem Suchalgorithmus wie für die Leitlinienarbeit.

Ergänzt wird die Evidenzbasierung um grundsätzliche therapeutische Überlegungen, die vorangestellt werden. Die jeweils abgeleiteten Empfehlungen sind evidenzbasiert und damit wissenschaftlich fundiert, entsprechen inhaltlich auch denen, die einen nationalen bzw. internationalen Konsensusprozess durchlaufen haben; dennoch sind sie textlich nicht unbedingt mit den „Leitlinienempfehlungen" identisch. Auch werden in der deutschsprachigen Leitlinie mehr Themen und spezifische Therapieformen adressiert als dies im Rahmen dieser Übersicht möglich ist. Zudem ist zu beachten, dass hier zwar Empfehlungen für die einzelnen Therapieformen und -aspekte gegeben werden, was aber nicht heißt, dass sie beim einzelnen Patienten alle anzuwenden sind. Oftmals ergeben sich daraus alternative Therapieoptionen, über die im individuellen Kontext zu entscheiden ist. Dazu erfolgen im Abschnitt 9 „Klinisches Vorgehen bei der Auswahl der Verfahren" Erläuterungen und Hilfestellungen. Abschließend erfolgt eine kurze Darstellung häufiger eingesetzter Assessment-Verfahren.

5.2 Allgemeine Therapieüberlegungen zur Behandlung der Armparese

Sensomotorisches Lernen findet zum Großteil unbewusst statt. Die Bewegungsintention ist uns bewusst, aber nicht die vielen beteiligten (Informationsverarbeitungs-) Prozesse (senso)motorischer Kontrolle. Sensomotorisches Lernen und Kontrolle involvieren viele Zentren entlang der „Neuroachse" (u. a. Netzwerke in Großhirn kortikal und subkortikal sowie im Kleinhirn). Die Etablierung von Bewegungsrepräsentationen bzw. von Bewegungskontrollkompetenzen (motorisches Lernen) erfordert viele Wiederholungen von motorischen Aufgaben, die die zu verbessernden Leistungen beinhalten. *Oftmals ist hier ein intensives wiederholendes Üben an der Leistungsgrenze* erforderlich.

Da die sensomotorischen Armfunktionen sehr viele unterschiedliche Aspekte umfassen, wird eine Behandlung immer auf die Aspekte spezifisch fokussieren (müssen), die aktuell erreichbar sind und eine verbesserte Armfunktionalität erwarten lassen. Es geht einerseits darum, dass die relevanten Kontrollaspekte sehr *spezifisch* beübt/gefördert werden. Andererseits ist es ebenso wichtig, dass möglichst *alle relevanten Aspekte*, ggf. auch in der richtigen, d. h. *erfolgversprechenden Reihenfolge*, trainiert werden.

Es kann Situationen geben, in denen die Komplexität der Übungssituation reduziert gestaltet werden muss, etwa bei sehr schweren Paresen und dem Ziel, basale selektive Innervations- und Bewegungsfähigkeit zu fördern (z. B. beim Arm-Basis-Training). Andererseits müssen Übungssituationen für Patienten mit leichteren Paresen auch komplex anspruchsvoll sein, um beispielsweise Sensomotorik auf hohem Leistungsniveau zu trainieren (z. B. beim Arm-Fähigkeits-Training) (Platz et al. 2009). Das gilt bis hin zu komplexen alltagsnahen Situationen, wenn es darum geht, einen gelernten Nichtgebrauch einer teilgelähmten Extremität durch massives Beüben zu revidieren (z. B. bei der Bewegungsinduktionstherapie „constraint-induced movement therapy“, CIMT) (Wolf et al. 2009).

In all diesen Situationen ist es erforderlich, die Selbstorganisation des Gehirns zu stärken und durch die Übungssituation Voraussetzungen zu schaffen, in denen das Gehirn trainingsinduziert seine Kontrollfunktionen durch eine Reorganisation steigern kann und damit seine Arm- und Handfunktionen und -aktivitäten verbessert.

Das „Trainingspaket“ sollte daher individuell so selektiert und im Therapieverlauf modifiziert werden, dass die motorischen Kontrollaspekte spezifisch und umfassend gefördert werden, die beim jetzigen Leistungsstand der zerebralen Kontrolle am ehesten einen therapeutisch-funktionellen Fortschritt erlauben.

Dabei gilt es Therapien auszuwählen, die für die jeweiligen Therapieziele nachweislich wirksam sind bzw. im besten Falle wirksamer sind als alternative Behandlungsmethoden. Hierzu gibt es nur begrenzt Nachweise, oftmals zeigten sich unterschiedliche therapeutische Vorgehensweisen in Studien als ähnlich wirksam. Beispielhaft sei eine Netzwerk-Metaanalyse zur Robot-assistierten Therapie (RAT), Virtuelle Realität (VR)-unterstützten Therapie und Telerehabilitation (TR) genannt, die sich auf 15 Metaanalysen mit 189 randomisierten kontrollierten Studien stützte (Everard et al. 2022). Auf Schädigungs-Ebene der motorischen Armfunktion wurde während der subakuten Phase kein signifikanter Unterschied zwischen VR, RAT und TR festgestellt. In der chronischen Phase waren sowohl VR-Effekte (standardisierte Mittelwertdifferenz, SMD 0,53, 95 % Konfidenzintervall, 95 % KI 0,17 bis 0,89; p 0,004) als auch RAT-Effekte (SMD 0,45, 95 % KI 0,02 bis 0,88; p = 0,04) signifikant besser als Effekte einer TR; dabei wurden VR und RAT als gleich wirksam bewertet (SMD 0,08, 95 % KI -0,26 bis 0,42; P = 0,64). Auf Aktivitätsebene konnte weder für die subakute noch die chronische Phase ein Wirksamkeitsunterschied zwischen VR, RAT und TR nachgewiesen werden. Subgruppenanalysen für die subakute Phase zeigten für RAT die stärkste Wirkung bei Patienten mit schweren bis mittelschweren Beeinträchtigungen, während VR und TR die größten Effekte für Patienten mit leichten Beeinträchtigungen hatte; in der chronischen Phase wurden bei allen Technologien die größten Effekte bei Patienten mit leichten Beeinträchtigungen beobachtet.

Das Gehirn kann immer das an verbesserter Funktionalität im Alltag einsetzen, was es gelernt und zur Verfügung hat. Der Alltag kann also in dem Maße funktionell durch Therapie unterstützt werden, wie das Erlernte eine alltagsrelevante verbesserte Funktionalität darstellt. Daher ist für die Therapie darauf zu achten, dass die geförderten Aspekte der motorischen

Kontrolle Schlüsselaspekte der Alltagsfunktionalität darstellen. Damit ist nicht gemeint, dass Therapie immer aufgaben- bzw. konkret alltagsbezogen sein muss. Es geht vielmehr darum, die relevanten Kontrollfunktionen der (Senso-)Motorik gezielt zu fördern (Schädigungs-orientierte Therapie), da deren Verbesserung zumindest mittelfristig einen Alltagsnutzen generieren wird. Das kann und muss nicht unmittelbar erreicht werden, sollte aber zumindest mittelbares Ziel sein.

Ein Übertrag in den Alltag geschieht nicht unbedingt „automatisch"; es lohnt sich, den Transfer einer verbesserten motorischen Kontrolle in den Alltag aktiv therapeutisch zu fördern, um ein für den Alltag möglichst gutes Therapieergebnis zu erzielen (Taub et al. 2013). Ein Transfer des (Wieder-)Erlernten in den Alltag kann durch protokollierte Eigenübungsprogramme mit Logbuch-Einträgen und durch gemeinsame Analysen, was den Armeinsatz im Alltag ggf. erschwert, unterstützt werden, um hierfür individuelle Transferlösungen transparent zu machen.

Grundsätzlich ist für die Therapieentscheidungen auch das individuell wahrscheinliche Erholungspotenzial zu berücksichtigen (Plantin et al. 2021; Stinear et al. 2017). Weder sollen Betroffenen Behandlungen vorenthalten werden, die das Erreichen ihrer Ziele wahrscheinlich unterstützen können, noch sollen Aufwand und Belastungen erzeugt oder auch „falsche Hoffnungen" verstärkt werden, wenn keine Aussicht auf Behandlungserfolg besteht. Dabei ist klinisch zu beachten, dass eine „im Mittel" ungünstige (spontane) Erholungsprognose nicht gleichbedeutend damit ist, dass eine spezifische Behandlung individuell nicht erfolgreich sein kann.

Zusätzlich zum bisher Gesagten ist wichtig: Auch wenn hier eine neurobiologische Sicht einer Therapierationale vorgestellt wurde, so sind Therapieentscheidungen immer im Kontext der individuellen Ziele eines Betroffenen zu treffen. Erst in diesem Zusammenhang erhalten die hier gemachten Empfehlungen individuelle „Gültigkeit": Wenn ein Betroffener durch eine Armparese bedingte Einschränkungen der Teilhabe oder seiner Alltagsaktivitäten hat, er diese durch eine Behandlung zu verbessern sucht und seine Ziele durch eine Wiederherstellung der Funktion bei Armparese erreicht werden können, dann sind die hier gemachten Aussagen für die Therapieentscheidung direkt relevant.

5.3 Zeitpunkt, Intensität und Dauer der Behandlung

Im klinischen Alltag ist oftmals zu entscheiden, wann und wie lange bzw. wie intensiv rehabilitative Therapien verordnet und durchgeführt werden sollen. Eine einfache Dosis-Wirkungs-Beziehung gibt es in der Armrehabilitation nach Schlaganfall nicht (Platz et al. 2017). In einem Cochrane Review konnte für Schädigungsmaße (SMD 0,32, 95 % KI 0,06 bis 0,58; $P = 0{,}01$; $I^2 = 10\,\%$; 9 Studien, 287 Teilnehmer; Evidenz niedriger Sicherheit), nicht jedoch für Aktivitätsmaße ein positiver Effekt von mehr versus weniger Zeit für die Armrehabilitation nachgewiesen werden (Clark et al. 2021).

Insbesondere für die frühe Phase nach einem Schlaganfall in den ersten Wochen und Monaten wurde gezeigt, dass eine spezifische Armrehabilitation die Erholung der Armaktivitäten beschleunigt (Kwakkel et al. 1999). Die Rehabilitation der Armmotorik sollte wenige Tage nach einem Schlaganfall beginnen. 30 Minuten werktägliche zusätzliche spezifische Armrehabilitation sollte erfolgen, wenn eine Beschleunigung der Wiederherstellung der Armmotorik das Behandlungsziel ist. Die Effekte einer Intensivierung der Armrehabilitation wurden in Studien mit einem Behandlungszeitraum von vier bis 20 Wochen und täglicher Armtherapie bis zu drei Stunden dokumentiert. Eine Therapiedauer von zwei bis drei Stunden pro Tag kann im Vergleich zu einer Stunde pro Tag noch einen Zusatznutzen generieren (Han et al. 2013). Auch ein intensiviertes individualisiertes Armtraining mit „shaping" und einer Gesamttrainingszeit von 20 Stunden zeigte im Vergleich zur Standardbehandlung, wenn entweder innerhalb des ersten Monats begonnen (Action Research Arm Test, ARAT Differenz = 5,25 ± 2,59 Punkte, P = 0,043) und wenn nach zwei bis drei Monaten begonnen (ARAT Differenz = 6,87 ± 2,63, P = 0,00), nicht aber wenn nach sechs oder mehr Monaten begonnen, einen Zusatznutzen bezüglich der Armaktivitäten (Dromerick et al. 2021).

Wenn der Arm nicht komplett plegisch ist, ist auch ein an die Armlähmungsschwere adaptiertes tägliches Eigentraining (60 Minuten/Tag; auch als Training zu Hause) mit intermittierender Supervision (ein Therapeuten-Patienten-Kontakt pro Woche) sinnvoll, wenn bei subakuten Schlaganfallpatienten alltagsrelevante funktionelle Verbesserungen Behandlungsziel sind; die Compliance sollte dabei z. B. mit einem Logbuch überprüft werden (Harris et al. 2009).

In einem systematischen Review wurde ferner festgestellt, dass häusliche und zentrumsbasierte Interventionen bei Personen mit leichten bis mittleren Einschränkungen nach einem Schlaganfall ähnliche Effekte auf die motorische Erholung der oberen Gliedmaßen und die Aktivitäten hatten, wenn die Intensität der Supervision und Art und Umfang der Übungen selbst vergleichbar waren (Nascimento et al. 2022). Die Wirksamkeit von nicht supervidiertem strukturierten häuslichen Eigentraining ist jedoch in ihrer Anwendbarkeit und Wirksamkeit sehr begrenzt (Wong et al. 2020).

Auch in späteren Krankheitsphasen wurden verschiedentlich Therapieeffekte abgesichert. In der chronischen Phase (mehr als ein Jahr nach Schlaganfall) waren sowohl kürzere intensivere als auch längere weniger intensive Behandlungsformen wirksam. Wöchentlich 90 bis 270 Minuten strukturiertes repetitives Training von Schulter-, Ellenbogen- sowie Handgelenks- und Fingerbewegungen bei mittelschwerer bis schwerer Armlähmung, ggf. unterstützt durch EMG-getriggerte Elektrostimulation oder funktionelles aufgabenbezogenes Training mit wiederkehrenden Behandlungsphasen (und Pausen) wird zur Verbesserung der Armaktivitäten im Alltag empfohlen (Cauraugh et al. 2011; Corti et al. 2012).

Die Wirksamkeit einer kontinuierlichen Behandlung ist nicht untersucht. Eine fortgeführte Behandlung sollte erfolgen, wenn folgende Bedingungen erfüllt sind: Zum einen sollten funktionelle Defizite bestehen, zum anderen sollten während der Therapie funktionelle Verbesserungen dokumentierbar sein (bzw. funktionelle Verschlechterungen nach deren Absetzen).

5.4 Physiotherapeutische Schulen

Eine überlegene Wirksamkeit einer der länger bekannten therapeutischen Schulen wie zum Beispiel der Bobath-Behandlung oder der propriozeptiven neuromuskulären Fazilitation (PNF) gegenüber einer anderen Schule lässt sich für die Armrehabilitation aus der beurteilten Literatur nicht ableiten. Vielmehr zeigte sich eine Bobath-Behandlung gegenüber anderen spezifischen Therapieformen der Armrehabilitation wie einem Aufgaben-spezifischen Training oder Robot-Therapie, wie metaanalytisch gezeigt wurde, unterlegen (Dorsch et al. 2023). Eine Empfehlung für eine der Schulen (Bobath, PNF, „traditionelle Techniken") kann nicht gegeben werden.

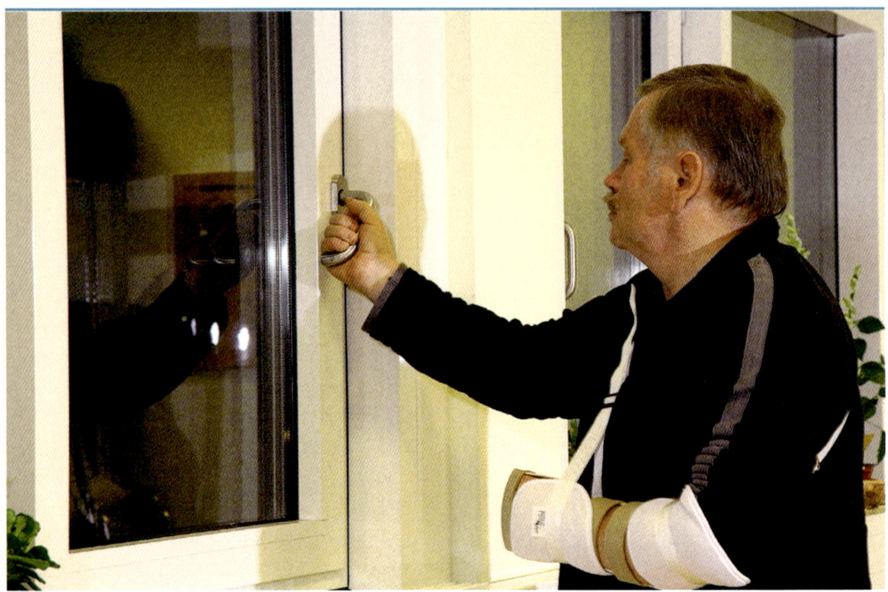

Abb. 5.1: „Constraint-induced movement therapy" (CIMT) (Bewegungsinduktionstherapie)

Durch eine Lagerungsschiene wird der gesunde Arm während einiger Stunden oder fast den ganzen Tag immobilisiert. Dadurch ist es für den Patienten erforderlich, alles, was im Alltag mit den Händen bzw. mit dem Arm gemacht wird, mit dem betroffenen Arm auszuführen. Für den betroffenen Arm wird dadurch ein deutliches Mehr an Bewegungen „induziert" (hervorgerufen). Patienten sollten für die Therapie Mindestkriterien an Armfunktionalität und Sicherheit in Stand und Gang erfüllen.

5.5 Spezifische neuere übende Therapieansätze

In der Armrehabilitation können sehr unterschiedliche therapeutische Ansätze gewählt werden. Es gibt verschiedene neuere Optionen, wie in der Ergo- oder Physiotherapie der betroffene Arm aktiv beübt werden kann. Ob und welche dieser therapeutischen Vorgehensweisen sich in klinischen Studien als wirksam erwiesen haben und welche Empfehlungen deshalb gegeben werden, wird in den nachfolgenden Abschnitten näher beschrieben werden. Es ist so, dass sich verschiedene wirksame Therapieverfahren nicht gegenseitig ausschließen, sondern in Abhängigkeit von der Schwere der Beeinträchtigung in verschiedenen Phasen der Therapie eingesetzt werden können. Auch ist es denkbar, dass je nach Möglichkeiten der Therapie diese alternativ oder auch parallel eingesetzt werden. Am Ende des Kapitels werden Empfehlungen zur Therapieauswahl separat für schwere, mittelschwere und leichte Paresen tabellarisch vorgestellt.

5.5.1 „Constraint-induced movement therapy" (CIMT) (Bewegungsinduktionstherapie)

Die Bewegungsinduktionstherapie geht von der Vorstellung aus, dass es einen „gelernten Nichtgebrauch" des gelähmten Armes gibt. Was heißt das? Wenn Patienten nach einem Schlaganfall anfänglich eine schwerere Lähmung haben, können sie den Arm im Alltag nicht einsetzen. Der Patient „lernt" dann, die Alltagsaufgaben mit dem nicht betroffenen Arm auszuführen, da dies für ihn leichter geht. Nach der weiteren Erholung des vormals stärker gelähmten Armes könnte dieser zwar theoretisch im Alltag wieder eingesetzt werden, da der Patient aber verlernt hat, diesen Arm einzusetzen, macht er dies auch weniger, als eigentlich bereits wieder möglich wäre. Dieses Verhalten nennt man einen „gelernten Nichtgebrauch". Dieses „Verlernen" kann wieder rückgängig gemacht werden. Indem der gesunde Arm zum Beispiel mit einem speziellen Handschuh während einiger Stunden oder fast den ganzen Tag immobilisiert wird, ist es für den Patienten erforderlich, alles, was im Alltag mit den Händen gemacht wird, mit dem betroffenen Arm zu machen. Für den betroffenen Arm wird dadurch ein deutliches Mehr an Bewegungen „induziert" (hervorgerufen). So entsteht eine Alltagssituation, in der der betroffene Arm massiv beübt und eingesetzt wird. In vielen Studien konnte nachgewiesen werden, dass so das erlernte Verhalten des Nichtgebrauches wieder rückgängig gemacht werden kann (Abb. 5.1).

Für die Bewegungsinduktionstherapie ist die Wirksamkeit sehr gut belegt, sofern Patienten eine teilweise erhaltene Handfunktion haben und gleichzeitig den Arm im Alltag wenig einsetzen (vgl. den Cochrane-Review von Corbetta et al. 2015 mit 42 randomisierten kontrollierten Studien und insgesamt 1.453 Teilnehmern). Das trifft für die Früh- und die Spätphase nach einem Schlaganfall (mehr als ein Jahr nach dem Schlaganfall) zu. Sowohl die ursprüngliche Form der Therapie (sechs Stunden aktive Therapie pro Tag mit einem Therapeuten und zusätzlich Immobilisierung des nicht betroffenen Armes für 90 % der Stunden tagsüber) als auch eine modifizierte weniger intensive Form (zum Beispiel mit zwei Stunden Therapie pro Tag und vier- bis sechsstündiger Immobilisation des nicht betroffenen Armes) können die Armfunktionen und den Gebrauch des Armes im Alltag fördern. Die intensive Form wird typischerweise für zwei Wochen durchgeführt, die weniger intensive Form für bis zu zehn Wochen. Diese modifizierte, weniger intensive Form ist leichter praktisch umsetzbar und kann parallel zu anderen Therapieangeboten durchgeführt werden. Auch gibt es Hinweise aus einem systematischen Review, dass die weniger intensive Form in der frühen Phase nach dem Schlaganfall eher nützlich ist (Nijland et al. 2011). Der Therapieansatz, dass begleitend eine Schlinge am nicht betroffenen Arm an den Behandlungstagen getragen wird („erzwungener Gebrauch" bzw. Englisch „forced use"), scheint weniger relevant für den Behandlungserfolg zu sein als die tatsächliche intensive Therapie des betroffenen Armes, zumindest wenn die Patienten angehalten werden, den nicht betroffenen Arm möglichst nicht einzusetzen („freiwilliger Nichtgebrauch") (Krawczyk et al. 2012).). Wenn angewendet, dann zeigten sich vier bis sechs Stunden Restriktion des nicht betroffenen Armes als besonders effektiv (Gao et al. 2023). Bedeutsam ist auch, die Verstetigung der Therapieeffekte im Alltag durch ein „Transferpaket" zu unterstützen: Der Armeinsatzes im Alltag wird durch eine Reflexion möglicher Hindernisse im Alltag und von Problemlösungsstrategien während der Trainingssitzungen sowie durch einen wöchentlichen Telefonkontakt nach Beendigung der CIMT gezielt gefördert (Taub et al. 2013). Dabei können ein Aufgabentagebuch und auch eine Restriktion der weniger betroffenen Hand eingesetzt werden. Berücksichtigt werden sollten ferner Sicherheitsaspekte (ein genügendes Gleichgewicht muss vorhanden sein).

Die Empfehlung lautet: Wenn eine erlernter Nichtgebrauch vorliegt, der betroffene Arm trotz funktioneller Möglichkeit eines Einsatzes im Alltag nicht eingesetzt wird, diese erlernte Verfahren revidiert werden soll, um den spontanen Gebrauch im Alltag zu stärken und die Therapie angeboten werden kann, dann soll sie durch-

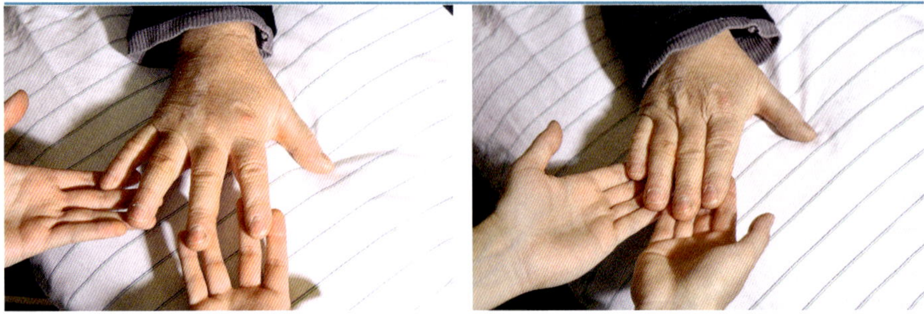

Abb. 5.2: Arm-Basis-Training (ABT)

Beim ABT wird die selektive Bewegungsfähigkeit in den einzelnen Arm- und Handabschnitten durch ein systematisches repetitives Training werktäglich, oft über einen längeren Behandlungszeitraum, beübt. Das ABT ist ein Stufentherapieprogramm in drei Stufen. Bei der ersten Stufe wird unter Aufhebung der Eigenschwere die Fähigkeit, selektiv isolierte Bewegungen willkürlich zu generieren, repetitiv und systematisch für alle Freiheitsgrade im Arm geschult. Im Beispiel sind die Fingerabduktion (links) und -adduktion (rechts) gezeigt, die neben vielen anderen Bewegungen täglich repetitiv geübt werden. In Stufe 2 wird diese aktive (dynamische) Bewegungsfähigkeit in den einzelnen Gelenken dann mit und gegen die Schwerkraft und damit gekoppelt an die posturale Kontrolle des Armes geübt. In Stufe 3 werden Multigelenksbewegungen trainiert.

geführt werden (in den ersten sechs Wochen nach Schlaganfall modifiziert mit nicht mehr als zwei Stunden Training pro Tag und bis zu sechs Stunden Restriktion kombiniert). Eine Restriktion („forced use") außerhalb der Therapiesitzungen wird empfohlen, wenn sie mit einem „Transferpaket" während der Sitzung verbunden wird.

5.5.2 Bilaterales Training

Unter bilateralem Training versteht man, dass mit beiden Armen (bilateral) insbesondere gleichzeitig symmetrische Bewegungen bei der Therapie ausgeführt werden.

Effekte eines bilateralen Trainings stellen sich in klinischen Studien und systematischen Reviews differenziert dar. Während bilaterales Training im Vergleich zu unilateralem Training bezüglich einer Verbesserung selektiver Beweglichkeit diskret überlegen war, gelang ein solcher Nachweis auf Aktivitätsebene nicht (Chen et al. 2019) bzw. es war in Bezug auf seine Wirkung auf die selbstbeurteilte Qualität von Armeinsatz im Alltag unilateralem Training unterlegen (Gnanaprakasam et al. 2023).

Eine auf Funktions- oder Aktivitätsverbesserung zielende Armrehabilitationsbehandlung kann mit bilateralen Übungen gestaltet werden. Für leichter betroffene Patienten im chronischen Stadium sollte bilaterales Training nicht bevorzugt angeboten werden, wenn Armaktivitäten und Einsatz des betroffenen Armes im Alltag verbessert werden sollen.

5.5.3 Schädigungsorientiertes Training („Impairment oriented Training", IOT)

Ziel der Armrehabilitation nach Schlaganfall ist es, die Armaktivität im Alltag wieder zu fördern. Armaktivitäten beinhalten, was der Arm tatsächlich im Alltag macht, wie zum Beispiel Objekte greifen, sich etwas eingießen, ein Brötchen schmieren oder schreiben. Eine Schädigung beschreibt, warum der Arm im Alltag nicht mehr so gut einsetzbar ist, also zum Beispiel eine Lähmung oder eine Gefühlsstörung und die daraus resultierenden Körperfunktionsstörungen. Das schädigungsorientierte Trai-

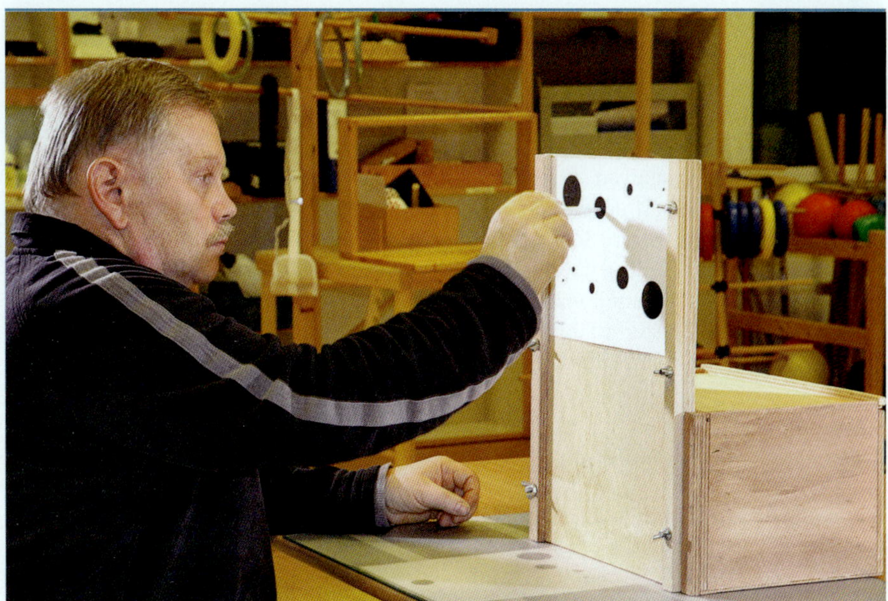

Abb. 5.3: Arm-Fähigkeits-Training (AFT)
Das AFT trainiert die Effizienz verschiedener sensomotorischer Leistungen. Unterschiedliche Aspekte der Fein- und Zielmotorik sind bei leichteren Paresen defizitär, die beim AFT alle – in diesem Sinne umfassend – und immer „an der Leistungsgrenze" beübt werden. Im Beispiel ist das Training von Zielbewegungen gezeigt.

ning möchte die Ursachen für die Alltagsbehinderungen des Armes gezielt beheben und die ursprüngliche Funktion des Armes wiederherstellen. Das schädigungsorientierte Training umfasst zwei modulare Therapieverfahren für die Armrehabilitation, das Arm-Fähigkeits-Training (AFT) für Patienten mit leichter Lähmung (Parese) und das Arm-Basis-Training (ABT) für Patienten mit mittelschwerer bis schwerer Parese. Ein Therapiemanual für die beiden Therapieverfahren wurde publiziert (Platz 2006).

5.5.3.1 Arm-Basis-Training

Beim Arm-Basis-Training (ABT) für Patienten mit mittelschweren bis schweren Lähmungen werden alle Bewegungsmöglichkeiten des Armes (Bewegungen in der Schulter, im Ellenbogen, im Handgelenk und in den Fingern) einzeln und systematisch wiederholend an der Leistungsgrenze beübt. Damit soll die Bewegungsfähigkeit in den einzelnen Abschnitten des Armes wiederhergestellt werden **(Abb. 5.2)**.

5.5.3.2 Arm-Fähigkeits-Training

Das Arm-Fähigkeits-Training (AFT) für Patienten mit leichter Armparese möchte die verschiedenen Armfähigkeiten, wie die gezielte Bewegung des Armes, die Fähigkeit, die Hand ruhig halten zu können, die Geschicklichkeit mit den Fingern und andere Fähigkeiten durch ein Training an der Leistungsgrenze verbessern und damit insgesamt die Geschicklichkeit im Alltag fördern. Verschiedene Formen von „Geschicklichkeit", die voneinander unabhängige sensomotorische Fähigkeiten darstellen, werden gezielt verbessert **(Abb. 5.3)**.

Beide Therapieverfahren haben sich als wirksam bzw. auch bei gleicher Therapiezeit wirksamer im Vergleich zu sonstiger Ergo- bzw. Physiotherapie erwiesen (Platz et al. 2009).

Daher werden folgende Empfehlungen ausgesprochen: Ein Arm-Basis-Training (ABT) sollte bei subakuten Schlaganfallpatienten mit schwerer Parese durchgeführt werden, wenn das Behandlungsziel eine Verbesserung der selektiven Armbeweglichkeit ist. Ein Arm-Fähigkeits-Training (AFT) sollte bei subakuten Schlaganfallpatienten mit leichter Parese durchgeführt werden, wenn das Behandlungsziel die Verbesserung der Leistungsfähigkeit der Sensomotorik (Fein- und Zielmotorik) ist.

5.5.4 Aufgabenorientiertes Training

Beim aufgabenspezifischen Training werden Bewegungsaufgaben, wie sie im Alltag auch vorkommen könnten, beübt, mit dem Ziel, die funktionellen Fähigkeiten zu verbessern. Eine Idee beim aufgabenorientierten Training ist es, dass durch die Übungssituation mit Objekten, die mit dem Alltag Ähnlichkeiten haben, das Gehirn besonders stimuliert wird. Das Besondere ist, dass in der Therapie immer ein Bezug zu Alltagssituationen und -objekten genutzt wird.

Die nicht wenigen durchgeführten Studien zeigten variable Ergebnisse, teilweise ohne nachweisbare Effekte, teilweise mit zur Kontrollintervention vergleichbaren Effekten.

In einer systematischen Übersichtsarbeit („Cochrane Review“) und Metaanalyse über elf randomisierte oder quasirandomisierte kontrollierte Studien (RKS) mit 855 Teilnehmern wurde dargestellt, dass ein aufgabenspezifisches Training verglichen mit üblicher Behandlung (inklusive keiner Behandlung) oder Aufmerksamkeitszuwendung ohne motorisches Training (z. B. kognitives oder Entspannungstraining) einen nachweislichen Effekt mit eher kleiner Effektgröße auf die Wiederherstellung der Arm- oder Handaktivitäten hat, der bis sechs Monaten danach nachweisbar war (French et al. 2016). Ein Dosiseffekt oder ein Effekt des Zeitpunktes nach Schlaganfall konnte nicht festgestellt werden. In Bezug auf mögliche Verzerrungen („Bias“) wurden die Effekte auf die Verbesserung der Arm- oder Handaktivitäten als unsicher bewertet. Auch zeigte nur eine RKS in der Metaanalyse einen klaren Vorteil des repetitiven aufgabenspezifischen Trainings; in dieser Studie (Ayra et al. 2012) hatte der Therapeut explizit auf das adäquate motorische Zielverhalten auf der Schädigungsebene während der Therapie geachtet.

Die Empfehlung lautet: Das aufgabenorientierte Training ist daher eine Therapieoption, Aufgaben-spezifisches Training kann zur Verbesserung der Armaktivitäten eingesetzt werden.

5.5.5 Spiegeltherapie

Eine andere Form, Hirnareale, die für die Bewegung des gelähmten Armes zuständig sind, anzuregen, ist die sogenannte Spiegeltherapie. Der Patient sitzt an einem Tisch, vor ihm steht ein Spiegel auf dem Tisch, in den er von der Seite schaut. Die gesunde Hand ist auf der Seite, die im Spiegel gesehen werden kann. Wenn der Patient dann Bewegungen mit der gesunden Hand ausübt und dabei in den Spiegel schaut, dann sieht es für ihn so aus, als würde sich die gelähmte Hand bewegen.

Wenn Spiegeltherapie täglich für eine halbe Stunde über mehrere Wochen durchgeführt wird, kann dies die motorische Erholung des betroffenen Armes (mittlerer Effekt; kombiniert erfasst auf Schädigungs- oder Aktivitätsebene) und damit einhergehend Alltagskompetenz (kleiner Effekt) fördern. Es können auch Schmerzen im Rahmen eines komplexen regionalen Schmerzsyndromes (CRPS) mit der Spiegeltherapie therapeutisch beeinflusst werden, wie in einer systematischen Übersichtsarbeit („Cochrane Review“) mit Metaanalyse, die 62 RKS mit 1982 Teilnehmern einschloss (zehn Studien mit Behandlung der Beine, Suche bis August 2017), gezeigt wurde (Thieme et al. 2018). Unilaterale Bewegungsausführungen (ohne Objekte) und ein ausreichend großer Spiegel könnten die Wirksamkeit eventuell unterstützen (Morkisch et al. 2019).

Die Empfehlung lautet: Eine zur Standardtherapie zusätzliche mehrwöchige Spiegeltherapie sollte bei subakuten und chronischen Schlaganfallpatienten bei mittelschweren bis schweren Armparesen ggf. als supervidiertes Eigentraining durchgeführt werden, wenn eine Verbesserung der motorischen Funktion (auf Schädigungs- oder Aktivitätsebene) angestrebt wird und erreichbar scheint. Eine Spiegeltherapie kann zur Mitbehandlung neuropathischer Schmerzen bei CRPS zur Anwendung kommen.

5.5.6 Mentales Training (Vorstellung von Bewegungen)

Ähnlich wie bei der Spiegeltherapie gibt es die Möglichkeit, dass man sich die Bewegung des gelähmten Armes vor seinem geistigen Auge vorstellt. Beispielsweise können sich Patienten nach einer Therapie vorstellen, wie der gelähmte Arm dabei bewegt wurde. Dies kann die motorische Erholung auf Schädigungs- und Aktivitätsebene fördern, wie in systematischen Reviews mit Metaanalysen klinischer Studien gezeigt wurde (Barclay et al. 2020); der Wirksamkeitsnachweis wurde u. a. als Zusatz zu konventioneller Therapie oder modifizierter CIMT belegt (Zusatzpunkte Fugl-Meyer Arm Score: Mittelwert 4,43, 95 % KI 2,72 bis 6,14) (Park et al. 2018). Ein alleiniges mentales motorisches Training ohne parallel stattfindendes physisches motorisches Training scheint jedoch nicht wirksam zu sein (Ietswaart et al. 2011); deswegen wird es in Kombination mit physisch durchgeführter Armtherapie empfohlen.

Die Empfehlung lautet: Zusätzlich zur sonstigen motorischen Therapie kann ein über mehrere (3–10) Wochen durchgeführtes zweimal wöchentlich bis tägliches mentales Training (10–60 Minuten) mit vorgestelltem Gebrauch des betroffenen Armes im Alltag bei subakuten und chronischen Schlaganfallpatienten mit vorhandener Restfunktion der Hand erwogen werden, wenn eine Verbesserung der Armaktivitäten Behandlungsziel ist bzw. bei subakuten Schlaganfallpatienten auch eine Verbesserung der selektiven Bewegungsfähigkeit im paretischen Arm. Alleiniges mentales motorisches ohne paralleles physisches motorisches Training sollte nicht durchgeführt werden mit dem Ziel, die Armmotorik nach Schlaganfall zu fördern.

5.5.7 Handlungsbeobachtung („Action Observation")

Handlungsbeobachtung ist ein weiterer für die Armrehabilitation vorgeschlagener Rehabilitationsansatz, bei dem die Person mit Schlaganfall eine gesunde Person bei der Ausführung einer Aufgabe beobachtet, entweder auf Video oder persönlich, gefolgt von der Ausführung der gleichen Aufgabe oder nicht. Diese Technik kann ohne teure und komplizierte Geräte durchgeführt werden und erfordert nur begrenzt therapeutische Betreuung. Studien zeigen, dass die Beobachtung von Handlungen ähnliche Hirnareale aktiviert wie die, die bei der Ausführung der gleichen Handlung aktiviert werden, und dass dies die Wiederherstellung von Bewegungen nach einem Schlaganfall begünstigen kann. Ein Cochrane Review zeigte, dass Handlungsbeobachtung einen kleinen Effekt auf die Armfunktion (elf Studien, 373 Teilnehmende) und auf die Handfunktion (fünf Studien, 178 Teilnehmende) haben kann (Borges et al. 2022); in Subgruppenanalysen des Reviews konnten die Effekte auf Armfunktion bei mittelschwerer Lähmung abgesichert werden.

5.6 Technisch unterstützte Rehabilitationsverfahren

5.6.1 Sensible elektrische Stimulation, Vibrations- und thermische Stimulation, sensible Stimulation durch intermittierende pneumatische Kompression sowie Akupunktur

Elektrische, Vibrations-, pneumatisch-kompressive bzw. auch thermische sensible Stimulationen könnten ein Potenzial für die (somatosensible und) motorische Armrehabilitation haben.

Aktive somatosensorische Stimulation, eine Sehnen-/Muskel-Vibration sowie auch eine repetitive periphere sensible elektrische Stimulation konnten motorische Funktionen verbessern (Conforto et al. 2018; Mortaza et al., 2019; Yilmazer et al. 2019). Analoges gilt für Akupunktur (Cai et al. 2017). Sie können ergänzend erwogen werden.

5.6.2 Neuromuskuläre, EMG-getriggerte und funktionelle Elektrostimulation (NMES, EMG-ES und FES)

Unter funktioneller Elektrostimulation (FES) wird eine Stimulation verstanden, die in einem funktionellen Bewegungskontext verwendet wird (z. B. beim Greifen). Von der FES unterschieden wird die EMG-getriggerte Elektrostimulation (EMG-ES), die auf einer Elektrostimulation basiert, die an eine intendierte Willkürbewegung an einem Gelenk ohne direkten Aktivitätsbezug gekoppelt ist. Für andere neuromuskuläre Stimulationen wird der allgemeinere (Ober-)Begriff der neuromuskulären Elektrostimulation (NMES) verwendet.

Die neuromuskuläre Elektrostimulation (NMES) wurde z. T. bei ihrer Anwendung für die Schultergürtel-Muskulatur klinisch geprüft, am häufigsten jedoch für die Stimulation der Finger- und Handgelenksextensoren. Der klinische Haupteinsatz der Verfahren wird in einer ergänzenden Therapie bei schweren Lähmungen gesehen, wobei die EMG-getriggerte Elektrostimulation bzw. die FES wegen ihrer Kopplung an den Versuch der Willkürinnervation als vorteilhafter erachtet werden, soweit sie umsetzbar sind. Bei Patienten mit schwerer Fingerextensions- oder Handlähmung und zumindest teilweise erhaltener proximaler Motorik kann so eine funktionale ein- oder mehrkanalige Stimulation zur Induktion von Greifen und Loslassen mit Beüben alltäglicher Aktivitäten eingesetzt werden (u. a. Shindo et al. 2011). Bei Patienten mit schwerer proximaler Lähmung kann analog eine mehrkanalige Stimulation zur Beübung kombinierter Schulter- und Ellenbogenbewegungen (z. B. nach vorne oder zur Nase reichen) genutzt werden (u. a. Trasher et al. 2008).

Die Therapie kann in Kleingruppen durchgeführt werden, bei selektierten Patienten auch als Heimtraining, was organisatorisch relevant ist.

In ihrer Metaanalyse zur Elektrostimulation mit 48 Studien und 1.721 Teilnehmern weisen Yang et al. (2019) placebokontrolliert eine auch anhaltende und jeweils vergleichbare Wirksamkeit der zyklischen und EMG-getriggerten Elektrostimulation für die Wiederherstellung der selektiven Bewegungsfähigkeit in Arm und Hand wie auch für die Arm-Hand-Aktivitäten mit mittleren Effektstärken für Patienten mit mittelschweren und schweren Armparesen nach.

Die Empfehlung lautet: Die NMES, EMG-ES oder FES können in den nachweislich wirksamen Indikationen zur Behandlung bei Armparese eingesetzt werden.

Bei der Elektrostimulation sind die spezifischen Anwendungsbeschränkungen und Sicherheitshinweise, wie sie den jeweiligen Gerätedokumenten zu entnehmen bzw. vom Hersteller zu erfragen sind, zu beachten.

5.6.3 Therapie mit virtueller Realität (VR)

Die Wirksamkeit von auf VR-basierten Therapien hängt von ihren spezifischen Charakteristika ab und ob sie relevante therapeutische Prinzipien für bestimmte Patientengruppen implementieren. Eingesetzt wurden kommerzielle Spielkonsolen (z. B. Xbox Kinect, Nintendo Wii, IREX und PlayStation) bzw. spezifische Reha-Systeme (z. B. Reinforced Feedback in Virtual Environment, RehabMaster und You-Grabber).

In einem Cochrane Review, der 72 häufiger kleinere RKS und quasi-randomisierte Studien mit 2.470 Teilnehmern einschloss, ergab der Vergleich VR versus konventionelle Therapie in Bezug auf Armfunktion und -aktivitäten keinen Vorteil für die VR-behandelten Patienten; anders sah es beim Vergleich zusätzliche VR versus „übliche Behandlung" (alleine) Therapie aus, hier zeigte sich ein moderater Vorteil für die zusätzliche VR-Therapie in Bezug auf Armfunktion und -aktivitäten (Laver et al. 2017). Die Ergebnisse eines anderen systematischen Reviews sprechen dafür, dass Patienten mit moderaten bis schweren Armparesen am stärksten von VR-Behandlung profitierten (verglichen mit Patienten mit entweder leichten einerseits oder schweren Paresen andererseits) (40 Studien, 2.018 Teilnehmer) (Jin et al. 2022). Auch scheinen spezifische Reha-Systeme eher Behandlungserfolge zu unterstützen (Maier et al. 2019).

Die Empfehlung lautet: Bei subakuten und chronischen Schlaganfallpatienten mit leichter bis mittelschwerer Armparese bzw. bei Geräten mit Armgewichtsentlastung auch bei schwerer inkompletter Parese kann ein VR-unterstütztes Handtraining oder Armtraining in einer Einrichtung oder als häusliches Eigentraining zusätzlich erwogen werden, wenn das Behandlungsziel die Verbesserung der selektiven Bewegungsfähigkeit oder des aktiven Bewegungsausmaßes ist.

5.6.4 Nicht-robotische dynamische Handorthesen (DHO) und Rehabilitationshandschuh („haptic glove")

Nach einem Schlaganfall ist die aktive Fingerstreckung häufig beeinträchtigt, was die funktionelle Rehabilitation einschränkt. Nicht-robotische dynamische Handorthesen („dynamic hand orthosis, DHO") können hier Abhilfe schaffen. Die Ergebnisse einer Metaanalyse (vier RCTs, 56 Teilnehmende) mit positivem Effekt eines therapeutischen Einsatzes von DHO auf die Arm-Hand-Funktion sind ermutigend, aber die eingeschlossenen Studien waren klein und hatten ein hohes Risiko der Verzerrung, was bedeutet, dass es derzeit keine ausreichende Evidenz dafür gibt, dass nicht-robotische DHOs die motorische Erholung der oberen Extremität nach einem Schlaganfall verbessern (Alexander et al. 2022).

Die Wirksamkeit von VR-Anwendungen für die motorische Rehabilitation der oberen Extremitäten nach einem Schlaganfall wurde wie oben ausgeführt bereits umfassend untersucht, die Wirksamkeit der Kombination von Rehabilitationshandschuhen („haptic glove") und semiimmersiver VR (SVR) im Vergleich zur konventionellen Behandlung jedoch weniger umfangreich. In einer Metaanalyse (7 Studien, 232 Teilnehmende) führte der kombinierte Einsatz von haptischen Rehabilitationshandschuhen und SVR (mit und ohne parallele konventionelle Rehabilitation) zu signifikanten Verbesserungen der motorischen Armfunktion im Vergleich zur konventionellen Rehabilitationsbehandlung allein; anhaltende Effekte wurden nur in der Kombination mit konventioneller Rehabilitationsbehandlung dokumentiert (Fernández-Vázquez et al. 2022).

5.6.5 Arm-Robot-Therapie

Bei schweren Armlähmungen (z. B. keine Bewegung gegen Eigenschwere möglich) kann eine Arm-Robot-Therapie eine sinnvolle Ergänzung sein. Therapeutisch supervidiert können spezifische Bewegungen, die noch nicht selbstständig ausgeführt werden können, technisch unterstützt mit hohen Repetitionsraten geübt werden. Es können – je nach Gerät – entweder Schulter- und Ellenbogenbewegungen (z. B. mit dem MIT-Manus, dem MIME oder NeReBot), Unterarm- und Handgelenksbewegungen (z. B. NeReBot [Unterarm], Bi-Manu-Track, Hand Mentor) oder Fingerbewegungen (z. B. mit dem Reha-Digit, dem Amadeo, Hand Mentor bzw. ReHapticKnob) aktiv beübt und deren Restitution im Sinne der Willküraktivität gefördert werden.

Die (überlegene) Wirksamkeit von Arm-Robot-Therapien im Vergleich zu Kontrollgruppen (andere Geräte, Therapie ohne Geräte, keine Therapie [selten; meist war die Therapiedauer in den Studien gleich]) auf Armkraft, Armfunktion (Schädigung und Aktivität) und Alltagsaktivitäten wurde in einem Cochrane Review, der 45 RKS mit 1.619 Teilnehmern einschloss, mit kleinen bis mittleren Effektstärken belegt (Mehrholz et al. 2018).

Dabei gibt es metaanalytische Hinweise, dass die (überlegen) positiven Effekte der Arm-Robot-Therapie nur bei einer Behandlungsdauer von mindestens 15 Stunden Therapie, nicht bei Patienten-passivem Training und nicht bei schwersten Armparesen nachweisbar waren und auch nicht im Langzeitverlauf (Zhang et al. 2022).

Die Überlegenheit einer spezifischen Arm-Robot-Therapie (einer spezifischen Robot-Technologie, eines spezifischen Ansatzes) gegenüber einer anderen konnte in einem systematischen Review mit Netzwerk-Metaanalyse nicht nachgewiesen werden (55 RKS, 2.654 Teilnehmer, 28 Geräte) (Mehrholz et al. 2020).

Im Vergleich zur zyklischen neuromuskulären (NMES) oder EMG-getriggerten Elektrostimulation (EMG-NMES) der Hand- und Fingerextensoren kann die Arm-Robot-Therapie effektiver sein, ist aber auch in der Anschaffung kostspieliger, und die untersuchten Geräte sind nicht alle kommerziell erhältlich.

Sowohl für die neuromuskuläre Elektrostimulation als auch für die Arm-Robot-Therapie ist zu bedenken, dass pro Gerät bislang nur wenige spezifische Bewegungen beübt werden (können). Es verbessern sich die trainierten, z. B. proximalen Funktionen (dann nicht die distalen Hand-/Fingerfunktionen) vergleichbar zu in Intensität und Dauer analoger motorischer Therapie ohne Robot (Volpe et al. 2008). Robot-Therapie für Hand- und Fingerfunktionen verbessert diese (Zhao et al. 2022). Auch ist Arm-Robot-Therapie nicht wirksamer als intensivierte Armrehabilitation ohne Robot, die ggf. auch eher einen Alltagsübertrag erreichen kann (Rodgers et al. 2020).

Folglich würde es zur umfassenderen funktionellen Restitution des Einsatzes verschiedener Arm-Hand-Robot-Geräte bedürfen bzw. es bedarf oftmals zusätzlicher spezifischer nicht apparativ gestützter Therapiemaßnahmen. Anders ausgedrückt stellen die apparativ unterstützten Verfahren im Behandlungskonzept für die Armlähmung nach Schlaganfall einen wichtigen ergänzenden (aber in der Regel nicht alleine hinreichenden) Baustein der Therapie dar.

Die Empfehlung lautet: Wenn eine Arm-Robot-Therapie indikationsgerecht angeboten werden kann, sollte sie bei subakuten Schlaganfallpatienten durchgeführt werden, wenn das Behandlungsziel die Verbesserung der selektiven Beweglichkeit bei schwerer Armlähmung (und mittelbar der Armaktivitäten) ist. Auch im chronischen Stadium kann eine Arm-Robot-Therapie für diese Indikation erwogen werden.

5.6.6
Repetitive transkranielle Magnetstimulation (rTMS) und transkranielle Gleichstromtherapie („transcranial direct current stimulation, tDCS“)

Für die direkte Stimulation des motorischen Kortex mittels repetitiver Magnetstimulation (rTMS) liegt eine Reihe Studien mit insgesamt ermutigenden Ergebnissen vor (Platz 2016): Es erfolgte entweder eine erregbarkeitsmindernde (in der Regel niederfrequente) Stimulation des kontraläsionalen motorischen Kortex oder eine erregbarkeitssteigernde (in der Regel hochfrequente) Stimulation des ipsiläsionalen motorischen Kortex. Behandlungsserien von wenigen Tagen bis zu vier Wochen wurden untersucht, teilweise finden sich auch kombinierte rTMS-Protokolle sowohl des kontraläsionalen als auch des ipsiläsionalen motorischen Kortex.

Eine Metaanalyse über 34 Studien mit 904 Teilnehmern wies einen anhaltenden positiven Effekt mittlerer Stärke auf die motorische Erholung nach Schlaganfall nach; sowohl die kontraläsionale inhibitorische niederfrequente rTMS als auch die ipsiläsionale exzitatorische rTMS (inklusive intermittierender Theta-Burst-Stimulation, iTBS) waren effektiv mit einem Effektmaximum in Studien mit fünf Sitzungen (im Vergleich zu mehr als fünf Sitzungen); die Effekte waren etwas stärker bei Patienten mit subkortikalen Insulten und Patienten, die früh nach dem Schlaganfall therapiert wurden; nur wenige und keine schwerwiegenden unerwünschten Wirkungen wurden dokumentiert (Zhang et al. 2017). Auch der systematische Review von Xiang et al. 2019 (42 RKS mit 1.168 Schlaganfallpatienten) zeigte über Studien hinweg stabil mittelgroße unmittelbare Effekte auf die Erholung der Armfunktion und -aktivitäten mit Effekt für die ADLs. Die Effekte waren wiederum früh nach dem Schlaganfall am stärksten ausgeprägt und bei rein subkortikal Geschädigten, aber auch später nach Schlaganfall und bei gemischt kortikal/subkortikaler Schädigung nachweisbar und am größten in Studien mit ein bis sieben rTMS-Sitzungen. Nebenwirkungen waren mild und bis auf Kopfschmerzen nicht häufig. Bei Berücksichtigung der international abgestimmten Sicherheitsstandards (Rossi et al. 2009) kann die Methode als sicher erachtet werden.

Die Empfehlungen für eine rTMS lauten: Zur Verbesserung der Armfunktion nach Schlaganfall sollte bei Patienten mit (leichter bis) mäßiger Armparese im akuten/subakuten Stadium eine tägliche inhibitorische niederfrequente 1-Hz-Stimulation des kontraläsionalen motorischen Kortex oder eine hochfrequente 3-, 5-, 10- oder 20-Hz-Stimulation des ipsiläsionalen motorischen Kortex (alternativ iTBS), z. B. für fünf Tage durchgeführt werden, wenn dies angeboten werden und in erfahrener Hand durchgeführt werden kann. Die Therapie kann auch im chronischen Stadium erwogen werden. Beim Einsatz der rTMS sollen die internationalen Sicherheitsstandards, Kontraindikationen und gerätespezifischen medikolegalen Aspekte berücksichtigt werden.

Für die im Vergleich zur fokalen rTMS am Gehirn weniger fokal einwirkende transkranielle Gleichstromtherapie („transcranial direct current stimulation, tDCS“) ließ sich in einem Cochrane Review (24 Studien, 985 Teilnehmer) am Ende der Behandlung weder für Absolutwerte noch für Veränderungswerte eine Wirksamkeit belegen (Elsner et al. 2020).

Die Durchführung einer tDCS mit der Indikation Verbesserung der Armmotorik nach Schlaganfall wird daher nicht empfohlen.

5.6.7
Neuere Therapieansätze, die in der Leitlinie noch nicht empfohlen wurden

Im Nachgang soll mit Bezug auf jüngere Evidenz auf Behandlungsmethoden hingewiesen werden, für die ein positiver Behandlungseffekt nachgewiesen wurde, der jedoch bei der Leitlinienerstellung so noch nicht vorlag und entsprechend bei den Empfehlungen nicht berücksichtigt wurden.

Brain-Computer-Interface-[BCI-]basiertes Training registriert bewegungsbezogene Hirnaktivität (EEG oder fMRI) und spiegelt diese wider oder nutzt sie für eine technisch unterstützte Bewegungsumsetzung (z. B. mittels Elektrostimulation). In einem systematischen Review mit 13 Studien (233 Teilnehmer) konnte unmittelbar nach Trainingsserien mit BCI-basiertem Training ein mittelgroßer Therapieeffekt auf die selektive Bewegungsfähigkeit nachgewiesen werden (SMD 0,56, 95 % KI 0,29 bis 0,83; P < 0,0001) (Yang et al. 2022). Ähnliches zeigte auch ein weiterer systematischer Review mit Metaanalyse zum BCI-basierten Training in der Armrehabilitation nach Schlaganfall (Nojima et al. 2022). Dessen Ergebnisse sprachen auch dafür, dass die Nutzung des sensomotorischen Rhythmus (SMR) als Signal (EEG) und die Verbindung des Neurofeedback-Signals mit einer Elektrostimulation besonders vorteilhaft sein könnten.

Eine andere Technologie, die sich für die Armrehabilitation nach Schlaganfall als klinisch nützlich erweisen könnte, ist die Nervus-vagus-Stimulation (VNS), kombiniert mit aktivem motorischem Training. Die bisherigen Studienergebnisse wurden in einem systematischen Review zusammengefasst (Wei et al. 2023). Dabei wurden acht RCTs mit 266 Patienten analysiert, von denen fünf eine direkte (invasive) VNS (Stimulation des Nerven in der linken Halsseite über eine implantierte Elektrode und Aggregat) und drei eine transkutane aurikuläre VNS (Stimulation des Nerven im linken äußeren Gehörgang) verwendeten. Die Ergebnisse zeigen, dass die VNS die Funktion der oberen Extremitäten (Fugl-Meyer Arm Score: SMD 0,73, 95 % KI 0,48 bis 0,99; P < 0,00001; Wolf Motor Function Test: SMD 0,82, 95 % KI 0,52 bis 1,13; P < 0,00001) im Vergleich zur Kontrollgruppe verbesserte, aber Langzeiteffekte (Fugl-Meyer Arm Score: SMD 0,69, 95 % KI -0,06 bis 1,44; P = 0,07) bislang statistisch nicht abgesichert werden konnten. Bei der invasiven VNS sind u. a. die potenziellen Nebenwirkungen der Implantation (Rekurrensparese und Dysphagie) zu bedenken. Im systematischen Review wurden keine vermehrten unerwünschten Wirkungen der VNS dokumentiert (Relatives Risiko 1,16, 95 % KI: 0,46 bis 2,92; P = 0,74).

5.7 Vermeidung von Komplikationen: Lagerung, Taping und passives Bewegen

Lagerungsorthesen und Taping von Gelenken des schwer betroffenen zentral-paretischen Armes sind nicht als Therapiemittel für die aktive Funktionserholung konzipiert und fördern diese auch nicht (Verbeek et al. 2014); sie sollten für ein solches Behandlungsziel nicht angewendet werden.

Kinesio-Taping kann eine Schultersubluxation reduzieren, Schmerzintensität reduzieren und so auch die aktive Funktion unterstützen (Wang et al. 2022).

Mehrstündiges Anlegen von Handgelenkslagerungsschienen (Bürge et al. 2008) und glenohumerales Schulter-Taping (Appel et al. 2014) können einen positiven, ggf. auch prophylaktischen Effekt auf Schmerzen in den behandelten Gelenken bei schwerer Armlähmung haben und mit diesem Behandlungsziel eingesetzt werden.

Analog gilt dies auch für andere Maßnahmen zur Lagerung, die das Herabhängen eines schwer gelähmten Armes verhindern wie die Nutzung eines Lagerungskissens oder eines Rollstuhltisches; diese sollten grundsätzlich durchgeführt werden („Expertenmeinung“).

5.8 Medikation

5.8.1 L-Dopa

Die Studie von Scheidtmann et al. (2001) legt nahe, dass L-Dopa die motorische Erholung nach einem Schlaganfall in der subakuten Phase unterstützen könnte. Darauf basiert die Aussage, dass täglich 100 mg L-Dopa über wenige Wochen bei subakuten Schlaganfallpatienten mit schwerer Armparese eingesetzt werden können, um die Armrehabilitation zu unterstützen (Behandlungsoption im Einzelfall). Dabei ist zu beachten, dass der Einsatz für diese Indikation einen „off-label"-Gebrauch darstellt.

Allerdings zeigte die DARS-Studie (Ford et al. 2019) mit dem Patienten-berichteten Ergebnis-Instrument ABILHAND als sekundärem Outcome nach acht Wochen, sechs und zwölf Monaten keinen Effekt einer sechswöchigen L-Dopa Behandlung. ABILHAND erfasst interviewbasiert die von Patienten wahrgenommenen Schwierigkeiten bei der Durchführung bimanueller Alltagsaktivitäten als (leicht, schwer, unmöglich).

5.8.2 d-Amphetamin

Für das Medikament Amphetamin wird keine Empfehlung für die Anwendung außerhalb eines Studienprotokolls ausgesprochen, da ein Nutzen auf die motorische Erholung nicht sicher belegt ist (u. a. Martinsson et al. 2007).

5.8.3 Fluoxetin

In einer placebokontrollierten RKS wurde akuten Schlaganfallpatienten (n = 118), die eine Hemiparese mit Armparese hatten, nicht depressiv waren und keine schwere neurologische Behinderung hatten, Fluoxetin (90 Tage 20 mg täglich) oder Placebo verordnet (Chollet et al. 2011). Die für Alter, Schlaganfallanamnese und Fugl-Meyer Arm-Baselinewerte adjustierte Gruppendifferenz der Veränderungsraten (0 bis 90 Tage) beim FM Arm zwischen Verum- und Placebogruppe betrug im Mittel 9,7 Punkte (95 % KI 3,6 bis 15,9) und wurde als klinisch relevant erachtet. Die Behandlung wurde gut akzeptiert (Drop-out-Rate in der Verumgruppe zwei, in der Placebogruppe drei Personen). Nebenwirkungen wurden in der Verumgruppe numerisch häufiger beobachtet für Übelkeit (9 % Verum vs. 0 % Placebo), Durchfall (12 % Verum vs. 7 % Placebo) und in Bezug auf einen bei einer Person der Verumgruppe auftretenden fokalen epileptischen Anfall. Darauf basiert die Aussage, dass Fluoxetin zur Förderung der Erholung der Armmotorik (Körperfunktionen) in der frühen Phase nach Schlaganfall erwogen werden kann (Behandlungsoption im Einzelfall). Der Einsatz für diese Indikation stellt einen „off-label"-Gebrauch dar.

Allerdings zeigen sowohl der EFFECTS Trial (2020, bei 1.382 Teilnehmenden) als auch der FOCUS Trial (2019, bei 2.847 Teilnehmenden) nach sechs Monaten keinen Effekt von 20 mg Fluoxetin auf den sekundären Outcome Stroke Impact Scale, Domäne Hand Ability (FOCUS trial: Mittelwert und Bereich nach sechs Monaten; Fluoxetin 45,00 (0,00 – 90,00), Placebo 50,00 (0,00 – 90,00), P = 0,4824; EFFECTS: Fluoxetin 81,3 (50,0 – 100,0), Placebo 87,5 (50,0 – 100,0); P = 0,99). Die Domäne Hand Ability erfasst von Patienten wahrgenommene Schwierigkeiten bei der Durchführung von fünf uni- bzw. bimanuellen Alltagsaktivitäten, die den Einsatz der Hände erfordern, und zwar mit einer fünfstufigen Likert-Skala („überhaupt nicht schwierig" – „konnte ich gar nicht machen"). Auch war die Gesamtbehinderung (gemessen mit der modifizierten Rankin-Skala) durch Fluoxetin jeweils nicht beeinflusst. In den

Fluoxetin-Gruppen (beide Studien) wurden jedoch nach sechs Monaten weniger neue Depressionen festgestellt; andererseits gab es in den Verumgruppen häufiger Frakturen. Diese Daten sind entsprechend bei der Nutzen-Risiko-Abwägung zu berücksichtigen und sprechen gegen einen Routineeinsatz von Fluoxetin zur Förderung der Erholung nach Schlaganfall.

5.8.4 Cerebrolysin

In einer RKS mit akuten Schlaganfallpatienten wurde untersucht, ob Cerebrolysin die motorische Erholung, insbesondere der Armaktivitäten fördert (Muresanu et al. 2016). 208 Patienten wurden ab 24 bis 72 Std. nach Schlaganfall für 21 Tage mit i. v. Cerebrolysin (30 ml/Tag) oder Placebo (Kochsalzlösung) und begleitend rehabilitativ behandelt. Nicht nur nach der Behandlung, sondern auch bei der Nachbeobachtung 90 Tage nach Insult gab es deutlich stärkere Verbesserungen in der Verum-Gruppe. Die mittleren Veränderungen von Baseline bis 90 Tage nach Insult betrugen für den ARAT (primäre Variable) 30,7 ± 19,9 (MW ± SD) [Median 32,0, IQR 36,5] für Cerebrolysin und 15,9 ± 16,8 [Median 11,0, IQR 22,0] nach Placebogabe. Auch der „globale Status", der mit zwölf verschiedenen Skalen erhoben wurde, zeigte eine relevante Überlegenheit der Erholung in der Cerebrolysin-Gruppe (Mann–Whitney estimator 0,62, 95% KI 0,58 bis 0,65; $P < 0,0001$). Das Sicherheitsprofil von Cerebrolysin war dem der Placebobehandlung vergleichbar. Entsprechend kann Cerebrolysin bei (sub-) akuten Schlaganfallpatienten mit relevanter Armparese erwogen werden, wenn Behandlungsziele die motorische Erholung der Hand-/Armfunktion und insgesamt die funktionelle Erholung sind. Das Medikament ist in Österreich für die Schlaganfallbehandlung zugelassen.

5.8.5 Botulinumtoxin-Behandlung

Hierauf wird im Kapitel „die Behandlung der Spastik im rehabilitativen Kontext" eingegangen.

5.8.6 Lokale Injektionsbehandlung bei Schulterschmerz

Bei subakuten und chronischen Schlaganfallpatienten mit Schulterschmerzen, die klinisch das Bild einer „frozen shoulder" oder eines „Impingement-Syndroms" bieten, kann parallel zur physikalischen und Übungstherapie eine (je nach klinischer Präsentation differenzierte) intraartikuläre Injektion mit Lokalanästhetikum und Glukokortikoid (9 ml 2% Prilocain und 1 ml Triamcinolonacetat) durchgeführt werden, um Schmerzen und passive Beweglichkeit therapeutisch zu verbessern (Lakse et al. 2009). Eine Alternative ist 40 mg Triamcinolonacetat i. a. oder Botulinumtoxin A niedrig dosiert in die betroffene Schultermuskulatur (Lim et al. 2008) zu injizieren.

5.9 Klinisches Vorgehen bei der Auswahl der Verfahren

Die Gestaltung der Armrehabilitation nach Schlaganfall berücksichtigt viele individuelle Belange, ferner allgemeine Grundsätze einer wirksamen Behandlung sowie die Kenntnis (Evidenz) über die Wirksamkeit einzelner Verfahren für bestimmte (Sub-) Gruppen von Patienten (je nach Schweregrad der Parese und Zeitpunkt nach Schlaganfall) und Behandlungsziele (motorische Kontrolle/Schädigung, Aktivitäten).

Die Therapiewahl hängt zunächst von den übergeordneten individuellen Therapiezielen ab. Eine Sekretärin, die wieder in ihren Beruf zurückkehren möchte, hat andere Bedürfnisse und Ziele für die Therapie als eine berentete Person, die ihren Alltag zu Hause wieder bestreiten können möchte.

Die therapeutischen Entscheidungen bei der Auswahl des Therapieverfahrens richten sich des Weiteren inhaltlich nach dem Schweregrad der Armlähmung und danach, wie lange der Schlaganfall bereits zurückliegt. In der Akut- und Subakutphase nach einem Schlaganfall wird das Thema „Wiederherstellung der motorischen Funktionen“ oftmals eine größere Rolle spielen, später häufiger der primäre Aktivitätsbezug. Dabei ist auch das individuell wahrscheinliche Erholungspotenzial zu berücksichtigen (Plantin et al. 2021; Stinear et al. 2017). Einerseits sollen Betroffenen keine Therapie vorenthalten werden, die ihre Behandlungsziele zu erreichen wahrscheinlich unterstützen; andererseits sind die Aufwendungen und Belastungen, die mit nicht aussichtsreichen Maßnahmen verbunden sind, zu vermeiden.

Unabhängig von diesen individuellen Faktoren gibt es auch allgemeine Grundsätze, die bei der Armrehabilitation nach Schlaganfall berücksichtigt werden sollten, wenn eine funktionelle Restitution angestrebt wird:

- Motorisches Lernen setzt – auch bei einer Armlähmung nach Schlaganfall – häufiges Wiederholen einzelner Übungen voraus,
- das Training soll die individuell relevanten Funktionsstörungen (Schädigung, „impairment“) spezifisch und umfassend adressieren,
- oftmals wird ein ausreichend intensives, möglichst (werk-)tägliches Trainieren erforderlich sein,
- insbesondere bei leichter betroffenen Patienten oder Geräteunterstützung kann dies in Teilen auch als supervidiertes, strukturiertes Eigentraining durchgeführt werden,
- das Training sollte sich in der beübten Domäne jeweils an der Leistungsgrenze orientieren,
- das gegebene Feedback soll sich auf die beübte Domäne beziehen,
- die zu erzielenden Funktionsverbesserungen sollen – zumindest mittelbar – die Alltagskompetenz fördern und
- der Transfer in den Alltag sollte spezifisch und aktiv bedacht sein.

Im Weiteren sollen Hilfestellungen für die therapeutische Entscheidung gegeben werden, die den Schweregrad der Armlähmung berücksichtigen.

5.9.1 Schwere und schwerste Armlähmungen

Bei den schweren und schwersten Armlähmungen ist es nicht leicht, therapeutische Fortschritte zu erreichen. Oftmals ist über viele Wochen bzw. über Monate hinweg Therapie erforderlich. Da Patienten ihren Arm nicht oder nur sehr begrenzt selbst bewegen können, ist Unterstützung notwendig. Beim Arm-Basis-Training nimmt der Therapeut das Gewicht des Armes des Patienten ab und hilft Bewegungen, die aktiv noch nicht oder nicht komplett selbstständig ausgeführt werden können, zu ergänzen. Eine ähnliche Hilfestellung – allerdings nur für wenige Bewegungen – bieten die neuromuskuläre Elektrostimulation, einschließlich der EMG-getriggerten und funktionellen Elektrostimulation, und Arm-Robot-Therapieverfahren, die besonders viele Bewegungsrepetitionen ermöglichen. Auch die Spiegeltherapie, die Handlungsbeobachtung und die Imagination (mentales Training) können helfen, dem Gehirn Bewegungssehen bzw. Bewegungsgedanken zu ermöglichen. So können die für die Bewegung zuständigen Netzwerke aktiviert werden, ohne dass die Bewegungen mit dem betroffenen Arm schon in gleichem Maße aktiv ausgeführt werden können. Eine Aktivierung dieser

Netzwerke kann auch durch eine sensible Stimulation des Armes erreicht werden. Ziel in dieser Therapiephase ist es, die basale Bewegungsfähigkeit im Arm wiederherzustellen.

5.9.2 Mittelschwere Armlähmungen

Der mittelschwer gelähmte Arm wird sich schneller erholen können als der schwer gelähmte Arm, aber auch bei der mittelschweren Lähmung ist oft über einen längeren Zeitraum Therapie notwendig. Die möglichen Therapieansätze sind hier ähnlich wie bei der schweren Armlähmung: Neben dem Arm-Basis-Training kommen ein aufgabenorientiertes Training, die Bewegungsinduktionstherapie (CIMT), Therapie mit virtueller Realität, die Spiegeltherapie, die Handlungsbeobachtung und das mentale Training, zusätzlich geräteunterstützte Therapien wie die neuromuskuläre Elektrostimulation und die Robot-Therapie infrage, unterstützend ggf. die sensible Stimulation oder die repetitive Magnetstimulation des Gehirns. Ziel in dieser Therapiephase ist es, den Gebrauch des Armes im Alltag wieder zu ermöglichen.

5.9.3 Leichte Armlähmungen

Gerade bei der leichten Lähmung des Armes kann neben der Therapie mit dem Therapeuten auch ein tägliches Eigentraining sehr effektiv sein. In Klinik und Praxis kann (auch schon bei mittelschwerer Lähmung) ein „Zirkeltraining" mit mehreren Stationen zur Förderung verschiedener Aspekte der Armmotorik, oftmals aufgabenorientiert, nützlich sein. Ein Armfunktionstraining in der Kleingruppe kann sinnvoll sein. Wenn eine weitestgehende Wiederherstellung bzw. ein hohes Maß an Feinmotorik erreicht werden sollen, ist ein – in der Regel dreiwöchiges werktägliches – Arm-Fähigkeits-Training indiziert. Ziel dieser Therapiephase ist es, die Geschicklichkeit, Präzision und Geschwindigkeit der Armmotorik wiederherzustellen.

5.10 Assessments

Ob eine Armlähmung nach Schlaganfall vorliegt und wie stark sie ausgeprägt ist, wird in der klinisch-neurologischen Untersuchung vom behandelnden Arzt und Therapeuten festgestellt.

Wenn es darum geht, Therapieziele festzulegen, geeignete therapeutische Vorgehensweisen auszuwählen und im Verlauf die Therapieerfolge möglichst objektiv zu dokumentieren, sind standardisierte klinische Beurteilungsmethoden nützlich. Diese als „Beurteilungsskalen" oder auch als „Assessment"-Verfahren bezeichneten Tests basieren darauf, dass bestimmte Aspekte der Armmotorik mit den jeweils gleichen Aufgaben unter standardisierten Bedingungen untersucht und beurteilt werden.

Für die Erfassung der Armmotorik sind insbesondere drei Aspekte relevant:

1. die Beurteilung der Kraft und aktiven Bewegungsfähigkeit im betroffenen Arm,
2. die alltagsbezogene Beurteilung, ob und wie gut Aktivitäten mit dem gelähmten Arm gelingen und
3. die Beurteilung von Spastik.

Im Folgenden werden einige häufiger eingesetzte und empfohlene Tests zur Orientierung vorgestellt (Prange-Losander 2021).

■ *Fugl-Meyer-Test*

Der Fugl-Meyer-Test (FM), der 1975 von Fugl-Meyer und Kollegen veröffentlicht wurde, misst die gezielte Bewegungsfähigkeit in den einzelnen Abschnitten des Armes. Er besteht aus drei Untertests für den Arm:

1. „Motorik der oberen Extremität“ (maximal 66 erreichbare Punkte): Untersuchung der aktiven Bewegungsfähigkeit des Armes,
2. „Sensibilität“ (maximal 24 erreichbare Punkte): Untersuchung des Gefühls für Berührung und für Bewegungen im Arm,
3. „passives Bewegungsausmaß/Schmerz“ bei passivem Bewegen des Armes (maximal 44 erreichbare Punkte): Untersuchung eventueller Einschränkungen der Beweglichkeit in den Gelenken und dabei auftretender Schmerzen.

Jeder einzelne geprüfte Aspekt wird mit entweder 0 Punkten (nicht möglich), einem Punkt (teilweise möglich) oder zwei Punkten (vollständig möglich) bewertet. Mit dem Untertest „Motorik obere Extremität“ kann vom schwer bis zum leicht betroffenen Arm die aktive Bewegungsfähigkeit sehr genau dokumentiert werden. So können von der schweren Lähmung bis zur mittelgradigen und selbst bis zur leichten Lähmung Therapieerfolge aufgezeigt werden. Ein deutschsprachiges Manual ist publiziert (Platz 2006).

■ *Action Research Arm Test*

Der Action Research Arm Test (ARAT) (Lyle 1981) bedeutet übersetzt: Armtest für die Erforschung von Armaktivitäten. Er enthält 19 Aufgaben in vier Untertests (Greifen, Festhalten, Präzisionsgriff, grobe Bewegung). Fast alle Aufgaben erfordern das Greifen, Transportieren und Loslassen von Objekten. Es können maximal 57 Punkte erreicht werden. Alle Aufgaben werden einhändig durchgeführt. Die schwierigeren Aufgaben werden nur dann untersucht, wenn die einfacheren gelingen. Die Durchführung dauert etwa acht bis 15 Minuten, womit der Test sehr praktikabel für Klinik und Praxis ist.

■ *Box-and-Block Test*

Der Box-and-Block Test (BBT) (Mathiowetz et al. 1985a) (übersetzt: Würfel- und Kisten-Test) untersucht die manuelle Geschicklichkeit des betroffenen Armes. Der Box-and-Block Test besteht aus einem rechteckigen Kasten aus Holz, in dessen Mitte eine Trennwand eingebracht ist. Auf einer Seite der Trennwand liegen 150 Holzwürfel mit einer Kantenlänge von 2,5 cm. Die zu testende Person erhält die Aufgabe, innerhalb einer Minute so viele Würfel wie möglich von der einen Hälfte des Kastens in die andere Hälfte zu transportieren. Der Test wird einhändig mit der betroffenen Hand durchgeführt. Je mehr Würfel in der gleichen Zeit transportiert werden können, desto größer ist die manuelle Geschicklichkeit. Wenn Patienten bereits mit ihrem betroffenen Arm greifen, hantieren und loslassen können, ist der Box-and-Block Test ein für Klinik und Praxis sehr geeigneter Test, um die Veränderungen in der Geschicklichkeit auch nach Therapie zu dokumentieren.

■ *Nine-Hole-Peg Test*

Der Nine-Hole-Peg Test (NHPT) (Mathiowetz et al. 1985b) bedeutet übersetzt: Stifte-Test mit neun Löchern. Der NHPT misst die Fingergeschicklichkeit. Der Test besteht aus einer Platte, in der auf der einen Seite eine Schale eingearbeitet ist, in der neun kurze Stifte liegen und auf der anderen Seite gibt es eine Lochplatte mit neun Löchern , in die die kurzen Stifte gesteckt werden können. Die Testaufgabe besteht darin, in möglichst kurzer Zeit alle neun Stifte in die Löcher zu stecken und anschließend wieder in die Schale zu legen. Je schneller dies gelingt, desto größer ist die Fingergeschicklichkeit. Wenn Patienten bereits solche feinen Greifbewegungen durchführen können, ist der Test für Klinik und Praxis geeignet, Fingergeschicklichkeit zu messen und auch, um die Verbesserung im Rahmen einer Therapie zu dokumentieren.

■ *„REsistance to PAssive movement Scale“ (REPAS)*

„REsistance to PAssive movement Scale“ (REPAS) bedeutet übersetzt: Skala für den

Widerstand gegenüber passiver Bewegung. Basierend auf der Ashworth-Skala wurde u. a. auch für den Arm eine sogenannte „Summen-Skala“ entwickelt, die über verschiedene Armbewegungen hinweg den Widerstand gegenüber passiver Bewegung misst und damit die Spastik in den Armen (und Beinen) insgesamt dokumentieren kann. Dieser Test wird REPAS genannt (Platz et al. 2008). Die Durchführung dauert nur wenige Minuten und kann das Ausmaß der Spastik in den Armen (und Beinen) und deren Veränderung nach Therapie dokumentieren (Borg et al. 2011).

Tab. 5.1: Therapeutische Entscheidungshilfe bei der Therapie von Armlähmungen nach Schlaganfall

(1) Schwere Armlähmung	
Empfohlene Therapie-Alternativen	– Arm-Basis-Training – Arm-Robot-Training – Spiegeltherapie – Bilaterales Training – Neuromuskuläre Elektrostimulation
Zusätzliche Therapie-Optionen	– Mentales Training – VR-Applikation mit Geräteunterstützung – Sensible Stimulation – Akupunktur – Lagerungsschienen und Taping – Fluoxetin, L-Dopa-Medikation (beides „off-label"-Gebrauch); Cerebrolysin (Zulassung in AT)
(2) Mittelschwere Armlähmung	
Empfohlene Therapie-Alternativen	– Zirkeltraining, supervidiertes Eigentraining – Arm-Basis-Training – Aufgaben-orientiertes Training – Bewegungsinduktionstherapie (bei „learnt-non-use") – Therapie mit virtueller Realität – Spiegeltherapie – Bilaterales Training – Arm-Robot-Therapie – Neuromuskuläre Elektrostimulation
Zusätzliche Therapie-Optionen	– Rumpfrestriktion – Repetitive transkranielle Magnetstimulation – Mentales Training – Sensible Stimulation – Handlungsbeobachtung – Akupunktur – Fluoxetin („off-label"-Gebrauch); Cerebrolysin (Zulassung in AT)
(3) Leichte Armlähmung	
Empfohlene Therapie-Alternativen	– Supervidiertes Eigentraining – Zirkeltraining – Arm-Fähigkeits-Training – Aufgaben-orientiertes Training – Bewegungsinduktionstherapie (bei „learnt-non-use")
Zusätzliche Therapie-Optionen	– Rumpfrestriktion – Sensible Stimulation – Repetitive transkranielle Magnetstimulation

„off-label"-Gebrauch: Medikament ist für diesen Einsatz nicht (amtlich) zugelassen

5.11 Zusammenfassung

In der Tabelle 5.1 sind je nach Schwere der Lähmung alternative Therapiemöglichkeiten aufgeführt. Es soll, je nach Schwere der Armlähmung, eine Orientierung über Therapiealternativen und Zusatzoptionen gegeben werden. Bei der Behandlungsentscheidung sind immer auch die individuellen Präferenzen des Patienten und Erfahrungen des Behandlers sowie die Gesamtrehabilitationsplanung und die lokalen Gegebenheiten als integrale Bestandteile der Therapieentscheidung zu berücksichtigen.

Literatur

Alexander J, Dawson J, Langhorne P (2022) Dynamic hand orthoses for the recovery of hand and arm function in adults after stroke: A systematic review and meta-analysis of randomised con-trolled trials. Top Stroke Rehabil 29: 114–24.

Appel C, Mayston M, Perry L (2011) Feasibility study of a randomized controlled trial protocol to examine clinical effectiveness of shoulder strapping in acute stroke patients. Clin Rehabil 25: 833.

Arya KN, Verma R, Garg RK, ..., Aggarwal GG (2012) Meaningful task-specific training (MTST) for stroke rehabilitation: a randomized controlled trial. Top Stroke Rehabil 19: 193–211.

Barclay RE, Stevenson TJ, Poluha W, ..., Schubert J (2020) Mental practice for treating upper extremity deficits in individuals with hemiparesis after stroke. Cochrane Database Syst Rev May 25;5(5):CD005950.

Borg J, Ward AB, Wissel J, ..., BEST Study Group (2011) Rationale and design of a multicentre, double-blind, prospective, randomized, European and Canadian study: evaluating patient outcomes and costs of managing adults with post-stroke focal spasticity. J Rehabil Med 43: 15–22.

Borges LR, Fernandes AB, Oliveira Dos Passos J, Rego IAO, Campos TF (2022) Action observation for upper limb rehabilitation after stroke. Cochrane Database Syst Rev 8: CD011887.

Bürge E, Kupper D, Finckh A, ..., Leemann B (2008) Neutral functional realignment orthosis prevents hand pain in patients with subacute stroke: a randomized trial. Arch Phys Med Rehabil 89: 1857–62.

Cai Y, Zhang CS, Liu S, ..., Xue CC (2017) Electroacupuncture for Poststroke Spasticity: A Systematic Review and Meta-Analysis. Arch Phys Med Rehabil 98(12): 2578–89.

Cauraugh JH, Naik SK, Lodha N, ..., Summers JJ (2011) Long-term rehabilitation for chronic stroke arm movements: a randomized controlled trial. Clin Rehabil 25(12): 1086–96.

Chen PM, Kwong PWH, Lai CKY, Ng SSM (2019) Comparison of bilateral and unilateral upper limb training in people with stroke: A systematic review and meta-analysis. PLoS One 14: e0216357.

Chollet F1, Tardy J, Albucher JF, ..., Loubinoux I (2011) Fluoxetine for motor recovery after acute ischaemic stroke (FLAME): a randomised placebo-controlled trial. Lancet Neurol Feb; 10(2): 123–30.

Clark B, Whitall J, Kwakkel G, ..., Burridge J (2021) The effect of time spent in rehabilitation on activity limitation and impairment after stroke. Cochrane Database Syst Rev Oct 25; 10(10): CD012612.

Conforto AB, Dos Anjos SM, Bernardo WM, ..., Cohen LG (2018) Repetitive Peripheral Sensory Stimulation and Upper Limb Performance in Stroke: A Systematic Review and Meta-analysis. Neurorehabil Neural Repair 32: 863–71.

Corbetta D, Sirtori V, Castellini G, ..., Gatti R (2015) Constraint-induced movement therapy for upper extremities in people with stroke. Cochrane Database Syst Rev Oct 8;(10): CD004433.

Corti M, McGuirk TE, Wu SS, Patten C (2012) Differential Effects of Power Training Versus Functional Task Practice on Compensation and Restoration of Arm Function After Stroke. Neurorehabil Neural Repair 26(7): 842–54.

Desrosiers J, Malouin F, Bourbonnais D, ..., Bravo G (2003) Arm and leg Impairments and disabilities after stroke rehabilitation: relation to handicap. Clinical Rehabilitation 17: 666–73.

Dorsch S, Carling C, Cao Z, ..., Tyson S (2023) Bobath therapy is inferior to task-specific training and not superior to other interventions in improving arm activity and arm strength outcomes after stroke: a systematic review. J Physiother 69: 15–22.

Dromerick AW, Geed S, Barth J, ..., Edwards DF (2021) Critical Period After Stroke Study (CPASS): A phase II clinical trial testing an optimal time for motor recovery after stroke in humans. Proc Natl Acad Sci 28; 118(39): e2026676118.

EFFECTS Trial Collaboration (2020) Safety and efficacy of fluoxetine on functional recovery after acute stroke (EFFECTS): a randomised, double-blind, placebo-controlled trial. Lancet Neurol 19(8): 661–9.

Elsner B, Kugler J, Pohl M, Mehrholz J (2020) Transcranial direct current stimulation (tDCS) for improving activities of daily living, and physical and cognitive functioning, in people after stroke. Cochrane Database Syst Rev Issue 11. Art. No.: CD009645.

Everard G, Declerck L, Detrembleur C, ..., Lejeune T (2022) New technologies promoting active upper limb rehabilitation after stroke: an overview and network meta-analysis. Eur J Phys Re-habil Med. 58: 530–48.

Fernández-Vázquez D, Cano-de-la-Cuerda R, Navarro-López V (2022) Haptic Glove Systems in Combination with Semi-Immersive Virtual Reality for Upper Extremity Motor Rehabilitation after Stroke: A Systematic Review and Meta-Analysis. Int J Environ Res Public Health 19: 10378.

FOCUS Trial Collaboration (2019) Effects of fluoxetine on functional outcomes after acute stroke (FOCUS): a pragmatic, double-blind, randomised, controlled trial. Lancet 19; 393(10168): 265–74.

Ford GA, Bhakta BB, Cozens A, ... Farrin AJ (2019) Dopamine Augmented Rehabilitation in Stroke (DARS): a multicentre double-blind, randomised controlled trial of co-careldopa compared with placebo, in addition to routine NHS occupational and physical therapy, delivered early after stroke on functional recovery. Efficacy Mech Eval 6(5).

French B, Thomas LH, Coupe J, ..., Watkins CL (2016) Repetitive task training for improving functional ability after stroke. Cochrane Database Syst Rev Issue 11. Art.No.: CD006073.

Fugl-Meyer A, Jääskö L, Leyman I, ..., Steglind S (1975) The post-stroke hemiplegic patient. Scandinavian Journal of Rehabilitation Medicine 7: 13–31.

Gao Q, Zhang Y, Long J, ..., Yang F (2023) Effect of different constraint-induced movement therapy protocols on recovery of stroke survivors with upper extremity dysfunction: a systematic review and network meta-analysis. Int J Rehabil Res 46: 133–50.

Gnanaprakasam A, Karthikbabu S, Ravishankar N, Solomon JM (2023) Effect of task-based bilateral arm training on upper limb recovery after stroke: A systematic review and meta-analysis. J Stroke Cerebrovasc Dis 32: 107131.

Han C, Wang Q, Meng Pp, Qi Mz (2013) Effects of intensity of arm training on hemiplegic upper extremity motor recovery in stroke patients: a randomized controlled trial. Clin Rehabil 27: 75–81.

Hankey GJ, Jamrozik K, Broadhurst RJ, ..., Anderson CS (2002) Long-term disability after first-ever stroke and related prognostic factors in the Perth community stroke study, 1989–1900. Stroke 33: 1034–40.

Harris JE, Eng JJ, Miller WC, Dawson AS (2009) A Self-Administered Graded Repetitive Arm Supplementary Program (GRASP) Improves Arm Function During Inpatient Stroke Rehabilitation: A Multi-Site Randomized Controlled Trial. 40 (6): 2123–8.

Ietswaart M, Johnston M, Dijkerman HC, ..., Hamilton SJC (2011) Mental practice with motor imagery in stroke recovery: randomized controlled trial of efficacy. Brain 134 (Pt 5): 1373–86.

Jin M, Pei J, Bai Z, ..., Zhang Z (2022) Effects of virtual reality in improving upper extremity function after stroke: A systematic review and meta-analysis of randomized controlled trials. Clin Rehabil 36(5): 573–96.

Krawczyk M, Sidaway M, Radwanska A, ..., Czlonkowska A (2012) Effects of sling and voluntary constraint during constraint-induced movement therapy for the arm after stroke: a randomized, prospective, single-centre, blinded observer rated study. Clin Rehabil 26(11): 990–8.

Kwakkel G, Wagenaar RC, Twisk JW, ..., Koetsier JC (1999) Intensity of leg and arm training after primary middle-cerebral-artery stroke: a randomised trial. Lancet 354: 191–6.

Lakse E, Gunduz B, Erhan B, Celik EC (2009) The Effect of Local Injections in Hemiplegic Shoulder Pain. A Prospective, Randomized, Controlled Study. Am J Phys Med Rehabil 288 (10): 805–11.

Laver KE, Lange B, George S, ..., Crotty M (2017) Virtual reality for stroke rehabilitation. Cochrane Database Syst Rev Issue 11. Art. No.: CD008349

Lim JY, Koh JH, Paik NJ (2008) Intramuscular Botulinum Toxin-A Reduces Hemiplegic Shoulder Pain: A Randomized, Double-Blind, Comparative Study Versus Intraarticular Triamcinolone Acetonide. Stroke 39(1): 126–31.

Lyle RC (1981) A performance test for assessment of upper limb function in physical rehabilitation treatment and research. Int J Rehabil Res 4: 483–92.

Maier M, Rubio Ballester B, Duff A, Duarte Oller E, Verschure PFMJ (2019) Effect of Specific Over Nonspecific VR-Based Rehabilitation on Poststroke Motor Recovery: A Systematic Me-ta-analysis. Neurorehabil Neural Repair 33: 112–29.

Martinsson L, Hårdemark HG, Eksborg S (2007) Amphetamines for improving recovery after stroke. Cochrane Database Syst Rev Issue 1. Art. No.: CD002090.

Mathiowetz V, Volland G, Kashman N, Weber K (1985a) Adult norms for the Box and Block test of manual dexterity. Am J Occup Ther 39: 386–91.

Mathiowetz V, Weber K, Kashman N, Volland G (1985b) Adult norms for Nine Hole Peg test of finger dexterity. Occupational Therapy Journal of Research 5: 25–38.

Mehrholz J, Pohl M, Platz T, ..., Elsner B (2018) Electromechanical and robot-assisted arm training for improving activities of daily living, arm function, and arm muscle strength after stroke. Cochrane Database Syst Rev Issue 9. Art. No.:CD006876.

Mehrholz J, Pollock A, Pohl M, ..., Elsner B (2020) Systematic review with network meta-analysis of randomized controlled trials of robotic-assisted arm training for improving activities of daily living and upper limb function after stroke. J Neuroeng Rehabil 30; 17(1): 83.

Meijer R, Ihnenfeldt DS, de Groot IJM, ..., de Haan RJ (2003) Prognostic factors for ambulation and activities of daily living in the subacute phase after stroke. A systematic review. Clin Rehabil 17: 119–29.

Mercier L, Audet T, Herbert R, Rochette A, Dubois MF. Impact of motor, cognitive, and perceptual disorders on the ability to perform activities of daily living after stroke. Stroke. 2001; 32: 2602–8.

Morkisch N, Thieme H, Dohle C (2019) How to perform mirror therapy after stroke? Evidence from a meta-analysis. Restor Neurol Neurosci 37: 421-435.

Mortaza N, Abou-Setta AM, Zarychanski R, ..., Glazebrook CM (2019) Upper limb tendon/muscle vibration in persons with subacute and chronic stroke: a systematic review and meta-analysis. Eur J Phys Rehabil Med 55: 558-569.

Muresanu DF, Heiss WD, Hoemberg V, ..., Guekht A (2016) Cerebrolysin and Recovery After Stroke (CARS): A Randomized, Placebo-Controlled, Double-Blind, Multicenter Trial. Stroke 47(1): 151–9.

Nakayama H, Jorgensen HS, Raaschou HO, Olsen TS (1994) Recovery of upper extremity function in stroke patients: The Copenhagen Study. Arch Phys Med Rehabil 75: 394–8.

Nascimento LR, Gaviorno LF, de Souza Brunelli M, Gonçalves JV, Arêas FZDS (2022) Home-based is as effective as centre-based rehabilitation for improving upper limb motor recovery and activity limitations after stroke: A systematic review with meta-analysis. Clin Rehabil 36: 1565–77.

Nijland R, Kwakkel G, Bakers J, van Wegen E (2011) Constraint-induced movement therapy for the upper paretic limb in acute or sub-acute stroke: a systematic review. Int J Stroke 6: 425–33.

Nojima I, Sugata H, Takeuchi H, Mima T (2022) Brain-Computer Interface Training Based on Brain Activity Can Induce Motor Recovery in Patients With Stroke: A Meta-Analysis. Neurorehabil Neural Repair 36(2): 83–96.

Park SW, Kim JH, Yang YJ (2018) Mental practice for upper limb rehabilitation after stroke: a systematic review and meta-analysis. Int J Rehabil Res 41: 197–203.

Plantin J, Verneau M, Godbolt AK, ..., Lindberg PG (2021) Recovery and Prediction of Bimanual Hand Use After Stroke. Neurology 17; 97(7): e706-e719.

Platz T (2006) IOT Impairment-Oriented Training. Schädigungs-orientiertes Training. Theorie und deutschsprachige Manuale für Therapie und Assessment. Arm-BASIS-Training, Arm-Fähigkeits-Training, Fugl-Meyer test (Arm), TEMPA. Deutscher Wissenschafts-Verlag (DWV), Baden-Baden.

Platz T, Vuadens P, Eickhof C, ..., Heise K (2008) REPAS, a summary rating scale for REsistance to PASsive movement: item selection, reliability and validity. Disabil Rehabil 30: 44–53.

Platz T (2009) Rehabilitative Therapie bei Armparese nach Schlaganfall. Neurol Rehabil 15: 81–106.

Platz T, van Kaick S, Mehrholz J, ..., Pohl M (2009) Best conventional therapy versus modular impairment-oriented training for arm paresis after stroke: a single-blind, multicenter randomized controlled trial. Neurorehabil Neural Repair 23: 706–16.

Platz T (2016) Clinical applications of rTMS in motor rehabilitation after stroke. In: Thomas Platz (Editor), Therapeutic rTMS in Neurology, Principles, Evidence, and Practice Recommendations. Springer Cham Heidelberg New York Dordrecht London: p. 39–62.

Platz T, Schmuck L (2016) Arm rehabilitation: Current concepts and therapeutic options. Nervenarzt 87(10): 1057–61.

Platz T, Schmuck L, Roschka S (2017) Dosis-Wirkungs-Beziehung bei der Behandlung der oberen Extremität nach Schlaganfall. Neurol Rehabil 23(1): 45–52.

Platz T et al. (2020) S3-Leitlinie „Rehabilitative Therapie bei Armparese nach Schlaganfall" (Stand 23.04.2020; https://www.awmf.org/leitlinien/detail/ll/080-001.html

Platz T (ed.) (2021) Clinical Pathways in Stroke Rehabilitation. Subtitle: Evidence-based clinical practice recommendations. WFNR-Springer, Cham, Switzerland (open access-Buch, erreichbar unter https://rd.springer.com/book/10.1007/978-3-030-58505-1)

Pollock A, St George B, Fenton M, Firkins L (2014) Top 10 research priorities relating to life after stroke--consensus from stroke survivors, caregivers, and health professionals. Int J Stroke 9(3): 313–20.

Prange-Lasonder GB, Alt Murphy M, Lamers I, ..., Burridge JH (2021) European evidence-based recommendations for clinical assessment of upper limb in neurorehabilitation (CAULIN): data synthesis from systematic reviews, clinical practice guidelines and expert consensus. J Neuroeng Rehabil 8; 18(1): 162.

Rodgers H, Bosomworth H, Krebs HI, ..., Shaw L (2020) Robot-assisted training compared with an enhanced upper limb therapy programme and with usual care for upper limb functional limitation after stroke: the RATULS three-group RCT. Health Technol Assess 24(54): 1–232.

Rossi S, Hallett M, Rossini PM, Pascual-Leone A (2009) Safety, ethical considerations, and application guidelines for the use of transcranial magnetic stimulation in clinical practice and research. Clin Neurophysiol 120: 2008–39.

Scheidtmann K, Fries W, Müller F, Koenig E (2001) Effect of levodopa in combination with physiotherapy on functional motor recovery after stroke: a prospective, randomised, double-blind study. Lancet 358:787–90.

Shindo K, Fujiwara T, Hara J, ..., Liu M (2011) Effectiveness of Hybrid Assistive Neuromuscular Dynamic Stimulation Therapy in Patients With Subacute Stroke: A Randomized Controlled Pilot Trial. Neurorehabil Neural Repair 25: 830–7.

Stinear CM, Byblow WD, Ackerley SJ, ..., Barber PA (2017) PREP2: a biomarker-based algorithm for predicting upper limb function after stroke. Ann Clin Transl Neurol 4(11): 811–20.

Taub E, Uswatte G, Mark VW, ..., Bishop-McKay S (2013) Method for enhancing real-world use of a more affected arm in chronic stroke: transfer package of constraint-induced movement therapy. Stroke 44: 1383–8.

Thieme H, Morkisch N, Mehrholz J, ..., Dohle C (2018) Mirror therapy for improving motor function after stroke. Cochrane Database Syst Rev Issue 7(7): CD008449.

Thrasher TA, Zivanovic V, McIlroy W, Popovic MR (2008) Rehabilitation of Reaching and Grasping Function in Severe Hemiplegic Patients Using Functional Electrical Stimulation Therapy. Neurorehabil Neural Repair 22 (6): 706–14.

Volpe BT, Lynch D, Rykman-Berland A, ... Krebs HI (2008) Intensive Sensorimotor Arm Rraining Mediated by Therapist or Robot Improves Hemiparesis in Patients With Chronic Stroke. Neurorehabil Neural Repair 22 (3): 305–10.

Wade DT, Langton-Hewer R, Wood VA, ..., Ismail HM (1983) The hemiplegic arm after stroke: measurement and recovery. JNNP 46: 521–4.

Wang Y, Li X, Sun C, Xu R (2022) Effectiveness of kinesiology taping on the functions of upper limbs in patients with stroke: a meta-analysis of randomized trial. Neurol Sci 43: 4145-4156.

Wei T, Ge X, Lu L, ..., Wu Q (2023) Efficacy and safety of vagus nerve stimulation on upper extremity motor function in patients with stroke: A meta-analysis of randomized controlled trials. NeuroRehabilitation 53: 253–67. Erratum in: NeuroRehabilitation (2024) 54: 347.

Wong Y, Ada L, Wang R, ..., Langhammer B (2020) Self-administered, home-based, upper limb practice in stroke patients: A systematic review. J Rehabil Med 29; 52(10): jrm00118.

Yang JD, Liao CD, Huang SW, ..., Chen HC. (2019) Effectiveness of electrical stimulation therapy in improving arm function after stroke: a systematic review and a meta-analysis of randomised controlled trials. Clin Rehabil 33: 1286–97.

Yang W, Zhang X, Li Z, ..., Huai Y (2022) The Effect of Brain-Computer Interface Training on Rehabilitation of Upper Limb Dysfunction After Stroke: A Meta-Analysis of Randomized Controlled Trials. Front Neurosci 7; 15: 766879.

Yilmazer C, Boccuni L, Thijs L, Verheyden G (2019) Effectiveness of somatosensory interventions on somatosensory, motor and functional outcomes in the upper limb post-stroke: A systematic review and meta-analysis. NeuroRehabilitation 44: 459–77.

Zhang L, Xing G, Fan Y, ..., Mu Q (2017) Short- and Long-term Effects of Repetitive Transcranial Magnetic Stimulation on Upper Limb Motor Function after Stroke: a Systematic Review and Meta-Analysis. Clin Rehabil 31: 1137–53.

Zhang L, Jia G, Ma J, Wang S, Cheng L (2022) Short and long-term effects of robot-assisted therapy on upper limb motor function and activity of daily living in patients post-stroke: a me-ta-analysis of randomized controlled trials. J Neuroeng Rehabil 19: 76.

Zhao M, Wang G, Wang A, ..., Lau Y (2022) Robot-assisted distal training improves upper limb dexterity and function after stroke: a systematic review and meta-regression. Neurol Sci 43(3): 1641–57.

6 Neurorehabilitation von Stand und Gang

Jan Mehrholz

6.1 Einleitung

Gesundheitswissenschaftliche Erhebungen beschreiben deutliche Einschränkungen und Behinderungen bei Alltagaktivitäten bei 50 bis 75 % aller Patienten, welche einen Infarkt überlebten (Bonita et al. 1997; O'Mahony et al. 1999). Über 75 bis 80 % aller Patienten nach Schlaganfall sind nur innerhalb des Wohnbereichs gehfähig, lediglich 55 % leben weitgehend selbstständig. Beinahe die Hälfte aller Patienten kann das Haus nicht verlassen, 70 % der Gehfähigen erreichen keine „normale" Gehgeschwindigkeit, um Ampelanlagen sicher zu überqueren, 35 % sind bei der Körperpflege stark eingeschränkt oder benötigen dabei Hilfe (Bonita et al. 1997; O'Mahony et al. 1999).

Das Wiedererlangen der Gehfähigkeit ist eines der wichtigsten Ziele von Patienten nach Schlaganfall und deren Angehörigen. Drei Monate nach akutem Schlaganfall sind noch etwa 25 % der Patienten auf einen Rollstuhl angewiesen. In der stationären Rehabilitation nach Schlaganfall ist vor allem die Physiotherapie auf die Wiederherstellung der Balance- und Gehfähigkeit spezialisiert. Durch Einschränkungen der Gehfähigkeit sind zahlreiche Alltagsleistungen wie selbstständige Toilettengänge, Essenszubereitung, Aufstehen und Hinsetzen nur mit viel Unterstützung von Hilfspersonen möglich. Nicht gehen zu können, ist im Weiteren ein Risikofaktor für Depression und sekundäre Dekonditionierung des ohnehin schon geschwächten Herz-Kreislauf-Systems. Somit ist nicht verwunderlich, dass 30 – 40 % der Patienten unter depressiven Störungen leiden und 10 – 15 % unter schweren Depressionen (Kauhanen et al. 1999). Die Hälfte aller Patienten nach Schlaganfall braucht bei jeglicher Alltagstätigkeit Hilfe und verrichtet im Tagesverlauf nach eigener Einschätzung keinerlei bedeutende soziale, kreative oder in irgendeiner Art und Weise sinnvoll beschäftigende Tätigkeit (Thorngren et al. 1990). Der neurologischen Rehabilitation von Stand und Gang kommt somit eine erhebliche Bedeutung zu.

6.2 Standardisierte Messung von Gleichgewicht und Mobilität nach Schlaganfall: Konsensusempfehlungen des dritten Stroke Recovery and Rehabilitation runden Tischs (SRRR3)

Mit Hilfe einer standardisierten Methodik, an der 13 internationale Experten auf dem Gebiet der Mobilität Rehabilitation, wurde durch einen a priori definierten Ansatz, der auf Umfragen und anschließenden Gruppendiskussionen basierte, ein Konsens erzielt (Van Criekinge et al. 2023a, b).

Die Gruppe einigte sich auf gleichgewichts- und mobilitätsbezogene Definitionen und empfahl einen Kernsatz von Messinstrumenten für die motorische Funktion der unteren Extremitäten, Gleichgewicht und Mobilität, biomechanische Metriken und Technologien zur Messung der Bewegungsqualität (Van Criekinge et al. 2023a, b). Zu den ausgewählten Messungen für mobilitätsrelevante Körperfunktionen gehören

- die Fugl-Meyer Motor Assessment Subskala für die unteren Extremitäten zur Beurteilung der motorischen Funktion,
- die Trunk Impairment Scale (TIS) für das Gleichgewicht im Sitzen sowie der Mini Balance Evaluation System Test (Mini-BESTest) und
- die Berg Balance Skala (BBS) für das Gleichgewicht im Stehen.

Die Gruppe empfahl für das Erfassen der Gehfähigkeit

- die Functional Ambulation Category (FAC, 0–5) für die Unabhängigkeit beim Gehen,
- den 10-Meter-Gehtest (10 MWT) für die Gehgeschwindigkeit,
- den 6-Minuten-Gehtest (6 MWT) für die Gehausdauer und
- den Dynamic Gait Index (DGI) für das komplexe Gehen.

Tab. 6.1: SRRR3-Empfehlungen zu Messinstrumenten

Konstrukt	Empfohlene Messinstrumente	
	FAC < 3	FAC ≥ 3
Beinfunktion	FMA-LE	FMA-LE
Sitzbalance	TIS	TIS
Balance im Stehen	Mini-BESTest und BBS	Mini-BESTest
Gehgeschwindigkeit	nicht testbar	10MGT
Gangausdauer	nicht testbar	6MGT
Komplexes Gehen	nicht testbar	DGI
Selbstständiges Gehen	FAC	FAC

Ein FAC-Wert von weniger als drei sollte verwendet werden, um zu entscheiden, ob ein zusätzlicher Stehtest erforderlich ist (FAC < 3: BBS zum Mini-BESTest hinzufügen) oder ob das Gehen bewertet werden kann (FAC < 3: 10 mWT, 6 MWT und DGI sind „nicht testbar") (Van Criekinge et al. 2023a, b) (Tab. 6.1).

Die minimalen Anforderungen für die Messung der Gangqualität umfassen räumlich-zeitliche Parameter, insbesondere die Gehgeschwindigkeit und Schrittlänge, gefolgt von Kinetik, Kinematik und Muskelaktivität (in absteigender Priorität, [Van Criekinge et al. 2023a, b]) (Tab. 6.2).

6.3 Balancetraining

Die Aufrechterhaltung der Balance ist eine komplexe Interaktion vestibulärer, visueller, sensorischer und motorischer Systeme. Wichtig zum therapeutischen Verständnis der Behandlung der Balance ist, dass diese antizipatorisch und keinesfalls primär reaktiv erfolgt (Carr u. Shepherd 2010). Das bedeutet, dass Ausgleichsbewegungen zur Sicherung der Balance bereits vor dem Ausführen einer Bewegung geplant bzw. vorweggenommen (**antizipiert**: Ausweichen bei entgegenkommenden Personen) werden. Das Üben der Balance sollte daher die Bewegungsvorwegnahme von Patienten in der Rehabilitation nach Schlaganfall unbedingt berücksichtigen. Die Schwierigkeit besteht vor allem darin, dass die Bewegungsvorwegnahme(-planung) des Patienten nicht unmittelbar sichtbar für die Therapeuten ist. Wichtig ist, dass eine reaktive „Kontrolle" der Balance nur in „Notfällen" erfolgt (Beispiel für **reaktive Sicherung der Balance**: plötzliches unvorhergesehenes Angeschubstwerden in Fußgängerzonen). Das Üben der reaktiven Sicherung der Balance sollte ebenso geübt werden, ist aber deutlich einfacher

Tab. 6.2: SRRR3-Empfehlungen für biomechanische Messungen und entsprechende technische Geräte, um das Gleichgewicht und die Mobilität nach einem Schlaganfall zu messen (nach Van Criekinge et al. 2023a, b)

Messung	Domaine	Biomechanische Messung	Ausstattung
Sitzbalance	Keine Empfehlung		
Gleichgewicht im Stehen	Posturale Schwankungskontrolle	Geschwindigkeiten der Schwerpunkt-(CoP-)verlagerung (z. B. Assymetrieindex; Beinsynchronisation)	Kraftmessplatten
Proaktive und reaktive Balance im Stehen	Keine Empfehlung		
Gehen	Räumlich-zeitlich	Gehgeschwindigkeit und (Symmetrie der) Schrittlängen	GaitRIte oder geeignete Messsysteme
	Kinetisch	„Antrieb" des paretischen Beins	Kraftmessplatte
	Kinematisch	GPS / GDI	Geeignete Messsysteme
	Muskelaktivität	Keine Empfehlung	EMG

CoP: Center of pressure. Das Center of Pressure (CoP) ist der mittlere Druckpunkt und stellt die Summe aller Kräfte dar, die zwischen einem Körper und seiner Auflagefläche (Boden beim Gehen) wirken. Der Druckmittelpunkt ist nicht statisch, sondern verändert sich stetig beim Gehen (verändert sich dynamisch je nach Aufgabe bzw. Aktivität).

GDI: Gait Deviation Index. Der Gangabweichungsindex (GDI) wird oft als Index für eine allgemeine Gangpathologie verwendet und ist ein Maß zur Bewertung der Qualität der Gelenkbewegungen beim Gehen.

GPS: Gait Profile Score. Ein ähnlicher Index ist der Gait Profile Score (GPS). Der GPS wird durch die Analyse verschiedener kinematischer und kinetischer Variablen während des Gangzyklus berechnet. Er liefert eine zusammengesetzte Punktzahl, die kinematische Abweichungen des Bewegungsapparats zusammenfasst.

EMG: Elektromyogramm. Ein Elektromyogramm (EMG) misst die elektrischen Aktivität bestimmter Muskeln. Anhand einer EMG-Messung lassen sich Muskel- als auch Nervenfunktionen beurteilen.

für Therapeuten mit Patienten zu üben (Beispiel „Schubstraining").

Auch ist zu beachten, dass es *die* Balance als solche nicht gibt (Carr u. Shepherd 2010). Vielmehr sind es eine Vielzahl an Alltagssituationen, die unterschiedliche Anforderungen an die **posturale Kontrolle**, also eine spezifische Balance, stellen: zum Beispiel beim Greifen im Sitzen inner- oder außerhalb der Armreichweite oder beim Aufstehen und Hinsetzen. Auch dieser weitere Punkt sollte in der Rehabilitation nach Schlaganfall und anderen neurologischen Krankheitsbildern unbedingt berücksichtigt werden.

Die Balance ist insgesamt eine wichtige Voraussetzung für eine Vielzahl an Alltagsaufgaben (Tyson et al. 2006) und ein Prädiktor für Alltagsaktivitäten (Geurts et al. 2005; Verheyden et al. 2006).

Daher wird therapeutisch oftmals abgeleitet, dass eine bestimmte Reihenfolge verschiedener Ausgangspositionen in der Therapie nach Schlaganfall einzuhalten sei. Zum Beispiel könnte man annehmen, dass erst, wenn Patienten nach Schlaganfall frei sitzen und/oder stehen können, anschließend das Gehen geübt werden sollte. In der Literatur wird jedoch darauf hingewiesen, dass eine fehlerfreie posturale Kontrolle z. B. im Sitzen oder im Stehen nicht unbedingt nötig ist, um effektiv oder überhaupt gehen zu lernen (Horn et al. 2005; Kirker et al. 2000). An der Studie von Horn et al. beeindruckend ist die große Anzahl untersuchter Patienten (n = 830). Der Anteil der Physiotherapie, welche mit Gehübungen verwendet wurde, sagte als einzige (physiotherapeutische) Aktivität in allen Analysen das Ergebnis der Rehabilitation vorher, und selbst die Wahrscheinlichkeit für schwer betroffene Patienten, nach Hause entlassen zu werden, war deutlich höher, wenn vor allem „Gehen“ umfangreich geübt wurde (Horn et al. 2005). Die Studie zeigte, dass Gehübungen *unabhängig* von einer ausreichenden Sitz- und Stehbalance der Patienten durchgeführt werden können und sollten (Horn et al. 2005). Das heißt, dass Sitzen *nicht* unbedingt vor dem Stehen und Stehen nicht ultimativ vor dem Gehen geübt werden sollte. Auch die Arbeit von Kirker et al. zeigte Ergebnisse, die für eine solche Hypothese („stepping before standing“) sprechen (Kirker et al. 2000). Insgesamt sollte Balance demnach nicht nach einem hierarchischen Behandlungsparadigma geübt werden. Gehen sollte somit unabhängig von den Balancefähigkeiten der Patienten geübt werden. Die Verbesserung der posturalen Kontrolle sollte ein wichtiger Bestandteil der neurologischen Rehabilitation sein.

Ein weiterer wesentlicher Bestandteil in der Physiotherapie und beim Balancetraining ist die Anzahl, die Dauer und die Gestaltung von Pausen. Allerdings ist die internationale Studienlage zur Pausengestaltung beim Balancetraining allenfalls übersichtlich. Allgemein angenommen wird, dass die Pause zwischen den Übungsblöcken umso länger sein sollte, je anspruchsvoller bzw. herausfordernder die Übung ist. So könnte man vermuten, dass die Pause zwischen motorischen Übungsblöcken doppelt so lang sein sollte wie die Übungsdauer, um ein optimales motorisches Lernen zu erreichen. Im Gegensatz dazu existiert im Sport die Idee der sogenannten „lohnenden Pause“, was bedeutet, dass man sich keinesfalls komplett erholen sollte, sondern bereits vor vollständiger Erholung weiter übt (gekoppelt an die Herzfrequenz). In der Praxis würde das bedeuten, dass man nach einem intensiven Üben die Pause nur so lang wählt, dass die Herzfrequenz sich zwar absenkt, jedoch nicht auf das Niveau der Ruheherzfrequenz. Im therapeutischen Alltag wird jedoch häufig argumentiert, dass wir gerade beim motorischen Üben und Lernen andere Marker zur Pausengestaltung nutzen, zum Beispiel die korrekte Übungsausführung bzw. deren Präzision. Das bedeutet, dass bei einer deutlichen Verschlechterung der Übungsausführung eine Pause angebracht ist. Dennoch ist bislang völlig unklar, wie lang eine solche Pause zwischen einzelnen motorischen Übungssequenzen sein sollte.

Um die Dauer von Pausen beim Balancetraining nach Schlaganfall wissenschaftlich genauer zu untersuchen, wurden zwanzig Patienten nach subakutem Schlaganfall, welche ein Balancetraining im Stehen erhielten, per Losverfahren in eine von zwei Gruppen eingeteilt (Elsner et al. 2020). Eine Gruppe erhielt zwischen den einzelnen Übungsblöcken die im Vergleich zum Üben doppelte Pausendauer, die andere Gruppe erhielt eine im Vergleich zur Übungszeit lediglich 50 %ige Pausendauer. Beide Gruppen erhielten somit die gleiche Art und Anzahl an Balanceübungen und die gleiche Übungsdauer, jedoch unterschieden sich beide Gruppen in der Pausendauer zwischen den Übungsblöcken. Verbesserungen in den Gruppen wurde mit der Dauer des Einbeinstands bzw. des Tandemstandes (als einfache Marker hinsichtlich der Standstabilität bzw. Standbalance) im Anschluss an das Üben gemessen.

Im Ergebnis zeigte sich, dass die Gruppe mit deutlich verkürzter Pausendauer mindestens die gleichen Ergebnisse im Einbandstand und im Tandemstand erreichte. Die Ergebnisse können so interpretiert werden, dass zumindest bei einfachen Balanceübungen zur Verbesserung der Standsicherheit nach Schlaganfall kürzere Pausen, z. B. 50 % der Übergangszeit, ausreichend sind, um Verbesserungen der Balance bzw. Sicherheit im Stand zu erreichen.

In der Frühphase nach Schlaganfall sieht man häufig eine geringe Sitzbalance bzw. eine reduzierte Sitzstabilität, welche sich u. a. durch eine verringerte Belastung der paretischen Seite und eine verringerte Verlagerung bei Greifbewegungen im Sitzen äußert. Physiotherapeutische Interventionen können dort sehr spezifisch ansetzen. Dabei sollte auf aktuelle Erkenntnisse des Motorischen Lernens geachtet werden (Mückel u. Mehrholz 2014). Wichtig bei der Behandlung der posturalen Kontrolle ist neben einem motivierenden, repetitiven, antizipatorischen und aufgabenorientierten Ansatz auch die Art und Weise, wie Instruktionen in der Therapie von Patienten nach einem Schlaganfall gegeben werden. Dabei sollte vor allem auf Nutzung eines externen Aufmerksamkeitsfokus Wert gelegt werden (Johnson et al. 2013) (Abb. 6.1). In einer randomisierten kontrollierten Studie wurden 20 Patienten nach Schlaganfall in Interventionsgruppe oder Kontrollgruppe randomisiert (Mückel u. Mehrholz 2014). Beide Gruppen sollten im Sitz das Körpergewicht so weit wie möglich zur nicht betroffenen Körperseite verlagern. Die Interventionsgruppe fokussierte dabei einen Punkt in 20 cm Entfernung (externer Aufmerksamkeitsfokus). Die Kontrollgruppe konzentrierte sich auf die ipsiläsionale Körperhälfte (interner Aufmerksamkeitsfokus) (Mückel u. Mehrholz 2014). Das Ausmaß und die Präzision der Gewichtsverlagerung wurden gemessen. Die extern fokussierenden Patienten konnten allein durch einen veränderten Aufmerksamkeitsfokus ihr Körpergewicht doppelt so weit zur gesunden Körperhälfte verlagern wie die intern fokussierenden Patienten ($p = 0{,}006$).

Die Rolle eines spezifischen Rumpftrainings wird immer wieder diskutiert und wurde kürzlich systematisch untersucht (Thijs et al. 2023 a, b). Dabei zeigte sich, dass ein spezifisches Training der Rumpfkontrolle genau diese auch verbessert, was sich dann auch wieder auf das Gleichgewicht im Stehen sowie das Gehen positiv auswirken kann. Ein Training der Rumpfkontrolle ist also für deren Förderung sinnvoll, wenn sie gestört ist, ist aber kein Ersatz für ein Balance-Training in Stand und Gang bzw. ein Gangtraining.

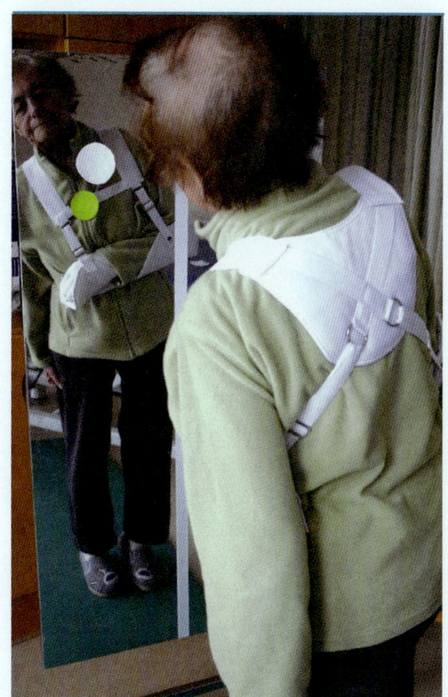

Abb. 6.1: Externer Aufmerksamkeitsfokus

6.3.1 Balance und Stürze

Stürze sind nach Schlaganfall häufig. Etwa 7 % aller Patienten stürzen in der ersten Woche, innerhalb eines Jahres stürzen 55 % bis 73 % aller Patienten nach Schlaganfall (Verheyden et al. 2013). Oftmals wird ein enger Zusammenhang von Stürzen und Stand und Gehfähigkeit vermutet, jedoch sind viele Stürze multifaktoriell zu erklären. Eine aktuelle Cochrane Übersichtsarbeit zur Übungstherapie zur Sturzprävention nach Schlaganfall schloss zehn Studien mit insgesamt 1.004 Teilnehmern ein (Verheyden et al. 2013). Im Ergebnis zeigte sich allerdings nicht, dass bestimmte Übungsansätze die Sturzrate nach Schlaganfall signifikant beeinflussen könnten (Verheyden et al. 2013). Ebenso scheint der Zusammenhang von Balance und Sturzhäufigkeit noch nicht gänzlich geklärt.

6.4 Gehtraining

Die Verbesserung der Gehfähigkeit ist eines der wichtigsten Rehabilitationsziele von Patienten nach Schlaganfall und Angehörigen (Bohannon 1987). Aktuell lassen sich zwei grundlegende Prinzipien zur neurologischen Rehabilitation des Gehens aus wissenschaftlichen Studien ableiten:

1. Zur Wiederherstellung und zur Verbesserung der Gehfunktion sollte in der Physiotherapie ein aufgabenspezifisch repetitiver Ansatz favorisiert werden (Dohle et al. 2015; French et al. 2007; Mehrholz et al. 2020; Veerbeek et al. 2014).
2. Wichtige Unterscheidungen des Gehtrainings nach Schlaganfall betreffen den Schweregrad bzw. die Gehfähigkeit der Patienten (Mehrholz et al. 2024).

Der schwerbetroffene, nicht gehfähige Patient

Für den schwerbetroffenen, nicht gehfähigen Patienten nach Schlaganfall (definiert als FAC 0 bis 3) kommen für die Verbesserung des Gehens bereits in der frühen Phase der Gangrehabilitation Roboter- bzw.-elektromechanisch assistierte Geräte und verwandte Technologien zum Einsatz. Beispiele sind elektromechanische Endeffektormodelle (Gangtrainer GT1[Hesse et al. 2008]) und Exoskelett-Modelle (Lokomat und LOPES) (Colombo et al. 2000; Mehrholz u. Pohl 2012; Mehrholz et al. 2018a; Mehrholz et al. 2020).

Der Unterschied der elektromechanisch unterstützten Gangtherapie zum Laufbandtraining liegt darin, dass ein Teil des Gangzyklus teilautomatisiert ist und dadurch die Arbeit der Therapeuten am Patienten erleichtert bzw. ergonomisch begünstigt wird (Mehrholz u. Pohl 2012). Aufgrund dessen sind höhere Schrittzahlen in der Therapie möglich, und bei schwerer betroffenen Patienten kann das Gehen noch frühzeitiger und auch intensiver geübt werden als bisher (Werner et al. 2002).

In einem aktuellen Cochrane Review beurteilte man die Effektivität dieses elektromechanisch-assistierten Trainings zur Wiederherstellung der Gehfähigkeit nach Schlaganfall, 62 randomisierte Studien mit 2.440 Patienten wurden dabei eingeschlossen (Mehrholz et al. 2020; Mehrholz et al. 2021). Im Ergebnis zeigte sich, dass elektromechanisch assistiertes Training in Kombination mit Physiotherapie die Wahrscheinlichkeit erhöht, selbstständig gehen zu können (Odds Ratio [OR] = 2,01 (95 %-KI: 1,5 – 2,7); P < 0,001, hohe Qualität der Evidenz). Dies entspricht einer Number Needed to Treat (NNT) von 8 (95 %-KI: 7 – 11). Das bedeutet, dass jede achte Gehbehinderung vermeidbar wäre, wenn die elektromechanische Gangrehabilitation kombiniert mit Physiotherapie in der stationären Rehabilitation genutzt wird. Insbesondere zu Beginn der Rehabilitation bzw. der Physiotherapie noch nicht gehfähige Patienten profitierten hinsichtlich Verbesserungen der Gehgeschwindigkeit (Mehrholz et al. 2017b; Mehrholz et al. 2020; Mehrholz et al. 2021).

Der bereits gehfähige Patient

Für den bereits gehfähigen Patienten (definiert als FAC 3 – 5) kommt für die Verbesserung von Gangparametern und Ausdauerleistung zum Beispiel das Laufbandtraining in Frage.

In einem Cochrane Review beurteilte man die Effektivität von Laufbandtraining zur Verbesserung der Gehfähigkeit nach Schlaganfall. Es zeigte sich, nach Einschluss von 56 randomisierten Studien mit insgesamt 3.105 Patienten (Mehrholz et al. 2017a), dass ein in die Physiotherapie implementiertes Laufbandtraining vor allem spezifische Gangparameter wie Gehgeschwindigkeit und Gangausdauer verbessert.

Strukturiertes geschwindigkeitsabhängiges Laufbandtraining in Kombination mit anderen Rehabilitationsstrategien kann eine sinnvolle Erweiterung konventionellen Gehtrainings sein.

Mögliche weitere Modifikationen des Trainings könnten Vorwärts-, Rückwärts- und Seitwärtsgehen, Erhöhung des Inklinationswinkels (schräge Ebene), die Verlängerung der Phase maximaler Geschwindigkeit und die Entwöhnung von Unterstützungsmöglichkeiten wie dem Handlauf und Doppelaufgaben zur Stabilisierung des Gehens unter Störreizen beinhalten (Mehrholz et al. 2017a).

6.4.1 Evidenz aus Netzwerk-Metaanalysen

Im klinischen Alltag wird häufig die Frage gestellt: Welche Patienten profitieren von welcher Methode zur Verbesserung der Gehfähigkeit nach Schlaganfall? Ziel einer Studie mit Netzwerkmetaanalyse war es daher, nicht nur die aktuelle Evidenz der Gangrehabilitation nach einem Schlaganfall zusammenzufassen, sondern auch sämtliche Ansätze zur Gangrehabilitation direkt miteinander statistisch zu vergleichen (Mehrholz et al. 2018b).

In die Auswertung wurden 95 randomisierte kontrollierte Studien mit insgesamt 4.458 Patienten nach Schlaganfall eingeschlossen. Für den primären Endpunkt Gehgeschwindigkeit erreichte das Gangtraining mit Endeffektor-assistierten Geräten signifikante Verbesserungen (Mittelwertdifferenz, MD = 0,16 m/s; 95 %-Konfidenzintervall (0,04 ... 0,28). Andere Interventionen verbesserten die Gehgeschwindigkeit nicht signifikant. Für den sekundären Endpunkt Gangausdauer erreichte das Endeffektor-assistierte Gangtraining und das Laufbandtraining mit Körpergewichtsentlastung eine signifikante Verbesserung (MD = 47 m, (4 ... 90) beziehungsweise MD = 38 m, (4 ... 72). Die Sicherheit der einzelnen Interventionen unterschied sich nicht voneinander.

Auf der Basis dieser neuartigen Analyse kann diskutiert werden, dass im Vergleich zu einer konventionellen Gangrehabilitation bestimmte Ansätze wie das Endeffektor-assistierte Gehtraining signifikant und klinisch bedeutsam die Gehgeschwindigkeit und die Gangausdauer nach Schlaganfall verbessern (Mehrholz et al. 2018b). So erreichte auch die Laufbandtherapie mit Teilkörpergewichtsentlastung im Vergleich zur konventionellen Gangrehabilitation signifikante und klinisch bedeutsame Verbesserungen der Gangausdauer.

6.4.2 Beachtung der Intensität des Gehtrainings

In den letzten Jahren zeigt sich vermehrt, dass es nicht allein auf die Auswahl des Therapiemittels bzw. der Geräte ankommt. Mehrere Studien zeigen, dass die Intensität des Gehtrainings entscheidend für den Erfolg der Therapie ist.

Eine aktuelle Studie aus dem Jahre 2019 von Hornby et al. beschreibt in diesem Zusammenhang den deutlichen Zusammenhang zwischen der Gangintensität und der Gehgeschwindigkeit und Gangausdauer (Hornby et al. 2019). In dieser Studie wurden 97 Patienten nach Schlaganfall im chronischen Stadium in eine von drei Gruppen randomisiert. Die erste Gruppe erhielt ein hochintensives Gehtraining bei 70 – 80 % der Herzratenreserve mit sehr variablen und damit unterschiedlichen Übungen, die zweite Gruppe erhielt das gleiche intensive Gehtraining wie in der ersten Gruppe, allerdings weniger abwechslungsreich, da nur weniger unterschiedliche Übungen genutzt werden durften. Die dritte Gruppe erhielt ein relativ gering intensives, aber abwechslungsreiches Gehtraining bei lediglich 30–40 % der Herzratenreserve.

Im Ergebnis der Studie zeigte sich, dass vor allen Dingen das hoch intensive Gehtraining – unabhängig von der Variation der Übungen – zu deutlichen Verbesserungen der Gehleistung, gemessen mit der Gehgeschwindigkeit und der Gangausdauer, führte (Hornby et al. 2019). Die Ergebnisse bedeuten, dass vor allen Dingen der hohe Belastungsanspruch hinsichtlich des Herz-Kreislauf-Systems bedeutende Verbesserungen erzielen lässt und weniger die Variation der Übungsgestaltung. Das bemerkenswerte an der Arbeit von Hornby ist jedoch, dass es eine gewisse Mindestintensität (Mindestanzahl an Gehschritte pro Minute) zu geben scheint. Es zeigte sich, dass ein Mindestmaß an 70 Schritten pro Minute erreicht werden muss, um überdurchschnittliche Ergebnisse hinsichtlich der Gangausdauer und der Gehgeschwindigkeit zu erreichen. Für die Praxis könnte somit neben der Herz-Kreislauf-Belastung die Anzahl an Schritten pro Minute ein guter Marker zu Intensitätssteuerung sein (Hornby et al. 2019).

Eine weitere Studie zu einem ähnlichen Thema hat für Aufsehen gesorgt. Es handelt sich dabei um die multizentrische PHYS-STROKE Studie (Nave et al. 2019). In diese Studie wurden insgesamt 200 Patienten im Zeitraum 5–24 Tage nach Schlaganfall in eine von zwei Gruppen eingeteilt. Die Patienten bekam entweder ein Laufbandtraining mit Körpergewichtsentlastung für 25 Minuten fünfmal die Woche über vier Wochen als Zusatzbehandlung zur regulären Rehabilitation oder in der gleichen Dosierung Entspannungsübungen (Nave et al. 2019). Im Vergleich zur Arbeit von Hornby et al. wurde hier jedoch eine relativ gering intensives Gehtraining durchgeführt. Die Patienten sollten beim Gehtraining lediglich eine Zielherzfrequenz von 50 bis 60 % der maximalen Herzfrequenz (Formel: 180 minus Lebensalter) erreichen. Die Trainingsintensität war somit im Vergleich zur ersten Studie viel geringer (Hornby et al. 2019). Auch wurden im Studienverlauf keine weiteren Steigerungen (bis auf die Nutzung unterschiedlicher Geräte bei gehfähigen versus nicht gehfähigen Patienten) im Zeitraum von vier Wochen beschrieben. Das bedeutet, dass die Patienten vier Wochen lang mit der relativ geringen Intensität übten und insgesamt kaum ihre Trainingsparameter steigerten.

Im Ergebnis der PHYS-STROKE Studie zeigte sich dann auch (wie in der Kontrollgruppe von Hornby et al.), dass eine zu gering intensive, d. h. zu wenig anstrengende Therapie eben keine eindeutigen Ergebnissen hinsichtlich einer Verbesserung der Gehleistung erwarten lässt. Die Ergebnisse sind somit wenig überraschend, bedeuten jedoch für die Praxis, dass wir über grundsätzlich höhere Intensitäten, Steigerung und eine Mindestschrittzahl in der neurologischen Gangtherapie nachdenken sollten.

Eine aktuelle Studie aus Indianapolis, USA befasste sich mit der kontinuierlichen und konsequenten Implementierung eines intensiven Gehtraining bei Patienten nach Schlaganfall in der subakuten Rehabilitation (Henderson et al. 2022). Ab 2017 wurde schrittweise in einer Übergangsphase bis 2019 ein hochintensives Übungsprogramm in die Rehabilitationsabteilung implementiert. Die hoch intensiv übenden Patienten (HIT) erhielten ab 2019 ein deutlich systematisch intensiviertes Gehtraining (Henderson et al. 2022). Die Therapeuten wurden angehalten, das Gehtraining zu priorisieren und zu versuchen, eine hohe kardiovaskuläre Intensität während aller Sitzungen zu erreichen. Hilfsmittel wie Laufbänder mit Gurtsystemen zur Gewichtsentlastung wurden eingesetzt. Ziel war es unter anderem, in verschiedene Richtungen zu gehen, Hindernisse zu überwinden oder auf unebenem Untergrund zu gehen sowie Treppen zu steigen (Henderson et al. 2022). Die Aufgabenanforderung wurde stets gesteigert, ohne jedoch therapeutisch in die Gangkinematik einzugreifen. Ein Hauptmerkmal war die kardiovaskuläre Intensität des Gehtrainings von 75 % - 85 % der altersgemäßen maximalen Herzfrequenz (HF_{max} = 208 - 0,7*Alter) und Borg-Bewertungen der wahrgenommenen Anstrengung (RPE) von 15 (schwer) bis 17 (sehr schwer). Bei Patienten mit Betablockern wurde die Zielherzfrequenz um 10 - 50 Schläge pro Minute reduziert. Bei Patienten mit erhöhtem kardiovaskulären Risiko (5 % der Patienten) wurde das intensive Training mit moderater Intensität (65 % - 75 % HR_{max} und RPEs von 13 (etwas schwer) bis 15 (schwer) durchgeführt (Henderson et al. 2022). Die Herzfrequenz wurde kontinuierlich mit entsprechenden Sensoren am Körper überwacht und dokumentiert.

Im Ergebnis unterschied sich die Aufenthaltsdauer über die Jahre ebenso wie die Anzahl der Therapien und die Therapiedichte nicht. Jedoch erhöhte sich die Anzahl Schritte pro Tag der Patienten von 780 auf 1.100 (durch die systematische Implementierung)(Henderson et al. 2022). Auch die Anzahl der Schritte in der physiotherapeutischen Behandlung stieg von 168 auf über 600 pro Therapiestunde. Ebenso nahm die Dokumentation der Gehfähigkeit sowie die Priorisierung des Gehtrainings in den Therapien über die Jahre signifikant zu. Auch die Intensität und die von den Patienten eingeschätzte Belastung innerhalb der Therapie stieg von 13 auf 16, gemessen mit der Borg-Skala.

Die erreichte Verbesserung der Gehgeschwindigkeit sowie der Gehdauer innerhalb der wöchentlichen dreiwöchigen Rehabilitationsaufenthalte verbesserte sich deutlich (Henderson et al. 2022).

Die Zunahme der Gehgeschwindigkeit war in der HIT-Phase um 0,085 m/s größer als in der üblichen Versorgung (95 % KI: 0,020 - 0,152). Darüber hinaus war die Gangausdauer in der HIT-Phase um 129 m höher als in der Phase der üblichen Versorgung (95 % KI: 52 - 206).

Die Arbeit zeigt, dass es grundsätzlich möglich ist und sich lohnt, evidenzbasierte Gehtrainingsinhalte systematisch in Reha-Einrichtungen zu integrieren. Oftmals wird dies ein mittelfristiges „Projekt" darstellen, entscheidend ist dabei die kontinuierliche und konsequente Implementierung. Eine systematische wissenschaftlich Begleitung kann zusätzlich unterstützen.

6.4.3 Neue Entwicklungen: mobile Exoskelette (Synonyme: „powered exoskeletons" oder „robotic exoskeletons")

Medienbilder und Marketingmaterialien suggerieren eine Zukunft, in der Menschen zum Beispiel nach Hirnschädigung oder mit Rückenmarksverletzungen robotische Exoskelette nutzen können, um nun mobil mit dem Gerät alltägliche Aktivitäten wieder aufzunehmen, doch solche Darstellungen stimmen möglicherweise nicht mit der aktuellen technologischen oder gar klinischen Realität überein (Fritz et al. 2019). Die derzeitige Verwendung von robotischen Exoskeletten in der Rehabilitation und im häuslichen Umfeld soll an dieser Stelle etwas genauer vorgestellt und offensichtliche Vorteile und Grenzen der Geräte anhand der aktuellen Evidenz beschrieben werden.

Im Jahr 2021 gab es insgesamt 17 publizierte (mehr oder weniger wirklich systematische) Übersichtsarbeiten zu Exoskeletten mit insgesamt leider überwiegend schlechter methodischer Qualität (Dijkers et al. 2021). Die Qualität der Beschreibung der Patienten und der Interventionen in den vielen Übersichtsarbeiten entsprach nicht den allgemeinen wissenschaftlichen Erwartungen, und vielen Übersichtsarbeiten fehlten wichtige klinische Variablen, wie zum Beispiel der Status der Gehfähigkeit zu Beginn des Trainings, und Interventionen, wie zum Beispiel die Anzahl der Übungsstunden (Dijkers et al. 2021).

Der überwiegende Teil der Studien zu mobilen Exoskeletten untersuchte bereits gehfähige Patienten mit Querschnittlähmung. Die mobilen Exoskelette wurden in den bereits publizierten Studien vor allen Dingen

1. als Hilfsmittel im Alltag beim Gehen zum Beispiel zu Hause (Dijkers et al. 2021) und/oder
2. als Gangtraining im Rahmen einer individuellen (womöglich stationären) Rehabilitation (Dijkers et al. 2021) genutzt.

Da die meisten Studien zu mobilen Exoskeletten bei bereits gehfähigen Patienten mit größtenteils guter Balance oder sehr guter Oberkörper- bzw. Armfunktion durchgeführt wurden, scheint der Vorteil der Geräte vor allen Dingen für viele Patienten als Mobilitätshilfe zu Hause zu liegen. Nach Ansicht von Fritz et al. (2019) dagegen scheinen die in den USA derzeit zugelassenen und verfügbaren Geräte für Rehabilitationseinrichtungen besser geeignet zu sein als für die Verwendung zu Hause. Das Gewicht der Geräte, die Notwendigkeit von Stützvorrichtungen für die oberen Extremitäten, der Überwachungsbedarf und der eingeschränkte Bewegungsspielraum sind nach Aussagen der Autoren allesamt Probleme, die die Funktionalität und die Möglichkeiten für den Einsatz solcher Geräte in realen Alltag einschränken (Fritz et al. 2019). Allerdings ist die Studienlage dieser Geräte für die stationäre Rehabilitation zum Beispiel zum Erlernen oder zum Verbessern der Gehfähigkeit sehr dürftig. In einem aktuellen Cochrane Review von 2020 gab es keine Studie zur Verbesserung der Gehfähigkeit nach Schlaganfall (Mehrholz et al. 2020). Lediglich insgesamt drei Studien zu diesen Geräten beschrieben zusammengefasst keine klinisch relevanten Verbesserungen der Gehgeschwindigkeit. Neben dem Einsatz als Therapiegerät können mobile Exoskelette jedoch auch Personen ohne Chance auf Wiedererlangen selbstständiger Gehfähigkeit wie z.B. bei kompletter Querschnittlähmung mit Paraparese der Beine ermöglichen, ein technisch unterstütztes Gehen wiederzuerlangen (nach einem strukturierten Training der Technologie-Nutzung) (Platz et al. 2016). Insgesamt ist festzustellen, dass die Entwicklung der nächsten Generation von Exoskeletten, die im Alltag nützlicher als die gegenwärtigen sind, eine weitere und leicht enger abgestimmte Zusammenarbeit zwischen Ingenieuren, Klinikern und Patienten erfordert. Für die Rehabilitation bieten Exoskelette das Versprechen, Menschen mit neurologischen Verletzungen die Möglichkeit zu geben, alltägliche Aktivitäten aus dem Stand heraus quasi wieder aufzunehmen. Das Gewicht der Exoskelett-Geräte, die Notwendigkeit von Stützen für die oberen Extremitäten, der Überwachungsbedarf zu Hause und der begrenzte Bewegungsumfang sind Probleme, die die Möglichkeiten für den Einsatz solcher Geräte in der Praxis einschränken. Einerseits scheint eine weitere Entwicklung von Exoskelett-Technologien gerechtfertigt, um die Geräte für den Einsatz in der Praxis zu verbessern. Andererseits ist eine sorgfältige Kosten-Nutzen-Abwägung im Sinne einer evidenzbasierten Praxis ebenfalls bedeutsam.

Literatur

Bohannon RW (1987) Gait performance of hemiparetic stroke patients: selected variables. Arch Phys Med Rehabil 68: 777–81.

Bonita R, Solomon N, Broad JB (1997) Prevalence of stroke and stroke-related disability. Estimates from the Auckland stroke studies. Stroke 28: 1898–902.

Carr J, Shepherd R (2010) Balance. In: Neurological Rehabilitation. Optimizing Motor Performance. Churchill Livingstone, Edinburgh, London, New York, Oxford, Philadelphi, St Louis, Sydney, Toronto.

Colombo G, Joerg M, Schreier R, Dietz V (2000) Treadmill training of paraplegic patients using a robotic orthosis. J Rehabil Res Dev 37: 693–700.

Dijkers MP, Akers KG, Dieffenbach S, Galen SS (2021) Systematic Reviews of Clinical Benefits of Exoskeleton Use for Gait and Mobility in Neurologic Disorders: A Tertiary Study. Arch Phys Med Rehabil 102: 300–13.

Dohle C, Quintern J, Saal S, ..., Wittenberg H (2015) S2e-Leitlinie: Rehabilitation der Mobilität nach Schlaganfall (ReMoS). Neurol Rehabil 21: 355–494.

Elsner B. Schöler A, Kon T, Mehrholz J (2020) Walking with rhythmic auditory stimulation in chronic patients after stroke: A pilot randomized controlled trial. Physiother Res Int 25: e1800.

French B, Coupe J, McMahon NE, ..., Watkins CL (2007) Repetitive task training for improving functional ability after stroke. Cochrane Database Syst Rev CD006073.

Fritz H, Patzer D, Galen SS (2019) Robotic exoskeletons for reengaging in everyday activities: promises, pitfalls, and opportunities. Disabil Rehabil 41:560–3.

Geurts AC, de Haart M, van Nes IJ, Duysens J (2005) A review of standing balance recovery from stroke. Gait Posture 22: 267–81.

Henderson CE, Plawecki A, Lucas E, ..., Hornby TG (2022) Increasing the Amount and Intensity of Stepping Training During Inpatient Stroke Rehabilitation Improves Locomotor and Non-Locomotor Outcomes. Neurorehabil Neural Repair 15459683221119759

Hesse S, Mehrholz J, Werner C (2008) Roboter- und gerätegestützte Rehabilitation nach Schlaganfall: Gehen und Arm-/Handfunktion. Deutsches Ärzteblatt 105: 330–6.

Horn S, DeJong G, Smout RJ, Gassaway J, ..., Conroy B (2005) Stroke rehabilitation patients, practice, and outcomes: is earlier and more aggressive therapy better? Arch Phys Med Rehabil 86: 101–14.

Hornby TG, Henderson CE, Plawecki A, ..., Roht EJ (2019) Contributions of Stepping Intensity and Variability to Mobility in Individuals Poststroke. Stroke 50: 2492–9.

Jobges M, Heuschkel G, Pretzel C, Illhardt C, Renner C, Hummelsheim H (2004) Repetitive training of compensatory steps: a therapeutic approach for postural instability in Parkinson's disease. J Neurol Neurosurg Psychiatry 75: 1682-7

Johnson L, Burridge J, Demain S (2013) Internal and External Focus of Attention During Gait Re-Education: An Observational Study of Physical Therapist Practice in Stroke Rehabilitation. Phys Ther 93: 957-966.

Kauhanen M, Korpelainen JT, Hiltunen P, ..., Myllyä VV (1999) Poststroke depression correlates with cognitive impairment and neurological deficits. Stroke 30: 1875–80.

Kirker SG, Simpson DS, Jenner JR, Wing AM (2000) Stepping before standing: hip muscle function in stepping and standing balance after stroke. J Neurol Neurosurg Psychiatry 68: 458–64.

Mehrholz J, Pohl M (2012) Electromechanical-assisted gait training after stroke. A systematic review comparing endeffector and exoskeleton devices. J Rehabil Med 44: 193–199

Mehrholz J, Thomas S, Elsner B (2017a) Treadmill training and body weight support for walking after stroke. Cochrane Database Systematic Reviews CD002840.

Mehrholz J, Thomas S, Werner C, ..., Elsner B (2017b) Electromechanical-assisted training for walking after stroke. An updated review. Stroke 48: e188–9.

Mehrholz J, Kugler J, Elsner B (2018a) Systematische Übersichtsarbeit mit Netzwerkmetaanalyse zu randomisierten und kontrollierten Studien zur Verbesserung der Gehfähigkeit nach Schlaganfall. Deutsches Ärzteblatt. eingereicht.

Mehrholz J, Pohl M, Kugler J, Elsner B (2018b) Verbesserung der Gehfähigkeit nach Schlaganfall. Dtsch Arztebl International 115: 639–45.

Mehrholz J, Thomas S, Kugler J, ..., Elsner B (2020) Electromechanical-assisted training for walking after stroke. Cochrane Database Syst Rev 10: CD006185.

Mehrholz J, Pohl M, Kugler J, Elsner B (2021) Electromechanical-Assisted Training for Walking After Stroke. Stroke 52: e153–4.

Mehrholz J, Kugler J, Pohl M, Elsner B (2024) Electromechanical-assisted training for walking after stroke. Cochrane Database Syst Rev 2024; CD006185

Mückel S, Mehrholz J (2014) Immediate effects of two attention strategies on trunk control on patients after stroke. A randomized controlled pilot trial. Clin Rehabil 28(7): 632–6.

Nave AH, Rackoll T, Grittner U, ..., Flöel A (2019) Physical Fitness Training in Patients with Subacute Stroke (PHYS-STROKE): multicentre, randomised controlled, endpoint blinded trial. BMJ 366: l5101.

O'Mahony PG, Thomson RG, Dobson R, ..., James OF (1999) The prevalence of stroke and associated disability. J Public Health Med 21: 166-171.

Platz T, Gillner A, Borgwaldt N, Kroll S, Roschka S (2016) Device-Training for Individuals with Thoracic and Lumbar Spinal Cord Injury Using a Powered Exoskeleton for Technically Assisted Mobility: Achievements and User Satisfaction. Biomed Res Int 2016: 8459018

Thijs L, Voets E, Denissen S, ... Verheyden G (2023a) Trunk Training Following Stroke. Stroke 54: e427–e428

Thijs L, Voets E, Denissen S, ... Verheyden GS (2023b) Trunk training following stroke. Cochrane Database Syst Rev 2023; 3: CD013712

Thorngren M, Westling B, Norrving B (1990) Outcome after stroke in patients discharged to independent living. Stroke 21: 236–42.

Tyson SF, Hanley M, Chillala J, ..., Tallis RC (2006) Balance disability after stroke. Phys Ther 86: 30–8.

Van Criekinge T, Heremans C, Burridge J, ..., Kwakkel G (2023a) Standardized measurement of balance and mobility post-stroke: Consensus-based core recommendations from the third Stroke Recovery and Rehabilitation Roundtable. Int J Stroke: 17474930231205207

Van Criekinge T, Heremans C, Burridge J, ..., Kwakkel G (2023b) Standardized measurement of balance and mobility post-stroke: Consensus-based core recommendations from the third Stroke Recovery and Rehabilitation Roundtable. Neurorehabil Neural Repair; 15459683231209154

Veerbeek JM, van Weegen E, van Peppen R, ..., Kwakkel G (2014) What is the evidence for physical therapy poststroke? A systematic review and meta-analysis. PLoS One 9: e87987.

Verheyden G, Vereeck L, Truijen S, ..., De Weerdt W (2006) Trunk Performance after Stroke and Relationship with Balance, Gait and Functional Ability. Clinical Rehabilitation 20: 451–8.

Verheyden GS, Weerdesteyn V, Pickering RM, ..., Ashburn A (2013) Interventions for preventing falls in people after stroke. Cochrane Database Syst Rev 31; 2013(5): CD008728.

Werner C, Von Frankenberg S, Treig T, ..., Hesse S (2002) Treadmill training with partial body weight support and an electromechanical gait trainer for restoration of gait in subacute stroke patients: a randomized crossover study. Stroke 33: 2895–901.

7
Die Behandlung der spastischen Bewegungsstörung im rehabilitativen Kontext

Thomas Platz, Jörg Wissel

7.1
Einleitung

Eine geschwindigkeitsabhängige oder spontan auftretende muskuläre Überaktivität im Sinne eines positiven Phänomens (Klonus, Spasmus, spastische Dystonie, spastische Synergie/„Pattern") nach einer Schädigung des oberen motorischen Neurons („upper motor neuron" [UMN]), kombiniert mit einer Störung der reziproken Innervation, ist ein häufiges Problem bei Patienten mit neurologischen Erkrankungen, die das zentrale Nervensystem (ZNS) betreffen, wie z.B. Schlaganfall, Multiple Sklerose (MS), Schädel-Hirn-Trauma (SHT), Hirntumore oder Rückenmarkserkrankungen. Das entstehende Syndrom im Sinne einer Störung der physiologischen Bewegung wird heute als Syndrom der spastische Bewegungsstörung („spastic movement disorder" [SMD]) eingeordnet. Die geschwindigkeitsabhängige Tonuserhöhung ist also nur ein Aspekt dieses Syndroms und wird heute als eine Methode der semiquantitativen Quantifizierung und der Ausbreitung der Störung über die Körperregionen (Topik) in Form der Testung der Tardieu-Skala, der Modifizierten Ashworth-Skala oder der Ashworth-Skala an definierten Gelenken, z.B. in der REPAS-Skala, verwendet.

Für Schlaganfallpatienten wird früh nach einem Schlaganfall (schon in der 1.-4. Woche „post stroke") bei 4-27% eine geschwindigkeitsabhängige Tonusstörung beschrieben. In der postakuten Phase (ein bis drei Monate nach dem Schlaganfall) traten diese Tonusstörungen bei 19-26,7% und in der chronischen Phase (mehr als drei Monate einem Schlaganfall) bei 17-42,6% der Betroffenen auf (Wissel et al. 2013). Die SMD in ihren Erscheinungsformen und Ursachen zu erkennen, ist eine wichtige Voraussetzung für ein adäquates klinisches und neurorehabilitatives Management (Bakheit 2012). Auch erscheint es immer wichtiger, diese Symptome sehr früh zu erkennen, da es neuere Studien gibt, die zeigen, dass eine frühe Behandlung der SMD ein Auftreten von Komplikationen dieser verhindern kann.

Bei der muskulären Hypertonie dieser Bewegungsstörung ist zwischen einer **neurogenen** und einer **nicht neurogenen** Komponente zu unterscheiden. Die neurogenen Anteile resultieren unter anderem aus einer erhöhten Erregbarkeit von Alpha-Motorneuronen aufgrund fehlregulierter spinaler Reflexkreise, die innerhalb der ersten Monate nach einer ZNS-Schädigung oftmals noch zunehmen können. Nach einer Schädigung des zentralen Nervensystems ändern sich im Laufe von Tagen bis Wochen sekundär aber auch die mechanischen Eigenschaften und Strukturen schwerer gelähmter Muskeln (z.B. entstehen Weichteilkontrakturen, und die Viskosität des Muskels nimmt zu), sodass die nicht-neurogene Komponente der muskulären Hypertonie ebenfalls funktionell relevant werden kann. In der Kombination der benannten Komponenten im Rahmen des sogenannten Pyramidenbahnsyndroms („upper motor neuron syndrome“ [UMNS]) zeigen sich als Auswirkungen auf die aktive Bewegungsausführung (z. B. Gehen, Hantieren) häufig eine Einschränkung der passiven und aktiven Range of Motion der Gelenke und eine Verlangsamung von Bewegungsausführung mit einer Zunahme von pathologischen Synergien im Sinne der SMD (Dietz u. Sinkjaer 2007) und das Auftreten von typischen Haltungsmustern („spastic pattern“, spastischen Bewegungsmustern) der Extremitäten (Hefter et al. 2012; Jacinto et. al. 2022).

Eine starke spastische Bewegungsstörung geht daher meist mit relevanten funktionellen Behinderungen einher und ist ein wesentlicher Faktor, der zur Beeinträchtigung der Lebensqualität nach Schlaganfall beiträgt (Hotter et al. 2018; Fheodoroff et al. 2020). Wir unterscheiden Behinderungen der aktiven Funktionen durch die spastische Bewegungsstörung, die zu Einschränkung der Kapazität der Willkürmotorik führen, von Störungen der passiven Funktionen, bei denen die spastische Bewegungsstörung die Integrierbarkeit der gelähmten Gliedmaße in den Alltag erschwert. Es gibt aber auch Situationen, in denen eine tonische Tonussteigerung oder vermehrte Steifheit durch ein UMNS mit SMD die Betroffenen bei bestimmten Aktivitäten im Alltag sogar unterstützt. So kann eine gewisse muskuläre Hypertonie des Rumpfes und der Hüft- und Kniestrecker zu einer Stabilisierung im Stand beitragen.

Verschiedene beeinflussbare Faktoren können, auch kurzfristig, die SMD verstärken, wie zum Beispiel lokale Schmerzen durch Nagelbettentzündungen, Hautirritationen, enge, unbequeme Kleidung, Gelenkbeschwerden, Harnwegsinfekte, Konstipation oder Dekubitalulzerationen. Vor einer symptomatischen medizinischen Behandlung der SMD sollten immer erst diese eine SMD provozierenden Ursachen ausgeschlossen oder umgehend behandelt, beseitigt werden.

Die Behandlung der SMD sollte immer eine Aufgabe für das spezialisierte multiprofessionelle Rehabilitationsteam sein, immer auch den Patienten selbst und wenn möglich die Angehörigen oder „Caregiver“/Pflegenden mit einbeziehen. Spastizität-auslösende Faktoren wie Schmerz, Hautläsionen, aber auch z. B. Infektionen der Harnwege, sind dabei vor dem Einsatz einer spezifischen antispastischen Therapie zu behandeln. Im Sinne einer spezifischen Behandlung sollten Dehnungs- und Lagerungstechniken, übungstherapeutische Ansätze, eine orale Medikation, lokale medikamentöse antispastische Behandlung (Botulinumneurotoxin Typ A, BoNT-A), intrathekale Baclofen-Therapie (ITB) sowie gegebenenfalls auch weichteil- und nervenchirurgische Verfahren im Sinne von funktionellen orthopädisch-neurochirurgischen Operationen (Muskel-/Sehnen-/Nervenoperationen) bedacht werden.

In diesem Kapitel sollen die genannten Aspekte im Überblick dargestellt werden. Als Referenz dienen die 11/2023 abgelaufene S2k-Leitlinie der Deutschen Gesellschaft für Neurologie (DGN) zur Therapie des spastischen Syndroms (Platz et al. 2019) und in der jüngeren Vergangenheit publizierte relevante Evidenz aus systematischen Reviews und randomisierten kontrollierten Studien (Stand 01.02.2024).

7.2 Diagnostik und Assessment

Bei der Vielzahl möglicher Schädigungen des zentralen Nervensystems ist es primär erforderlich, die Ursache der spastischen Bewegungsstörung (SMD), also die Läsionen des ZNS, festzustellen. Hierzu dienen neben der Anamnese und der klinisch-neurologischen Untersuchung die entsprechenden neurophysiologischen, bildgebenden (CT, MRT) und Laboruntersuchungen. Im Mittelpunkt dieses Kapitels stehen die Möglichkeiten der Behandlung der SMD, entsprechend sei bezüglich der ursächlichen Diagnostik auf die Literatur der neurologischen Differenzialdiagnostik verwiesen. Für die Entstehung von Spastizität neben einer Parese scheinen vor allem Läsionen der subkortikalen motorischen Kern- und Leitungsgebiete, des Hirnstammes sowie die Pyramiden- und para-pyramidalen efferenten Bahnsysteme im Gehirn und zervikalen und thorakalen Rückenmark verantwortlich zu sein.

Für die klinische Betrachtung ist die Verteilung einer SMD über den Körper, die Topik, relevant. Wir unterscheiden zwischen einer fokalen, multifokalen, segmentalen, multisegmentalen und generalisierten SMD (Biering-Soerensen et al. 2022) oder einer Hemi- oder Para-SMD (Wissel et al. 2009). Die fokale SMD betrifft ein oder zwei benachbarte Bewegungssegmente (z. B. spastische Faust und spastische Handgelenksbeugung), eine multifokale SMD betrifft mehrere nicht miteinander verbundene Bewegungssegmente (z. B. spastische Finger, Ellbogen und Sprunggelenk), eine segmentale SMD betrifft eine Extremität über mehrere benachbarte Segmente, aber nicht den Rumpf (zum Beispiel spastische Faust, spastische Handgelenksbeugung und spastische Ellenbogenbeugung), eine multisegmentale SMD betrifft eine ganze oder mehrere Extremitäten und den benachbarten Rumpf (z. B. Zehen, Sprunggelenk, Knie, Hüfte und angrenzendes Becken), die Paraspastik bezeichnet die Spastizität beider Beine und kann segmental oder multisegmental sein, die Hemispastizität die SMD auf einer Körperseite als multifokale, segmentale oder multisegmentale SMD, während die Tetraspastizität unter Einschluss des Rumpfes immer eine generalisierte Form der SMD darstellt.

Von der SMD als Störung der aktiven Bewegung sind muskuläre Hypertonien abzugrenzen wie z. B. der Rigor, das Gegenhalten oder die Paratonie, bei der eher eine diffuse chronisch-progrediente Schädigung des ZNS und/oder Fehlregulation des oberen motorischen Neurons zugrunde liegen. Für die aktiven Funktionen der von einem UMNS betroffenen Extremitäten sind limitierend zum einen die MINUS-Phänomene des UMNS, die Lähmungen, das Unvermögen der selektiven Bewegung und des Kraftaufbaus sowie zum anderen die POSITIVEN-Phänomene des UMNS, die Minderungen der Fein- und Zielmotorik (gestörte reziproke Innervation, Gracies et al. 1997), die spastische Dystonie (Denny- Brown 1966, Lorentzen et al. 2018) sowie die sich parallel zu den POSITIVEN-Phänomenen entwickelnde spastische Myopathie (Gracies 2015a). In der Regel sind die Steigerung der Muskeleigenreflexe oder das Vorliegen von Pyramidenbahnzeichen, wie des Babinski-Zeichens, nicht ursächlich für eine Störung von betroffenen aktiven Funktionen.

Bei der spastischen Bewegungsstörung im Sinne der geschwindigkeitsabhängigen Tonuserhöhung, untersucht in entspannter Körperhaltung, meist im Liegen, als eine passive Prüfung der Gelenkbeweglichkeit, entsteht ein fühlbarer Widerstand gegenüber passiver Bewegung eines betroffenen Bewegungssegmentes. Diesen Widerstand gegenüber passiver Bewegung kann man klinisch einschätzen bzw. beurteilen (Platz et al. 2005). Eine häufig eingesetzte Beurteilungsmethode ist die 5-stufige Ashworth-Skala (AS, Ashworth 1964) oder die 6-stufige Modifizierte Ash-worth Skala (MAS, Bohannon u. Smith 1987), die zwischen dem Skalenwert 1 und 2 noch eine 1+ aufgenommen hat (halber Bewegungsweg durch Widerstand beeinträchtigt). Bei der Testung der AS oder MAS wird ein Gliedmaßenabschnitt passiv bewegt und der gefühlte Widerstand bewertet. Die niedrigste Bewertung ist 0 (kein erhöhter

Muskeltonus), 1 repräsentiert nur einen geringen Widerstand am Bewegungsende, die maximale Bewertung 4 wird gewählt, wenn die Gliedmaße in diesem Gelenk entweder in Beugung oder Streckung spastisch fixiert ist und nicht oder kaum mehr bewegt werden kann.

Basierend auf der Ashworth-Skala wurde eine sogenannte „Summen-Skala" entwickelt, die über verschiedene Arm- und Bein-Bewegungen hinweg den Widerstand gegenüber passiver Bewegung misst und damit die Spastizität im Arm, im Bein, eine Para-, Hemi- oder Tetraspastizität dokumentieren kann. Dieser Test wird REPAS („REsistance to PASsive movement Scale", übersetzt: Widerstand gegenüber passiver Bewegungsskala [Platz et al. 2008]) genannt.

Die „Disability Assessment Scale" (DAS, Brashear et al. 2002b) ist ein Maß für die Behinderung passiver Funktionen bei Patienten mit Spastizität im Arm, z. B. nach einem Schlaganfall. In den vier Bereichen Hygiene, Anziehen, Schmerz und Gliedmaßenposition wird auf einer vierstufigen Skala beurteilt, wie stark die Integration des gelähmten Armes im Alltag bei passiver Funktion durch die Spastizität behindert ist.

Eine ähnliche Skala ist die „Carer Burden Scale" (CBS) (Bahkta et al. 2000), bei der die pflegende Person die Beeinträchtigung der Pflegbarkeit durch die gestörte passive Armfunktion bei Spastizität nach Schlaganfall einschätzt.

Zur Beurteilung von Therapieeffekten im Sinne von erreichten Zielen („goals") durch eine Behandlung von Spastizität und/oder SMD eignet sich unter anderem die Goal Attainment Scale (GAS) (Turner-Stokes 2009). Sie ist nicht ein Maß, das die Beurteilung der Spastizität erlaubt, sondern bewertet, wie gut ein Behandlungsziel, das sich ein Patient in Abstimmung mit seinem Behandler/Behandlungsteam vorgenommen hat, erreicht wurde. Verglichen mit dem aktuellen Zustand wird dabei beurteilt, ob das gesteckte Ziel erreicht wurde (Wert 0), ob gegebenenfalls etwas mehr (+1) oder vielmehr (+2) erreicht wurde bzw. ob das Ziel nur teilweise erreicht wurde (-0.5) oder aber keine Veränderung erreicht wurde (-1), oder sogar in dem gewünschten Bereich eine Verschlechterung eingetreten ist (-2). Durch den Einsatz der GAS können sehr individuell Behandlungsziele festgelegt und im Verlauf der Behandlung bezüglich ihres Erreichens beurteilt und quantifizierend dokumentiert werden. Gerade für eine individualisierte Behandlungssituation wie bei der Behandlung der SMD ist dies von besonderem Wert.

7.3 Therapieziele

Es ist wichtig zu bedenken, dass die SMD zwar in der Regel bei stärkeren Lähmungen in stärkerem Maße vorliegt, dass aber allein die effektive Behandlung der SMD nicht die lähmungsbedingten Beeinträchtigungen selbst beseitigen kann.

Daher wird sich die Behandlung bei Lähmungen in erster Linie auf die Wiederherstellung der aktiven motorischen Funktionen konzentrieren und nicht primär auf die Behandlung der SMD. Diese Behandlungsstrategien sind in den Kapiteln „Neurorehabilitation von Stand und Gang" und „Neurorehabilitation der Armfunktion" ausführlich dargestellt.

Dennoch gibt es viele Situationen, in denen die SMD spezifisch behandelt werden sollte, um zum Beispiel aktives Trainieren von Arm- und Beinfunktionen zu ermöglichen oder durch eine lokale Behandlung von spastischen Agonisten, z. B. mit BotulinumtoxinA (BoNT-A), den schwachen Antagonisten eine aktive Gelenkbewegung zu ermöglichen.

In den ersten Monaten nach einer ZNS-Schädigung entwickelt sich die SMD meist mit einer Verzögerung. Durch eine

Ungleichverteilung der Komponenten der SMD (z. B. am Beugermuskel – betonte Tonuserhöhung am Arm) kann die gelähmte Gliedmaße in ihrer Ruheposition verändert und das normale Bewegungsausmaß von Gelenken eingeschränkt werden, woraus sich bei gleichzeitig bestehender schwerer Lähmung sekundär Kontrakturen entwickeln können (Hefter et al. 2013, Jacinto et al. 2023). Hier ist es erforderlich, unter anderem durch entsprechende regelmäßige Dehnung und Lagerung der betroffenen Extremität mit SMD dieser entgegenzuwirken und so sekundäre Komplikationen mit geminderter passiver Beweglichkeit zu verhindern. Auch können neuropathische wie auch nicht neuropathische Schmerzen, welche bei passiven Motilitätseinschränkungen, die sich im Rahmen von Lähmung und SMD entwickeln und zu Schmerzen bei passiver Dehnung der betroffenen Muskulatur führen, im Alltag verstärkt sein. Entsprechend kann es bedeutsam sein, die SMD zu behandeln, um auch Schmerzen in den gelähmten Gliedmaßen zu reduzieren (Wissel et al. 2000, 2016, 2021).

Eine große Bedeutung in der Behandlung der SMD hat die positive Beeinflussung sogenannter passiver Funktionen. So kann der schwer gelähmte spastische Arm oftmals im Alltag nicht mehr gut integriert werden. Das Waschen etwa unter den Achseln, das Einführen des Armes in einen Ärmel, das Schneiden von Fingernägeln oder die Hygiene der Handfläche werden schwierig. Um diese passiven Funktionen zu fördern und zu ermöglichen, ist oftmals eine gezielte Behandlung der fokalen Spastizität erforderlich, um die Behinderung der passiven Funktionen zu verbessern (Brashear et al. 2002a; Kaňovský et al. 2011; Gracies et al. 2015a).

Aber auch in der Aktivität kann die spastische muskuläre Hypertonie die aktive Funktion beeinträchtigen und eine SMD hervorrufen. So kann es sein, dass eine Fingerflexoren-Spastizität die Fingerextensoren-Aktivität der durch einen Schlaganfall geschwächten Muskeln zusätzlich beeinträchtigt. Eine gezielte lokale Behandlung der SMD der Fingerflexoren mit BoNT-A kann dann die aktive Handöffnung und damit auch das Greifen unterstützen. Auch beim Gehen kann eine spastische Bewegungsstörung die aktive Funktion Gehen beeinträchtigen. Ein typisches Beispiel hierfür ist die dynamische Equinovarus-Deformität. Beim Equinovarus wird der Fuß beim Gehen übermäßig durch die SMD in Plantarflexion und Inversion-Supination gezogen, was das Gehen deutlich behindern kann. Durch eine gezielte lokale Behandlung der Plantarflexoren und Invertoren mit BoNT-A ist eine positive Beeinflussung der aktiven Funktion des Gehens und Abrollens des Fußes möglich und kann mit einem geminderten Einsatz von Hilfsmitteln (AFO, Sprunggelenksschienen) erreicht werden (Gracies et al. 2017; Wein et al. 2018; Wissel et al. 2017).

Eine schwere Hemi-, Para- oder Tetraspastizität unter Einbeziehung der Rumpfabschnitte, die sowohl mit Spastizität und einschießenden Spasmen und Schmerzen als auch Positions- und Mobilitätsgefährdungen einhergeht, stellt oftmals eine relevante Behinderung dar. Hier ist die Behandlung der SMD mit intrathekalem Baclofen (ITB) eine Option um die Selbsthilfefähigkeit und Mobilität zu erhalten, bzw. zu erreichen. ITB kann in solchen Fällen mit multisegmentaler SMD eine ausreichende Reduktion von einschließenden Spasmen, Schmerzen und Bewegungsautomatismen bei Querschnittsyndromen und Patienten mit Multipler Sklerose und nach Schlaganfall und Schädel-Hirn-Trauma erreichen (Azouvi et al. 1996; Creamer et al. 2018 a,b).

7.4 Behandlungsoptionen

Die Behandlung der SMD richtet sich in den meisten Fällen unabhängig von der Ätiologie des Syndroms im Wesentlichen nach der Schwere und Verteilung des spastischen Syndroms über den Körper (Topik). Die Behandlungsoptionen und diesbezüglichen Empfehlungen sind im Wesentlichen den eingangs genannten Leitlinien und Konsensusempfehlungen entnommen (Platz et al. 2019; Winter u. Wissel 2013; Biering-Soerensen et al. 2022).

7.4.1 Physiotherapie

Unter motorischen Übungsbehandlungen kann sich die motorische Funktion verbessern. Der Einfluss von Physiotherapie auf Spastizität nach Schlaganfall ist in Studien methodisch nicht ausreichend untersucht. Wenn während der aktiven motorischen Übungsbehandlung spastisch erhöhter Muskeltonus beobachtet wird, tritt keine Zunahme der Spastizität ein, wenn die Muskulatur passiv gestreckt und damit gedehnt wird. Übungsbehandlung wird daher insbesondere zur Verbesserung der motorischen Funktionen empfohlen. Gleichzeitig ist darauf zu achten, dass eine spastische Muskeltonuserhöhung vermieden wird. Dazu kann die langdauernde passive Muskelstreckung von zur Spastizität tendierenden Muskeln (z. B. Ellbogen- und Handgelenkflexoren der oberen und Plantarflektoren und Invertoren der unteren Extremität) empfohlen werden.

Auch das Training von Kraft und Ausdauer führt zu einer Minderung von Paresen und zur Verbesserung von motorischen Funktionen. Eine Zunahme des spastischen Muskeltonus ist dabei in der Regel nicht zu befürchten (Pak u. Patten 2008).

7.4.2 Gerätegestützte Therapie

Die gerätegestützte Lokomotionstherapie auf dem Laufband mit partieller Gewichtsentlastung oder mit einem elektromechanischen Lokomotionstrainer führt zu einer Verbesserung der Gangfunktion, ohne dass dadurch Spastizität zunimmt (Dohle et al. 2015). In einem Vergleich zwischen Bobath-Therapie und Lokomotionstherapie auf dem Laufband ergab sich kein signifikanter Unterschied bezüglich der Spastizität, jedoch ein signifikant besseres Ergebnis in der Laufbandphase bezüglich des Erreichens der Gehfähigkeit und der Ganggeschwindigkeit.

Die gerätegestützte aktive oder passive repetitive Armbeugung und -streckung mindert spastisch erhöhten Muskeltonus bei gleichzeitiger Verbesserung motorischer Funktionen. Zusätzliche Elektrostimulation verstärkt den Effekt. Auch die Roboter-unterstützte Therapie von durch den Patienten selbst initiierten Fingerbewegungen mindert Spastizität und verbessert motorische Funktionen in Finger- und Handmuskeln. Die positiven Therapieeffekte sind mit höherer Trainingsintensität ausgeprägter. Synergistische antispastische Effekte konnten durch den gleichzeitigen Einsatz von Roboter-gestützter Therapie und BoNT-A in einem narrativen Review nachgewiesen werden (Wang WC et al. 2023).

Die transkutane elektrische Nervenstimulation (TENS) wurde in mehreren randomisierten und kontrollierten Studien zur Reduktion der Spastizität nach Schlaganfall und spinaler Verletzung erfolgreich eingesetzt. Übersichtsarbeiten kommen zu dem Schluss, dass TENS als wirksam zur Reduktion des Spastizität, insbesondere für die untere Extremität bei PSS, eingestuft werden kann und ein nebenwirkungsarmes Verfahren ist (u. a. Marcolino et al. 2020). Da die Wirksamkeit abhängig von der Dauer zu sein scheint, sollte die

Anwendung über 60 min pro Sitzung erfolgen.

Auch die Anwendung von neuromuskulärer elektrischer Stimulation (NMES) zeigt in Kombination mit einem aktiven Verfahren wie z. B. Physiotherapie eine Spastizität-reduzierende Wirkung.

Zu den externen Hirnstimulationsverfahren gehören die transkranielle Gleichstromstimulation (tDCS; „transcranial direct current stimulation") und die repetitive transkranielle Magnetstimulation (rTMS). In Studien konnte gezeigt werden, dass tDCS-Anwendungen (Huang et al. 2022) und rTMS-Anwendungen (Amatya et al. 2013; Gottlieb et al. 2021) bei Spastizität nach Schlaganfall bzw. im Rahmen einer Multiplen Sklerose reduzierend wirksam sein können, wobei die Datenlage insgesamt noch Inkonsistenzen aufweist (Liu et al. 2021; Xu et al. 2021). Auch die Untersuchungen der rTMS nach Rückenmarksverletzungen zeigten heterogene Ergebnisse.

Ferner gibt es sehr begrenzte Hinweise darauf, dass eine periphere Magnetstimulation den spastischen Muskeltonus am Arm nach Schlaganfall reduzieren kann (Sakai et al. 2019). Die extrakorporale Schockwellen-Therapie ist ein weiteres Verfahren, welches alleine und in Kombination mit BoNT-A-Behandlungen das Potenzial hat, die spastische Bewegungsstörung nach Schlaganfall zu verbessern (Cabanas-Valdés et al. 2020, Mihai et al. 2022).

7.4.3 Orthesen

Eine prophylaktische Wirkung von früher Schienen-Behandlung auf das Auftreten von spastisch erhöhtem Muskeltonus ist nicht belegt. Einige Studien geben jedoch Hinweise darauf, dass eine Schienenbehandlung alleine oder in Kombination mit anderen Verfahren (zum Beispiel der lokalen Injektion von BoNT-A) bereits spastisch erhöhten Muskeltonus und Fehlhaltungen / Kontrakturen verbessern kann. Für eine Handgelenkslagerung gibt es hierzu begrenzt unterstützende Evidenz (Salazar et al. 2019). Eine weitere Übersichtsarbeit stellte fest, dass Lagerungsschienen die Wirksamkeit einer BoTN-A-Behandlung unterstützen und dass eine individuelle serielle Verwendung von festeren Materialien zur Stellungskorrektur von betroffenen Gelenken (Serielles Casting) besser ist als die Nutzung einer vorgefertigten Schienung mittels Luft- oder Splintschienen (Mills et al. 2016).

7.4.4 Orale Medikation

Die am häufigsten eingesetzten oral verfügbaren und in Deutschland zur Behandlung der Spastizität zugelassenen Medikamente sind Baclofen (Gamma-Amino-Buttersäure-[GABA-]B-Agonist) und Tizanidin (zentraler Alpha2-Agonist), des Weiteren Benzodiazepine (GABA-A-Agonisten), Dantamacrin (Muskelrelaxation durch Hemmung der Ca-Ionen-Freisetzung im Muskel), Tolperison (zentral wirksam durch Blockade des Natrium-Einstroms an Neuronen; nur für Schlaganfall zugelassen) (Taricco et al. 2006; Olvey et al. 2010) und ein aus zwei Cannabis-Derivaten (Tetrahydrocannabinol und Cannabidiol) bestehendes oromukosales Spray (Sativex®; nur für MS-assoziierte Spastik zugelassen) (Wade et al. 2010).

Die benannten zentral wirksamen Substanzen sollen eine Abnahme der Erregbarkeit von spinalen Interneuronen und damit konsekutiv von Motoneuronen bewirken. Dadurch reduzieren sie einerseits Spastizität, können andererseits aber auch die Muskelkraft im Sinne der Willküraktivität reduzieren. Auch für das peripher wirkende Dantamacrin trifft die parallele Beeinflussung von Spastizität und Muskelkraft zu.

Ferner haben orale Antispastika neben der kraftmindernden Eigenschaft auch weitere mögliche dosisabhängige Nebenwirkungen im Sinne einer Sedation, einer negativen Beeinflussung von Kognition und Bewusstsein, aber auch mögliche negative Auswirkungen auf autonome Funktionen wie die Akkommodation, die Speichelbildung (Mundtrockenheit), die Atem- und Kreislauffunktion. Diese und andere Präparat-spezifische Nebenwirkungen sind den Fachformationen zu nehmen.

Generell empfiehlt sich eine einschleichende Dosierung der antispastischen oralen Medikation unter klinischer Beurteilung von Wirkung und ggf. Nebenwirkungen. Bei der medikamentösen Behandlung einer schweren multisegmentalen Para- und Tetraspastizität sind nicht selten auch Kombinationen der benannten Medikamente oder eine intrathekale Baclofentherapie erforderlich. Wenn eine Monotherapie zur Erreichung des Behandlungszieles nicht ausreicht, kann dies erforderlich werden. Bei einer fokalen, multifokalen und segmentalen Spastik ist die orale Medikation keine optimale Behandlungsoption. Hier ist die fokale, multifokale bzw. die Behandlung von segmental betroffener Muskulatur mit BoNT-A (und damit die gezielte Behandlung der spastischen Muskeln mit BoNT-A) die überlegene Therapieoption (vgl. u. a. Simpson et al. 2009).

7.4.5 BotulinumneurotoxinA (BoNT-A)

Für von Spastizität betroffene Erwachsene sind in Deutschland drei BoNT-A-Produkte zur Behandlung der Spastizität des Armes zugelassen: AbobotulinumtoxinA/Dysport®, OnabotulinumtoxinA/Botox® und IncobotulinumtoxinA/Xeomin®. In den Zulassungstexten der einzelnen Produkte finden in Deutschland auch weiterhin die mit dem Produkt zugelassene Ausdehnung der BoNT-A-Behandlung der Spastizität über die Hand, den Arm, die Schulter und die Ätiologie der Spastizität ihre Berücksichtigung. So sind AbobotulinumtoxinA und Incobotulinumtoxin für die Behandlung der Armspastizität einschließlich der Schultermuskeln unabhängig von der Ätiologie zugelassen, was erlaubt, bei Patienten mit Schlaganfall und traumatischer Hirnschädigung sowie auch bei Multipler Sklerose und Querschnittlähmung mit BoNT-A in dieser Körperregion auf Kosten der gesetzlichen Krankenkassen ambulant zu behandeln. Abobotulinumtoxin und OnabotulinumtoxinA haben des Weiteren die Zulassung zur Behandlung der fokalen Spastizität des Fußgelenkes bei erwachsenen Patienten nach Schlaganfall, und AbobotulinumtoxinA hat zusätzlich auch die Zulassung für Patienten nach Schädel-Hirn-Trauma in dieser Indikation. Die o. g. Leitlinie der DGN empfiehlt in diesem Sinne einen breiteren klinischen Einsatz dieses Behandlungskonzeptes bei gegebener Indikation einer behindernden fokalen, multifokalen oder segmentalen Spastizität. Neuere Studien zeigen nun zusätzlich, dass ein früherer Einsatz von BoNT-A im post-akuten Stadium bis drei Monate nach Schlaganfall bei beginnender Spastizität ohne Kontrakturbildung mit geringeren Dosierungen länger anhaltende positive Wirkungen erzielen kann, möglicherweise Kontrakturausbildungen vermeiden hilft und somit einen günstigen Rehabilitationsverlauf ermöglichen könnte (Hesse et al. 2012; Rosales et al. 2016; Wissel et al. 2020; Linsay et al. 2021).

7.4.5.1 Behandlung von Spastik an der oberen Extremität mittels BoNT-A

Zur fokalen BoNT-A-Behandlung der spastischen Tonus- und Funktionsstörung der oberen Extremität liegen zahlreiche kontrollierte Studien vor, die eine Reduktion eines spastischen Muskeltonus und eine Verbesserung der passiven Beweglichkeit von betroffenen Gelenken der oberen Extremität durch einmalige und wiederholte intramuskuläre Injektionen von BoNT-A im chronischen Stadium der Spastizität nach Schlaganfall (Kaňovský et al. 2011, 2021; Foley et al. 2013) und bei anderen Ätiologien (Gracies et al. 2015b; Wissel et al. 2017) zeigen. Die vorliegende Evidenz sichert die Wirksamkeit auf Spastizität, passive Beweglichkeit, Integrierbarkeit des spastisch gelähmten Arms im Alltag und die Belastung für Pflegende („Carer Burden") stabil ab, nicht jedoch einen positiven Effekt auf aktive Armfunktionen („Arm-Hand-Kapazität") (Andringa et al. 2019). Dennoch konnte bei einem Teil der Patienten in klinischen Studien durch einen zusätzlichen BoNT-A-Einsatz zu aktiven Übungen auch eine Verbesserung aktiver Funktionen erreicht werden (Baker u. Pereira 2015). Um eine aktive Funktionsverbesserung zu erreichen, ist in der Regel eine Kombination der BoNT-A-Behandlungen mit einem aktiven Funktionstraining im Sinne eines multimodalen Therapieansatzes sinnvoll. Andererseits kann die Schädigung durch die Läsion natürlich so stark sein, dass auch eine Kombination von BoNT-A und rehabilitativer Therapie nicht zu einer Verbesserung aktiver Funktionen führen kann (Lannin et al. 2020). Auch redressierende Behandlungen sowie funktionelle Elektrostimulationen können den Effekt von BoNT-A in dieser Hinsicht verstärken. Zur Behandlung einer lokalisierten spastischen Tonusstörung ist BoNT-A einer oralen antispastischen Medikation sowohl hinsichtlich Wirksamkeit als auch Nebenwirkungshäufigkeiten überlegen (Simpson et al. 2009).

Für die Behandlung der Unterarmmuskeln (Handgelenks- und Fingerbeuger) wird entweder eine Lokalisierungsunterstützung mittels Elektrostimulation oder Ultraschall empfohlen, da apparativ-injektionskontrollierte Behandlungen der alleinigen Palpation bezüglich der erreichten Wirkung der BoNT-A-Behandlung überlegen sind (Picelli et al. 2014; Grigoriu et al. 2015)

7.4.5.2 Behandlung des spastischen Spitzfußes mittels BoNT-A

Für alle drei in Deutschland zugelassene BoNT-A-Produkte konnte jeweils mit einer kontrollierten Studie eine effektive Reduktion eines spastischen Muskeltonus im oberen Sprunggelenk durch intramuskuläre Injektionen von BoNT-A in die Wadenmuskulatur im chronischen Stadium mit spastisch erhöhtem Muskeltonus nach Schlaganfall gezeigt werden (Gracies et al. 2017, Wein et a. 2018, Masakado et al. 2022), aber nur für Abo- und Ona-BoNT-A liegen in Deutschland Zulassungen für diese Behandlung vor. Für Ona-BoNT-A gelang eine signifikante Reduktion des Muskeltonus in der Wade auch bei einer Behandlung innerhalb der ersten drei Monaten nach einer Hirnschädigung (Fietzek et al. 2014). Dabei konnten keine signifikanten Verbesserungen von Gangparametern, wohl aber ein Reduktion des Muskeltonus, ein verminderter Einsatz von Hilfsmitteln und eine Verbesserung der klinischen Gesamtbewertung („Clinical Global Impression Scale") gezeigt werden. Auch ein systematischer Review mit Metaanalyse wies die spastische Tonusminderung für AbobotulinumtoxinA und OnabotulinumtoxinA nach, ohne einen Einfluss auf die Gehgeschwindigkeit absichern zu können (Doan et al. 2021).

7.4.5.3 Behandlung der Hüft- und Kniespastik mittels BoNT-A

Alle BotulinumtoxinA-Produkte konnten eine Reduzierung des Muskeltonus in den Hüft- und Oberschenkelmuskeln bei spastischer Bewegungsstörung im Hüft- und Kniegelenk im chronischen Stadium der Spastizität unterschiedlicher Ätiologie (Schlaganfall, Schädel-Hirn-Trauma, Multiple Sklerose und andere) erreichen und werden daher zur lokalen Behandlung empfohlen (Hyman et al. 2000; Schramm et al. 2014; Safarpour et al. 2017).

7.4.5.4 Behandlung von spastikbegleitenden Schmerzen mittels BoNT-A

Eine Minderung von durch passive oder aktive Bewegungen induzierten, sogenannten Dehnungs- oder Spastik-assoziierten Schmerzen in betroffenen Bewegungssegmenten nach Injektionen von OnabotulinumtoxinA an oberer und unterer Extremität im akuten und chronischen Stadium mit Spastizität sowie durch IncobotulinumtoxinA wurde an einer Kohorte und in einer großen placebokontrollierten Studie dargestellt und kann als effektive Behandlungsoption empfohlen werden (Wissel et al. 2000, 2016, 2021). Eine fokale Behandlung mit BoNT-A kann bei Spastik-assoziierten Schmerzen im Bereich der Schulter diese und die passive Beweglichkeit verbessern (Xie et al. 2021). Eine sich gegen Schmerzen oder schmerzhafte Spasmen bei Spastizität bei MS richtende Behandlung ist oftmals angezeigt. Je nach „Topik" können orale Medikation, u.a. auch mit dem oromukosalen Spray (Sativex®; nur für MS-assoziierte Spastik zugelassen), bzw. bei fokaler und segmentaler Spastizität und Spasmen auch eine Therapie mit Botulinumtoxin A angezeigt sein. Wenn zusätzliche neuropathische Schmerzen vorliegen sollte auch eine zusätzliche antineuropathisch-analgetische Medikation (u.a. mit den strukturverwandten GABA-Analoga Gabapentin oder Pregabalin) erwogen werden.

7.4.6 Intrathekale Baclofen-Therapie (ITB)

Bei schwerer multisegmentaler oder generalisierter Spastizität spinaler oder zerebraler Ursache wie Schlaganfall und Multiple Sklerose sowie Para- oder Tetraspastik nach Rückenmarkschädigung, insbesondere mit einschließenden schmerzhaften Spasmen, ist mit einer oralen antispastischen Medikation oftmals kein zufriedenstellender Behandlungserfolg bei vertretbaren Nebenwirkungen zu erreichen. In solchen Fällen stellt die intrathekale Baclofen-Therapie (ITB) mittels einer implantierten Medikamentenpumpe nach vorheriger Behandlung mittels eines oralen Antispastikums (Empfehlung der deutschen Leitlinie) eine erfolgversprechende Alternative dar (Creamer et al. 2018 a,b; Parke et al. 1989; Biering-Soerensen et al. 2022).

Bei Patienten mit einer möglichen Indikation für eine ITB erfolgt vor Implantation der Pumpe zunächst eine Testung der Wirksamkeit. Diese kann über eine Lumbalpunktion erfolgen und die intrathekale Gabe eines Bolus über die liegende Nadel (beginnend mit 50 µg Baclofen, bei Wiederholungen – nicht am gleichen Tag – bis maximal 100 µg) oder kontinuierlich über eine externe Pumpe über einen Katheter erfolgen. Nach der intrathekalen Applikation, die eine engmaschige Kontrolle der Vitalparameter in den folgenden Stunden erfordert, werden standardisierte Messungen des Muskeltonus in den Beinen (z.B. Knie- und Sprunggelenk) und Armen (z.B. Ellbogen- und Handgelenk) im stündlichen Abstand jeweils in gleicher Ausgangsposition (Rückenlage, leicht erhöhtes Kopfteil) z.B. mittels der Ashworth-Skala durchgeführt, um den therapeutischen Nutzen und z.B. die Dauer der Wirkung eines Bolus festzustellen. Ist durch die Bolusgabe ein ausreichender therapeutischer Effekt erreicht worden (z.B. Abnahme der Ashworth-Skala um mindestens einen Skalenwert), kann die Indikation für eine ITB gestellt werden.

Die Baclofen-Pumpe wird subkutan in die Bauchwand implantiert und ein Katheter etwa auf der Höhe LWK 3 / LWK 4 nach intrathekal geführt sowie die Katheterspitze etwa auf dem Niveau Th 5 – 10 platziert. Die initiale tägliche intrathekale Baclofen-Dosis ist üblicherweise das Doppelte der

Testbolus-Dosis, die einen positiven klinischen Effekt erbrachte (zum Beispiel bei positivem Testbolus mit 50 µg wäre die initiale Tagesdosis 100 µg pro Tag). Die Dosis kann bei Bedarf dann um täglich 5–15 % geändert werden, bis ein klinisch zufriedenstellendes Behandlungsergebnis erreicht ist. Sowohl kontinuierliche Abgaben des Medikamentes als auch erhöhte Abgaben zu spezifischen Zeiten während des Tages sind programmierbar. Die Behandlung erfordert eine regelmäßige Füllung der Pumpe etwa alle zwölf Wochen und einen Pumpen-/Batterieaustausch nach etwa sieben Jahren.

Mögliche Nebenwirkungen der ITB sind u. a. eine Hypotension, das Auftreten von Obstipationen sowie Sedierung, Atemdepression und epileptische Anfälle bei Überdosierung. Das abrupte Absetzen der ITB kann mit einer deutlichen Verstärkung der Spastizität und der Spasmen und in schweren Fällen mit Fieber und Veränderungen des Bewusstseins einhergehen. Empfohlen wird die klinische Austestung und Einstellung auf eine ITB nur an Zentren mit besonderer Erfahrung mit dieser Therapie.

7.4.7 Chirurgische Optionen

Verschiedene orthopädisch und plastisch- oder handchirurgisch etablierte Verfahren können bei einer schweren chronischen Spastizität der unteren und oberen Extremität eingesetzt werden. Diese umschließen Faszio- und Tenotomien, den Sehnen- und Muskeltransfer und die Sehnen- und Muskelverlängerung (Fox et al. 2018; Genet et al. 2018). Bei der Faszio-, Myo- und Tenotomie werden die Faszien-, Muskeln und Sehnen spastischer Muskeln durchtrennt. Die Muskel- und Sehnendurchtrennung wird heute nur noch sehr selten empfohlen, wohingegen Fasziotomien gerade zunehmend indiziert werden. Muskel- und Sehnenverlängerung und -verlagerungen (z. B. an der oberen Extremität Verlagerung des M. flexor carpi ulnaris auf den M. extensor carpi radialis und damit Verbesserung der Handgelenksextension und Abnahme der Ulnarabduktion) kann durchgeführt werden, um bei spastischen Muskeln die Gelenkspositionen in eine mehr physiologische und funktionellere Position zu bringen. Beim Sehnentransfer können durch die Übertragung von Sehnen innervierter Muskeln an Positionen hochgradig bzw. komplett gelähmter Muskeln aktive Funktionen (wie die Handgelenk- oder Ellbogenstreckung oder die Fußhebung) unterstützt werden. Nicht destruierende operative Verfahren stellen heute in ausgewählten Fällen eine relevante Behandlungsoption dar. Von besonderer Wichtigkeit ist dabei die funktionelle Betrachtungen und die funktionelle Zielsetzung der chirurgischen Intervention (Fox et al. 2018; Genet et al. 2018).

7.5 Zusammenfassung

Die Untersuchung und Behandlung der spastischen Bewegungsstörung (SMD) ist immer im Gesamtzusammenhang der neurologischen bzw. rehabilitativen Therapien zu sehen und sollte im Kontext eines multiprofessionellen rehabilitationserfahrenen Teams im Sinne einer personalisierten Therapie erfolgen (Turner-Stokes et al. 2018). Durch ein standardisiertes quantitatives Assessment der Tonusstörung in Ruheposition bei Spastizität und deren Verteilung über den Körper (Topik) wie zum Beispiel mit der Ashworth-Skala und der REPAS lassen sich das Ausmaß der Spastizität (Verteilung und Stärke der SMD) klinisch semiquantitativ einschätzen und Veränderungen im Verlauf oder nach einer Therapie dokumentieren.

Therapieziele orientierten sich an der Behinderung von aktiven und passiven Funktionen und werden idealerweise im

Kontext des Behandlungsteams unter Einschluss des Patienten und ggf. der Angehörigen besprochen, abgestimmt und am besten mittels einer Zielerreichungsskala („goal attainment") im Behandlungsverlauf dokumentiert (Wissel et al. 2009; Turner-Stokes et al. 2009).

Im Vordergrund der rehabilitativen Betrachtung der SMD stehen die Alltagsfunktionen, sowohl die aktiven motorischen Funktionen als auch bei schwerer Lähmung die passiven Funktionen und ein begleitender Schmerz oder schmerzhafte Spasmen, d. h. die Integrierbarkeit der spastisch gelähmten Gliedmaßen in den Alltag.

Rehabilitative Behandlung, sei es mit Übungstherapie oder als gerätegestützte Therapie, sollte immer vereinbarten funktionellen Zielen folgen. Diese Behandlungen haben in der Regel das Ziel, die aktiven Funktionen zu fördern oder Störungen der passiven Funktionen zu mildern. Eine positive Beeinflussung von Spastizität ist dabei ein zusätzlicher Aspekt, der neben den aktiven Funktionen begleitend zu berücksichtigen ist. Die Behandlungsart richtet sich unabhängig von der Ätiologie im Wesentlichen nach der Verteilung der Spastizität über den Körper (Topik) und der Schwere der Ausprägung und ggf. begleitender Schmerzen. In bestimmten Situationen limitiert die Spastizität eine weitere Verbesserung der aktiven motorischen Funktionen. In diesen Situationen ist die spezifische, meist lokale antispastische Behandlung mittels dosisabhängiger passagerer Denervierung durch den lokaler Einsatz von BotulinumtoxinA zur Förderung aktiver Funktionen, z. B. der Antagonisten, indiziert.

In anderen Situationen kommt es bei schweren Lähmungen mit schwerer Spastizität und Spasmen zu einer Behinderung passiver Funktionen, die eine spezifische fokale, multifokale oder segmental lokale Behandlung mittels BoNT-A zusätzlich zu Lagerungsmaßnahmen erfordert, um Pflege zu erleichtern, Schmerzen zu lindern oder eine günstigere Extremitätenhaltung zu ermöglichen.

Die Basis der physikalisch therapeutischen Interventionsmöglichkeiten sind anhaltende Dehnungen der spastischen Muskeln, Lagerungstechniken, Lagerung mit Orthesen, Übungstherapien sowie die gerätegestützte Therapie. Pharmakologisch kommen – bei schwerer generalisierter Spastizität als Begleittherapie oder bei Querschnittsyndromen – orale antispastische Medikamente zum Einsatz, insbesondere bei der multisegmentalen und der generalisierten Spastizität. Die BoNT-A-Therapie ist bei der fokalen, multifokalen und segmentalen Spastizität die Behandlung der ersten Wahl (Wissel et al. 2009; Simpson et al. 2016). Die intrathekale Baclofen-Therapie sollte bei schwerer multisegmentaler und generalisierter Spastizität erwogen werden (Biering-Soerensen et al. 2022), die nicht genügend oder nur bei unvertretbaren Nebenwirkungen auf orale Medikation und die Basistherapie mit physikalischen und physiotherapeutischen Maßnahmen anspricht (Liepert et al. 2012; Creamer et al. 2018 a, b; Platz et al. 2019).

Literatur

Andringa A, van de Port I, van Wegen E, ..., Kwakkel G (2019) Effectiveness of Botulinum Toxin Treatment for Upper Limb Spasticity Poststroke Over Different ICF Domains: A Systematic Review and Meta-Analysis. Arch Phys Med Rehabil 100(9): 1703–25.

Ashworth B (1964) Preliminary trial of carisoprodol in multiple sclerosis. Practitioner 192: 540–2.

Amatya B, Khan F, La Mantia L, ..., Wade DT (2013) Non pharmacological interventions for spasticity in multiple sclerosis. Cochrane Database Syst Rev CD009974.

Azouvi P, Mane M, Thiebaut JB, ..., Bussel B (1996) Intrathecal baclofen administration for control of severe spinal spasticity: functional improvement and long-term follow-up. Arch Phys Med Rehabil 77: 35–9.

Baker JA, Pereira G (2015) The efficacy of Botulinum Toxin A on improving ease of care in the upper and lower limbs: a systematic review and meta-analysis using the Grades of Recommendation, Assessment, Development and Evaluation approach. Clin Rehabil 29: 731–40.

Bakheit AM (2012) The pharmacological management of post-stroke muscle spasticity. Drugs Aging 29: 941–7.

Bohannon RW, Smith MB (1987) Interrater reliability of a modified Ashworth scale of muscle spasticity. Phys Ther. Feb;67(2):206-7. doi: 10.1093/ptj/67.2.206

Biering-Soerensen B, Stevenson V, ..., Wissel J, Zampolini M (2022) European expert consensus on im-proving patient selection for the management of disabling spasticity with intrathecal baclofen and/or botulinum toxin type A. J Rehabil Med 54: jrm00241. doi: 10.2340/16501977-2877.

Brashear A, Gordon MF, Elovic E, ..., Botox Post-Stroke Spasticity Study Group (2002a) Intramuscular injection of botulinum toxin for the treatment of wrist and finger spasticity after a stroke. N Engl J Med 8; 347(6): 395–400.

Brashear A, Zafonte R, Corcoran M, ..., Turkel C (2002b) Inter- and intrarater reliability of the Ashworth Scale and the diability assessment scale in patients with upper-limb poststroke spasticity. Arch Phys Med Rehabil 83: 1349–54.

Cabanas-Valdés R, Serra-Llobet P, Rodriguez-Rubio PR, ..., Calvo-Sanz J (2020) The effectiveness of extracorporeal shock wave therapy for improving upper limb spasticity and functionality in stroke patients: a systematic review and meta-analysis. Clin Rehabil 34(9): 1141–56.

Creamer M, Cloud G, Kossmehl, ..., Saltuari L (2018a) Intrathecal baclofen therapy versus conventional medical management for severe poststroke spasticity: results from a multicentre, randomised, controlled, open-label trial (SISTERS). J Neurol Neurosurg Psychiatry 89(6): 642–50.

Creamer M, Cloud G, Kossmehl P, ..., Saltuari L (2018b) Effect of Intrathecal Baclofen on Pain and Quality of Life in Poststroke Spasticity. Stroke 49(9): 2129–37.

Denny-Brown D (1966) The cerebral control of movement. Liverpool: University Press, p. 124–43.

Dohle C, Quintern J, Saal S, ..., Wittenberg H (2015) Konsultationsfassung der DGNR-Leitlinie. Neurologie und Rehabilitation 2015

Dietz V, Sinkjaer T. Spastic movement disorder: impaired reflex function and alteredmuscle mechanics. Lancet Neurol 2007; 6: 725–33.

Doan TN, Kuo MY, Chou LW (2021) Efficacy and Optimal Dose of Botulinum Toxin A in Post-Stroke Lower Extremity Spasticity: A Systematic Review and Meta-Analysis. Toxins (Basel) 13(6): 428.

Fheodoroff K, Rekand T, Medeiros L, ..., Simpson DM (2020) Quality of life in subjects with upper- and lower-limb spasticity treated with incobotulinumtoxinA. Health Qual Life Outcomes 4; 18(1): 51.

Fietzek UM, Kossmehl P, Schelosky L, ..., Wissel J (2014) Early botulinum toxin treatment for spastic pes equinovarus - a randomized double-blind placebo-controlled study. Eur J Neurol 21(8): 1089–95.

Foley N, Pereira S, Salter K, ..., Teasell R (2013) Treatment with botulinum toxin improves upper-extremity function post stroke: a systematic review and meta-analysis. Arch Phys Med Rehabil 94: 977–89.

Fox IK, Miller AK, Curti, CM (2018) Nerve and Tendon Transfer Surgery in Cervical Spinal Cord Injury: Individualized Choices to Optimize Function. Top Spinal Cord Inj Rehabil 24: 275–87.

Genet F, Denormandie P, Keenan MA (2018) Orthopaedic surgery for patients with central nervous system lesions: Concepts and techniques. Ann Phys Rehabil Med 62(4): 225–33.

Gottlieb A, Boltzmann M, Schmidt SB, ..., Rollnik JD (2021) Treatment of upper limb spasticity with inhibitory repetitive transcranial magnetic stimulation: A randomized placebo-controlled trial. NeuroRehabilitation 49(3): 425–34.

Gracies JM, Wilson L, Gandevia SC, Burke D (1997) Stretch position of spastic muscles aggravates their co-contraction in hemiplegic patients. Ann Neurol, 42: 438–439.

Gracies JM (2015a) Coefficients of impairment in deforming spastic paresis. Ann Phys Rehabil Med 58(3): 173–8.

Gracies JM, Brashear A, Jech R, McAllister P, ... Picaut P (2015b) Safety and efficacy of abobotulinumtoxinA for hemiparesis in adults with upper limb spasticity after stroke or traumatic brain injury: a double-blind randomised controlled trial. Lancet Neurol 14: 992–1001.

Gracies JM, Esquenazi A, Brashear A, ..., Picaut P (2017) International AbobotulinumtoxinA Adult Lower Limb Spasticity Study Group. Efficacy and safety of abobotulinumtoxinA in spastic lower limb: Randomized trial and extension. Neurology 28; 89(22): 2245–53.

Grigoriu AI, Dinomais M, Remy-Neris O, Brochard S (2015) Impact of Injection-Guiding Techniques on the Effectiveness of Botulinum Toxin for the Treatment of Focal Spasticity and Dystonia: A Systematic Review. Arch Phys Med Rehabil 96: 2067–78.

Hefter H, Jost WH, Reissig A, ..., Wissel J (2012) Classification of posture in poststroke upper limb spasticity: a potential decision tool for botulinum toxin A treatment? Int J Rehabil Res 35: 227–33.

Hesse S, Mach H, Fröhlich G, ..., Melzer I (2012) An early botulinum toxin A treatment in subacute stroke patients may prevent a disabling finger flexor stiffness six months later: a randomized controlled trial. Clin Rehabil 26(3): 237–45.

Hotter B, Padberg I, Liebenau A, ..., Melzer I (2018). Identifying unmet needs in long-term stroke care using in-depth assessment and the Post-Stroke Checklist - The Managing Aftercare for Stroke (MAS-I) study. Eur Stroke J 3(3): 237–45.

Huang J, Qu Y, Liu L, ..., Zhao Z (2022) Efficacy and safety of transcranial direct current stimulation for post-stroke spasticity: A meta-analysis of randomised controlled trials. Clin Rehabil 36(2): 158–71.

Hyman N, Barnes M, Bhakta B, ..., Dott C (2000) Botulinum toxin (Dysport) treatment of hip adductor spasticity in multiple sclerosis: a prospective, randomised, double blind, placebo controlled, dose ranging study. J Neurol Neurosurg Psychiatry 68: 707–12

Jacinto J, Camões-Barbosa A, Carda S, Hoad D, Wissel J (2022) A practical guide to botulinum neurotoxin treatment of shoulder spasticity 1: Anatomy, physiology, and goal setting. Front Neurol 13:1004629.

Kaňovský P, Slawek J, Denes Z, ..., Pulte I (2011) Efficacy and safety of treatment with incobotulinum toxin A (botulinum neurotoxin type A free from complexing proteins; NT 201) in post-stroke upper limb spasticity. J Rehabil Med 43: 486–92.

Kaňovský P, Elovic EP, Munin MC, ..., Marciniak C (2021) Sustained efficacy of incobotulinumtoxina repeated injections for upper-limb post-stroke spasticity: A post hoc analysis. J Rehabil Med 5; 53(1): jrm00138.

Lannin NA, Ada L, English C. ..., Crotty M (2020) InTENSE Trial Group. Effect of Additional Rehabilitation After Botulinum Toxin-A on Upper Limb Activity in Chronic Stroke: The InTENSE Trial. Stroke 51(2): 556–62.

Linsay C, Ispoglou S, Helliwell B, Hicklin D, Sturman S, Pandyan A (2021) Can the early use of botulinum toxin in post stroke spasticity reduce contracture development? A randomised controlled trial. Clin Rehabil 35(3): 399–409.

Liu Y, Li H, Zhang J, ..., Ma J (2021) A Meta-Analysis: Whether Repetitive Transcranial Magnetic Stimulation Improves Dysfunction Caused by Stroke with Lower Limb Spasticity. Evid Based Complement Alternat Med 28; 2021: 7219293.

Lorentzen J, Pradienes M, Gracies JM, Nielson B (2018) On Denny-Brown´s spastic dystonia – What is it and what causes it? Clin Neurophysiol 129(1): 89–94.

Marcolino MAZ, Hauck M, Stein C, ..., Plentz RDM (2020) Effects of transcutaneous electrical nerve stimulation alone or as additional therapy on chronic post-stroke spasticity: systematic review and meta-analysis of randomized controlled trials. Disabil Rehabil 42(5): 623–35.

Masakado Y, Kagaya H, Kondo K, ..., Kaji R (2022) Efficacy and Safety of IncobotulinumtoxinA in the Treatment of Lower Limb Spasticity in Japanese Subjects. Front Neurol13: 832937. doi: 10.3389/fneur.2022.832937. eCollection 2022.

Mihai EE, Popescu MN, Iliescu AN, Berteanu MA (2022) Systematic Review on Extracorporeal Shock Wave Therapy and Botulinum Toxin for Spasticity Treatment: A Comparison on Efficacy. Eur J Phys Rehabil Med 58(4): 565–74.

Mills PB, Finlayson H, Sudol M, O'Connor R (2016) Systematic review of adjunct therapies to improve outcomes following botulinum toxin injection for treatment of limb spasticity. Clin Rehabil 30(6): 537–48.

Olvey EL, Armstrong EP, Grizzle AJ (2010) Contemporary pharmacologic treatments for spasticity of the upper limb after stroke: a systematic review. Clin Ther 32: 2282–303.

Pak S, Patten C (2008) Strengthening to promote functional recovery poststroke: an evidence-based review. Top Stroke Rehabil 15: 177–199.

Parke B, Penn RD, Savoy SM, Corcos D (1989) Functional outcome following delivery of intrathecal baclofen. Arch Phys Med Rehabil 70: 30–2.

Picelli A, Lobba D, Midiri A, ..., Smania N (2014) Botulinum toxin injection into the forearm muscles for wrist and fingers spastic overactivity in adults with chronic stroke: a randomized controlled trial comparing three injection techniques. Clin Rehabil 28: 232–42.

Platz T, Eickhof C, Nuyens G, Vuadens P (2005) Clinical scales for the assessment of spasticity, associated phenomena, and function: a systematic review of the literature. Disabil Rehabil 27: 7–18.

Platz T, Vuadens P, Eickhof C, ..., Heise K (2008) REPAS, a summary rating scale for resistance to passive movement: item selection, reliability and validity. Disabil Rehabil 30: 44-53.

Platz T (2019) S2k-Leitlinie: Therapie des spastischen Syndroms. DGNeurologie 2: 258–79. DOI 10.1007/s42451-019-0090-2.

Rosales RL, Efendy F, Teleg ES, ..., Ng AR (2016) Botulinum toxin as early intervention for spasticity after stroke or non-progressive brain lesion: A meta-analysis. J Neurol Sci 15; 371: 6–14.

Safarpour Y, Mousavi T, Jabbari B (2017) Botulinum Toxin Treatment in Multiple Sclerosis - a Review. Curr Treat Options Neurol 19: 33.

Sakai K, Yasufuku Y, Kamo T, ..., Momosaki R (2019) Repetitive peripheral magnetic stimulation for impairment and disability in people after stroke. Cochrane Database Syst Rev 11(11): CD011968.

Salazar AP, Pinto C, Ruschel Mossi JV, ..., Pagnussat AS (2019) Effectiveness of static stretching positioning on post-stroke upper-limb spasticity and mobility: Systematic review with meta-analysis. Ann Phys Rehabil Med 62(4): 274–82.

Schramm A, Ndayisaba JP, Auf dem Brinke M....., Wissel J (2014) Spasticity treatment with onabotulinumtoxin A: data from a prospective German real-life patient registry. J Neural Transm (Vienna) 121(5): 521–30.

Simpson DM, Gracies JM, Yablon SA, ..., BoNT/TZD Study Team (2009) Botulinumtoxin versus tizanidine in upper limb spasticity: a placebo-controlled study. J Neurol Neurosurg Psychiatry 80(4): 380–5.

Simpson DM, Hallett M, Ashman EJ, ..., Yablon SA (2016) Practice guideline update summary: Botulinum neurotoxin for the treatment of blepharospasm, cervical dystonia, adult spasticity, and headache: Report of the Guideline Development Subcommittee of the American Academy of Neurology. Neurology 10; 86(19): 1818–26.

Taricco M, Pagliacci MC, Telaro E, Adone R (2006) Pharmacological interventions for spasticity following spinal cord injury: results of a Cochrane systematic review. Eura Medicophys 42: 5–15

Turner-Stokes L (2009) Goal attainment scaling (GAS) in rehabilitation: a practical guide. Clin Rehabil 23: 362–70.

Turner-Stokes L, Ashford S, Esquenazi A, ..., Simpson DM (2018) A comprehensive person-centred approach to adult spastic paresis: a consensus-based framework. Eur J Phys Rehabil Med 54(4): 605–17.

Wade DT, Collin C, Stott C, Duncombe P (2010) Meta-analysis of the efficacy and safety of Sativex (nabiximols), on spasticity in people with multiple sclerosis. Mult Scler 16: 707–714

Wang WC, Yeh, CY, Huang JJ, Pei YC (2023) Synergic Effect of Robot-Assisted Rehabilitation and Antispastic Therapy: A Narrative Review. Life 13(2): 252.

Wein T, Esquenazi A, Jost WH,..., Dimitrova R (2018) OnabotulinumtoxinA for the Treatment of Post-stroke Distal Lower Limb Spasticity: A Randomized Trial. PM R 10(7): 693–703.

Wissel J, Müller J, Dressnandt J, ..., Poewe W (2000) Management of spasticity associated pain with botulinum toxin A. J Pain Sympt Manag 20: 44–9.

Wissel J, Ward AB, Erztgaard P, ..., Tieranta N (2009) European consensus table on the use of botulinum toxin type A in adult spasticity. J Rehabil Med 41: 13–25.

Wissel J, Manack A, Brainin M (2013) Toward an epidemiology of poststroke spasticity. Neurology 80(Suppl 2): S13–9.

Wissel J, Ganapathy V, Ward AB, ..., Gillard P (2016) OnabotulinumtoxinA Improves Pain in Patients with Post-Stroke Spasticity: Findings from a Randomized, Double-blind, Placebo-controlled Trial. J Pain Sympt Manag 52(1):17–26.

Wissel J, Bensmail D, Ferreira J, ..., Simpson DM (2017) TOWER study investigators. Safety and efficacy of incobotulinumtoxinA doses up to 800 U in limb spasticity: The TOWER study. Neurology 4; 88(14): 1321–8.

Wissel J (2018) Towards flexible and tailored botulinum neurotoxin dosing regimens for focal dystonia and spasticity - Insights from recent studies. Toxicon 147: 100–6.

Wissel J, Fheodoroff K, Hoonhorst M, ..., Koch M (2020) Effectiveness of AbobotulinumtoxinA in Post-stroke Upper Limb Spasticity in Relation to Timing of Treatment. Front Neurol 28; 11: 104.

Wissel J, Camões-Barbosa A, Comes G, ..., Simpson DM (2021) Pain Reduction in Adults with Limb Spasticity Following Treatment with IncobotulinumtoxinA: A Pooled Analysis. Toxins (Basel) 13(12): 887.

Xie HM, Guo TT, Sun X, ..., Zhang LN (2021) Effectiveness of Botulinum Toxin A in Treatment of Hemiplegic Shoulder Pain: A Systematic Review and Meta-analysis. Arch Phys Med Rehabil 102(9): 1775–87.

Xu P, Huang Y, Wang J, ..., Wang B (2021) Repetitive transcranial magnetic stimulation as an alternative therapy for stroke with spasticity: a systematic review and meta-analysis. J Neurol 268 (11): 4013–22.

8 Neurorehabilitation des Schluckens

SAMRA HAMZIC

8.1 Einleitung

Als neurogene Dysphagie wird die erschwerte oder gestörte orale Nahrungs- und Flüssigkeitsaufnahme infolge neurologischer Erkrankungen bezeichnet. Sie beeinträchtigt die Betroffenen nicht nur in der Fähigkeit, Speichel, Nahrung und Flüssigkeit oral sicher aufzunehmen, sondern kann Malnutrition, Dehydratation und Aspirationspneumonien verursachen, zur Abhängigkeit von künstlicher Ernährung und ggf. Trachealkanülen führen, die Lebensqualität der Betroffenen und ihrer Angehörigen stark einschränken und nicht zuletzt (wegen Sekundärkomplikationen) zum Tode führen. Angesichts des demografischen Wandels der Gesellschaft sehen wir ein stetig wachsendes Lebensalter der Menschen, damit einhergehend Häufung von neurologischen Erkrankungen und in diesem Zusammenhang neurogener Dysphagien. Daraus entstehende Kosten für das Gesundheitssystem sind enorm. Laut einer amerikanischen Studie belaufen sich die Behandlungskosten einer Aspirationspneumonie auf über 20.000 US-Dollar (Wilson 2012; Allen et al. 2020; Marin et al. 2020).

In den letzten Jahren hat sich die Diagnostik und Therapie von neurogenen Dysphagien rasant weiterentwickelt. Die Bemühungen um Etablierung evidenzbasierter Diagnostik- und Therapiemöglichkeiten sind zahlreich, die Anzahl wissenschaftlicher Publikationen in diesem Bereich wächst stetig. Die Neurorehabilitation des Schluckens hängt einerseits in einem besonderen Maße von der Kenntnis der neuroanatomischen Grundlagen, der Physiologie und Pathophysiologie des Schluckens, einer adäquaten und standardisierten, evidenzbasierten klinischen und instrumentellen Diagnostik ab. Diese sind andererseits maßgeblich für die richtige Auswahl von evidenzbasierten Therapiemaßnahmen. Die neuesten Empfehlungen hierzu wurden von der Deutschen Gesellschaft für Neurologie und der European Stroke Organisation herausgegeben (Dziewas et al. 2021a; Dziewas et al. 2021b) sowie für die Rehabilitation des Schluckens nach Schlaganfall von der Weltföderation für Neurorehabilitation (Paik u. Kim 2021).

8.2 Epidemiologie

Die häufigste Ursache einer neurogenen Dysphagie stellt der Schlaganfall dar. In der Akutphase eines Schlaganfalls leiden ein bis zwei Drittel der Patienten an einer Dysphagie (Smithard et al. 2007; Nilsson et al. 1998; Baroni et al. 2012; Banda et al. 2022). Diese Zahl erhöht sich bis auf 80 % unter Einsatz bildgebender Diagnostik wie der Flexiblen Endoskopischen Schluckdiagnostik (FEES) und der Videofluoroskopie

(VFSS) (Martino et al. 2005). In der chronischen Schlaganfallphase leidet etwa ein Viertel der Betroffenen an Dysphagie (Smithard et al. 1996; Mann et al. 1999).

Weitere neurologische Erkrankungen können eine neurogene Dysphagie induzieren (Prosiegel u. Weber 2018; Prosiegel u. Buchholz 2010):

- idiopathisches Parkinson-Syndrom mit 40 – 50 %
- atypisches Parkinson-Syndrom (Multisystematrophie und die Lewy-Body-Demenz)
- Chorea-Huntington
- Morbus Wilson
- Dystonien
- Friedreich-Ataxie und spinozerebelläre Ataxien
- Multiple Sklerose mit 30 – 40 %
- Tumoren des Zentralnervensystems mit 14,5 – 63 % (Newton et al. 1994; Mukand et al. 2001; Wesling et al. 2003)
- Amyotrophe Lateralsklerose
- Myasthenia gravis
- Guillan-Barré-Syndrom
- Critical-Illness-Polyneuropathie/Myopathie (Z. n. Langzeitbeatmung)
- Muskeldystrophien
- Myositiden

Bei ca. 14 % der gesunden und selbstständigen Senioren treten Dysphagien auf (Turley et al. 2009), in mehr als 50 % der Fälle ist eine Dysphagie bei Bewohnern von Pflegeheimen zu finden (Baiens et al. 2016), während bis zu 70 % der geriatrischen Patienten in Krankenhäusern eine Dysphagie aufweisen (Banda et al. 2021; Leder u. Sulter 2009; Wirth et al. 2016).

Die Korrelation zwischen Dysphagie und Tod bei älteren Menschen wurde noch nicht erforscht: Es ist bekannt, dass Dysphagie nicht selten zu Mangelernährung und einem erhöhten Pneumonierisiko führt. Dies sind häufige Mortalitätsursachen bei Demenzerkrankten oder Patienten mit anderen kognitiven Einschränkungen (Sellars et al. 2007; Brunnström et al. 2009).

8.3 Neuronale Steuerung des Schluckens

Das Schlucken als semireflektorischer sensomotorischer Vorgang wird zentral durch das Hirn gesteuert. Neuronale Netzwerke, welche auf kortikale und subkortikale Areale und den Hirnstamm verteilt sind, sowie sensible und motorische Hirnnerven modulieren den Vorgang des Schluckens. Eine Störung im zentralen Steuerungssystem des Schluckens bedingt Beeinträchtigungen im physiologischen Ablauf des Schluckvorganges und führt somit zu einer unmittelbaren Aspirationsgefahr.

8.3.1 Kortikale Mechanismen

Zum supratentoriellen Schlucknetzwerk gehören der primär-motorische Kortex, die primär-sensible Rinde (frontoparietales Operkulum), der prämotorische Kortex, das supplementär motorische Areal (SMA), die vordere Inselregion, der Thalamus, die Basalganglien und der Gyrus cinguli pars anterior (Hamdy et al. 1999a, 1999b; Huckabee et al. 2003; Toogood et al. 2005).

Das frontoparietale Operkulum wird als der menschliche Schluckkortex bezeichnet und ist über die kortikobulbären Fasern mit dem Hirnstamm verbunden. Eine weitere relevante Großhirnregion ist die vordere Inselregion. In verschiedenen fMRT-Studien konnte die Aktivierung des frontoparietalen Operkulums und der Insel beim Schlucken nachgewiesen werden (Humbert u. Robbins 2007). Bei Gesunden besteht eine Verbindung der vorderen Insel mit den restlichen Schluckarealen (Humbert u. McLaren 2014). Beim willkürlichen Schlucken scheint nur die Insel aktiv zu sein, während das fronto-parietale

Operkulum sowohl beim willentlichen als auch beim reflektorischen Schlucken aktiviert wird.

Die Lateralisierung des Schluckens wird kontrovers diskutiert. Einige Bildgebungsstudien zeigen, dass Dysfunktionen in der oralen Phase des Schluckvorgangs mit Läsionen in der linken Hemisphäre, Störungen in der pharyngealen Phase mit nachfolgender Aspiration hingegen auf Läsionen in der rechten Hemisphäre deuten (Teismann et al. 2009). Alberts, Daniels und Foundas finden in ihren Arbeiten hingegen keinen Unterschied in Dysfunktionen zwischen den Hemisphären (Alberts et al. 1992; Daniels u. Foundas 1999).

Eine fMRT-Untersuchung wies eine zeitlich organisierte Aktivierung verschiedener kortikaler und subkortikaler Areale nach: Die Aktivierung beginnt im prämotorischen Kortex, supplementär motorischen Areal (SMA) und bilateralen Thalamus, gefolgt von primärem somatosensorischen Kortex, der hinteren Insel und dem Kleinhirn, und endet mit der Aktivierung im Pons. Die Analyse zeigte, dass die Aktivierung in der linken Hemisphäre initiiert wird und graduell über die Zeit in die rechte Hemisphäre wandert (Mihai et al. 2014).

Mihai et al. konnte bei dysphagischen Patienten neben dem Rückgang der Aktivierung im Schlucknetzwerk einen Aktivierungsanstieg im kontraläsionalen primären somatosensorischen Kortex (S1) nachweisen. Diese Aktivierung korrelierte mit dem initialen Dysphagie-Score der untersuchten Patienten. Bei ausgeprägten Läsionen der Pyramidenbahn korrelierte das verbesserte Schlucken mit der asymmetrischen Aktivierung des ipsiläsionalen vorderen Kleinhirns. Die Daten zeigen, dass es im Falle einer Besserung des Schluckens bei schlaganfallbedingter Dysphagie zu einer erhöhten Aktivierung von kontraläsionalen somatosensorischen Reserven und zu einer ipsiläsionalen Aktivierung des vorderen Kleinhirns kommt (Mihai et al. 2016).

8.3.2 Hirnstamm-Mechanismen

Der Hirnstamm spielt eine kritische Rolle in der Regulierung der pharyngealen und ösophagealen Phase. Die Relevanz dieses Schaltkreises in der Koordination zwischen Schlucken und Atmung wird in mehreren Arbeiten betont (Dick et al. 1993; Jean 2001; Saito et al. 2003; Bianchi et al. 2009). Für unser derzeitiges Verständnis der Hirnstammmechanismen ist das Konstrukt der **„central pattern generators" (CPGs)** von zentraler Bedeutung. Das Konstrukt der CPGs als Schluckzentren des Hirnstammes wurde initial durch Doty (1968) postuliert, nachfolgend zu der Studie von Doty und Bosma (1956).

Die CPGs werden in eine dorsomediale und eine ventrolaterale Gruppe eingeteilt. In der hinteren Medulla oblongata befinden sich die dorsomedialen CPGs neben dem Nucleus tractus solitarius (NTS). Im oberen Bereich des NTS werden die Informationen über den Geschmack (Hirnnervenkerne VII [N. facialis], IX [N. glossopharyngeus] und X [N. vagus]) gesammelt und an den primären Geschmackskortex in der Insel sowie an die ventrolaterale Gruppe weitergeleitet. Die sensiblen Reize aus den Hirnnervenkernen IX und X treffen im unteren Bereich des NTS ein und werden von dort aus an den primär-sensiblen Kortex weitergesendet. Zusätzlich erhalten die dorsomedialen CPGs auch Informationen von supratentoriellen Arealen. Die ventrolateralen CPGs, die sich neben dem Nucleus ambiguus befinden, verarbeiten Informationen der dorsomedialen Gruppe und leiten sie an die Hirnnervenkerne in der Medulla oblongata weiter.

8.4 Physiologischer Schluckvorgang

Der Schluckvorgang wird in der Literatur aus didaktischen Gründen in mehrere Phasen unterteilt. Schlucken ist jedoch ein dynamischer Prozess, der eine strikte Trennung der einzelnen Schluckphasen voneinander nicht erlaubt. Die Kenntnis aller Schluckphasen und ihrer gegenseitigen Zusammenhänge ist unabdingbar für das Verständnis der Ursachen einer Dysphagie und für die Auswahl geeigneter Therapiemethoden.

Streng genommen gehören fünf Phasen zum physiologischen Schluckvorgang: die präorale Phase, die orale Vorbereitungsphase, die orale Transportphase, die pharyngeale Phase und die ösophageale Phase. In der Literatur existiert derzeit noch kein Konsens über die genaue Einteilung dieses flexiblen Vorganges (Ertekin 2003; Langmore 2006; Warnecke u. Dziewas 2018).

Externe Faktoren wie das Riechen und Sehen der Nahrung und der Flüssigkeit (olfaktorische und visuelle Reize), die Aufmerksamkeit, das Essverhalten und die Art der Nahrungs- und Flüssigkeitsaufnahme sowie das Hungergefühl gehören zur **präoralen Phase**. Sie wirken sich auf den Schluckvorgang in seiner Effizienz und Sicherheit aus. In der präoralen Phase wird die Speichelbildung angeregt. Sie ermöglicht eine adäquate Vorbereitung des Speisebreis in der oralen Vorbereitungsphase (Leopold u. Kagel 1997). Die Relevanz der präoralen Phase für den gesamten Schluckvorgang wird in der Studie von Ushioda et al. beschrieben: Während Probanden visuelle und auditive Schluckstimuli präsentiert wurden, kam es in der Magnetoenzephalographie nachweislich zu einer Aktivierung der Spiegelneuronen des Schluckens (Ushioda et al. 2012).

Die **orale Phase**, an der 25 Muskelpaare beteiligt sind, ist willentlich steuerbar und dauert individuell unterschiedlich. Sie wird in die **orale Vorbereitungsphase** (Tab. 8.1) und die **orale Transportphase** unterteilt (Prosiegel u. Weber 2018).

Tab. 8.1: Funktion und Abläufe der oralen Vorbereitungsphase (nach Prosiegel u. Weber 2018)

Die orale Vorbereitungsphase dient:

- der Aufnahme des Materials in den Mund
- der Zerkleinerung von festem und halbfestem Material
- der Vermischung mit Speichel
- der Bolusformung
- der Platzierung des Bolus in der Zungenschüssel

Motorische Abläufe der oralen Vorbereitungsphase:

- Kauen
  - Lippen: Schluss / Vorschieben / Zurückziehen
  - Kiefer: Schluss / Öffnung / Drehbewegung nach vorwärts / rückwärts, oben / unten, zur Mitte / zur Seite
  - Zunge: Bewegung nach vorwärts / rückwärts, seitlich und um die eigene Längsachse
  - Wange: Muskelanspannung auf der Kauseite
  - Zungenschüsselbildung
  - Hebung (Elevation) der Zungenspitze und der Zungenränder
- Velolingualer / glossopalataler Abschluss (für Material, das nicht gekaut wird)

Die **orale Transportphase** (Tab. 8.2) ist ebenso willentlich steuerbar, dauert ca. eine Sekunde und gilt als ein kritischer Zeitpunkt für die Initiierung und den adäquaten Verlauf der pharyngealen Schluckphase.

Tab. 8.2: Motorische Abläufe der oralen Transportphase (nach Prosiegel u. Weber 2018)

Lippen-/Kieferschluss, beidseitige Wangentonisierung

- Abschluss der Zunge mit dem Gaumen durch Elevation der Zungenspitze und der Vorderzungenränder
- Bildung der Zungenfurche durch Senkung der Zungenmitte
- Oraler Transport durch sequenzielle Zungenhebung/-retraktion
- Rampenbildung und Senkung der Hinterzunge für Transport in den Oropharynx
- Beginn der Velumhebung zum Abschluss des Nasopharynx

Die **pharyngeale Phase** (Tab. 8.3) ist willentlich nicht beeinflussbar und umfasst die Beteiligung von 31 Muskelpaaren. Zur detaillierten Beschreibung der pharyngealen Phase siehe Tabelle 8.3.

Tab. 8.3: Abläufe während der pharyngealen Phase (nach Prosiegel u. Weber 2018)

- Schluckreflexauslösung
- Schutz vor nasaler Penetration durch Velumhebung
- Abschluss der Zungenbasis mit der Rachenhinterwand und dadurch bedingter Bolustransport nach unten
- Raumerweiterung des Pharynx/Erleichterung der Boluspassage durch Bewegung von Zungenbein und Kehlkopf nach vorn oben
- Schutz vor Aspiration durch dreifachen Kehlkopfverschluss
- Reinigung (Clearing) verbliebener Bolusreste und (geringer auch) Bolustransport durch pharyngeale Peristaltik
- Öffnung des oberen Ösophagussphinkters (oÖS), Bolusdurchtritt und Verschluss des oÖS

Die **ösophageale Phase** beginnt mit dem Eintritt des Bolus in die Speiseröhre. Während der ösophagealen Phase wird der Bolus mittels Kontraktionswellen der Speiseröhrenmuskulatur in den Magen befördert. Diese Phase dauert je nach Bolusart und -beschaffenheit bis zu ca. 20 Sekunden mit einer Bolusgeschwindigkeit von 2 – 4 cm/s (Prosiegel u. Weber 2018).

8.5 Screeningverfahren und klinische Schluckdiagnostik

Der Schluckvorgang kann in allen fünf Phasen einzeln oder alle Phasen gleichzeitig betreffend beeinträchtigt sein. Um eine adäquate Beurteilung der Pathophysiologie des Schluckens vornehmen zu können, ist ein evidenzbasiertes klinisches und/oder apparatives Verfahren indiziert.

Des Weiteren ist die Kenntnis wichtigster pathologischer Leitsymptome einer Dysphagie von großer Bedeutung für die genaue diagnostische Einschätzung des Schweregrades der Dysphagie und nicht zuletzt für die Auswahl adäquater Therapiemethoden.

Verschiedene validierte Screeningverfahren und klinische Schluckassessments für die Diagnostik von Dysphagien sind verfügbar. Die Auswahl der Testinstrumente sollte einzig und allein auf ihrer Reliabilität und Validität basieren. Weder für Screeningverfahren noch für Schluckassessments existiert bis dato ein Goldstandard. Screeningverfahren haben zum Ziel die Ersteinschätzung des Aspirationsrisikos bei Patienten. Die frühzeitige Durchführung eines Screenings in der akuten Schlaganfallphase trägt nachweislich zu einer signifikanten Reduzierung des Pneumonierisikos bei (Bray et al. 2017). In der Leitlinie „Neurogene Dysphagien" der Deutschen Gesellschaft für Neurologie (DGN) wird der Einsatz standardisierter und validierter Screeningverfahren (Dziewas et al. 2020, 2021b) empfohlen. Die Weltföderation Neurorehabilitation empfiehlt den frühen Einsatz der klinischen Screeningverfahren mit hoher Sensitivität und hohem negativen prädiktiven Wert sowie guter Reliabilität durch geschultes klinisches Personal, um die Pneumonieraten sowie die Risiken der Sekundärkomplikationen zu reduzieren (Paik u. Kim 2021).

8.6 Bildgebende Schluckdiagnostik

Ein professionelles Dysphagiemanagement und eine erfolgreiche Dysphagierehabilitation erfordern eine zielgenaue und standardisierte bildgebende Dysphagiediagnostik, die die Beurteilung der Dysphagiesymptome und -pathomechanismen ermöglicht. Zwei Verfahren haben sich als Goldstandard etabliert: Die **flexible endoskopische Evaluation des Schluckens (FEES)** und die **Videofluoroskopie** („videofluoroscopic swallowing study", **VFSS**) (Tab. 8.4).

Tab. 8.4: Gegenüberstellung der Vor- und Nachteile der FEES vs. VFSS

FEES	VFSS
• mobil	• an Radiologie gebunden
• kostengünstig	• kostenintensiv
• invasiv	• non-invasiv
• keine Strahlenbelastung	• Strahlenbelastung und Kontrastmittel
• Beurteilung Sekretmanagement möglich	• Beurteilung Sekretmanagement nicht möglich
• Beurteilung linguopharyngealer Sensibilität möglich	• Beurteilung linguopharyngealer Sensibilität nicht möglich
• Sicht nur vor und nach dem Schluck	• Schluckvorgang komplett sichtbar
• oÖS nicht beurteilbar	• oÖS beurteilbar
• Aspirationsmenge nicht messbar	• Aspirationsmenge besser beurteilbar
• als Verlaufskontrolle geeignet	• Verlaufskontrolle nur bedingt möglich

8.6.1 Flexible Endoskopische Evaluation des Schluckens (FEES)

Die **FEES** hat sich in Deutschland als das gängigste bildgebende Diagnostikum für Dysphagien etabliert. Nicht zuletzt seit der Einführung des FEES-Curriculums durch die DGN/DSG in 2014 (Dziewas et al. 2014) ist diese Untersuchungsmethode auf 70 % der Stroke Units in Deutschland verfügbar (Flader et al. 2017). Inzwischen wurden FEES-Untersuchungsprotokolle für verschiedene neurologische Erkrankungen entwickelt: bspw. Der DIGEST-FEES für Patienten mit M. Parkinson (Labeit et al. 2023), DSTG für geriatrische Patienten (Thiem et al. 2023) oder Tensilon-Test bei Patienten mit Myasthenia gravis (Warnecke et al. 2008).

Die Untersuchung erfolgt durch Einführen eines flexiblen Nasopharyngo-Laryngoskops mit ca. 3 mm Durchmesser über den unteren Nasengang in den Hypopharynx. Die Aufzeichnung der FEES erfolgt per Video mit der Möglichkeit der Wiedergabe von 25–50 Bildern/Sekunde. Hierdurch können relevante Leitsymptome und Pathomechanismen bildgenau erkannt werden. Die FEES ist eine risikoarme Untersuchung: Eine Studie an 300 akuten Schlaganfallpatienten zeigte keine relevante Änderung der Vitalparameter bei der Durchführung der FEES (Warnecke et al. 2009).

Die FEES besteht aus folgenden Abschnitten: **Ruhebeobachtung, Funktionsprüfung** und **Sensibilitätstestung** sowie **Schluckversuchen** verschiedener Konsistenzen, ggf. unter Anwendung kompensatorischer Schlucktechniken.

In der **Ruhebeobachtung** bewertet der Untersucher die Beschaffenheit der Strukturen im Naso-, Oro-, Hypopharynx und im Larynxbereich sowie Asymmetrien und unwillkürliche Bewegungen der relevanten Strukturen (Abb. 8.1). Das allgemeine Sekretmanagement sowie das Vorliegen von Sekret- und Speiseresten werden nach validierten Scores beurteilt. Bereits in der Ruhebeobachtung kann der Untersucher Symptome und Pathomechanismen einer Dysphagie erkennen und daraus eine adäquate Therapiemethode ableiten.

Die **Funktionsprüfung** dient der Einschätzung der Effektivität motorischer Funktionen im Hypopharynx und Larynx. Einschränkungen in diesem Abschnitt der FEES liefern dem Untersucher potenzielle Hinweise auf zugrunde liegende Pathomechanismen. Die **Sensibilitätstestung** erfolgt durch Berühren hypopharyngealer und laryngealer Strukturen. Anschließend erfolgen die **Schluckversuche** mit verschiedenen Boluskonsistenzen und -mengen, die sich am aktuellen Zustand und den

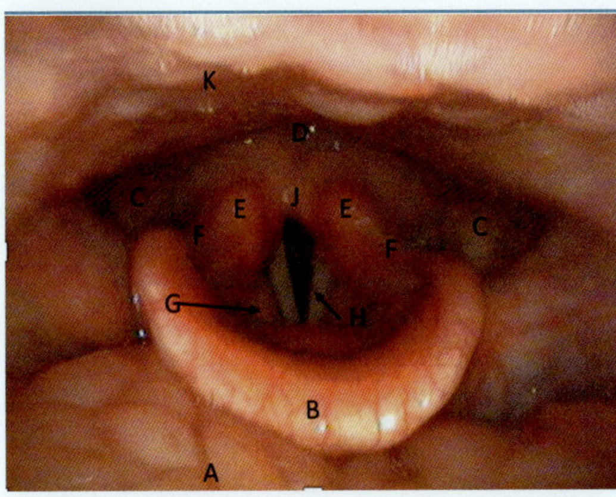

A Zungengrund
B Epiglottis
C Sinus piriformes
D Postcricoidregion (Bereich des oÖS)
E Aryknorpel
F Aryepiglottische Falte
G Taschenfalte
H Stimmlippe
I Glottis (darunter Trachea)
J Hintere Kommissur/Interarytenoid-Region
K Rachenhinterwand

Abb. 8.1: Endoskopische Sicht auf relevante Strukturen im unteren Rachen sowie im Kehlkopf (Bild aus der eigenen Datenbank der Neurologischen Klinik des Universitätsklinikums Gießen)

Tab. 8.5: Leitsymptome einer Dysphagie aus endoskopischer oder videofluoroskopischer Sicht

<table>
<tr><td>Leaking</td><td>Anteriores Leaking = Austreten des Bolus aus der Mundhöhle
Posteriores Leaking = Vorzeitiges Ableiten des Bolus aus der Mundhöhle in den Hypopharynx (in die Valleculae oder in die Sinus piriformes) vor der Schluckreflexauslösung</td></tr>
<tr><td>Verzögerte Schluckreflextriggerung</td><td>Zeitgerechte Schluckreflextriggerung erfolgt beim Kontakt des Bolus mit den Gaumenbögen zu Beginn der pharyngealen Phase. Wenn der Bolus aus der Mundhöhle in den Hypopharynx entgleitet, die Valleculae oder die Sinus piriformes erreicht, ohne dass der Schluckreflex mit einer bestimmten Zeitlatenz ausgelöst wird, spricht man von einem verzögerten Schluckreflex.
Normwerte für die Zeit bis zur Auslösung des Schluckreflexes in Abhängigkeit von Konsistenz und Lokalisation (Warnecke u. Dziewas 2013)
<table>
<tr><td></td><td>Valleculae</td><td>Sinus piriformes</td></tr>
<tr><td>Flüssigkeit</td><td>3,2 ± 0,5 s</td><td>1,4 ± 0,6 s</td></tr>
<tr><td>Feste Konsistenz</td><td>2,1 ± 0,3 s</td><td>1,5 ± 0,7 s</td></tr>
</table></td></tr>
<tr><td>Penetration</td><td>Penetration = Eindringen des Bolus in den Kehlkopfeingang (Aditus laryngis) bis auf Stimmlippenebene
Dies geschieht über folgende Strukturen: Epiglottiskante, aryepiglottische Falte, Aryknorpel oder über die hintere Kommissur. Eine Penetration kann in allen Phasen des Schluckvorganges stattfinden: prädeglutitiv (vor der Schluckreflexauslösung), intradeglutitiv (während der pharyngealen Phase – in der FEES während des White-outs) und postdeglutitiv (nach dem Ende der pharyngealen Phase). In der Auswertung der FEES oder VFSS ist die genaue Angabe des Zeitpunktes einer Penetration für die anschließende Auswahl geeigneter Therapiemaßnahmen von Bedeutung.</td></tr>
<tr><td>Aspiration</td><td>Eindringen von Bolusanteilen unterhalb der Glottisebene in die Trachea</td></tr>
<tr><td>Stille Penetration/Aspiration</td><td>Eindringen von Bolusanteilen in den Kehlkopfeingang (Penetration) oder in die Trachea (Aspiration) ohne eine sensible Reaktion (Husten, Räuspern)</td></tr>
<tr><td>Residuen</td><td>Verbleiben von Bolusanteilen in hypopharyngealen Strukturen (Valleculae, laterale und posteriore Pharynxwand, Sinus piriformes, Postcricoidregion)</td></tr>
</table>

vorhandenen Ressourcen des Patienten orientieren Der behandelnde Therapeut kann auf der Grundlage der Ergebnisse verschiedenen Untersuchungsabschnitte eine geeignete Therapiemethode aussuchen.

Für die Einschätzung des Schweregrades der Dysphagie und der vorliegenden Symptome werden validierte Scores herangezogen (für die genaue Beschreibung der Symptome siehe Tab. 8.5). Die Beurteilung des Schweregrades der Sekretresiduen erfolgt anhand der Murray-Skala (Murray et al. 1996; Pluschinski et al. 2014), der Schweregrad der Penetration/Aspiration anhand der Penetrations-Aspirations-Skala (PAS-Skala) nach Rosenbek (Rosenbek et al. 1996; Hey et al. 2014). Für die Beurteilung der Residuen wird die Verwendung der fünfstufigen „Yale Pharyngeal Residue Severity Rating Scale" empfohlen (Neubauer et al. 2015; Gerschke et al. 2019).

Schließlich lassen sich die Umsetzung und die Effektivität restituierender und kompensatorischer Techniken in der FEES prüfen (z.B. Schlucken gegen Widerstand, das supraglottische Schlucken, Kopfdrehung/-neigung zur betroffenen Seite etc., siehe Tab. 8.7 und 8.8). Dies ermöglicht den behandelnden Therapeuten, die für den Patienten optimale Therapiemethode bzw. die optimale Kostform auszuwählen. Regelmäßige Verlaufsuntersuchungen können die Effektivität der ausgewählten diätetischen und therapeutischen Maßnahmen bestätigen oder widerlegen.

8.6.2 Videofluoroskopie (VFSS)

Videofluoroskopie („videofluoroscopic swallowing study" [VFSS]) ist eine radiologische Untersuchung der kompletten Dynamik des Schluckvorganges. Die Untersuchung wird unter Gabe von Kontrastmitteln in der konventionellen Durchleuchtung im Sitzen oder Stehen im seitlichen Strahlengang mit 25 bis 30 Bildern pro Sekunde digital aufgezeichnet. Sie stellt alle Phasen des Schluckens sowie die Tiefe und Menge des Aspirats dar (Langmore 2003). Der Schweregrad der Aspiration wird auch in der VFSS mittels der Penetrations-Aspirations-Skala nach Rosenbek (Rosenbek et al. 1996; Hey et al. 2014) bestimmt. Im Gegensatz zur FEES können das Sekretmanagement sowie der Schweregrad der Residuen in der Videofluoroskopie jedoch nicht zuverlässig dargestellt werden.

8.7 Rehabilitation neurogener Dysphagie

8.7.1 Funktionelle Dysphagietherapie (FDT)

Der Begriff der **funktionellen Dysphagietherapie (FDT)**, geprägt von Gudrun Bartolome, hat sich im deutschsprachigen Raum etabliert. Man versteht darunter den Einsatz von Übungsmethoden, die einen **restituierenden, kompensatorischen und/oder adaptierenden Charakter** haben (Bartolome 2014; Logemann 1998). Dieser Begriff wird im angloamerikanischen Raum nicht verwendet, wobei die Begriffe Restitution, Kompensation und Adaptation bekannt sind. In einer neueren Arbeit von Langmore und Pisegna (Langmore u. Pisegna 2015) wird zwischen „swallowing exercises" (SE) und „non-swallowing exercises" (NSE) unterschieden. Im Vergleich zu SE können NSE vom Patienten leichter erlernt und repetitiv geübt werden.

Die FDT orientiert sich bei der Auswahl der Übungen an Pathomechanismen der Dysphagie, wobei evidenzbasierte Methoden Verwendung finden sollten. Das Ziel aller therapeutischen Maßnahmen ist die Sicherstellung eines aspirationsfreien bzw. sicheren Schluckvorganges für Sekret, Nahrung und Flüssigkeiten. Die Leitlinien der DGN empfehlen einen früh-

Tab. 8.6: Restituierende, stimulierende Verfahren

Schluckphase	Methode	Ereignis	Evidenz
Präorale Phase	Black Pepper Oil (BPO); nasale Inhalation von 100 µL BPO für eine Minute unmittelbar vor der Mahlzeit	Verkürzung der Latenzzeit bis zur Schluckreflextriggerung, Erhöhung unwillkürlicher Schluckbewegungen	Ebihara et al. 2006
Pharyngeale Phase	Thermotaktile Stimulation (TTS) der Gaumenbögen mit eisgekühltem Stab	Kurzzeiteffekt hinsichtlich der Verbesserung der Schluckreflextriggerung	Lazzara et al. 1986, Regan et al. 2010
Pharyngeale Phase	Thermosondenstimulation (saurer oder Mentholgeschmack)	Kurzzeiteffekt hinsichtlich der Verbesserung der Schluckreflextriggerung	Sciortino et al. 2003, Ebihara et al. 2006
Pharyngeale Phase	• Thermotaktile Stimulation des Oropharynx und 150 µM/L Capsaicin in 1 ml nektarartig angedicktem Wasser 3 x täglich vor jeder Mahlzeit • 10 ml nektarartige Capsaicionid-Lösung (185,5µg/g) 3x täglich vor jeder Mahlzeit über 2 Wochen (5 x / Woche) • Stimulation des N. vagus über topische Applikation im äußeren Gehörgang	Erhöhung der Schluckfrequenz, Verbesserung der Schluckreflextriggerung, Outcomeverbesserung in Dysphagiescores, Signifikante Verbesserung des PAS Scores, des Glottisschlusses sowie der Öffnung des oÖS, Reduktion der Pneumonierate	Ebihara et al. 2005, Yamasaki et al. 2010, Kondo et al. 2017, Hossain et al. 2018, Wang et al. 2019, Noemí et al. 2019, Jinnouchi et al. 2019

zeitigen Beginn der Therapie, v. a. in der akuten Schlaganfallphase. Carnaby zeigte, dass Patienten, die eine hochfrequente Dysphagietherapie (fünfmal pro Woche) gegenüber der Standardtherapie (dreimal pro Woche) erhielten, sicher oralisiert werden konnten (Carnaby et al. 2006).

Unter **restituierenden Verfahren** versteht man sensomotorische Maßnahmen, die Funktionsstörungen verbessern oder beheben oder einen gewissen Grad an Funktionserhalt gewährleisten sollen. Die Zielsetzung dieser Methoden ist es, unter Verbesserung neuromuskulärer Funktionen das physiologische Schlucken anzubahnen und Voraussetzungen für das Erlernen kompensatorischer Strategien zu schaffen (Tab. 8.6).

Motorisches Üben in der Restitution dient vor allem der Verbesserung der Muskelfunktion in der oralen und in der pharyngealen Phase abhängig vom diagnostizierten Pathomechanismus (Tab. 8.7).

Zu den **kompensatorischen Verfahren** zählen Schlucktechniken, die ein sicheres und aspirationsfreies Schlucken trotz Einbußen von Funktionen, die nicht mehr oder nur eingeschränkt wieder hergestellt werden können, ermöglichen. Hierzu gehören: Haltungsänderungen des Kopfes, supra- und supersupraglottisches Schlucken und das Mendelsohn-Manöver (Tab. 8.8).

Hauptziele **adaptiver Verfahren** sind Reduzierung des Aspirationsrisikos sowie eine erleichterte Nahrungs- und Flüssigkeitsaufnahme bei bestehenden Funktionseinschränkungen. Durch Anpassung der Kostform und der Flüssigkeitskonsistenz, die Auswahl adäquater Ess- und Trinkhilfen sowie (therapeutischer) Essbegleitung werden äußere Voraussetzungen für ein sicheres Schlucken sowie eine erleichterte Aufnahme von Nahrung und Flüssigkeit geschaffen (Tab. 8.9).

Tab. 8.7: Restituierende, übende Verfahren

Schluckphase	Methode	Ergebnis	Evidenz
Orale Phase	Oralmotorische Übungen (isometrische Zungenwiderstandsübungen bei Dysphagie nach Schlaganfall)	Verkürzte orale Transitzeit, verbesserte Triggerung der pharyngealen Phase, verminderte pharyngeale Residuen bei allen Konsistenzen, Abnahme des Aspirationsgrades auf der Penetrations-Aspirations-Skala nach Rosenbek	Gisel et al. 1996, Robbins et al. 2005, 2007, Smaoui et al. 2019
Orale Phase	Masako-Übung (Zungenhalteübung)	Verbesserte Vorwärtsbewegung der Rachenhinterwand	Fujiu, Logemann 1996, Lazarus et al. 2002, Hammer et al. 2014
Pharyngeale Phase	Shaker-Übung (Kopfhebeübung): Frequenz: 3 x/Tag; 6 Wochen lang	Kräftigung der suprahyoidalen Muskulatur; Zunahme der Kehlkopfhebung und der Öffnungsweite des oÖS bei 6-wöchiger Durchführung	Shaker et al. 1997, 2002, Mepani et al. 2009, Logemann et al. 2009, Yoon et al. 2013
Pharyngeale Phase	Kopfanteflexion gegen Widerstand (Chin-Tuck-Against-Resistance=CTAR)	Kräftigung der suprahyoidalen Muskulatur	Yoon et al. 2014, Kraaijenga et al. 2015
Pharyngeale Phase	Kieferöffnungsübung (Jaw Opening Exercise =JOE): Maximal mögliche Kieferöffnung Frequenz: 10 Sek., 5 Wiederholungen, 2 x/Tag, 4 Wochen lang	Zunahme der Zungenbeinhebung, Zunahme der Öffnungsweite des oberen Ösophagussphinkters, reduzierte Pharynx-Transitzeit, reduzierte pharyngeale Residuen	Wada et al. 2012
Pharyngeale Phase	Kieferöffnung gegen Widerstand (Jaw Opening Against Resistance=JOAR) Kinn gegen Widerstand zur Brust neigen Frequenz: Widerstand 30–60 Sek. halten; 6 Wochen lang	Verbesserte Zungenbeinhebung, Zunahme der Öffnungsweite des oÖS, reduzierte Pharynx-Transitzeit, reduzierte pharyngeale Residuen	Yoon et al. 2014, Kraaijenga et al. 2015
Pharyngeale Phase	Expiratory Muscle Strength Training (EMST): Ausatmung in ein atemtherapeutisches Gerät gegen den Widerstand eines Ventils Frequenz: 5 Wiederholungen/ Tag, 5 Wochen lang	Verbesserte hyolaryngeale Exkursion, niedrigere Werte auf der PAS-Skala	Troche et al. 2010, Eom et al. 2017
Pharyngeale Phase	Mendelsohn-Übung*	Zunahme der Dauer der Kehlkopfhebung, Verlängerung der Öffnungsdauer des oberen Ösophagussphinkters	Kahrilas et al. 1991
Pharyngeale Phase	Forehead exercise for suprahyoid muscles (FESM): Isometrische Widerstandsübungen gegen die Stirn mit 5 x 10 Wiederholungen/Tag (insg. 50 Minuten) über 8 Wochen	Zunahme des M. geniohyoideus sowie Verbesserungen in den getesteten Schluckscores	Ogawa et al. 2024

*Nach Prosiegel u. Weber 2018 wird der Begriff „Mendelsohn-Manöver" als kompensatorisches Verfahren verwendet. Da aber unter Anwendung dieses Manövers die Schluckfunktion verbessert wird, kann dieses Verfahren als „Mendelsohn-Übung" auch zu den restituierenden Maßnahmen gezählt werden.

Tab. 8.8: Kompensatorische Verfahren

Schluckphase	Methode	Ergebnis	Evidenz
Orale / Pharyngeale Phase	Kopfdrehung zur paretischen Pharynxseite (betroffene Rachenhälfte wird komprimiert und die gesunde Seite aufgedehnt)	Verbesserter Bolustransport; bei Gesunden stärkere Öffnung des oberen Ösophagussphinkters und Druckabnahme im Bereich des oberen Ösophagussphinkters)	Tsukamoto 2000, Logemann et al. 1989
Orale Transportphase	Kopfneigung zur gesunden Seite	Bolus wird per Schwerekraft über die gekippte Seite geleitet	Logemann et al. 1998
Orale / Pharyngeale Phase	Kopfneigung nach vorne (Chin-Tuck)	Verbesserung des Kehlkopfverschlusses, Annäherung der Epiglottis an die Rachenhinterwand, Erweiterung bzw. Verengung der Valleculae, Anhebung bzw. keine Anhebung der Epiglottis	Logemann 1998, Welch et al. 1993, Karaho 1999
Pharyngeale Phase	Supraglottisches / supersupraglottisches Schlucken	Verlängerte Kehlkopfhebung, verbesserter Verschluss des Kehlkopfeingangs	Bülow 1999
Pharyngeale Phase	Mendelsohn-Manöver	Passive Aufdehnung des oberen Ösophagussphinkters, verlängerte Dauer der Kehlkopfhebung	Kahrilas et al. 1991

Tab. 8.9: Kriterien zur Adaptation von Nahrung und Flüssigkeiten

Eigenschaften	Methode	Ergebnis	Evidenz
Bolusgröße	Kleine Bolusgröße	Sicherere Nahrungs- und Flüssigkeitsaufnahme v. a. bei verzögerter Schluckreflextriggerung und einer gestörten oralen Boluskontrolle	
Fließfähigkeiten der Nahrung	Anpassung der Konsistenz: flüssig, breiig, fest	Flüssig Konsistenzen: • Pharyngeale Passage erleichtert • Passieren den oÖS bei Öffnungsstörungen • Können gut abgehustet werden Breiige/feste Konsistenzen: • Positiver Effekt auf die Schluckreflexauslösung	Bisch et al. 1994
Sensorische Eigenschaften	Geschmack, Temperatur, Kohlensäuregehalt	• Saure sowie sehr heiße/kalte Konsistenzen verbessern die Schluckreflextriggerung • Kohlensäurehaltige Flüssigkeiten reduzieren Penetrationen / Aspirationen, Residuen sowie die pharyngeale Transitzeit	Bülow et al. 2003
Pulmotoxische Eigenschaften von Speisen/Flüssigkeiten	Säure- und fetthaltige Nahrung und Flüssigkeiten	Schädigung der Alveolarepithelien	

Tab. 8.10: Adaptation von Schluckkostformen

Schluckkostform	Indikation	Eigenschaft
Normale Kost	Keine Penetration/Aspiration, sicheres Schlucken möglich	Alle Kostformarten ohne Einschränkungen
Weiche Kost	Leichtes Risiko, sich zu verschlucken	• Weich gekocht/gedünstet • Mit der Zunge zerdrückbar
Grob passierte Kost	Mittelschweres Risiko, sich zu verschlucken	• Weiche bis breiige Kost • Sehr leicht mit der Zunge zerdrückbar
Fein passierte Kost	Schweres Risiko, sich zu verschlucken	• Homogen • Glatt • Weicher Brei • Förmchenkost
Orale Nahrungskarenz / nil per os (NPO)	Massives Risiko, sich zu verschlucken	Vollständig über eine nasogastrale oder PEG-Sonde ernährt.

Ob eine bestimmte Kostform, Flüssigkeitskonsistenz sowie Bolusgröße und -form für den Patienten adäquat ist, sollte immer durch eine bildgebende Diagnostik überprüft werden.

In der bildgebenden Diagnostik wird bei neurogenen Dysphagien häufig eine verzögerte Schluckreflextriggerung mit Leaking sowie prädeglutitiver Penetration und/oder Aspiration beobachtet. Daher stellen flüssige Konsistenzen eine besondere Gefahr in Form einer Penetration und/oder Aspiration für diese Patienten dar (Power et al. 2007). Das adaptive Verfahren der Andickung von flüssigen Konsistenzen spielt eine wesentliche Rolle im Dysphagiemanagement. In der Regel werden flüssige Konsistenzen nektarartig, honigartig oder puddingartig angedickt. Der positive Effekt der Texturanpassung für flüssige Konsistenzen konnte wissenschaftlich bestätigt werden (Steele et al. 2015). Gleichzeitig ist mit der Steigerung der Viskosität der Flüssigkeiten der negative Effekt der hypopharyngealen Residuen, einer reduzierten Compliance gegenüber der Texturmodifikation, der damit verbundenen reduzierten oralen Aufnahme von Flüssigkeiten und nicht zuletzt einer Reduktion der Lebensqualität verbunden (Andersen et al. 2013; Steele et al. 2015; Newman et al. 2016; Kuhlemeier et al. 2001; Clave et al. 2006; Clave et al. 2008; Vilardell et al. 2016; Abdelhamid et al. 2016). Obwohl die Viskositätsanpassung bei Flüssigkeiten mit mangelnder Akzeptanz verbunden ist, verbessert die Texturmodifikation der oralen Kost bei dysphagischen Patienten dennoch den Gesamtenergiebedarf und den Ernährungsstatus (Foley et al. 2006). Eine Reduktion der Raten der Aspirationspneumonie durch die Texturmodifikation konnte in wissensschaftlichen Arbeiten nicht eindeutig belegt werden (Hines et al. 2010; Flynn et al. 2018; Foley et al. 2008; Abdelhamid et al. 2016).

Im klinischen Alltag ist ein einheitlicher Viskositätsgrad für die unterschiedlichen Konsistenzen jedoch schwer herzustellen, da Viskosimeter und Geräte, die zur Erfassung von Texturen dienen, kostspielig sind. Des Weiteren besteht eine uneinheitliche Nomenklatur bezüglich der verschiedenen Konsistenzen und Viskositätsbezeichnungen in unterschiedlichen Ländern bzw. Institutionen. Die „International Dysphagia Diet Standardisation Initiative" (IDDSI) hat eine international ein-

Tab. 8.11: Adaptation von Flüssigkeiten

Fließfähigkeit	Eigenschaft
Dünnflüssig	Alle Flüssigkeiten ohne Einschränkungen
Nektarartig	Fruchtnektar, Cremesuppen, nektarartig angedickte Flüssigkeiten und Saucen
Honigartig	Angedickte Cremesuppen, honigartig mit Andickungspulver angedickte Flüssigkeiten, Trinkjoghurt

heitliche Terminologie und Definitionen von Kostformen und Viskositätsgraden festgelegt. Außerdem wurde ein einfaches Verfahren zur Erfassung von Eigenschaften von Kostformkonsistenzen und Flüssigkeiten entwickelt. Für nähere Informationen wird auf die Arbeit von Cichero et al. (2016) sowie die IDDSI Homepage verwiesen (http://www.iddsi.org).

Die Kostform sollte immer dann angepasst werden, wenn der Kauvorgang gestört oder erschwert ist, wenn eine eingeschränkte Zungenmotilität und -kraft vorliegen, bei oralen Residuen bzw. wenn durch eine bildgebende Diagnostik ein sicheres Schlucken durch eine bestimmte Kostform bestätigt werden konnte (Tab. 8.10, Tab. 8.11).

Wenn Andickung von Flüssigkeiten erforderlich ist, sollte auf die Verwendung von amylaseresistenten Andickungsprodukten geachtet werden. Andickungsmittel auf reiner Stärkebasis sind für Dysphagiepatienten nicht geeignet, da die im Speichel vorhandene Amylase die Stärke bereits im Mund zersetzt und verflüssigt..

Zu Ess- und Trinkhilfen gehören spezielle Trinkbecher (Nasenausschnittsbecher, Strohhalme, Schnabelbecher, Schiebelöffel). Die Zusammenarbeit mit der Ergotherapie kann die Auswahl eines adäquaten Hilfsmittels erleichtern.

8.7.1.1 Mundhygiene

Das Auftreten eine Aspirationspneumonie wird nicht nur durch die Dysphagie begünstigt. Mehrere wissenschaftliche Arbeiten belegen, dass das Vorhandensein relevanter pathogener Keime bei mangelhafter Mundhygiene bei dysphagischen Patienten zur Entwicklung einer Aspirationspneumonie und pulmonalen Infektionen führt (Dai et al. 2015; Huang et al. 2017; Nishizawa et al. 2019; Perry et al. 2020; Dziewas et al. 2004; Kalra et al. 2016). Die Etablierung eines strukturierten Mundpflegeprotokolls hatte zur Folge je nach Fragestellung entweder die Verbesserung der oralen Hygiene oder die Reduktion von pulmonalen Infektionen. Sowohl in den Leitlinien der Deutschen Gesellschaft für Neurologie als auch in den Empfehlungen der Weltföderation Neurorehabilitation wird ein strukturiertes Protokoll der oralen Hygiene als fester Bestandteil des Dysphagiemanagements empfohlen (Dziewas et al. 2020, 2021b; Paik u. Kim 2021).

8.7.1.2 Parenterale Ernährung

Dysphagische Patienten sind in einem hohen Maße den Risiken einer Malnutrition und Dehydratation ausgesetzt. So stellt für eine erfolgreiche Rehabilitation von schlaganfallbedingten physischen und kognitiven Einschränkungen die Vermeidung von Malnutrition durch eine ausreichende perorale Versorgung mit Nährstoffen, Kalorien und Flüssigkeiten einen wesentlichen Faktor dar (Chen et al. 2019; Lieber et al. 2018). Die Weltföderation für Neurorehabilitation empfiehlt die frühe Etablierung der parenteralen Ernährung bei Dysphagiepatienten mit einem Risiko für Mangelernährung in der Akutphase des ischämischen Schlaganfalles, während die Anlage einer perkutanen endoskopischen Gastrostomie bei Vorhandensein einer Dysphagie ohne Möglichkeiten einer dauerhaft sicheren oralen Aufnahme von länger als vier Wochen empfohlen wird (Paik u. Kim 2021).

8.7.2 Trachealkanülenmanagement

Diagnostik und Therapie von tracheotomitierte Patienten mit einer Dysphagie werden in deutschen Zentren von Logopäden und akademischen Sprachtherapeuten durchgeführt. Als Standardverfahren wird die Tracheotomie auf Intensivstationen zur sicheren, langfristigen Beatmung und bei schwersten Dysphagien eingesetzt. Tracheotomierte Patienten mit einer Dysphagie weisen eine hohe Dysphagierate auf, vor allem bei langfristiger Beatmungspflichtigkeit. Eine adäquate diagnostische und therapeutischen Betreuung dieser Patientengruppe spielt eine wesentliche Rolle für den Erfolg der Dekanülierung sowie für die Reduzierung der Pneumonieraten. Dennoch ist die Lebensqualität der betroffenen Patienten durch die z. T. gänzlich aufgehobene verbale Kommunikationsfähigkeit erheblich eingeschränkt. Die Versorgung der tracheomotierten, dysphagischen Patienten stellt das gesamte Behandlungsteam sowie das Gesundheitssystem vor große Herausforderungen. Die Deutsche interdisziplinäre Gesellschaft für Dysphagie (DGD) hat in Zusammenarbeit mit mehreren medizinischen und Fachgesellschaften das Weiterbildungscurriculum TK-Management für Logopäden und akademische Sprachtherapeuten ins Leben gerufen, um die für die Betreuung der betroffenen Patientengruppe die Notwendigen Qualitätsstandards zu gewährleisten (Ledl et al. 2024). Das Curriculum wendet sich an behandelnde Logopäden und akademischen Sprachtherapeuten mit dem Ziel, die Kompetenzen zu erweitern sowie eine auf hohen Qualitätsstandards basierte Versorgung zu gewährleisten.

8.7.3 Experimentelle Therapieansätze

Neuere, teilweise noch experimentelle Therapieansätze versuchen über die elektrische und magnetische noninvasive Stimulation des Hirns und des Pharynx eine Verbesserung der Schluckfunktion zu erzielen. PES, tDCS und rTMS (s. u.) werden in den neuen Leitlinien der European Stroke Organisation und der European Society for Swallowing Disorders als Ergänzung zu traditionellen Dysphagietherapiemethoden empfohlen (Dziewas et al. 2021a).

Bei der **pharyngealen Elektrostimulation (PES)** werden mittels eines mit bipolaren Elektroden versehenen Katheters, der transnasal in den Pharynx platziert wird, Stromstöße in der Pharynxschleimhaut abgegeben. Bei dysphagischen Schlaganfallpatienten verkürzt sich hierdurch die pharyngeale Transitzeit; die Schluckreflextriggerung verbessert sich, auf der PAS-Skala werden niedrigere Werte erzielt, und es kommt zu einer deutlich verstärkten Aktivierung des Kortex der ungeschädigten Hirnhemisphäre (Fraser et al. 2002). Der Einsatz der PES bei tracheotomierten Patienten führte bei Schlaganfallpatienten mit Dysphagie dazu, dass häufiger eine Dekanülierung erfolgen konnte als bei der Kontrollgruppe, die nur eine Scheinstimulation erhielt (Suntrup et al. 2015).

Neuere Arbeiten zeigen einen deutlich positiven Effekt der PES auf die Schluckfähigkeit von Patienten mit neurogener Dysphagie. So konnte in der PHADER Multicenterstudie bei 254 Patienten mit neurogener Dysphagie und zum Teil bei tracheotomierten Patienten eine Verbesserung des Schluckens verzeichnet werden (Bath et al. 2020). Zwei Fallstudien zeigen den positiven Effekt der PES als ultimative Therapiemethode bei Patienten mit Guillain-Barré-Syndrom und einer COVID-

19-erkrankten Patientin, die aufgrund der Langzeitintubation eine neurogene Dysphagie entwickelte (Beirer et al. 2020; Traugott et al. 2021). Weitere neue Arbeiten deuten auf den positiven Effekt der PES auf Postextubationsdysphagie (PED; multifaktoriell bedingte, eher nicht neurogene Dysphagie bei Intensivpatienten nach Beatmung) sowie bei tracheotomierten Intensivpatienten mit einer schweren Dysphagie (Suntrup-Krüger et al. 2023, Traugott et al. 2022)

Transkranielle elektrische Gleichstromstimulation (tDCS)/repetitive transkranielle Magnetstimulation (rTMS) sind Stimulationsmethoden, die sich im experimentellen Stadium befinden. Sie zeigen ein gutes Potenzial, Einzug in den klinischen Alltag zu erhalten (Michou et al. 2016; Pisegna et al. 2016). Unter Anwendung der exzitatorischen Reizung der nicht betroffenen Hemisphäre durch tDCS wird eine Verbesserung des Dysphagieschweregrades erzielt (Kumar et al. 2011; Consentino et al. 2020). Weitere Studien zeigen bei anodaler tDCS-Stimulation eine Verbesserung der Schluckfunktion bei Patienten mit Dysphagie nach Hirnstamminfarkt (Wang et al. 2020) sowie bei Patienten mit MS-induzierter Dysphagie (Restivo et al. 2019).

Gute Studienergebnisse liegen zur Anwendung der erregenden rTMS-Stimulation vor: Eine 3-Hz-rTMS Stimulation zehn Minuten täglich über fünf Tage konnte einen signifikanten Rückgang kortikaler Dysphagie über einen Zeitraum von zwei Monaten erzielen (Khedr et al. 2009). Ähnliche Effekte wurden bei Patienten mit Hirnstammläsionen gefunden (Khedr u. Abo-Elfetoh 2010). Optimal ist eine Stimulation der intakten Großhirnhemisphäre mit etwa 5 Hz (exzitatorische Wirkung). Die Erprobung von rTMS erfolgt auch an anderen Reizorten, bspw. am Kleinhirn. Die ersten Ergebnisse zeigen eine Wirksamkeit bei der Stimulation mit höheren Reizfrequenzen (10 Hz) über dem Kleinhirn (Vasant et al. 2015).

Sowohl im Falle der PES als auch der rTMS hat sich eine Stimulationsfrequenz von 5 Hz als effektiv erwiesen. Alle drei Therapieverfahren werden in der Zukunft eine wichtige Ergänzung zur klassischen Schlucktherapie darstellen.

8.8 Fazit

Das Management und die Neurorehabilitation der neurogenen Dysphagie sind multidisziplinäre und multifaktorielle Aufgaben. Sie erfordern fundierte anatomische und physiologische Kenntnisse des Schluckvorganges und seiner Pathophysiologie. Die neurogene Dysphagie betrifft vor allem Störungen in der präoralen, oralen und pharyngealen Phase. Eine adäquate Therapie ist ohne den Einsatz validierter und standardisierter klinischer und bildgebender Diagnostikverfahren nicht möglich. Diese ermöglichen die Bestimmung der vorliegenden Symptome und Pathomechanismen der Dysphagie sowie die Auswahl geeigneter, bestenfalls evidenzbasierter Therapiemethoden, die frühzeitig eingeleitet werden sollten.

Literatur

Abdelhamid A, Bunn D, Copley M, …, Hooper L (2016) Effectiveness of interventions to directly support food and drink intake in people with dementia: systematic review and meta-analysis. BMC geriatrics 16: 26.

Alberts MJ, Horner J, Gray L, Brazer SR (1992) Aspiration after stroke: Lesion analysis by brain MRI. Dysphagie 7 (3): 170–3.

Allen J, Greene M, Sabido I, Stretton M, Miles A (2020) Economic costs of dysphagia among hospitalized patients. Laryngoscope 130(4): 974–9.

Andersen UT, Beck AM, Kjaersgaard A, …, Poulsen I (2013) Systematic review and evidence based recommendations on texture modified foods and thickened fluids for adults with oropharyngeal dysphagia. e-SPEN Journal 8: e127-e34.

Baiens LW, Clave P, Cras P et al. (2016) European Society for Swallowing Disorders – European Union Geriatric Medicine Society white paper: oropharyngeal dysphagia as a geriatric syndrome. Clin Interv Aging 11: 1403–28.

Banda KJ, Chu H, Chen R, …, Chou KR (2021) Prevalence of Oropharyngeal Dysphagia and Risk of Pneumonia, Malnutrition, and Mortality in Adults Aged 60 Years and Older: A Meta-Analysis. Gerontology 13: 1–13.

Banda KJ, Chu H, Kang XL, … Chou KR (2022) Prevalence of dysphagia and risk of pneumonia and mortality in acute stroke patients: a meta-analysis. BMC Geriatr. 22(1): 420.

Baroni AF, Fábio SR, Dantas RO (2012) Risk Factors for Swallowing Dysfunction in Stroke Patients. Arq Gastroenterol (49): 118–24.

Bartolome G, Neumann S (2014) Physiologie des Schluckvorgangs. In: Bartolome G, Schröter-Morasch H (Hrsg.) Schluckstörungen: Diagnostik und Rehabilitation. 4. Aufl. München: Urban & Fischer.

Bath PM, Woodhouse LJ, Suntrup-Krueger S, …, Dziewas R (2020) Pharyngeal electrical stimulation for neurogenic dysphagia following stroke, traumatic brain injury or other causes: Main results from the PHADER cohort study. EClinicalMedicine 28: 100608.

Beirer S, Grisold W, Dreisbach J (2020): Therapy-resistant dysphagia successfully treated using pharyngeal electrical stimulation in a patient with the pharyngeal-cervical-brachial variant of the Guillan-Barré syndrome. eNeurologicalSci 20: 100255.

Bianchi AL, Gestreau C (2009) The brainstem respiratory network: an overview of a half century of research. Respir Physiol Neurobiol 168: 4–12.

Bisch EM, Logemann JA, Rademaker AW, Kahrilas PJ, Lazarus CL (1994) Pharyngeal effects of bolus volume, viscosity, and temperature in patients with dysphagia resulting from neurologic impairment and in normal subjects. J Speech Hear Res; 37(5): 1041–59.

Bloem BR, Lagaay AM, van Beek W, …, Wintzen AR (1990) Prevalence of subjective dysphagia in community residents aged over 87. BMJ 300 (6726): 721–2.

Bray BD, Smith CJ, Cloud GC, …, Rudd AG (2017) The association between delays in screening for and assessing dysphagia after acute stroke, and the risk of stroke-associated pneumonia. J Neurol Neurosurg Psychiatry 88: 25–30.

Brunnström HR, Englund EM (2009) Cause of death in patients with dementia disorders. Eur J Neurol 16(4): 488–92.

Bülow M, Olsson R, Ekberg O (1999) Videomanometric analysis of supraglottic swallow, effortful swallow, and chin tuck in healthy volunteers. Dysphagia 14: 67–72.

Bülow M, Olsson R, Ekberg O (2003) Videoradiographic analysis of how carbonated thin liquids and thickened liquids affect the physiology of swallowing in subjects with aspiration on thin liquids. Acta Radiol 44: 366–72.

Carnaby G, Hankey GJ, Pizzi J (2006) Behavioural intervention for dysphagia in acute stroke: a radomised controlled trial. Lancet Neurol 5: 31–7.

Chen N, Li Y, Fang J, Lu Q, He L (2019) Risk factors for malnutrition in stroke patients: A meta-analysis. Clin Nutr 38(1).

Cichero JA, Lam P, Steele CM, et al. (2017) Development of International Terminology and Definitions for Texture-Modified Foods and Thickened Fluids Used in Dysphagia Management: The IDDSI Framework. Dysphagia 32(2): 293–314.

Clave P, de Kraa M, Arreola V, …, Serra-Prat M (2006) The effect of bolus viscosity on swallowing function in neurogenic dysphagia. Alimentary pharmacology & therapeutics 24(9): 1385–94.

Consentino, G, Tassorelli C, Prunetti P, …, Alfonsi E (2020) Anodal transcranial direct current stimulation and intermittent theta-burst stimulation improve deglutition and swallowing reproducibility in elderly patients with dysphagia. Neurogastroenterol Motil e13791.

Dai R, Lam OL, Lo EC, …, McGrath C (2015) A systematic review and meta-analysis of clinical, microbiological, and behavioural aspects of oral health among patients with stroke. Journal of dentistryJ Dent 43(2): 171–80.

Dick TE, Oku Y, Romaniuk J, Cherniak NS (1993) Interaction between central pattern generators for breathing and swallowing in the cat. J Physiol 465: 715–30.

Doty RW, Bosma JF (1956) An electromyographic analysis of reflex deglutition. J Neurophysiol 19(1): 44–60.

Doty RW (1968) Neural organization of deglutition. Vol. 4, in Handbook of physiology: Alimentary canal: Motility, by CF Code, 1861–902. Washington, DC: American Physiology Society.

Dziewas R, Ritter M, Schilling M, ..., Luedemann P (2004) Pneumonia in acute stroke patients fed by nasogastric tubes. Journal of neurology, neurosurgery, and psychiatryJ Neurol Neurosurg Psychaitry 75: 852–6.

Dziewas R, Glahn J, Helfer C, ..., Busse O (2014) FEES für neurogene Dysphagien. Ausbildungscurriculum der Deutschen Gesellschaft für Neurologie und Deutschen Schlaganfall-Gesellschaft. Nervenarzt 85: 1006–15.

Dziewas R, Pflug C. et al. (2020) Neurogene Dysphagie, S1-Leitlinie, 2020, in: Deutsche Gesellschaft für Neurologie (Hrsg.), Leitlinien für Diagnostik und Therapie in der Neurologie. Online: www.dgn.org/leitlinien (abgerufen am 01.05.2024)

Dziewas R, Michou E, Trapl-Grundschober M, ..., Verin E (2021a) Euroepan Stroke Organisation and European Society for Swallowing Disorders guideline for the diagnosis and treatment of post-stroke dysphagia. Eur Stroke J 6(3): LXXXIX-CXV

Dziewas R, Allescher HD, Aroyo I, ..., Pflug C (2021b) Diagnosis and treatment of neurogenic dysphagia – S1 guideline of the German Society of Neurology. Neurol Res Pract 3: 23

Ebihara T, Takahashi H, Ebihara S, ..., Sasaki H (2005) Capsaicin troche for swallowing dysfunction on older people. J Am Geriatr Soc 53: 824–8.

Ebihara T, Ebihara S, Marumaya M (2006) A randomized controlled trial of olfactory stimulation using black pepper oil in older people with swallowing dysfunction. JAGS 54: 1401–6.

Eom MJ, Chang MY, Oh DH, ..., Park JS (2017) Effects of resistance expiratory muscle strength training in elderly patients with dysphagic stroke. NeuroRehabilitation 41(4): 747–52.

Flader CM, Rosendahl C, Günther T (2017) Leitlinienkonforme Dysphagiediagnostik. Eine repräsentative Befragung von Logopäden an zertifizierten Stroke-Units. Nervenarzt 88: 1168–76.

Flynn E, Smith CH, Walsh CD, Walshe M et al. (2018) Modifying the consistency of food and fluids for swallowing difficulties in dementia. Cochrane Database Syst Rev 2018; 9: Cd011077

Foley N, Finestone H, Woodbury MG et al. (2006) Energy and protein intakes of acute stroke patients. J Nutr Health Aging 10(3): 171–5.

Foley N, Teasell R, Salter K et al. (2008) Dysphagia treatment post stroke: a systematic review of randomised controlled trials. Age Ageing 37(3): 258–64.

Fraser C, Power M, Hamdy S, ..., Thompson D (2002) Driving plasticity in human adult motor cortex is associated with improved motor function after brain injury. Neuron 34: 831–40.

Fujiu M, Logemann JA (1996) Effect of a tongue-holding maneuver on posterior wall movement during deglutition. Am J Speech Lang Pathol 5: 23–30.

Gerschke M, Schöttker-Königer T, Förster A, ..., Beushausen UM (2019) Validation of the German Version of the Yale Pharyngeal Residue Severity Rating Scale. Dysphagia 34(3): 308–14.

Gisel EG, Applegate-Ferrante T, Benson J, Bosma JF (1996) Oralmotor skills following sensorimotor therapy in two groups of moderately dysphagic children with cerebral palsy: aspiration vs. non aspiration. Dysphagia 11: 59–71.

Hamdy S, Mikulis DJ, Crawley A et al. (1999a) Cortical activation during human volitional swallowing: An event-related fMRI study. Am J Physiol 277 (1 Pt. 1): G219–25

Hamdy S, Rothwell JC, Brooks DJ, ..., Thompson DG (1999b) Identification of cerebral loci processing human swallowing with H2 15O PET activation. J Neurophysiol 1999; 81(4): 1917–26.

Hammer MJ, Jones CA, Mielens JD, Kim CH, Mc Culloch T (2014) Evaluating the Tongue-Hold Maneuver Using High-Resolution Manometry and Electromyography. Dysphagia 29, 564–70.

Hey C, Pluschinski P, Zaretzky Y et al. (2014) Penetrations-Aspirations-Skala nach Rosenbek. Validierung der deutschen Version für die endoskopische Dysphagiediagnostik. HNO 62: 276–81.

Hines S, McCrow J, Abbey J, Gledhill S (2010) Thickened fluids for people with dementia in residential aged care facilities: a comprehensive systematic review. Int J Evid Based Health. 8: 252e5.

Hossain MZ, Ando H, Unno S et al. (2018) Activation of TRPV1 and TRPM8 channels in the larynx and associated laryngopharyngeal regions facilitates the swallowing reflex. Int J Mol Sci 19: 4113.

Huang ST, Chiou CC, Liu HY (2017) Risk factors of aspiration pneumonia related to improper oral hygiene behavior in community dysphagia persons with nasogastric tube feeding. J Dent Sci 12(4): 375–81.

Huckabee Ml, Deecke L, Cannito MP et al. (2003) Cortical control mechanisms in volitional swallowing: The Bereitschaftspotential. Brain Topogr 16(1): 3–17.

Humbert IA, Robbins J (2007) Normal swallowing and functional magnetic resonance imaging: a systematic review. Dysphagia 22: 266–275.

Humbert IA, McLaren DG (2014) Differential psychophysiological interactions of insular subdivisions during varied oropharyngeal swallowing tasks. Physiol Rep 2: e00239.

Jean A (2001) Brain stem control of swallowing: neuronal network and cellular mechanisms. Physiol Rev 81: 929–69.

Jinnouchi O, Ohnishi H, Kondo E et al. (2020) Aural stimulation with capsaicin prevented pneumonia in dementia patients. Auris Nasus Larynx 47: 154–7.

Kahrilas PJ, Logemann JA, Krugler C, Flanagan E (1991) Volitional augmentation of upper esophageal sphincter opening during swallowing. Am J Physiol 260(3 Pt 1): G450-6.

Kalra L, Hodsoll J, Irshad S et al. (2016) Association between nasogastric tubes, pneumonia, and clinical outcomes in acute stroke patients. Neurology 87(13): 1352–9.

Karaho T (1999) The Chin-down Effect in Normal Swallowing. Nihon Kikan Shokudoka Gakkai Kaiho 50: 396–409.

Khedr EM, Abo-Elfetoh N, Rothwell JC (2009) Treatment of post-stroke dysphagia with repetitive transcranial magnetic stimulation. Acta Neurol Scand 119: 155–61.

Khedr EM, Abo-Elfetoh N (2010) Therapeutic role of rTMS on recovery of dysphagia in patients with lateral medullary syndrome and brainstem infarction. J Neurol Neurosurg Psychiatry 81: 495–9.

Kondo E, Jinnouchi O, Nakano S et al. (2017) Aural stimulation with capsaicin ointment improved swallowing function in elderly patients with dysphagia: a randomized, placebo-controlled, double-blind, comparative study. Clin Interv Aging 12: 1921–8.

Kraaijenga SA, van der Molen L, Stuiver MM et al. (2015) Effects of Strengthening Exercises on Swallowing Musculature and Function in Senior Healthy Subjects: a Prospective Effectiveness and Feasibility Study. Dysphagia 30: 392–403.

Kuhlemeier KV, Palmer JB, Rosenberg D (2001) Effect of liquid bolus consistency and delivery method on aspiration and pharyngeal retention in dysphagia patients. Dysphagia 16(2): 119–22.

Kumar S, Wagner CW, Frayne C et al. (2011) Noninvasive brain stimulation may improve stroke-related dysphagia: a pilot study. Stroke 42: 1035–40.

Labeit B, Lapa S, Muhle P et al. (2023) Validation of the DIGEST-FEES as a Global Outcome Measure for Pharyngeal Dysphagia in Parkinson's Disease. Dysphagia doi: 10.1007/s00455-023-10650-6.

Langmore SE (2001) Endoscopic evaluation and treatment of swallowing disorders. New York, Stuttgart: Thieme

Langmore SE (2003) Evaluation of oropharyngeal dysphagia: which diagnostic tool is superior? Curr Opin Otolaryngol Head Neck Surg 11: 485–9.

Langmore SE (2006) Endoscopic evaluation of oral and pharyngeal phases of swallowing. GI Motility online. doi:10.1038/gimo28

Langmore SE, Pisegna JM (2015) Efficacy of exercises to rehabilitate dysphagia: A critique of the literature. Int J Speech Lang Pathol 17(3): 222–9.

Lazarus C, Logemann JA, Song CW, Rademaker AW, Kahrilas PJ (2002) Effects of voluntary maneuvers on tongue base function for swallowing. Folia Phoniatr Logop 54: 171–6.

Lazzara G, Lazarus C, Logemann JA (1986) Impact of thermal stimulation on the triggering of the swallowing reflex. Dysphagia 1: 73–7.

Leder SB, Suiter DM (2009) An epidemiologic study on aging and dysphagia in the acute care hospitalized population: 2000–2007. Gerontology 55(6): 714–8.

Ledl C, Frank U, Dziewas R et al. (2024) Curriculum »Trachealkanülenmanagement in der Dysphagietherapie«. Nervenarzt. https://doi.org/10.1007/s00115-023-01598-x.

Leopold NA, Kagel MC (1997) Dysphagia – ingestion or deglutition? A proposed paradigm. Dysphagia 12(4): 202–6.

Lieber AC, Hong E, Putrino D et al. (2018) Nutrition, Energy Expenditure, Dysphagia, and Self-Efficacy in Stroke Rehabilitation: A Review of the Literature. Brain Sci 8(12).

Logemann JA, Kahrilas JP, Kobara M, Vakil N (1989) The benefit of head rotation on pharyngoesophageal dysphagia. Arch Phys Med Rehabil 70: 767–71.

Logemann, JA (1998) Evaluation and treatment of swallowing disorders. Vol. 2. Austin: ProEd.

Logemann JA, Rademaker A, Pauloski BR, Kelly A, StanglMcBreen C, Antinoja J et al. (2009) A randomized study comparing the shaker-exercise with traditional therapy: a preliminary study. Dysphagia 24: 403–11.

Mann G, Hankey GJ, Cameron D (1999) Swallowing Function After Stroke Prognosis and Prognostic Factors at 6 Months. Stroke 30: 744–8.

Marin S, Serra-Prat M, Ortega O, Clavé P (2020) Healthcare-related cost of oropharyngeal dysphagia and its complications pneumonia and malnutrition after stroke: a systematic review. BMJ Open Aug 11; 10(8): e031629.

Martino R, Foley N, Bhogal S et al. (2005) Dysphagia after Stroke: Incidence, Diagnosis, and Pulmonary Complications. Stroke 36: 2756–63.

Mepani R, Antonik S, Massey B, Kern M, Logemann JA, Pauloski B et al. (2009) Augmentation of deglutitive thyrohyoid muscle shortening by shaker-exercise. Dysphagia 24: 26–31.

Michou E, Raginis-Zborowska A, Watanabe M et al. (2016) Repetitive transcranial magnetic stimulation: a novel approach for treating oropharyngeal dysphagia. Curr Gastroenterol Rep 18: 10.

Mihai PG, Otto M, Platz T et al. (2014) Sequential evolution of cortical activity and effective connectivity of swallowing using fMRI. Hum Brain Mapp 35(12): 5962–73.

Mihai PG, Otto M, Domin M et al. (2016) Brain imaging correlates of recovered swallowing after dysphagic stroke: A fMRI and DWI study. Neuroimage Clin 12: 1013–21.

Mukand JA, Blackinton DD, Crincoli MG et al. (2001) Incidence of neurologic deficits and rehabilitation of patients with brain tumors. Am J Phys Med Rehabil 80: 346–50.

Murray J, Langmore SE, Ginsberg S, Dostie A (1996) The significance of accumulated oropharyngeal secretions and swallowing frequency in predicting aspiration. Dysphagia 11(2): 99–103.

Neubauer P, Rademaker AW, Leder SP (2015) The Yale Pharyngeal Residue Severity Rating Scale: An Anatomically Defined and Image-Based Tool. Dysphagie 30: 521–8.

Newman R, Vilardell N, Clave P, Speyer R (2016) Effect of Bolus Viscosity on the Safety and Efficacy of Swallowing and the Kinematics of the Swallow Response in Patients with Oropharyngeal Dysphagia: White Paper by the European Society for Swallowing Disorders (ESSD). Dysphagia 31(2): 232–49.

Newton HB, Newton C, Pearl D, Davidson T (1994) Swallowing assessment in primary brain tumor patients with dysphagia. Neurology 44: 1927–32.

Nilsson H, Ekberg O, Olsson R, Hindfelt B (1994) Dysphagia in Stroke: A Prospective Study of Quantitative Aspects of Swallowing in Dysphagic Patients. Dysphagia 13: 32–8.

Nishizawa T, Niikura Y, Akasaka K et al. (2019) Pilot study for risk assessment of aspiration pneumonia based on oral bacteria levels and serum biomarkers. BMC Infect Dis 19(1): 761.

Ogawa N, Ohno T, Kunieda K et al. (2024) A Novel Exercise to Improve Suprahyoid Muscle Area and Intensity as Evaluated by Ultrasonography. Dysphagia. https://doi.org/10.1007/s00455-024-10667-5

Paik NJ, Kim WS. Recovery of Swallowing (2021) In: Platz T. (eds) Clinical Pathways in Stroke Rehabilitation. Cham: Springer

Perry SE, Huckabee ML, Tompkins G, Milne T (2020) The association between oral bacteria, the cough reflex and pneumonia in patients with acute stroke and suspected dysphagia. J Oral Rehabil 47(3): 386–94.

Pisegna JM, Kaneoka A, Pearson WG Jr et al. (2016) Effects of non-invasive brain stimulation on post-stroke dysphagia: A systematic review and meta-analysis of randomized controlled trials. Clin Neurophysiol 127: 956–68.

Pluschinski P, Zaretzky Y, Almahameed A et al. (2014) Sekretbeurteilungsskala nach Murray et al. für FEES®. Reliabilitäts- und Validitätsvergleich der deutschen Lang- und Kurzversion. Nervenarzt 85: 1582–7.

Power ML, Hamdy S, Singh S, Tyrrell PJ, Turnbull I, Thompson DG (2007) Deglutitive laryngeal closure in stroke patients. J Neurol Neurosurg Psychiatry 78(2): 141–6.

Prosiegel M, Buchholz D (2010) Mit Schluckstörungen assoziierte neurologische Erkrankungen. In: Bartolome G, Schröter-Morasch H (Hrsg.) Schluckstörungen: Diagnostik und Rehabilitation. 4. Aufl. München: Urban & Fischer.

Prosiegel M, Weber S (2018) Dysphagie. Diagnostik und Therapie. Ein Wegweiser für kompetentes Handeln. 3. Aufl. Berlin, Heidelberg: Springer.

Regan J, Walshe M, Tobin WO (2010) Immediate effects of thermal-tactil stimulation in timing of swallow in ideopathic Parkinson's Disease. Dysphagia 25: 207–15.

Restivo DA, Alfonsi E, Casabona A et al. (2019) A Pilot Study on the Efficacy of Transcranial Direct Current Stimulation Applied to the Pharyngeal Motor Cortex for Dysphagia Associated With Brainstem Involvement in Multiple Sclerosis. Clin Neurophysiol 130(6): 1017–24.

Robbins JA, Gangnon RE, Theis SM et al. (2005) The effects of lingual exercise on swallowing in older adults. J Am Geriat Soc 53: 1483–9.

Robbins JA, Kays SA, Gangnon RE, ..., Taylor AJ (2007) The effects of lingual exercise in stroke patients with dysphagia. Arch Phys Med Rehabil 88: 150–8.

Rosenbek JC, Robbins JA, Roecker EB et al. (1996) A penetration-aspiration scale. Dysphagia 11: 93–8.

Saito Y, Ezure K, Tanak I, Osawa M (2003) Activity of neurons in ventrolateral respiratory groups during swallowing in decerebrate rats. Brain Dev 25(5): 338–45.

Sciortino K, Liss JM, Case Jl et al. (2003) Effects of mechanical, cold, gustatory, and combined stimulation to the human anterior faucial pillars. Dysphagia 18: 16–26.

Sellars C, Bowie L, Bagg J et al. (2007) Risk factors for chest infection in acute stroke: a prospective cohort study. Stroke 38(8): 2284–91.

Shaker R, Kern M, Bardan E, T et al. (1997) Augmentation of deglutitive upper esophageal sphincter opening in the elderly by exercise. Am J Physiol 272: G1518–G1522.

Shaker R, Easterling C, Kern M, ... , Daniels S (2002) Rehabilitation of swallowing by exercise in tube-fed patients with pharyngeal dysphagia secondary to abnormal UES-opening. Gastroenterology 122: 1314–21

Smaoui S, Langridge A, Steele CM (2019) The Effect of Lingual Resistance Training Interventions on Adult Swallow Function: A Systematic Review. Dysphagia 35(5): 745–61.

Smithard DG, Smeeton NC, Wolfe CDA (2007) Long-Term Outcome after Stroke: Does Dysphagia Matter? Age Ageing 36: 90–4.

Steele CM, Alsanei WA, Ayanikalath S et al. (2015) The influence of food texture and liquid consistency modification on swallowing physiology and function: a systematic review. Dysphagia 30(1): 2–26.

Suntrup S, Marian T, Schröder JB et al. (2015) Electrical pharyngeal stimulation for dysphagia treatment in tracheotomized stroke patients:

a randomized controlled trial. Intensive Care Med 41: 1629–37.

Suntrup-Krueger S, Labeit B, Marian T et al. (2023) Pharyngeal electrical stimulation for postextubation dysphagia in acute stroke: a randomized controlled pilot trial. Crit Care 27: 383.

Teismann IK, Dziewas R, Steinstraeter O, Pantev C (2009) Time dependent hemispheric shift of the cortical control of volitional swallowing. Hum Brain Map 30(1): 92–100.

Thiem U, Jäger M, Stege H, Wirth R (2023) Diagnostic accuracy of the 'Dysphagia Screening Tool for Geriatric Patients' (DSTG) compared to Flexible Endoscopic Evaluation of Swallowing (FEES) for assessing dysphagia in hospitalized geriatric patients – a diagnostic study. BMC Geriatr 14; 23(1): 856.

Tomsen N, Ortega O, Rofes L, ... , Clavé P (2019) Acute and subacute effects of oropharyngeal sensory stimulation with TRPV1 agonists in older patients with oropharyngeal dysphagia: a biomechanical and neurophysiological randomized pilot study. Therap Adv Gastroenterol 12: 1756284819842043.

Toogood JA, Barr AM, Stevens TK et al. (2005) Discrete functional contributions of cerebral cortical foci in voluntary swallowing: A functional magnetic resonance imaging (fmRI) »Go, No-Go« study. Exp Brain Res 161(1): 81–90.

Traugott M, Hoepler W, Kitzberger R et al. (2021) Successful treatment of intubation-induced sever neurogenic post-extubation dysphagia using pharyngeal electric stimulation in a COVID-19 survivor: a case report. J Med Case Reports 15: 148.

Traugott MT, Hoepler W, Kelani H et al. (2022) Pharyngeal Electrical Stimulation Treatment of Critically Ill Intensive Care Tracheostomized Patients Presenting with Severe Neurogenic Dysphagia: A Case Series. Austin J Pulm Respir Med 9(1): 1088.

Troche MS, Okun MS, Rosenbek JC et al. (2010) Aspiration and swallowing in Parkinson's disease and rehabilitation with EMST: a randomized trial. Neurology 2010; 75: 1912–9.

Tsukamoto Y (2000) CT study of closure of the hemipharynx with head rotation in a case of lateral medullary syndrome. Dysphagia 15: 17–8.

Turley R, Cohen S (2009) Impact of voice and swallowing problems in the elderly. Otolaryngology – Head and Neck Surgery 140(1): 33–6.

Ushioda T, Watanabe Y, Sanjo Y et al. (2012) Visual and auditory stimuli associated with swallowing activate mirror neurons: A magnetoencephalography study. Dysphagia 27(4): 504–51.

Vasant DH, Michou E, Mistry S et al. (2015) High-frequency focal repetitive cerebellar stimulation induces prolonged increases in human pharyngeal motor cortex excitability. J Physiol 593: 4963–77.

Wada S, Tohara H, Iida T et al. (2012) Jaw-opening exercise for insufficient opening of upper esophageal sphincter. Arch Phys Med Rehabil 93: 1995–99.

Wang Z, Wu L, Fang Q et al. (2019) Effects of capsaicin on swallowing function in stroke patients with dysphagia: a randomized controlled trial. J Stroke Cerebrovasc Dis 28(6): 1744–51.

Wang ZY, Chen JM, Lin ZK, Ni GX (2020) Transcranial direct current stimulation improves the swallowing function in patients with cricopharyngeal muscle dysfunction following a brainstem stroke. Neurol Sci 41(3): 569–74.

Warnecke T, Teismann I, Zimmermann J (2008) Fiberoptic endoscopic evaluation of swallowing with simultaneous Tensilon application in diagnosis and therapy of myasthenia gravis. J Neurol 2008; 255(2): 224–30.

Warnecke T, Teismann I, Oelenberg S et al. (2009) The safety of fiberoptic endoscopic evaluation of swallowing in acute stroke patients. Stroke 40: 482–6.

Warnecke T, Dziewas R (2018) Neurogene Dysphagien. Vol. 2. Stuttgart: Kohlhammer.

Welch MV, Logemann JA, Rademaker AW, Kahrilas PJ (1993) Changes in pharyngeal dimensions effected by chin tuck. Arch Phys Med Rehabil 74: 178–81.

Wesling M, Brady S, Jensen M et al. (2003) Dysphagia outcomes in patients with brain tumors undergoing inpatient rehabilitation. Dysphagia 18: 203–10.

Wilson RD (2012) Mortality and Cost of Pneumonia After Stroke for Different Risk Groups. J Stroke Cerebrovasc Dis 21(1): 61–7.

Wirth R, Dziewas R, Beck AM et al. (2016) Oropharyngeal dysphagia in older persons – from pathophysiology to adequate intervention: a review and summary of an international expert meeting. Clin Interv Aging 11: 189–208.

Yamasaki M, Ebihara S, Ebihara T et al. (2010) Effects of capsiate in the triggering of the swallowing reflex in elderly patients with aspiration pneumonia. Geriatr Gerontol Int 10: 107–9.

Yoon WL, Khoo JKP, Rickard Liow SJ (2014) Chin Tuck Against Resistance (CTAR): New method for enhancing suprahyoid muscle activity using a Shaker-type Exercise. Dysphagia 29(2): 243–8.

9 Rehabilitation der Sprache

Thomas Platz, Ilona Rubi-Fessen, Caterina Breitenstein

9.1 Einleitung

Störungen der Sprache (Aphasie), der Fähigkeit, Gedanken mit Wörtern und Sätzen mitzuteilen und die anderer zu verstehen, werden häufig nach Hirnschädigungen beobachtet, wie zum Beispiel nach Schlaganfall, nach Schädel-Hirn-Trauma, bei intrazerebralen Tumoren, aber auch bei neurodegenerativen Erkrankungen wie etwa der Demenz vom Alzheimer-Typ oder Primär Progressiven Aphasien (PPA).

Die Ausführungen in diesem Kapitel beziehen sich insbesondere auf Aphasien bei Schlaganfallpatienten, da diese mit einem Anteil von ca. 80 % am häufigsten vorkommen (Ackermann et al. 2012) und somit am besten untersucht sind. Andere Störungsbilder, die das Sprechen und die sprachliche Kommunikation beeinträchtigen und auch in Kombination mit Aphasien auftreten können – wie die Sprechapraxie (eine Störung der Planung von Sprechbewegungen), kognitive Kommunikationsstörungen oder die Dysarthrie – werden hier nicht behandelt.

Bei einer jährlichen altersstandardisierten Inzidenz (Neuauftreten) von Schlaganfällen bei ca. 200 pro 100.000 Einwohner stellt laut der Website des Informationssystems der Gesundheitsberichterstattung des Bundes (Daten zu Schlaganfällen in der Stadt Erlangen 2022) der Schlaganfall die Krankheit dar, die am häufigsten zu Behinderungen führt (https://www.gbe-bund.de). Bei bis zu 30–40 % der Schlaganfälle ist initial mit einer Aphasie zu rechnen (Mitchel et al. 2021; Engelter et al. 2006), nach einem Jahr leiden noch bis zu 20 % an einer Aphasie (Dijkerman et al. 1996). Durch die Aphasie sind Betroffene häufig bis an ihr Lebensende in ihren Aktivitäten, der gesundheitsbezogenen Lebensqualität, an der Teilhabe am Familienleben, der sozialen Gemeinschaft sowie dem Beruf eingeschränkt (Northcott et al. 2016; Haley et al. 2019). Neben sprachlich-kommunikativen Beeinträchtigungen kommt es nach einem Schlaganfall bei einem Drittel der Betroffenen zu einer klinisch ausgeprägten Depression (Hackett u. Pickles 2014; Mitchel et al. 2017), die bei Vorliegen einer Aphasie um den Faktor 7,4 höher ist als bei einem Schlaganfall ohne Aphasie (43.3 % versus 7.4 %, Zanella et al. 2023). Die emotionale Verstimmung wirkt sich zusätzlich negativ auf die gesundheitsbezogene Lebensqualität der Betroffenen aus (Hilari et al. 2012; Stahl 2023) und behindert möglicherweise die Funktionserholung nach einem Schlaganfall (Donnellan et al. 2010).

Sprachtherapie (bei Aphasie) hilft, spezifische linguistische Leistungen zu verbessern, aber auch die Kommunikation in alltagsnahen Situationen (Brady et al. 2016; Breitenstein et al. 2017) . Bei Aphasie sind fast immer alle sprachlichen Modalitäten in individuell unterschiedlichem

Ausmaß betroffen, d.h. das Verstehen und Produzieren sowohl von gesprochener als auch von geschriebener Sprache. Sprache findet zudem auf verschiedenen linguistischen Ebenen (Phonologie, Lexikon, Syntax) statt, die bei Aphasie ebenfalls unterschiedlich schwer beeinträchtigt sein können. Kommunikation bedeutet das Mitteilen von Gedanken und anderen Kommunikationsinhalten und ist nicht auf Sprache bzw. intakte Sprache alleine angewiesen. Kommunikation kann nonverbal über Mimik, Gestik oder Zeichnen erfolgen und auch bei eingeschränkten verbalen Kompetenzen erfolgreich sein.

9.2 Übergeordnete Überlegungen zur Aphasie

9.2.1 Die funktionell neuroanatomische Perspektive

Die menschlichen Sprachfunktionen mit Aspekten des Verstehens und Ausdrückens sowohl der gesprochenen als auch der geschriebenen Sprache sind komplex. Entsprechend wurde in der Vergangenheit einerseits eine „holistische", das ganze Gehirn einbeziehende Aktivität des Gehirns bei Sprache angenommen und von anderen eine „lokalisierende" Betrachtung mit regionalen Schwerpunkten der zerebralen Sprachverarbeitung postuliert.

Es wurden also zwei konkurrierende Modelle der neuronalen Grundlage von Sprache diskutiert, was Konsequenzen für die daraus abgeleitete Therapie hat (Cappa et al. 2014): Der holistische Ansatz führte zu der therapeutischen Überlegung, das Gehirn insgesamt anzuregen, zu stimulieren und zu fazilitieren („multimodale Stimulation"), um die Sprachleistungen zu verbessern und um bei gestörtem Zugriff auf Sprachleistungen diese zu „deblockieren". Bei den lokalisatorischen Überlegungen wurde hingegen eher davon ausgegangen, dass bei Ausfall bestimmter Zentren genau deren Leistungen durch gezieltes Üben von funktionell intakten alternativen Arealen des Gehirns übernommen werden (Substitution). Inzwischen geht man von verteilten zerebralen Netzwerkaktivitäten bei sprachbezogenen Prozessen aus, die je nach erforderlicher sprachlicher Informationsverarbeitung in unterschiedlicher Konstellation aktiviert werden (Lorca-Puls et al. 2021; Egorova et al. 2016; Thiel u. Zumbansen 2016; Hartwigsen u. Saur 2019) und die – insbesondere bei Schädigung der ‚traditionellen Sprachregionen' auch nicht sprachspezifische kognitive neuronale Netzwerke umfassen (Geranmayeh et al. 2014; Kiran et al. 2019). Bei über 90 % der rechtshändigen Erwachsenen ist die linke Hemisphäre sprachdominant; ca. 10 % weisen eine rechtshemisphärische Sprachdominanz oder keine ausgeprägte Lateralität auf (Knecht et al. 2000). Personen mit prämorbid bilateraler Sprachausprägung sind möglicherweise weniger vulnerabel für Sprachstörungen infolge eines unilateralen Schlaganfalls (Knecht et al. 2002).

Für Sprachverarbeitung relevant zu sein scheinen u.a. im frontalen Kortex der prämotorische Kortex (PMC), der inferiore frontale Gyrus (IFG) (inkl. Broca-Areal), der Inselkortex, im temporalen Kortex der vordere (anteriore) (aSTG) und der hintere (posteriore) superiore temporale Gyrus (pSTG) (Wernicke-Areal) sowie der mittlere temporale Kortex (MTG), der untere Parietallappen mit den Gyri supramarginalis (SMG) und angularis (ANG) („Lesezentrum") sowie Faserverbindungen zwischen den kortikalen Arealen (vgl. Abb. 9.1) (Price 2010; Saur u. Hartwigsen 2012).

Es wird zwischen einem stärker lateralisierten dorsalen Netzwerkanteil für Sprachverarbeitung unterschieden, der vorderen und hinteren superioren temporalen Kortex, inferioren Parietallappen, den prämotorischen Kortex und den operkularen Anteil des inferioren frontalen Gy-

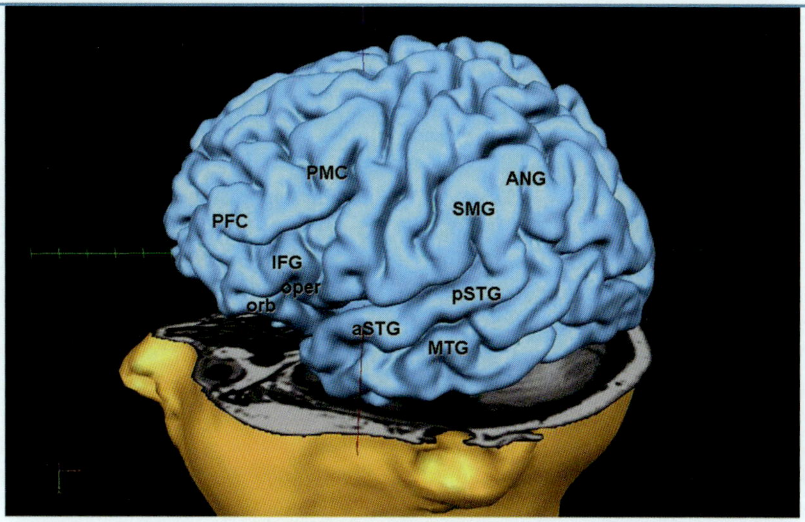

Abb. 9.1: Illustration von kortikalen Gebieten, die in sprachverarbeitende zerebrale Netzwerke eingebunden sind

Für Sprachverarbeitung relevant zu sein scheinen u. a. im frontalen Kortex der prämotorische Kortex (PMC), der inferiore frontale Gyrus (IFG) (inkl. Broca-Areal), der Inselkortex, im temporalen Kortex der vordere (anteriore) (aSTG) und der hintere (posteriore) superiore temporale Gyrus (pSTG) (Wernicke-Areal) sowie der mittlere temporale Kortex (MTG), der untere Parietallappen mit den Gyri supramarginalis (SMG) und angularis (ANG) („Lesezentrum") sowie Faserverbindungen zwischen den kortikalen Arealen (Saur u. Hartwigsen 2012). In der Abbildung dargestellt ist die anatomische Lokalisation der meisten benannten Areale für die linke Hemisphäre.

rus (oper-IFG) umfasst und stark in Übersetzungsvorgänge zwischen akustischen Sprachsignalen und artikulatorischen Mustern und damit auch die Sprachplanung und -produktion einbezogen ist. Andererseits gibt es einen mehr bilateral organisierten ventralen Netzwerkanteil, der den mittleren Temporallappen (MTG), den ventrolateralen präfrontalen Kortex (PFC) und den orbitalen Anteil des inferioren frontalen Gyrus (orb-IFG) einschließt. Der ventrale Netzwerkanteil ist eher in semantische sowie kombinatorische Prozesse der Sprache involviert (Friederici 2015).

Bei chronischen Schlaganfallpatienten mit Aphasie konnte durch kombinierte Verfahren der Symptomanalyse (Hauptkomponentenanalyse) und Hirnstruktur („Voxel-basierte Morphometrie") gezeigt werden, dass Sprachflüssigkeit mit der Intaktheit des linken motorischen Kortex und der darunter liegenden Verbindungen des superioren insulären Kortex und Putamens in Zusammenhang steht; die phonologische Verarbeitung (Lautverarbeitung) mit Regionen im superioren Gyrus temporalis und darunter liegenden Faserverbindungen sowie dem orbitalen Anteil des inferioren frontalen Gyrus; die sprachlich-semantische Leistung (Bedeutungsgehalt) mit der Intaktheit des anterioren mittleren Gyrus temporalis und der darunter liegenden weißen Substanz (Verbindungen) (Halai et al. 2017).

Für das Verständnis der Neurobiologie sprachsystematischer Funktionen und ihrer Erholung nach einem Schlaganfall ist eine weitere empirisch gestützte konzeptuelle Betrachtung von besonderer Bedeutung (Wilson et al. 2023): Sprachsystematische Leistungen werden von einem distribuierten (meist linkshemisphärischen) Netzwerk erbracht. Innerhalb dieses Netzwerks sind unterschiedliche sprachsystematische Leistungen teilweise stärker verteilt (redundant) repräsentiert, ein „Paradebeispiel" ist das Wortverständnis. Störungen des Wortverständnisses werden entsprechend bei unterschiedlichen Hirnschädigungslokalisation in Sprachnetzwerkregionen gefunden und erholen sich relativ gut (mit Ausnahme von perisylvischen oder ausgedehnten temporoparietalen Schädigungen). Denn es kommt so durch Schäden an verschiedenen Netzwerk-Knotenpunkten zu Störungen des Wortverständnisses, aber durch die verteilte Repräsentation der Funktion auch wieder relativ schnell zur funktionellen Erholung. Andere Funktionen sind stärker an spezifische Regionen und Verbindungen gebunden. Hierzu zählt das Satzverständnis, es ist relativ eng an die Funktion des linken posterioren temporoparietalen Kortex gebunden. Eine ausgedehntere Schädigung dort geht mit schwerer und anhaltender Störung des Satzverständnisses einher. Komplizierend kommt hinzu, dass aufgrund der Verteiltheit der Repräsentation sprachsystematischer Leistungen und deren Redundanz das Erholungspotenzial interdividuell unterschiedlich ist. Für die klinische Praxis heißt das, dass auch wenn Menschen mit Aphasie klinisch ähnliche sprachsystematische Auffälligkeiten haben, diese sich ggf. deshalb unterschiedlich gut erholen, weil eine jeweils andere Konstellation der Schädigung verteilter sprachsystematischer Repräsentationen bei den Betroffen vorliegt.

9.2.2 Die kognitionspsychologische Perspektive

Die psycholinguistische Forschung hat basierend auf der Analyse des sprachlichen Verhaltens sprachverarbeitende Prozesse in kognitionspsychologischen Modellen abgebildet: Aspekte der Phonem-(= Laut-)verarbeitung, der Graphem-(= Buchstaben-)verarbeitung, lexikalischer (Wortschatz) und syntaktischer (Satzbau) Verarbeitung, ihre Zusammenhänge und Abfolge wurden für den natürlichen Sprachprozess beschrieben (z.B. Morton 1980). Die Sprachleistungen von Personen mit Aphasie können damit verglichen werden. Wie im Abschnitt „Die psycholinguistische Untersuchung" näher erläutert, können auf Grundlage dieser „funktionellen Diagnostik" gestörte Komponenten und Routen identifiziert und entweder gezielt durch Üben gestärkt werden (Restitution) oder auch intakte Komponenten und Routen ergänzend oder kompensatorisch genutzt werden (Kompensation, z.B. schreiben statt sprechen oder segmentale statt ganzheitliche Leseroute [Stadie u. Rilling 2006]).

9.2.3 Erholung von Sprache, Förderung von Kommunikation und Lebensqualität

Kommt man von hier zur funktionell neuroanatomischen Betrachtung zurück, so scheinen homologe (lokalisatorisch analoge) Areale der nicht sprachdominanten Hemisphäre sprachliche Teilleistungen nach einem Schlaganfall in der Erholungsphase vorübergehend oder dauerhaft übernehmen zu können. An einer funktionell guten Restitution scheinen aber am ehesten ungeschädigte Areale in der sprachdominanten Hemisphäre beteiligt zu sein (Crosson et al. 2019; Wilson u. Schneck 2021; Wilson et al. 2023). In der frühen Phase nach einem Schlaganfall könnte insbesondere die Aufhebung der Diaschisis (Minderaktivität in Arealen, die mit dem geschädigten Areal verbunden sind) zu einer funktionellen sprachlichen Verbesserung beitragen (Wawrzyniak et al. 2022). Auch für den weiteren Verlauf gibt es Hinweise darauf, dass die Sprachregionen der linken Hemisphäre im Laufe der Zeit wieder stärker in sprachverarbeitende Funktionen eingebunden sind (aktiviert werden), aber es gibt keine zwingenden Hinweise für eine dynamische Reorganisation des Sprachnetzwerks (Wilson u. Schneck 2021). Für das Bennen ist die Aktivierungsstärke bzw. „Kontrollierbarkeit“ des inferioren frontalen Gyrus (Pars opercularis) der sprachdominanten Hemisphäre mit der besten funktionellen Erholung und dem stärksten Ansprechen auf Therapie assoziiert (Wilmskoetter et al. 2022)

Wenn man die Änderungen der sprachbezogenen Hirnaktivität bei Aphasie nach Schlaganfall im zeitlichen Verlauf untersucht, so ist in der akuten Phase (bei dieser Untersuchung Tag 0 bis 4) eine „globale“ Minderaktivierung in den sprachbezogenen zerebralen Netzwerken festzustellen (Parallele zu dem vormaligen „holistischen“ Gedanken; Phänomen der „Diaschisis“ als Minderaktivität in Arealen, die mit dem geschädigten Areal verbunden sind). In der frühen subakuten Phase (bis Tag 14) sind häufiger bilaterale Aktivierungen erkennbar und in der späten subakuten und chronischen Phase (>4 Monate) kommt es wieder zu einer stärkeren Lateralisierung nach links, dem sogenannten „Re-Shift“ (Saur et al. 2006). In einer Nachfolgestudie konnten Stockert et al. (2020) mit einem vergleichbaren Paradigma, aber nach Läsionsorten getrennten Patientengruppen zeigen, dass es je nach Läsionsort (frontal oder temporal) zu unterschiedlichen Aktivierungen im Rückbildungsverlauf kommt. Vieles spricht dafür, dass die funktionelle Spracherholung, auch die, die durch die Therapie angeregt wird, durch die verbliebenen Netzwerkanteile des prämorbiden zerebralen Netzwerks für Sprachverarbeitung ermöglicht wird (Keser et al. 2020; Wilson u. Schneck 2021; Wilson et al. 2023). Dabei spielen sowohl der Status der verblieben Sprachsystem-Netzwerkanteile als auch ihre Konnektivität und Interaktion mit anderen Hirnnetzwerken eine Rolle (Wilmskoetter et al. 2022). Der beste Prädiktor für eine gute Spracherholung im ersten Jahr nach einem Schlaganfall ist eine enge Umschriebenheit der Gehirnschädigung, was – in Abhängigkeit von der spezifischen Sprachleistung – auch unabhängig von der Lokalisation der Schädigung innerhalb der sprachdominanten Hemisphäre zutrifft (Wilson et al., 2023).

Zusammenfassend liegt der Spracherholung nach einem Schlaganfall insbesondere die Funktionalität verbliebener (redundanter) Anteile des (linkshemisphärischen) Sprachnetzwerkes zugrunde. Bei ausgedehnten Läsionen sind möglicherweise auch sprachrelevante Areale kontralateral homotoper (rechtshemisphärischer) Gehirnareale beteiligt; deren Rolle wird in der Literatur jedoch kontrovers diskutiert (Hodgson et al. 2014; Anglade et al. 2014; Wilson u. Schneck 2021). Einerseits wurde die Etablierung einer der infolge des Schlaganfalls gestörten transkallosalen Inhibition (resultierend in einer relativen Überaktivität der intakten Hemisphäre) als Maladaption und Fehlkompensation gewertet (für widersprechende Befunde vgl. Lorca-Puls et al. 2021), andererseits wird auch eine erfolgreiche (Re-)Aktivierung übergeordneter kognitiver Kontrollnetzwerke beobachtet (Geranmayeh et al. 2014; Stockert et al. 2020; Wilson et al. 2023). Der Anteil periläsioneller versus kontralateraler Areale bei der Spracherholung ist vermutlich von der Verlaufsphase nach dem Schlaganfall (Resolution von funktionsrelevanter Diaschisis in funktionell verbundenen, nicht geschädigten Arealen) (Wawrzyniak et al. 2022), dem Läsionsort (links frontal vs. temporal, Stockert u. Saur 2017; Stockert et al. 2020) sowie der Läsionsgröße (Watila u. Balarabe 2015) abhängig (periläsionelle Funktionsübernahme eher bei umschriebenen Läsionen und in der postakuten Phase nach dem Schlaganfall, kompensatorische kontralaterale Funktionsübernahme bei ausgedehnten Läsionen in der chronischen Phase).

Die Beantwortung der Frage, ob neben einer spontanen Erholung des Gehirns und seiner Netzwerkaktivitäten eine Intervention diese Prozesse und dadurch Spracherholung bewirken kann, bedarf eines „experimentellen“ Ansatzes mit randomisierten kontrollierten Studien. Die Induktion von Re-Lateralisierung einer sprachbezogenen Netzwerkaktivierung, die mit einer Sprachfunktionserholung einherging, konnte z. B. für die repetitive transkranielle Magnetstimulation gezeigt werden (Thiel et al. 2013).

Da Sprache der Kommunikation dient und Kommunikation wiederum dem sozialen Austausch, darf sich die Behandlung von Personen mit Aphasie nicht alleine auf Sprache konzentrieren, sondern sollte alle Möglichkeiten der Kommunikation fördern und die sozialen Konsequenzen einer Aphasie im Blick haben. Die Teilhabe am gesellschaftlichen Leben und damit auch das emotionale Befinden und die Lebensqualität von Personen mit Aphasie sind auch durch nicht-sprachliche Aspekte (nonverbale Kommunikation, soziale Interaktion) mitbedingt und beeinflussbar. Sprach- und Sprechstörungen zählen jedoch aus Sicht der Betroffenen zu den subjektiv schwerwiegendsten Folgen eines Schlaganfalls (Stroke Association 2021).

9.3 Klinik und Diagnostik der Aphasie

9.3.1 Klinische Betrachtung

Klinisch relevant ist es, zwischen einer akuten Phase der Aphasie (bis eine Woche nach dem Schlaganfall), einer frühen subakuten Phase (bis ca. 3 Monate nach dem Schlaganfall), einer späten subakuten Phase (3 bis 6 Monate nach Schlaganfall) und einer chronischen Phase (längerfristiger Verlauf ab etwa 6 Monate) zu unterscheiden (Bernhardt et al. 2017). In Deutschland ist in der klinischen Versorgung weiterhin das Phasenmodell von Luise Springer (in Nobis-Bosch et al. 2012) verbreitet.

In der **akuten Phase** gibt es dynamische Änderungen des klinischen Bildes, aufgrund derer auf eine Syndromklassifikation verzichtet wird. Wichtig ist es jedoch, die Aphasie festzustellen, die Symptome gut zu beschreiben und deren Ausprägung zu charakterisieren. Grundsätzlich können in der Akutphase alle klinischen Symptome einer chronischen Aphasie auftreten (Nobis-Bosch et al. 2012). Häufig lassen sich insbesondere Mutismus, eine nicht flüssige Sprachproduktion oder eine flüssige Sprachproduktion unterscheiden. Beim **Mutismus** findet keine Sprachäußerung statt, emotionale Äußerungen und Lautäußerungen werden teilweise produziert, das Sprachverständnis kann sehr unterschiedlich betroffen sein. Bei der **nicht flüssigen Aphasie** können Satzfragmente und einzelne Wörter geäußert werden, dabei imponieren Sprechanstrengung und Wortfindungsstörungen, teilweise werden phonematisch (lautlich) oder semantisch (inhaltlich) falsche Wörter (Paraphasien) produziert, es kommt zu Automatismen (wiederkehrende formstarre Wörter oder Phrasen, die ohne inhaltlichen Bezug zur Intention des Sprechers geäußert werden), Neologismen (Aneinanderreihung von Silben zu nicht existenten „Pseudowörtern“) bzw. Stereotypien (inhaltsarme Floskeln wie z. B. stereotyp verwendete Redewendungen), die ohne inhaltlichen Zusammenhang zum Kommunikationsinhalt wiederholt produziert werden; oder man beobachtet bei Patienten ein Wiederholen dessen, was das Gegenüber sagt (Echolalie). Das Sprachverständnis ist bei der **nicht-flüssigen Aphasie** unterschiedlich schwer betroffen; die sprachlichen Defizite sind dem Patienten (zumindest teilweise) bewusst. Als **flüssige Aphasien** können entweder leichte Aphasien bezeichnet werden, bei denen bei gutem Sprachverstehen die Spontansprache lediglich z. B. durch einzelne Störungen des Wortabrufs unterbrochen wird, aber auch Aphasien, bei denen mit gut erhaltenem oder überschießendem Sprachfluss (Logorrhoe) inhaltlich Unverständliches geäußert wird, z. B.

Tab. 9.1: Aphasiesyndrome, Charakteristika und Therapieschwerpunkte (nach Willmes u. Poeck 1984)

Globale Aphasie
- 32 % der Patienten mit Aphasie in der Akutphase, ca. 7 % der initial aphasischen Patienten nach einem Jahr
- Alle Modalitäten stark betroffen
- Leitsymptome: Stark eingeschränkter Redefluss mit vorwiegend Automatismen, Neologismen und Stereotypien
- Therapieschwerpunkte: Hemmung der Automatismen, Stimulierung und Anbahnung einfacher kommunikativer Floskeln (Ja, Nein, Hallo), ausgehend vom Sprachverstehen Förderung aller Modalitäten

Broca-Aphasie
- 12 % der Patienten in der Akutphase, 13 % der initial aphasischen Patienten ein Jahr nach dem Schlaganfall
- Leitsymptome: Agrammatismus (Telegrammstil), Wortabruf herausragend betroffen, häufig zusätzlich durch eine Sprechapraxie* erschwert
- In der Regel phonematische Paraphasien
- Sprachverständnis (SV) im Verhältnis zur mündlichen und schriftlichen Sprachproduktion eher leichter betroffen
- Therapieschwerpunkt: Aktivierung und Aufbau des Wortschatzes, insbesondere Verben; schrittweise Erweiterung des Telegrammstils, bei Bedarf Sprechapraxie-Therapie, Förderung aller Modalitäten (langfristig gute Chancen)

Wernicke-Aphasie
- 16 % der Patienten in der Akutphase, 5 % der initial aphasischen Patienten ein Jahr nach Schlaganfall
- Leitsymptome: Jargon mit Paraphasien und Paragrammatismus (komplexer Satzbau mit Satzverschränkungen)
- selten Sprechapraxie
- SV schwer betroffen (Identifikation und/oder Diskrimination), auditiv sprachliche Merkspanne reduziert
- Therapieschwerpunkt: Verbesserung des Sprachverständnisses und des Störungsbewusstseins (Erkennen, Selbstkontrolle und -korrektur)

Amnestische Aphasie
- 25 % der Patienten in der Akutphase. 29 % der initial aphasischen Patienten nach einem Jahr
- Leitsymptome: Wortfindungsstörungen (bewusste Störung – Suchverhalten und Umschreibung)
- Sprachverständnis nur wenig gestört
- Therapieschwerpunkt: (Re-)Aktivierung und Aufbau des Wortschatzes (beste Rückbildungschancen unter den Aphasien)

Leitungsaphasie
- 5–6 % der Patienten in der akuten bzw. chronischen Phase nach Schlaganfall
- Leitsymptome: Nachsprechen gegenüber anderen sprachlichen Leistungen herausragend betroffen

Transkortikale Aphasie
- 9 % in der akuten Phase, 1 % der initial aphasischen Patienten ein Jahr nach Schlaganfall
- Leitsymptome: Nachsprechen gegenüber anderen sprachlichen Leistungen herausragend gut erhalten

* Sprechapraxie: Die Sprechapraxie ist eine Störung der Planung von Sprechbewegungen. Sie zeigt sich im Bereich von Artikulation, Sprechmelodie und -rhythmus (Prosodie) und Sprechverhalten.

ein „Salat" von Lauten, Silben und Wörtern (Jargon), ohne dass die Betroffenen dies selbst wahrnehmen; syntaktisch kommt es zu paragrammatischen Symptomen wie Satzverschränkungen, aber auch Satzabbrüchen. Das Sprachverständnis ist bei diesen flüssigen Aphasien oftmals stark beeinträchtigt.

Für die akute wie die späteren Aphasiephasen ist charakterisierend, dass die sprachlichen Symptome – wenn auch in unterschiedlichem Ausmaß – meist alle linguistischen Ebenen (Phonologie, Lexikon, Syntax) betreffen. Ebenfalls sind in unterschiedlichem Ausmaß alle Sprachmodalitäten betroffen, nämlich das Verständnis (Rezeption) durch Hören und Lesen und der Ausdruck (Expression) durch Sprechen und Schreiben; Aphasien sind also fast immer multimodale Störungen.

In den späteren Phasen (ab ca. vier Wochen nach dem Schlaganfall) bilden sich zunehmend stabilere Störungsmuster aus, die sich in „Syndrome" einteilen lassen. Diese unterliegen im Rahmen der Spontanerholung und Therapie auch einem Wandel, der sich aber oftmals eher in Zeiträumen von Monaten darstellt. Ab ca. vier Wochen nach dem Schlaganfall ist die Einteilung in Aphasiesyndrome auf Grundlage des Aachener Aphasie Tests (Huber et al. 1984) möglich. An dieser Stelle ist nur eine kurze tabellarische Darstellung möglich, es sei auf vertiefende Literatur aufmerksam gemacht (u. a. Huber et al. 2006) (Tab. 9.1).

Zur Beschreibung von Aphasien hat sich klinisch im Hinblick auf die Therapieplanung neben dem Syndromansatz in den letzten Jahren verstärkt der kognitiv orientierte Ansatz etabliert. Er basiert auf den eingangs bereits erwähnten psycholinguistischen Sprachproduktionsmodellen und hat zum Ziel, individuell beeinträchtigte, aber auch intakte sprachliche Verarbeitungsstrategien eines Betroffenen zu identifizieren und in die Therapieplanung einfließen zu lassen (Morton u. Patterson 1980).

9.3.2 Diagnostik

Diagnostisch werden die klinische Untersuchung, die standardisierte linguistisch fokussierte Aphasiediagnostik inklusive modalitätsbezogener und Syndromdiagnostik, die psycholinguistische Diagnostik, die pragmatisch orientierte Diagnostik des Kommunikationsverhaltens sowie die Auswirkungen der Aphasie auf Emotionalität, Lebensqualität und Partizipation unterschieden. Zudem erfolgt die Diagnostik phasenspezifisch mit für die jeweilige Phase der Aphasie evaluierten Diagnostikinstrumenten. Neben den Therapiezielen des Betroffenen hängt die Auswahl der Messinstrumente auch vom Untersuchungszweck ab. Für eine Verlaufsdiagnostik zur Beurteilung des Therapieerfolgs sollten beispielsweise nur Verfahren mit einer nachgewiesenen Änderungssensitivität zum Einsatz kommen.

9.3.3 Die klinische Untersuchung

Die **klinische Untersuchung** erfasst und differenziert nach Schweregrad der Aphasie lautsprachlich die Spontansprache, das Reihensprechen (z. B. Wochentage, Zahlen), das Nachsprechen von Lauten, Wörtern und Sätzen, das Benennen sowie das Sprachverständnis für Wörter, einfache und komplexere bzw. abstrakte Sachverhalte; schriftsprachlich werden analog Lesen und Schreiben untersucht. Dabei werden sprachlich-linguistische Auffälligkeiten (z. B. gemäß den o. g. Symptomen), aber auch Kompetenzen und Ressourcen befundet. Einen ersten Eindruck vom Schweregrad der Aphasie in der Akutphase dokumentiert die vierstufige Sprachskala der „NIH Stroke Scale".

9.3.4 Die standardisierte Aphasiediagnostik

Für die standardisierte Diagnostik in der Akutphase stehen mittlerweile diverse Verfahren zur Verfügung; eine aktuelle Übersicht findet sich bei Nobis-Bosch et al. (2012) sowie in der Online-Datenbank der „Collaboration of Aphasia Trialists" (https://www.aphasiatrials.org/measurement-instruments-by-language/; letzter Zugriff am 06.02.2024). Für eher schwer betroffene Personen mit Aphasie eignet sich besonders der **Aachener Aphasie-Bedside-Test (AABT)** (Biniek 1993) als Teil der klinischen Untersuchung. Der AABT hat sechs Teile: Spontansprache; Aufforderungen zu Blick- und Kopfbewegungen; Aufforderungen zu Mundbewegungen; Singen, Reihen- und Floskelsprechen; Identifizierung von Objekten; und Benennen. Seine Durchführung dauert 15 bis 40 Minuten, bei schrittweiser Stimulation erfolgt neben der Antwortgenauigkeit auch eine Beurteilung der zur Sprachaktivierung notwendigen sprachtherapeutischen Hilfen. Der AATB eignet sich zur Verlaufsdiagnostik in der frühen Phase nach einem Schlaganfall; es stehen Normen für sieben Messzeitpunkte zur Verfügung. Da im AABT eher basale sprachliche Fähigkeiten erfasst werden und auf Untersuchung der Schriftsprache verzichtet wird, können im AABT leichte oder auf die Modalität Schriftsprache beschränkte Aphasien übersehen werden. Leichtere akute und subakute Aphasien werden z. B. mit dem **Bielefelder Aphasie Screening Akut & Reha (BIAS A&R)** (Richter u. Hielscher-Fastabend 2018) differenzierter und sensitiver erfasst. Das Bias A&R überprüft alle sprachlichen Modalitäten und beinhaltet auch Wortflüssigkeitsaufgaben, bei denen in einem definierten Zeitraum (meist 1 Minute) möglichst viele Wörter z. B. zu einer Kategorie wie „Lebensmittel“ produziert werden müssen. Die Stimulierbarkeit verbal-expressiver Sprache wird wie im AABT durch semantische und phonematische Hinweisreize erfasst. Eine zeitlich ökonomische Diagnostik akuter Aphasien ist auch mit dem **Aphasie-Schnell-Test (AST)** (Kroker 2000) möglich. Er überprüft wie das BIAS A&R alle sprachlichen Modalitäten, verzichtet aber auf die Erfassung therapierelevanter Parameter, wie etwa die Stimulierbarkeit sprachlicher Leistungen. Bei akuten Schlaganfallpatienten mit guter Spontansprache kann die **Bad Schwalbacher Schriftprobe** (Eckold u. Helmenstein 2007) durch das freie Schreiben von drei Sätzen effizient eingesetzt werden, um eine die schriftliche Modalität betreffende akute Sprachstörung zu identifizieren.

Für die standardisierte Diagnostik ab einem Monat nach dem initialen Schlaganfall (unter der Voraussetzung eines stabilen klinischen Erscheinungsbildes) steht für den deutschsprachigen Raum der **Aachener Aphasie-Test (AAT)** zur Verfügung (Huber et al. 1983). Der AAT umfasst die folgenden Testteile: Spontansprache (Bewertung von Kommunikationsverhalten, Artikulation und Prosodie, automatisierter Sprache, semantischer Struktur, phonematischer Struktur, syntaktischer Struktur); Token-Test; Nachsprechen (Laute, einsilbige Wörter, Lehn- und Fremdwörter, zusammengesetzte Wörter; Sätze); Schriftsprache (lautes Lesen; Zusammensetzen von Wörtern und Sätzen; Schreiben nach Diktat); Benennen (einfache Objektnamen, Farbadjektive, Nomina, Komposita, Beschreiben von Situationsbildern in Sätzen); und Sprachverständnis (auditiv – Wörter, Sätze; Lesesinnverständnis – Wörter, Sätze). Die Durchführung dauert 60 bis 90 Minuten. Die diagnostischen Ziele des AAT sind die psychometrisch fundierte Feststellung der Aphasie, die Syndromklassifikation nach Standardsyndromen und Sonderformen, die Ermittlung des Schweregrades, die Erstellung eines Störungsprofils über die verschiedenen Sprachmodalitäten hinweg sowie ggf. die Verlaufsdiagnostik der einzelnen Untertests und des Gesamtprofils. Aufgrund seiner hohen psychometrischen Güte ist der AAT in Deutschland als linguistisches Testverfahren der Goldstandard, auch wenn der der Einteilung nach Syndromen zugrunde liegende Lokalisationsansatz in der Literatur kontrovers diskutiert wird (Willmes u. Poeck 1993; Nickels 2005). Eine Beschreibung der Standardsyndrome und Sonderformen mit den wichtigsten Leitsymptomen findet sich in Tabelle 9.1.

9.3.5 Die psycholinguistische Untersuchung

Für die psycholinguistische Diagnostik wird in der Regel das **Logogen-Modell** genutzt (z. B. Patterson u. Shewell 1987), welches u. a. von dem britischen Kognitionspsychologen John Morton (Morton 1980) entwickelt wurde.

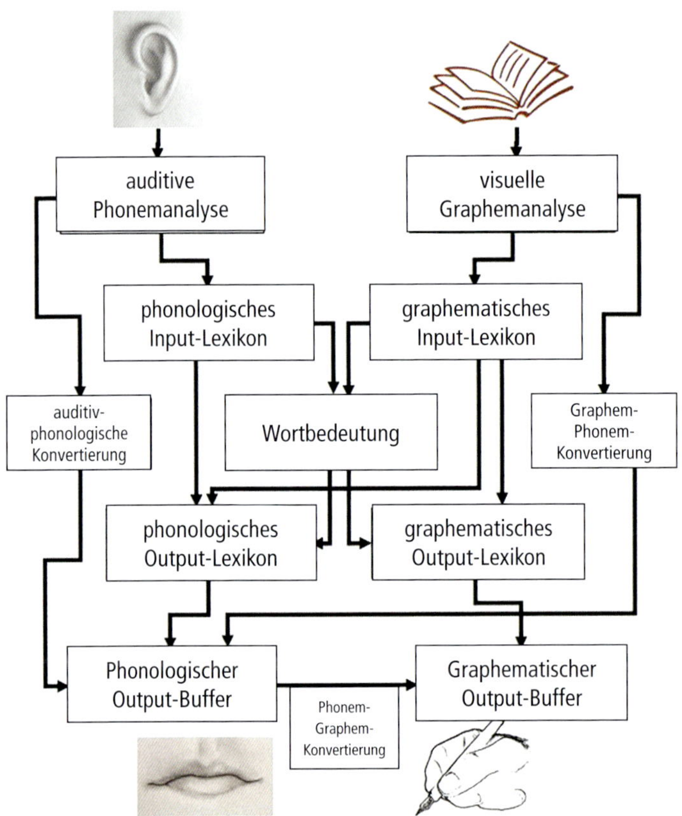

Abb. 9.2: Illustration des Logogen-Modells für die sprachbezogene Verarbeitung von Wörtern

Für die psycholinguistische Diagnostik wird oft das Logogen-Modell genutzt (Patterson u. Shewell 1987). Im Logogen-Modell unterscheiden wir für die Verarbeitung von sprachbezogener Information einen tiefen = semantischen Verarbeitungsweg, über den die Bedeutung (Semantik/Wortbedeutung) erfasst wird; einen direkten = lexikalischen Verarbeitungsweg (Input- und Output-Lexika) und einen oberflächlichen = nicht-lexikalischen Weg (Graphem-, Phonemanalyse, Konvertierung und phonologischer bzw. graphematischer Output-Buffer).

Das Logogen-Modell basiert auf psycholinguistischen Experimenten mit Sprachgesunden und wurde zunächst zur Beschreibung der visuellen Worterkennung entwickelt und dann sukzessive zur Abbildung der Wortproduktion sowie unterschiedlicher Verarbeitungsprozesse und -routen beim Nachsprechen, Lesen und Schreiben auf Einzelwortebene erweitert. Somit bildet das Logogen-Modell die Verarbeitung in allen sprachlichen Modalitäten ab. Das Logogen-Modell unterscheidet zwischen **lexikalischem Wissen (Wortformen) und semantischem Wissen (Wortbedeutung)**. Das lexikalische Wissen ist in vier modalitätsspezifischen Lexika (jeweils zwei Input- und Output-Lexika zur Verarbeitung gesprochener und geschriebener Wörter) gespeichert, die mit einem amodalen (modalitätsunspezifischen) semantischen System, dem Wissensspeicher für Wortbedeutungen, verbunden sind (Abb. 9.2).

Den Input-Lexika vorgeschaltet sind prälexikalische Analysesysteme, in de-

Die lexikalische bzw. lexikalisch-semantische Verarbeitungsroute und die sublexikalische Verarbeitungsroute

Nur bei der lexikalisch-semantischen Verarbeitung wird die Wortbedeutung im semantischen System aktiviert und somit sinnentnehmend gelesen, gehört und sinnhaft gesprochen oder geschrieben. Die sublexikalischen/segmentalen (äußeren) Routen umgehen die Lexika. Zur Veranschaulichung wird das Dual-Route-Prinzip am Beispiel des lauten Lesens verdeutlicht:

Sprachgesunde Leser lesen automatisch vorwiegend über die lexikalisch-semantische Route. Ein vertrautes geschriebenes Wort (z. B. „Haus“) wird in der visuellen Analyse als „Schrift“ identifiziert und die Information zum graphematischen Input-Lexikon (Sichtwortschatz) weitergeleitet. In diesem wird das Wort als existierendes Wort des Deutschen erkannt. Die Bedeutung (Sinn) des Wortes wird jedoch erst nach der Weiterleitung im semantischen System aktiviert.

Nach der Semantik wird dann im phonologischen Output-Lexikon die gesprochene Wortform ganzheitlich aktiviert. Die entsprechenden Phoneme des Zielworts werden dann kurzfristig im phonologischen Output-Buffer gespeichert, bevor das Wort artikuliert wird. Neben der lexikalisch-semantischen wird auch noch eine direkt-lexikalische Route postuliert, die das graphematische Input-Lexikon unter Umgehung des semantischen Systems direkt mit dem phonologischen Output-Lexikon verbindet.

Neue, unbekannte Wörter (z. B. Medikamentennamen) oder sogenannte Pseudowörter (z. B. „Schwun“), die (noch) keinen Eintrag im graphematischen Input-Lexikon/Sichtwortschatz haben, müssen über die sublexikalische/segmentale Route gelesen werden. Dabei werden den in der visuellen Analyse segmentierten Graphemen nach sprachspezifischen Regeln zugehörige Phoneme zugeordnet. Diese konvertierten Phoneme werden im phonologischen Output-Buffer gespeichert und dann als ganzes Wort artikuliert. Diese Teilprozesse laufen bei gesunden Lesern automatisch ab und werden nicht als segmentierbare Prozesse wahrgenommen.

Vergleichbare Verarbeitungswege werden für das Nachsprechen und das Schreiben angenommen. Vertreter des kognitiven Ansatzes gehen davon aus, dass alle Komponenten und Routen des Logogen-Modells selektiv gestört sein können.

nen erste sprachspezifische Verarbeitungsprozesse (z. B. Identifikation von gesprochener und geschriebener Sprache im Gegensatz zu Geräuschen und nicht sprachlichen Zeichen/Symbolen) verortet werden. Weitere Komponenten des Logogen-Modells sind Arbeitsspeichersysteme („Buffer“), in denen kurzfristig Informationen zwischengespeichert werden.

Die Informationsweitergabe im Logogen-Modell erfolgt über Verarbeitungsrouten, die die Komponenten des Modells verbinden. Hierbei unterscheidet man zwei grundsätzlich verschiedene Verarbeitungsroutinen, über die Nachsprechen, Lesen und Schreiben erfolgen können, weswegen das Logogen-Modell auch als typischer Vertreter der sogenannten **Dual-Route-Modelle** gilt (s. a. Kasten).

Eine orientierende Überprüfung dieser Komponenten des Logogen-Modells kann durch die Testbatterie „Lexikon modellorientiert – LeMo 2.0“ erfolgen (Stadie et al. 2013). Sie erfasst in 33 Untertests (14 zentrale und 19 vertiefende Tests) die folgenden sprachlichen Leistungen: auditives und visuelles Diskriminieren, auditives und visuelles lexikalisches Entscheiden, Nachsprechen, Lesen, Schreiben, auditives und visuelles Sprachverständnis sowie mündliches und schriftliches Benennen. Durch die Diagnostik können so für jeden

Patienten individuell gestörte und erhaltene Komponenten identifiziert werden, woraus sich personalisierte therapeutische Strategien ableiten lassen. Die LeMo-Testbatterie ist ein rein klinisch-exploratives und kein psychometrisch fundiertes Verfahren; es stehen keine Normwerte für Patienten mit Aphasie zur Verfügung. Ein vertiefendes modellorientiertes Diagnostikinstrument, welches vor allem die für die Schriftsprache relevanten Komponenten des Logogenmodells überprüft, ist das Verfahren DYMO – Dyslexie Modellorientiert (Schumacher et al. 2018, 2020). Erwähnt sei, dass es eine Reihe anderer psycholinguistischer Untersuchungsaspekte und zugehörige Tests bzw. Aufgabensammlungen gibt, die hier nicht im Detail vorgestellt werden können. Eine Übersicht findet sich z. B. in Stadie et al. (2019).

9.3.6 Diagnostik von Kommunikation, Emotion und Lebensqualität bei Aphasie

Neben einer Erfassung linguistischer Funktionen rücken die Diagnostik des Kommunikationsverhaltens sowie die Auswirkungen der Aphasie auf das emotionale und psychische Wohlbefinden, die Lebensqualität und die Partizipation (Teilhabe am gesellschaftlichen Leben) aufgrund der Befragung von Betroffenen und deren Angehörigen zunehmend in den Vordergrund (Wallace et al. 2019). Die Stimmung (u. a. Depressivität), allgemeines psychosoziales Wohlbefinden und soziale Teilhabe (Familie, Beruf und Freizeit) sind durch sprachliche Beeinträchtigungen gefährdet, aber nicht allein durch Ausmaß und Schwere der Aphasie determiniert.

Um Personen mit Aphasie gerecht zu werden und ihre Beratung und Behandlung sachgerecht zu planen, ist es erforderlich, sich als Behandler über Aspekte der emotionalen Befindlichkeit, des Kommunikationsverhaltens, der Krankheitsverarbeitung sowie der familiären und sozialen Einbindung klar zu werden. Diese Aspekte können einerseits klinisch – u. a. durch narrative Interviews – eingeschätzt werden; teilweise stehen auch standardisierte, spezifisch für Personen mit Aphasie validierte Diagnostikinstrumente zur Verfügung. Beispiele sind:

1. **„Amsterdam Nijmegen everyday language test" (ANELT)** (Blomert et al. 1994): Hierbei wird die verbale Kommunikationsfähigkeit von Personen mit Aphasie in vorgegebenen alltagsnahen Situationen (z. B. telefonisch einen Arzttermin verlegen) im Quasi-Rollenspiel überprüft. Neben der im niederländischen Original beschriebenen intuitiven Auswertung der Kommunikationsgüte steht für den deutschen Sprachraum ein standardisiertes Vorgehen bei der Auswertung zur Verfügung (Rubi-Fessen et al. 2021) und kann unter: https://www.aphasiegesellschaft.de/gab-e-v/anelt-auswertungsschema/ kostenfrei heruntergeladen werden. Bei verbal schwerst betroffenen Personen erlaubt der ANELT keine Differenzierung der kommunikativen Fähigkeiten (Bodeneffekt), da nonverbale Kommunikationsleistungen nicht erfasst werden.
2. **Szenario-Test** (Nobis-Bosch et al. 2018): Auch im Szenario-Test wird die Kommunikationsfähigkeit von Menschen mit Aphasie anhand alltagsnaher Situationen/Szenarien überprüft. Im Gegensatz zum ANELT werden jedoch neben der verbalen Kommunikation auch nicht verbale Kommunikationskanäle (Gestik, Zeichnen, Schreiben sowie der Einsatz einer Kommunikationshilfe) erfasst und gezielt stimuliert. Zudem wird das Verständnis der Situationen durch Bilder visuell unterstützt und es sind hierarchische Hilfestellungen für den Untersucher definiert. Somit ist der Szenario-Test auch für schwerst betroffene Patienten mit Aphasie geeignet; die Differenzierung

im oberen (verbalen) Leistungsbereich ist hingegen eingeschränkt (Deckeneffekt).

3. **Indirekte Verfahren – „communicative effectiveness index" (CETI)** (Lomas et al. 1989): Angehörige bewerten die kommunikativen Fähigkeiten des Betroffenen in 16 Situationen des Alltags (z. B. „seine Gefühle ausdrücken") auf einer 10 cm langen Linie mit den Endpunkten „kann er absolut nicht" und „kann er so gut wie vor der Erkrankung". Eine deutsche Adaptierung des CETI, die allerdings bislang nicht psychometrisch evaluiert wurde, ist verfügbar (Schlenck u. Schlenck 1994).
4. **„Visual analog mood scales" (VAMS)** (Stern 1999): Unterstützt durch bildhafte Darstellungen („emoticons") können Personen mit Aphasie auf einer 10 cm langen Linie ihre aktuelle emotionale Befindlichkeit selbst einschätzen. Die Durchführung im klinischen Alltag erweist sich wegen der häufig vorliegenden zusätzlichen motorischen Störungen als schwierig.
5. **Freiburger Fragebogen zur Krankheitsverarbeitung (FKV)** (Muthny 1989): Die Bildversion des Tests erlaubt eine Selbsteinschätzung zur Krankheitsverarbeitung auch bei schwerer Aphasie.
6. **„Stroke and aphasia quality of life scale 39 generic version" (SAQOL-39g)** (Hilari et al. 2009): In 39 Items bewerten die Personen mit Aphasie im Rahmen eines standardisierten Interviews auf einer fünfstufigen Skala durch Nennen der oder Zeigen auf die zutreffende Stufe ihre Zufriedenheit in den Bereichen körperliche, psychosoziale sowie auf die Kommunikation bezogene Lebensqualität. Die SAQOL-39g ist psychometrisch gut fundiert und europaweit das am häufigsten eingesetzte Messinstrument zur Lebensqualität bei Aphasie (Ahmadi et al. 2017); eine deutsche Adaptierung erscheint in Kürze (Breitenstein et al. in Vorbereitung).

9.4 Therapie der Aphasie

In der medizinischen Rehabilitation ist es das übergeordnete Ziel der Aphasietherapie, Menschen mit Aphasie zu selbstbestimmter und aktiver Teilhabe am sozialen Leben in Familie, Beruf, Freizeit und anderen Lebensbereichen zu verhelfen. Dies kann je nach Phase und Schweregrad der Aphasie und den Bedürfnissen des Betroffenen sowohl durch eine Verbesserung der sprachsystematischen und verbal-kommunikativen Leistungen als auch durch den Erwerb nonverbaler Kompensationsstrategien (z. B. mittels Gestik, Zeichnen oder elektronischer Hilfsmittel) versucht werden. Individuelle Zielsetzungen sollten deshalb auf der Ebene der Sprachfunktionen und auf Aktivitätsebene gemeinsam mit dem Betroffenen formuliert und im Verlauf kontinuierlich angepasst werden. Menschen mit Aphasie und ggf. Angehörige werden möglichst von Beginn an in die Zielsetzung einbezogen (Elston et al. 2021; Rubi-Fessen 2017).

Ein Cochrane-Review über 27 randomisierte Vergleiche mit 1.620 Patienten bestätigte, dass Sprachtherapie (verglichen mit „keine Sprachtherapie") sowohl die Kommunikationsfähigkeit als auch das Sprachverständnis und die expressiven Sprachleistungen verbessert (Brady et al. 2016). In Bezug auf die Kommunikation konnte z. B. ein kleiner Effekt der Sprachtherapie mittels Metaanalyse abgesichert werden, bei einem breiten Konfidenzintervall des Effekts („standardised mean difference" [SMD] 0,28, 95 %-Konfidenzintervall [KI] 0,06 – 0,49, P = 0,01).

Weiterhin stellt sich die Frage, ob und wie intensiv Sprachtherapie gestaltet sein sollte. Die Wirksamkeit und Nachhaltigkeit intensiver Sprachtherapie (über 3 Wochen mindestens 10 Stunden Sprachtherapie pro Woche) auf die Alltagskommunikation konnte einerseits bei chronischer Aphasie durch eine multizentrische, randomisierte, kontrollierte klinische Studie (RCT), mit a priori Poweranalyse zur Schätzung der erforderlichen Stichprobengröße, im Vergleich zu einer Wartelisten-Kontrollgruppe, die Standardtherapie der Regelversorgung erhielt, demonstriert werden (Breitenstein et al. 2017). Bezüglich des klinischen Zusatznutzens einer mehrwöchigen intensivierten Sprachtherapie (z. B. über 4 Wochen 1 Stunde Sprachtherapie pro Tag; Nouwens et al. 2017) in der akuten und frühen subakuten Phase nach einem Schlaganfall auf die Kommunikation bestehen jedoch Zweifel (vgl. z. B. Nouwens et al. 2017; Godecke et al. 2021; Husak et al. 2023). Nähere Ausführungen hierzu finden sich in den nachfolgenden Abschnitten.

Aus einem weiteren systematischen Review über 25 randomisierte kontrollierte Studien mit einer auf Einzelfalldaten (n = 959) basierenden Netzwerk-Metaanalyse können wichtige Informationen für die Organisation von Sprachtherapie, auch in Bezug auf ihre Intensität abgeleitet werden („REhabilitation and recovery of peopLE with Aphasia after StrokE" [RELEASE] Collaborators 2022): Die größten Verbesserungen von vor zu nach Sprachtherapie zeigten sich, wenn sich die Sprachtherapie an einem funktionell relevanten Behandlungsziel orientierte, einen Behandlungsansatz mit Fokus auf rezeptiven *und* expressiven Sprachleistungen hatte, fünfmal pro Woche mit einer Gesamttherapiezeit von mehr als 20 bis zu 50 Stunden durchgeführt und durch häusliches Eigentraining ergänzt wurde. Andererseits waren z. B. keine Sprachverständnisverbesserungen absicherbar, wenn an nur bis zu drei Tagen in der Woche und weniger als drei Stunden pro Woche und insgesamt nur bis zu 20 Stunden Sprachtherapie durchgeführt wurde. Hier wird deutlich, dass die Anforderungen an eine wirksame Sprachtherapie im Hinblick auf die Intensität der Therapiesitzung ggf. relativ hoch sind und dass diese Anforderungen im klinischen Alltag, aber auch in zahlreichen Studien bislang nicht erreicht wurden.

9.4.1 Therapie in der (frühen Sub-)Akutphase

Bei einer akuten Aphasie ist es das primäre Therapieziel, basale sprachliche Leistungen und eine kommunikativ nützliche Alltagskommunikation gezielt zu stimulieren und zu fördern und für die Kommunikation hinderliche Phänomene (Automatismen, Stereotypien, Jargon) zu hemmen. Auch der frühe Einbezug von Kommunikationspartnern in die Therapie wirkt sich möglicherweise positiv auf die Kommunikationsmuster im Alltag aus (Kong et al. 2021). In der Aphasietherapie erfolgt eine Reaktivierung von sprachlichem Wissen über eine **multimodale Stimulierung**, um laut- und schriftsprachliche Aktivitäten wieder anzubahnen, Sprachautomatismen zu hemmen bzw. zu reduzieren und aktives Kommunikationsverhalten, ggf. unter Nutzung kompensatorischer Hilfen (Kommunikationstafeln mit bildhafter Darstellung von Äußerungen zum Befinden und Bedürfnissen) zu fördern. Berücksichtigt werden müssen die oftmals noch sehr limitierte Konzentrationsfähigkeit und andere die Betroffenen zusätzlich einschränkende begleitende Beeinträchtigungen (Allgemeinzustand, Wachheit, Konzentrationsfähigkeit, Lähmungssituation, Sprechstörung etc.). Dabei sollte eine Überforderung vermieden werden. In der Therapie sollte dem Patienten ein fehlerfreies Lernen mit vielen wiederholenden Übungen und schrittweise geringer werdenden Hilfen angeboten werden (Nobis-Bosch et al. 2012).

Das **optimale Zeitfenster** für die Initiierung einer ggf. auch intensiven Sprachtherapie nach einem Schlaganfall konnte empirisch bislang nicht identifiziert werden (Brady et al. 2016; Godecke et al. 2021; Nouwens et al. 2017). Im Cochrane-Review von Brady et al. (2016) war die Datenlage in der Frage einer frühen versus späteren Sprachtherapie schwach und ergab keine signifikanten Differenzen. In der Leitlinie „Rehabilitation aphasischer Störungen nach Schlaganfall" der Deutschen Gesellschaft für Neurologie (DGN 2012) wird ein Beginn der Sprachtherapie in der frühen Phase der Spontanerholung empfohlen. Diese Empfehlung basiert auf allgemeinen Grundsätzen der Funktionserholung nach Schlaganfall und um für die Spracherholung ungünstige Kommunikationsmuster im Alltag des Betroffenen zu reduzieren, auch wenn sich bei einem Aufschieben des Behandlungsbeginns auf drei Monate nach dem Schlaganfall (Wertz et al. 1986) bzw. einer späteren gegenüber einer früheren Sprachtherapie (Brady et al. 2016) keine Nachteile bezüglich der langfristigen Spracherholung gezeigt haben.

Die **Intensität** richtet sich in der (Sub-) Akutphase nach der mentalen Belastbarkeit des Patienten sowie auch den Rehabilitationszielen und den daraus resultierenden rehabilitativen Behandlungen insgesamt. **Nicht intensiv** (d. h. mit weniger als fünf Stunden pro Woche) durchgeführte Sprachtherapie in der frühen Phase nach dem Schlaganfall erbrachte in ersten RCTs keinen Vorteil der Sprachtherapie gegenüber einer Wartebedingung bzw. „usual care" (Laska et al. 2011, Godecke et al. 2021) oder unstrukturierten sozialen Kontakten (Bowen et al. 2012). Aber auch eine intensiv durchgeführte vierwöchige Sprachtherapie (intendiert waren 28 Stunden Sprachtherapie), die innerhalb von zwei Wochen nach Schlaganfall initiiert wurde, führte verglichen mit einer Wartelisten-Kontrollgruppe nicht zu einer Verbesserung der Kommunikationsfähigkeit oder sprachlicher Leistungen (Nouwens et al. 2017). Zu beachten ist hierbei, dass weniger als 30 % der eingeschlossenen Patienten das Behandlungsziel von 28 Stunden Aphasietherapie innerhalb der vier Wochen (d. h. eine Intensität von 7 Std./Woche) erreichten und die Therapie somit möglicherweise nicht hinreichend intensiv war. In der Subgruppe der Teilnehmenden, die tatsächlich nach den Vorgaben des Studienprotokolls behandelt worden waren, zeigte sich zumindest unmittelbar nach Therapieende eine signifikante Verbesserung der Kommunikationsfähigkeit sowie auch der Sprachverständnisleistungen im Vergleich zur Kontrollgruppe. Dieser initiale Vorteil war aber sechs Monate nach dem Schlaganfall nicht mehr nachweisbar. In dieser Studie mit insgesamt 152 Patienten wurden ferner ausschließlich linguistische (semantische und phonologische) Fähigkeiten trainiert. Diese Ziele entsprechenden den typischen Symptomen und Begleitstörungen einer akuten Aphasie eher nicht. Es bleibt die Frage, ob eine individuelle, auf die jeweiligen Bedürfnisse des Betroffenen und den Schweregrad sowie die Belastbarkeit abgestimmte und dabei möglichst intensive Therapie nachhaltige Verbesserungen auch in der frühen Phase nach Schlaganfall bewirken kann.

Für die frühe subakute Phase konnte von Wertz et al. (1986) ein signifikanter Vorteil einer intensiv behandelten (8 Stunden pro Woche über 3 Monate) gegenüber einer unbehandelten Kontrollgruppe gezeigt werden. Nach dem Cross-over erhielt die Kontrollgruppe eine identische intensive Intervention für drei Monate und konnte damit das initiale Defizit gegenüber der Interventionsgruppe ausgleichen. In der subakuten Phase scheint es somit kein kritisches Zeitfenster für die Durchführung einer intensiven Sprachtherapie zu geben. Die Studie von Wertz et al. (1986) lässt allerdings offen, ob die initial intensiv behandelte Gruppe ihren Vorteil gegenüber der Kontrollgruppe durch ein Fortsetzen der intensiven Therapie über die ersten drei Monate hinaus hätte aufrechterhalten können.

Einsetzbar in der frühen Aphasietherapie sind unterschiedliche Methoden, wie z. B. multimodale Therapie (Rose et al. 2021) oder kognitiv-linguistische Therapiemethoden (Nouwens et al. 2017), melodische Therapieansätze (van der Sandt-Konderman et al. 2014) sowie die Constraint Induced Aphasia Therapie (CIAT, z. B. Woldag et al. 2017). Eine Überlegenheit bestimmter Therapiemethoden über andere Methoden zeigt sich in aktuellen systematischen Übersichtsarbeiten nicht (Eley et al. 2023, Husak et al. 2023, RELEASE Collaborators 2022).

Insgesamt zeigt die vorliegende Evidenz, dass bezüglich der Sprachtherapie früh nach einem Schlaganfall viele Fragen nicht sicher zu beantworten sind. Auch wenn ein methodisch überzeugender Nachweis für die Wirksamkeit der Aphasietherapie in der akuten Phase (bis 7 Tage nach Ereignis) nach einem Schlaganfall noch aussteht, kann der Rückbildungsverlauf durch ein phasenspezifisches logopädisch/sprachtherapeutisches Vorgehen unterstützt werden, ohne dass unerwünschte Wirkungen zu befürchten sind. Insbesondere legt die klinische Erfahrung nahe, dass für eine erfolgreiche Kommunikation ungünstige sprachliche Symptome (u. a. Sprachautomatismen, „recurring utterances") bereits in der frühen Aphasiebehandlung inhibiert werden sollten und kommunikativ relevante sprachliche Äußerungen durch stimulierende Methoden und Fehler vermeidendes Lernen verstärkt werden sollten.

Bei einer differenzierten Bewertung der Evidenz sind dabei jeweils Charakteristika der Behandelten, die Art der Sprachtherapie, ihre Intensität, die beobachteten Outcomes (z. B. sprachsystematische Leistungen versus Alltagskommunikation), der Zeitpunkt der Erhebung (nach einer Interventionsphase oder Follow-up), die Implementierung möglicher Verstetigungsansätze für Therapieeffekte ebenso zu berücksichtigen wie die Stärke und Präzision von Effektmaßen.

Die Studienergebnisse (Nouwens et al. 2017; RELEASE Collaborators 2022; Woldag et al. 2017) unterstützen jedoch die Annahme, dass auch in der frühen Phase nach einem Schlaganfall am ehesten relativ hohe Intensitäten an sprachtherapeutischem Training geeignet sind, einen Zusatznutzen zu erzielen. Dabei sind individuelle Faktoren wie Motivation und Compliance zu berücksichtigen sowie Verstetigungsansätze für Therapieeffekte proaktiv zu integrieren (Menahemi-Falkov et al. 2021).

9.4.2 Sprachtherapie im weiteren Verlauf

Bereits in der subakuten, aber insbesondere in der chronischen Phase nach einem Schlaganfall erfolgt eine **störungsspezifische Beübung** sprachlich-linguistischer und kommunikativ-pragmatischer Kompetenzen. Bei gebessertem Allgemeinbefinden, stabiler Wachheit und gebesserter Konzentrationsfähigkeit sowie stabilisierter aphasischer Symptomatik erfolgt eine detaillierte Aphasiediagnostik und darauf aufbauend eine störungsspezifische, an die individuellen Bedürfnisse angepasste Therapie sprachlicher Leistungen. Begonnen wird i. d. R. mit den am schwersten betroffenen Modalitäten und linguistischen (Semantik, Syntax und/oder Phonologie) bzw. kommunikativ-pragmatischen Ebenen. Für die Therapiedurchführung günstig ist ein ausreichendes Sprachverstehen, sodass dieses bei entsprechender Indikation immer der erste Therapieschwerpunkt sein sollte. Im Folgenden wird ein Überblick über generelle Vorgehensweisen und therapeutische Standards gegeben, zusätzlich werden einige weit verbreitete Therapieverfahren exemplarisch beschrieben.

Bei vielen Menschen mit Aphasie stehen Störungen des Wortabrufs im Vordergrund. Im Rahmen der modellorientierten Diagnostik können diesen ggf. unterschiedliche funktionelle Störungsorte im Logogen-Modell zugeordnet werden und diese modellorientiert spezifisch therapiert werden (Stadie et al. 2019). So können hierbei Störungen der Wortbedeutung (Semantik) ebenso vorliegen wie Zugangs-(Störungen) auf die Wortformen in den Lexika. Erstere werden durch Übungen „im semantischen Feld" behandelt, wobei u. a. Entscheidungen basierend auf Bedeutungen von Wörtern getroffen werden sollen; z. B. Was macht man mit Besteck: trinken, kochen, bügeln, essen? Der Zugriff auf Wortformen des phonologischen Output-Lexikon kann z. B. durch die Erarbeitung von Umschreibungsstrategien fazilitiert werden, gestörte Wortformen können durch Benennübungen mit Minimalpaaren (Hand/Hund) beübt und durch rezeptive Übungen zur Wortform ergänzt werden (Welches Wort gibt es: Mirk, Milch?). Zusätzlich kann die Therapie im verbal-expressiven Bereich durch schriftsprachliche Fähigkeiten (soweit noch erhalten) ergänzt und unterstützt werden. Einschränkend gilt, dass die Wirksamkeit modellorientierter Therapie vor allem in Einzelfallstudien überprüft wurde, hier besonders in den Bereichen Wortabruf und Schriftsprache (vgl. z. B. Wambaugh 2003; Stadie u. Rilling 2006). Eine breitere Evidenzbasierung dieses Vorgehens steht somit noch aus. Wie bei der Behandlung akuter Aphasie bereits beschrieben, zeigten sich in einer Netzwerk-Metaanalyse mit knapp n = 1.000 individuellen Datensätzen die stärksten therapieinduzierten Verbesserungen, wenn die Therapie als „mixed receptive-expressive" durchgeführt wurde (RELEASE collaborators 2022).

Beim störungsspezifischen Beüben werden folgende Therapiebausteine gegenwärtig als „Best Practice" angesehen. Störungen der *Lautstruktur* (Phoneme) können durch Übungen mit Entscheidungen zur Lautstruktur beübt werden. Dazu gehören das Zusammensetzen von Phonemen und die Entscheidung, ob sich ein Wort ergibt (Beispiel: Na-g-el, Na-b-el, Na-k-el). Analoges gilt für die *Schriftsprache* (Grapheme). Bei Störungen des Satzbaus und der Grammatik ist es wichtig zu untersuchen, ob lediglich die Satzproduktion oder auch das Verstehen von Sätzen betroffen sind. *Satzbauübungen* umfassen das Bilden von Sätzen mit vorgegebenen Wörtern, das Umformen, das Vervollständigen sowie rezeptiv das Verstehen und *Beurteilen* von Sätzen bzw. auch das (korrekte) *Verknüpfen* von Sätzen. Rezeptive Grammatikübungen können zum Beispiel die Korrektheit von Flexionsformen abfragen (Beispiel: Was ist richtig: Der Postbote bringen die Post; Die Postbote bringen die Post; Der Postbote bringt den Post; Der Postbote bringt die Post?).

Zur Behandlung komplexerer Störungen, wie etwa Störungen der *Textverarbeitung* können Übungen zum Verstehen und Wiedergeben von Texten verschiedenen Inhalts und Schwierigkeitsgraden durchgeführt werden (Claros-Salinas 1993).

Systematische Übersichtsarbeiten und erste klinische Studien mit hinreichender statistischer Power zeigen, dass durch störungsspezifische Be-handlungsansätze die trainierten sprachsystematischen Leistungen verbessert werden können (z. B. RELEASE collaborators 2022; Breitenstein et al. 2018), aber ein Transfer auf ungeübte sprachliche Leistungen selten erfolgt (Wisenburn et al. 2009).

Die **intensive Sprachtherapie** in der chronischen Phase nach einem Schlaganfall gilt als evidenzbasiert. Eine in Deutschland durchgeführte randomisierte kontrollierte Studie, die eine mit „usual care" behandelte Wartelisten-Kontrollgruppe einschloss, wies bei 156 Teilnehmenden auf einem hohen methodischen Niveau nach, dass intensive störungsspezifische und kommunikativ-pragmatische Aphasietherapie (über 3 Wochen mindestens 10 Stunden Sprachtherapie pro Woche), unabhängig von der Dauer und vom Schweregrad der Aphasie, wirksam und nachhaltig die verbale Kommunikation in alltagsnahen Situationen verbessert (Breitenstein et al. 2017).

Kritisch für die Wirksamkeit der Therapie scheint eine **ausreichende Therapieintensität bzw. -frequenz** zu sein (RELEASE collaborators 2022). Diese auf Primärdaten basierenden Netzwerk-Metaanalysen sprechen dafür, dass Sprachtherapie, fünfmal pro Woche und mit insgesamt mehr als 20 Stunden sowie ergänzt durch Eigentraining, den Aphasieschweregrad mildern und die funktionelle Kommunikation nachweislich fördern kann.

Ein besonders gut intensiv durchführbarer Therapieansatz ist die **„constraint induced aphasia therapy" (CIAT)** (Meinzer et al. 2012) sowie eine modifizierte Version mit stärkerer sozialer Interaktionskomponente („intensive language-action therapy" (ILAT) (Difrancesco et al. 2012). Dabei werden z. B. über zehn Werktage je drei Stunden Aphasietherapie pro Tag in einer Kleingruppe durchgeführt. Im Rahmen einer „spielerischen" Aufgabenstellung („Spiel"-Karten) dürfen die Teilnehmenden, die jeweils nur ihre eigenen Karten sehen, aber ergänzende Karten bei den anderen Spielern erfragen sollen, nur verbal miteinander kommunizieren. Auf diese Weise erfolgt bei steigenden Anforderungen eine intensive Beübung verbalexpressiver Leistungen. Erste Hinweise für die Wirksamkeit von CIAT/ILAT als Aphasietherapie bei kleinen Stichprobengrößen liegen vor (Meinzer et al. 2012; Stahl et al. 2017), eine Überlegenheit der CIAT/ILAT gegenüber anderen intensiv durchgeführten sprachtherapeutischen Vorgehensweisen konnte jedoch bislang nicht nachgewiesen werden (Sickert et al. 2014; Brady et al. 2016; Rose et al. 2022).

Die bereits oben erwähnte **„Melodische Intonationstherapie"** (Albert et al. 1973) ist ein Therapieverfahren zur Behandlung schwerer unflüssiger Aphasien. Ursprüngliche Intention dieser kompensatorisch ausgerichteten Therapiemethode war die systematische Nutzung von Melodie (Singen) und Rhythmus (Handklopfen) zur Aktivierung der rechten gesunden Hemisphäre. Erarbeitet werden kommunikative Phrasen etwa „Wie geht's dir?". Im strukturierten Vorgehen werden die Hilfestellungen des Therapeuten sowie die Intonation mit dem Ziel einer normalen Sprechweise systematisch reduziert. Durch die stimulierende Vorgehensweise, das motivationssteigernde Verzichten auf direkte Fehlerrückmeldung und absteigende Hilfen ist die MIT auch in den Fokus der Therapie bei (post-)akuter Aphasie gerückt (van der Meulen et al. 2014). Zwei systematische Übersichtsarbeiten mit Metaanalysen, beide jedoch mit sehr geringer Anzahl qualifizierter RCTs sowie sehr geringer Stichprobengrößen, legen nahe, dass MIT bei einigen sprachlichen Symptomen möglicherweise Verbesserungen erzielen kann (Haro-Martinez et al. 2021; Liu et al. 2022; Popescu et al. 2022). Kontrovers diskutiert wird die spezifische Wirkung auf die rechte Hemisphäre sowie der Beitrag unterschiedlicher Komponenten der MIT (Melodie oder Rhythmus) auf den Therapieerfolg (Merrett et al. 2014).

Nationale und internationale **Leitlinien empfehlen intensive Sprach- und Sprechtherapie** als „Goldstandard" bei der Versorgung von Schlaganfallpatienten mit Aphasie (Ackermann et al. 2012; Brady et al. 2016; Palmer u. Pauranik 2021; Best-Practice-Empfehlungen der internationalen Non-Profit-Organisation Aphasia United: http://aphasiaunited.org/wp-content/uploads/2016/05/German-Aphasia-United-Best-Practice-Recommendations.pdf [letzter Zugriff am 08.02.2024]). Höhere Intensitäten (4 bis 15 Stunden pro Woche) bewirken stärkere Therapieeffekte als niedrigere Intensitäten (Brady et al. 2016); eine Therapieintensität von zwei oder weniger Wochenstunden ist nicht sicher wirksam für eine sprachliche Funktionsverbesserung und wird eher zur langfristigen Aufrechterhaltung von Intensivtherapieeffekten angeraten (Ackermann al. 2012). Bei hinreichender Intensität waren die positiven Effekte für mindestens sechs Monate nach Therapieende erhalten, zumindest wenn die Behandlung in der chronischen Phase nach einem Schlaganfall stattfand (Breitenstein et al. 2017). Bedeutsam für Therapieeffekte ist neben der hohen Therapieintensität (Stundenzahl pro Woche) auch die Therapiefrequenz (z. B. 5 Behandlungen pro Woche) (RELEASE collaborators 2022). In der aktuellen S3-Leitlinie „Schlaganfall" der DEGAM 2020 (https://www.degam.de/files/Inhalte/Leitlinien-Inhalte/Dokumente/DEGAM-S3-Leitlinien/053-011_Schlaganfall/053-011l_LL_Schlaganfall.pdf) wird eine hochfrequente (tägliche) Aphasietherapie unabhängig von der Phase nach dem Schlaganfall – ggf. auch als Intervalltherapie – empfohlen.

Für die Therapie können sowohl Einzel- als auch Gruppentherapie und der Einbezug eines ergänzenden Trainings mit Laien in der Sprachtherapie individuell berücksichtigt werden, für ein Wordfindungstraining auch ein PC-gestütztes Training (Palmer u. Pauranik 2021).

9.4.3 Förderung von Kommunikation und Teilhabe im Alltag

Neben der sprachsystematischen Therapie ist es bereits früh in der Aphasietherapie sinnvoll, die Alltagskommunikation und die Teilhabe in sozialen Bezügen therapeutisch zu fördern, was auch ein Kommunikationstraining bevorzugter Kommunikationspartner einschließt (Palmer u. Pauranik 2021; Kong et al. 2021). Belastbare wissenschaftliche Evidenz für die Wirksamkeit des Kommunikationspartner-Trainings steht allerdings noch aus.

Besonders in der chronischen Phase der Aphasie, die auch als Konsolidierungsphase bezeichnet wird, und insbesondere, wenn durch gezielte sprachsystematische Therapie keine weiteren Verbesserungen zu beobachten sind, ist der Fokus auf die Verbesserung der Alltagskommunikation geboten. Erste randomisierte kontrollierte Studien konnten Verbesserungen der funktionellen Kommunikation durch intensive störungsspezifische und kommunikativ-pragmatische Aphasietherapie aufzeigen (z. B. Breitenstein et al. 2017). Allerdings liegen die sogenannten „Responder"-Raten mit nur einem Drittel der Stichprobe deutlich niedriger als für die störungsspezifische Therapie, von der zumindest knapp 50 % aller Betroffenen in der chronischen Phase nach einem Schlaganfall profitieren (Menahemi-Falkov et al. 2021).

Es gibt verschiedene therapeutische Ansätze, mit denen eine möglichst optimale Nutzung von verbalen und nonverbalen Kommunikationsmöglichkeiten für den Alltag gefördert werden kann.

Eine Therapieform ist die PACE-Therapie („promoting aphasics' communication effectiveness") (Davis u. Wilcox 1985). Bei dieser Therapie sind Therapeut und Person mit Aphasie in der Kommunikationssituation (Therapie) gleichberechtigte Kommunikationspartner, die neue Informationen austauschen sollen (vorgegebene Aufgabe). Jeweils einer der Partner kennt die Inhalte nicht. Sprecher- und Hörerrollen werden abwechselnd eingenommen. Die Kommunikationsmittel (verbal und nonverbal) sind frei wählbar. Der Therapeut gibt strukturierte Rückmeldung, aber erst im Wiederholungsfall ein spezifisches Feedback.

Holland (2020) beschreibt verschiedene kommunikativ orientierte Ansätze. Diese haben teilweise die Vermittlung allgemeiner multimodaler Kommunikationsstrategien als Ziel, wie z. B. das **„Famous People Protocol" (FFP)** (Hollands et al. 2019) oder holistisch die Bewältigung spezifischer Alltagssituationen durch das Erlernen von Sequenzen von Äußerungen, wie etwa das **„Skript Training"** (Kaye u. Cherney 2016).

Auch wenn ein Wirksamkeitsnachweis bislang aussteht, sollte zwecks Steigerung des Therapieerfolgs auch für (Lebens-) Partner bzw. Familienangehörige ein

Kommunikationstraining angeboten werden (Simmons-Mackie et al. 2016; Kong et al. 2021). Im Paartraining lernen aphasische Personen und ihre Lebenspartner günstige kommunikative Verhaltensweisen kennen und trainieren diese. Auch für medizinische Personal wird ein Kommunikationspartner Training empfohlen, um den Therapieerfolg der Betroffenen zu steigern (van Rijssen et al. 2021).

Auch Gruppentherapien (Kommunikationsgruppe) stellen ein wertvolles und kosteneffizientes Therapiemittel dar, um kommunikative Strategien bei Personen mit Aphasie zu fördern (Dunne et al. 2023). Bislang liegt keine Evidenz für eine differentielle Wirksamkeit von **Einzel- und Gruppentherapie** vor, die Bewertung basiert jedoch auf Studien mit weitestgehend kleinen Fallzahlen (Brady et al. 2016; RELEASE collaborators 2022). Einerseits fällt die sprachliche Stimulation bei einer gezielten Einzeltherapie intensiver aus und wird von Betroffenen häufig bevorzugt; andererseits hat die Gruppentherapie wegen der sozialen Aspekte eine besondere Relevanz für die Kommunikation im Alltag.

9.4.4 Hilfestellungen im Alltag

Weitere wichtige Hilfestellungen im langfristigen Verlauf stellen möglicherweise Therapeuten-supervidiertes Heimtraining (Nobis-Bosch et al. 2011; Palmer et al. 2019), digitale Lösungen (Asghar et al. 2021; Zheng et al. 2016) sowie die Aphasie-Selbsthilfegruppen (Deutscher Dachverband der ca. 250 Aphasie-Selbsthilfegruppen: Bundesverband für Aphasie e. V.; www.aphasiker.de) dar. Durch die hierbei entstehenden Kontakte und durch gemeinsame Aktivitäten erfolgt eine sprachliche Stimulation in alltagsrelevanten Situationen, kann eine soziale Isolation vermieden oder gemindert sowie die Krankheitsverarbeitung unterstützt werden. Auch erhalten Betroffene und ihre Angehörigen Informationen über Möglichkeiten und Weiterentwicklungen im therapeutischen Bereich.

9.5 Ergänzende Behandlungsmöglichkeiten

Ergänzende Behandlungsmöglichkeiten gibt es u. a. im Sinne der Therapie kognitiver Funktionen (wie Exekutivfunktionen und Aufmerksamkeit), medikamentöser Behandlung sowie einer nicht-invasiven Hirnstimulation.

Aufmerksamkeitsfunktionen sind grundlegende Voraussetzungen für kognitive Leistungen. Oftmals bestehen bei Schlaganfallpatienten Aufmerksamkeitsstörungen. Deren gezielte diagnostische Abklärung und Therapie führt zu verbesserten Aufmerksamkeitsfunktionen, die auch sprachliche Leistungen wieder günstig beeinflussen können. Ähnliches trifft für die Exekutivfunktionen zu. Diese gewährleisten zielgerichtetes (Sprach-)Planen und -Handeln im Alltag und ermöglichen z. B. das flexible Reagieren auf neue (Kommunikations-)Situationen.

Gesicherte Erkenntnisse aus groß angelegten RCTs zu positiven Effekten eines Trainings kognitiver Funktionen auf die Spracherholung stehen derzeit aus. In ersten kleinen Studien zeigen sich jedoch positive Effekte spezifischer kognitiv-sprachlicher Therapieansätze auf die Flexibilität in kommunikativen Situationen (n = 10) (Spitzer et al. 2020) sowie auf das Arbeitsgedächtnis und Sprachleistungen (Nikravesh et al. 2021).

Zentralnervös wirksame Medikamente könnten die Effekte der Sprachtherapie unterstützen. Diese Medikamente wurden jedoch nur in überwiegend kleineren Studien untersucht und sind für die Indikation der Sprachtherapie-Unterstützung nach Schlaganfall nicht zugelassen; wenn sie eingesetzt werden, handelt es sich demnach um einen Off-Label-Gebrauch.

Ein systematischer Review randomisierter kontrollierter Studien konnte meta-analytisch positive Therapieeffekte von Donepezil (5 Studien, 277 Teilnehmende) auf auditives Sprachverständnis, Benennen, Nachsprechen und Lautsprache sowie von Memantine (4 Studien, 124 Teilnehmende) auf Benennen, Spontansprache und Nachsprechen bei Schlaganfallpatienten mit Aphasie nachweisen (Zhang et al. 2018). Die Klinikreife einer medikamentösen Zusatztherapie ist derzeit noch nicht erreicht.

Für die **repetitive transkranielle Magnetstimulation (rTMS)** und für die **transkranielle Gleichstromstimulation (tDCS)** als zwei nicht-invasive Verfahren der Hirnstimulation konnten positive Effekte auf aphasische Symptome bei insgesamt moderater bis guter Qualität gezeigt werden.

Aktuelle systematische Übersichtsarbeiten zur Wirksamkeit der rTMS in der Aphasiebehandlung mit insgesamt 29 RCTs und 1.620 Teilnehmenden (Ding et al. 2022; in diesem Review wurden sowohl Studien mit tDCS als auch rTMS eingeschlossen, eine Differenzierung der Stichprobengröße nach aDCS und rTMS wurde nicht vorgenommen) sowie 24 Studien und 567 Teilnehmenden (Kielar et al. 2022) zeigen für die Outcomes Sprache (Aphasieschweregrad, Benennen) sowie funktionelle Kommunikation (Spontansprache) Hinweise für die Wirksamkeit einer niedrigfrequenten 1 Hz (Hemmung der neuronalen Erregbarkeit) rTMS über der rechten Hirnhälfte (pars triangularis) im Vergleich zu einer Scheinstimulation. In einem weiteren systematischen Review (acht Studien, 217 Teilnehmende) konnten die rTMS-Effekte (hauptsächlich mit der Zielgröße Benennen erfasst) auch bei einer Nachbeobachtung sechs Monate später abgesichert werden (Bucur u. Papagno 2019). Nach den effektivsten Parametern der Stimulation für unterschiedliche Patientengruppen in unterschiedlichen Stadien der Aphasie muss weiterhin geforscht werden, wobei die vorliegende Evidenz hier auch bereits Hinweise liefert: Die Netzwerkanalyse von Ding et al. (2022) ergab u. a., dass hinsichtlich der globalen Schwere der Aphasie eine, in der Mehrzahl der Studien applizierte, hemmende rTMS des rechten inferioren frontalen Gyrus (IFG) besonders vorteilhaft abschnitt, während eine rTMS der temporoparietalen Region für das Verstehen die besten Effekte erzielte.

Für die Applikation von anodaler (erregender) oder dualer tDCS in Kombination mit Sprachtherapie zeigten sich in aktuellen systematischen Übersichtsarbeiten mit ausschließlich randomisiert-kontrollierten Studien (n = 38) und 1.620 Teilnehmenden (Ding et al. 2022) bzw. n = 15 Studien und 338 Teilnehmenden (Elsner et al. 2020) positive Effekte auf den Aphasieschweregrad, das Benennen und Nachsprechen. Insbesondere anodale tDCS über dem linken IFG hatte einen positiven Effekt auf die Spontansprache (Ding et al. 2022) sowie die Benennleistung von Nomen (Elsner et al. 2020) im Vergleich zu einer Scheinstimulation. Zettin et al. (2021) betonen in ihrem aktuellen (nicht-systematischen) Review besonders das Potenzial der tDCS in Kombination mit spezifischen sprachtherapeutischen Ansätzen. Eine aktuell laufende randomisierte kontrollierte multizentrische Studie (Stahl et al. 2019) hat zum Ziel, an 130 Menschen mit chronischer Aphasie den Effekt einer additiven anodalen (erregenden) tDCS über dem Motorkortex der betroffenen Seite auf den Outcome einer intensiven Aphasietherapie zu überprüfen. Wie bei der rTMS kann auch bei der tDCS zu den optimalen Parametern der Stimulation sowie geeigneten Patientengruppen noch keine eindeutige Empfehlung gegeben werden.

Die Ergebnisse zur nicht-invasiven Hirnstimulation in der Aphasietherapie sind ermutigend und bestärken die weitere Untersuchung der Methodik bzgl. ihrer Wirksamkeit (Norise u. Hamilton 2017). Für die niederfrequente 1 Hz-rTMS des kontraläsionalen inferioren frontalen Gyrus (Pars triangularis) gehen die internationalen rTMS-Leitlinien bereits von einem wahrscheinlichen Effekt auf die Aphasie-Erholung im chronischen Stadium aus (Lefaucheur et al. 2020, Empfehlungsstärke B), eine internationale Leitlinie zur Schlaganfall-Rehabilitation sieht eine Behandlungsoption zur Förderung der expressiven Sprachleistung durch rTMS (Palmer u. Pauranik 2021). Die derzeit durchgeführte multizentrische Studie DC TRAIN APHASIA (Stahl et al. 2019) wird für den deutschsprachigen Raum mittelfristig Evidenz zur Wirksamkeit oder Nicht-Wirksamkeit einer additiven tDCS zu einem intensiv durchgeführten Benenn- und Kommunikationstraining in der chronischen Phase der Aphasie nach einem Schlaganfall liefern. Wünschenswert in diesem Sinne wäre eine weitere Anwendung in spezialisierten Zentren und das systematische Erfassen und Bewerten von Ergebnissen.

9.6 Besonderheiten bei anderen Erkrankungsbildern mit Aphasie

Die Darstellungen in diesem Kapitel orientieren sich primär an der Aphasiologie für Schlaganfall-Betroffene. Dabei ist im Blick zu halten, dass auch andere Erkrankungen zu aphasischen Störungen führen und hier jeweils erkrankungsspezifische Besonderheiten zu berücksichtigen sind. Als ein Bespiel seien die **primär progredienten Aphasien (PPA)** erwähnt.

Sie sind unter anderem aufgrund des demographischen Wandels in den letzten Jahren in den Fokus der Forschung gerückt. Der Begriff umfasst eine Gruppe dementieller Syndrome, die durch eine allmähliche Verschlechterung sprachlicher Funktionen bei vergleichsweise gut erhaltenen anderen kognitiven Funktionen charakterisiert werden können. Aktuell werden drei Unterformen klassifiziert. Die **nichtflüssige agrammatische Variante (nfvPPA)**, die **semantische Variante (svPPA)** sowie die **logopenische Variante (lvPPA)**. Die Klassifikation erfolgt nach klinischen Kriterien (Giorno-Tempini 2011; Mesulam 2016), die durch bildgebende Verfahren und histopathologisch unterstützt werden (Belder et al. 2024).

Bei der sprachtherapeutischen Diagnostik und Therapie der primär progredienten Aphasien steht vor allem die Ressourcenorientierung (statt Defizitsicht) im Vordergrund (Grün 2016). Während im frühen Stadium der Therapie z. B. noch der Erwerb von Strategien zur Verbesserung des Wortabrufs Ziel der Behandlung sein kann, rückt beim fortschreitenden Prozess die Aufrechterhaltung der Kommunikation ins Zentrum der Behandlung, u. a. durch ein Training der Kommunikationspartner (Volkmer et al. 2020). Eine aktuelle Übersicht zur Evidenzlage zur Behandlung primär progressiver Aphasien mit insgesamt 103 Studien und 629 Personen mit PPA findet sich im sytematischen Review von Wauters et al. (2023).

Literatur

Ackermann H, Baumgaertner A, Breitenstein C, ..., Ziegler W (2012) Rehabilitation aphasischer Störungen nach Schlaganfall. In: Diener HD, Putzki N (Hrsg.). Leitlinien für Diagnostik und Therapie in der Neurologie. Stuttgart: Thieme.

Asghar I, Egaji OA, Griffiths M (2021) An overview of the digital solutions for helping people with aphasia through bibliometric analysis. eNeurologicalSci 22:100311.

Albert ML, Sparks RW, Helm NA (1973). Melodic intonation therapy for aphasia. Arch Neurol 29: 130–1.

Anglade C, Thiel A, Ansaldo AI (2014) The complementary role of the cerebral hemispheres in recovery from aphasia after stroke: A critical review of literature. Brain Inj 28(2): 138–45.

Arheix-Parras S, Barrios C, Python G, ..., Glize B (2021). A systematic review of repetitive transcranial magnetic stimulation in aphasia rehabilitation: Leads for future studies. Neurosci Biobehav Rev 127: 212–41.

Baumgärtner A (2017) Intensive Aphasietherapie. In: Grötzbach H (Hrsg.) Intensität in der Sprachtherapie (S. 41–68). Idstein: Schulz-Kirchner.

Baumgärtner A, Gröne B, Maser I (2018) Intensive Aphasietherapie: Evidenz und Umsetzung im ambulanten und (teil)stationären Setting. Neurol Rehabil 24(2): 99–109.

Belder CRS, Marshall CR, Jiang J, ..., Warren JD (2024) Primary progressive aphasia: six questions in search of an answer. J Neurol 271(2): 1028–46.

Bernhardt J, Hayward KS, Kwakkel G, ..., Cramer SC (2017) Agreed definitions and a shared vision for new standards in stroke recovery research: The Stroke Recovery and Rehabilitation Roundtable taskforce. Int J Stroke 12(5):444–50.

Bhogal SK, Teasell R, Speechley M (2003) Intensity of aphasia therapy, impact on recovery. Stroke 34: 987–93.

Biniek R (1993) Akute Aphasien. Stuttgart: Thieme.

Blomert L, Kean ML, Koster C, Schokker J (1994) Amsterdam Nijmegen Everyday Language Test: construction, reliability and validity. Aphasiology 8: 381–407.

Bowen A, Hesketh A, Patchick E, ..., Tyrrell P (2012) Effectiveness of enhanced communication therapy in the first four months after stroke for aphasia and dysarthria: a randomised controlled trial. BMJ 345: e4407.

Brady MC, Kelly H, Godwin J, ..., Campbell P (2016) Speech and language therapy for aphasia following stroke. Cochrane Database Syst Rev; 6.

Breitenstein C, Korsukewitz C, Baumgartner A, ..., Knecht S (2015) L-dopa does not add to the success of high-intensity language training in aphasia. Restor Neurol Neurosci 33: 115–20.

Breitenstein C, Grewe T, Floël A, ..., Baumgaertner A (2017) Intensive speech and language therapy in patients with chronic aphasia after stroke: a randomised, open-label, blinded-endpoint, controlled trial in a health-care setting. Lancet 389: 1528–38.

Breitenstein C, Abel S, Baumgaertner A, Ruehmkorf C, Grewe T, Ziegler W, Flöel A, Huber W, Willmes K, for the FCET2EC study group (2018) Impact of daily item training on short- and long-term success of intensive cognitive-linguistic therapy in chronic aphasia. Aphasiology 32, Suppl. 1, S26–9.

Bucur M, Papagno C (2019) Are transcranial brain stimulation effects long-lasting in post-stroke aphasia? A comparative systematic review and meta-analysis on naming performance. Neurosci Biobehav Rev 102: 264–89.

Cappa SF, Ansaldo AI, Durand E (2014) Rehabilitation for aphasia. In: Selzer ME, Clarke S, Cohen LG, ..., Miller RH (eds.). Textbook of neural repair and rehabilitation. 2nd ed. Oxford: Oxford University Press: Vol II, 437–46.

Claros-Salinas D (1993) Texte verstehen. Materialien für die Diagnostik und Therapie. Dortmund: Borgmann.

Davis GA, Wilcox M (1985) Adult Aphasia Rehabilitation: Applied Pragmatics. San Diego: College-Hill Press.

De Bleser R, Cholewa J, Stadie N, Tabatabei S (2014) LeMo – Lexikon modellorientiert. Einzelfalldiagnostik bei Aphasie, Dyslexie und Dysgraphie. München: Elsevier.

de Jong-Hagelstein M, van de Sandt-Koenderman WM, Prins ND, ..., Visch-Brink EG (2011) Efficacy of early cognitive-linguistic treatment and communicative treatment in aphasia after stroke: a randomised controlled trial (RATS-2). J Neurol Neurosurg Psychiatry 82: 399–404.

DGN (Deutsche Gesellschaft für Neurologie) (2012) Leitlinien für Diagnostik und Therapie in der Neurologie. Schlaganfall, Rehabilitation aphasischer Störungen. Entwicklungsstufe: S1; Stand: 30. September 2012; gültig bis: 29. September 2017 https://dgn.org/leitlinien/ll-92-2012-rehabilitation-aphasischer-stoerungen-nach-schlaganfall/ (erreicht am 05.03.2022).

Difrancesco S, Pulvermüller P, Mohr B (2012) Intensive language-action therapy (ILAT): The methods, Aphasiology 26;11: 1317-1351.

Dijkerman HC, Wood VA, Hewer RL (1996) Long-term outcome after discharge from a stroke rehabilitation unit. J R Coll Physicians Lond 30: 538–46.

Ding X, Zhang S, Huang W, ... Thang J (2022) Comparative efficacy of non-invasive brain stimulation for post-stroke aphasia: A network meta-analysis and meta-regression of moderators. Neurosci Biobehav Rev 140: 104804.

Doesborgh SJC, van de Sandt-Koenderman MW, Dippel DW, ..., Visch-Brink EG (2004) Effects of semantic treatment on verbal communication and linguistic processing in aphasia after stroke: a randomized controlled trial. Stroke 35: 141–6.

Donnellan C, Hickey A, Hevey D, O'Neill D (2010) Effect of mood symptoms on recovery one year after stroke. Int J Geriatr Psychiatry 25(12):1288–95.

Dunne M, Hoover E, DeDe G (2023) Efficacy of Aphasia Group Conversation Treatment via Telepractice on Language and Patient-Reported Outcome Measures. Am J Speech Lang Pathol 32(5S): 2565–79.

Eckold M, Helmenstein T (2007) Die Bad Schwalbacher Schriftprobe: Validität und Reliabilität. Euro J Ger 9: 125–9.

Egorova N, Shtyrov Y, Pulvermuller F (2016) Brain basis of communicative actions in language. Neuroimage 125: 857–67.

Eley E, van den Berg M, Rose ML, ..., Baker C (2023) The effects of cognitive-linguistic interventions to treat aphasia in the first 90 days post-stroke: A systematic review. Aphasiology 1-26. https://doi.org/10.1080/02687038.2023.2282659

Elsner B, Kugler J, Mehrholz J (2020) Transcranial direct current stimulation (tDCS) for improving aphasia after stroke: a systematic review with network meta-analysis of randomized controlled trials. J Neuroeng Rehabil 17(1): 88

Elston A, Barnden R, Hersh D, ..., Andrew NE (2021) Developing person-centred goal setting resources with and for people with aphasia: A multi-phase qualitative study. Aphasiology. https://doi.org/10.1080/02687038.2021.1907294.

Engelter ST, Gostynski M, Papa S, ..., Lyrer PA (2006) Epidemiology of aphasia attributable to first ischemic stroke: incidence, severity, fluency, etiology, and thrombolysis. Stroke 37: 1379–84.

Friederici AD (2015) White-matter pathways for speech and language processing. Handb Clin Neurol 129: 177–86.

Gesundheitsberichterstattung des Bundes (2024): Daten zu Schlaganfällen in der Stadt Erlangen (im Jahr 2022). https://www.gbe-bund.de/gbe/ergebnisse.prc_tab?fid=8299&suchstring=&query_id=&sprache=D&fund_typ=TAB&methode=&vt=&verwandte=1&page_ret=0&seite=1&p_lfd_nr=2&p_news=&p_sprachkz=D&p_uid=gast&p_aid=23319550&hlp_nr=2&p_janein=J (letzter Zugriff am 12.2.24)

Geranmayeh F, Brownsett SL, Wise RJ (2014) Task-induced brain activity in aphasic stroke patients: what is driving recovery? Brain 137: 2632–48.

Godecke E, Armstrong E, Rai T, ..., VERSE Collaborative Group (2021) A randomized control trial of intensive aphasia therapy after acute stroke: The Very Early Rehabilitation for SpEech (VERSE) study. Int J Stroke 16(5): 556–72.

Gorno-Tempini ML, Hillis A, Weintraub S, ..., Grossman M (2011) Classification of primary progressive aphasia and its variants. Neurology 76: 1–9.

Grün H (2016) Sprachtherapeutische Möglichkeiten bei Menschen mit Demenz. Forum Logopädie 5 (30): 18–21.

Hackett ML, Pickles K (2014) Part I: frequency of depression after stroke: an updated systematic review and meta-analysis of observational studies. Int J Stroke 9(8):1017–25.

Halai AD, Woollams AM, Lambon Ralph MA (2017) Using principal component analysis to capture individual differences within a unified neuropsychological model of chronic post-stroke aphasia: Revealing the unique neural correlates of speech fluency, phonology and semantics. Cortex 86: 275–89.

Haley KL, Womack JL, Harmon TG, McCulloch KL, Faldowski RA (2018) Life activity choices by people with aphasia: repeated interviews and proxy agreement. Aphasiology 33: 710–30.

Haro-Martínez A, Pérez-Araujo CM, Sanchez-Caro JM, ..., Díez-Tejedor E (2021) Melodic Intonation Therapy for Post-stroke Non-fluent Aphasia: Systematic Review and Meta-Analysis. Front Neurol 12: 700115.

Hartwigsen G, Saur D (2019) Neuroimaging of stroke recovery from aphasia - Insights into plasticity of the human language network. NeuroImage 190: 14–31

Heiss WD, Kessler J, Thiel A, ..., Karbe H (1999) Differential capacity of left and right hemispheric areas for compensation of poststroke aphasia. Ann Neurol 45: 430–8.

Heiss WD, Thiel A (2006) A proposed hierarchy in recovery of post-stroke aphasia. Brain Lang 98: 118–23.

Hilari K, Byng S, Lamping DL, Smith SC (2003) Stroke and Aphasia Quality of Life Scale-39 (SAQOL-39): evaluation of acceptability, reliability, and validity. Stroke 34: 1944–50.

Hilari K, Northcott S, Roy P, ..., Ames D (2010) Psychological distress after stroke and aphasia: the first six months. Clin Rehabil 24(2): 181–90.

Hilari K (2011) The impact of stroke: are people with aphasia different to those without? Disabil Rehabil 33: 211–8.

Hilari K, Needle JJ, Harrison KL (2012) What are the important factors in health-related quality of life for people with aphasia? A systematic review. Arch Phys Med Rehabil 93(1 Suppl): S86-95.

Hodgson JC, Benattayallah A, Hodgson TL (2014) The role of the dominant versus the non-dominant hemisphere: An fMRI study of Aphasia recovery following stroke. Aphasiology 28: 1426–7.

Holland A, Forbes M, Fromm D, MacWhinney B (2019). Communicative strengths in severe aphasia: The famous people protocol and its value in planning treatment. Am J Speech Lang Pathol 28(3): 1010–18.

Holland A (2021): The value of "communication strategies" in the treatment of aphasia, Aphasiology 35(7): 984–94.

Huber W, Poeck K, Weniger D, Willmes K (1983) Der Aachener Aphasie Test (AAT). Göttingen: Hogrefe.

Huber W, Poeck K, Willmes K (1984) The Aachen Aphasia Test. Adv Neurol 42: 291–303.

Huber W, Willmes K, Poeck K, ..., Deberdt W (1997) Piracetam as an adjuvant to language therapy for aphasia: A randomized double-blind placebo-controlled pilot study. Arch Phys Med Rehabil 78: 245–50.

Huber W, Poeck K, Springer L (2006) Klinik und Rehabilitation der Aphasie. Stuttgart: Thieme.

Husak RS, Wallace SE, Marshall RC, Visch-Brink EG (2023) A systematic review of aphasia therapy provided in the early period of post-stroke recovery. Aphasiology, 37(1), 143–76.

Kaye RC, Cherney LR (2016) Script Templates: A Practical Approach to Script Training in Aphasia. Top Lang Disord 36(2): 136–53.

Kessler J, Thiel A, Karbe H, Heiss WD (2000) Piracetam improves activated blood flow and facilitates rehabilitation of poststroke aphasic patients. Stroke 31: 2112–6.

Khedr EM, Abo El-Fetoh N, Ali AM, ..., Karim AA (2014) Dual-hemisphere repetitive transcranial magnetic stimulation for rehabilitation of poststroke aphasia: a randomized, double-blind clinical trial. Neurorehabil Neural Repair 28: 740–50.

Kielar A, Patterson D, Chou YH (2022) Efficacy of repetitive transcranial magnetic stimulation in treating stroke aphasia: Systematic review and meta-analysis. Clin Neurophysiol 140: 196–227.

Kiran S, Meier EL, Johnson JP (2019) Neuroplasticity in Aphasia: A Proposed Framework of Language Recovery. J Speech Lang Hear Res. 62(11): 3973–85.

Knecht S, Deppe M, Drager B, ..., Henningsen H (2000) Language lateralization in healthy right-handers. Brain 123: 74–81.

Knecht S, Floël A, Dräger B, ..., Pascual-Leone A (2002) Degree of language lateralization determines susceptibility to unilateral brain lesions. Nat Neurosci 5: 695–9.

Kong AP, Chan KP, Jagoe C (2021) Systematic Review of Training Communication Partners of Chinese-speaking Persons With Aphasia. Arch Rehabil Res Clin Transl 3(4):100152.

Kroker C. (2000) Aphasie-Schnell-Test (AST) Leverkusen: Steiner

Laska AC, Kahan T, Hellblom A, ..., Von Arbin M (2011) A randomized controlled trial on very early speech and language therapy in acute stroke patients with aphasia. Cerebrovasc Dis Extra 1: 66–74.

Liu Q, Li W, Yin Y, Zhao Z, Yang Y, Zhao Y, Tan Y, Yu J (2022) The effect of music therapy on language recovery in patients with aphasia after stroke: a systematic review and meta-analysis. Neurol Sci 43(2): 863–72.

Lomas J, Pickard L, Bester S, ..., Zoghaib C (1989) The communicative effectiveness index: development and psychometric evaluation of a functional communication measure for adult aphasia. J Speech Hear Disord 54: 113–24.

Lorca-Puls DL, Gajardo-Vidal A, PLORAS Team, ..., Price CJ (2021) Brain regions that support accurate speech production after damage to Broca's area. Brain Commun 3(4): fcab230.

Marangolo P, Fiori V, Sabatini U, ..., Gili T (2016) Bilateral Transcranial Direct Current Stimulation Language Treatment Enhances Functional Connectivity in the Left Hemisphere: Preliminary Data from Aphasia. J Cogn Neurosci 28(5): 724–38.

Mariën P, Ackermann H, Adamaszek M, ..., Ziegler W (2014) Consensus paper: Language and the cerebellum: an ongoing enigma. Cerebellum 13: 386–410.

Meinzer M, Djundja D, Barthel G, ..., Rockstroh B (2005) Long-term stability of improved language functions in chronic aphasia after constraint-induced aphasia therapy. Stroke 36: 1462–6.

Meinzer M, Rodriguez AD, Gonzalez Rothi LJ (2012) First decade of research on constrained-induced treatment approaches for aphasia rehabilitation. Arch Phys Med Rehabil 93(1 Suppl): S35–45.

Mesulam MM (2016) Primary progressive aphasia and the left hemisphere language network. Dement Neurocogn Disord 15 (4): 93.

Menahemi-Falkov M, Breitenstein C, Pierce JE, ..., Rose ML (2021) A systematic review of maintenance following intensive therapy programs in chronic post-stroke aphasia: importance of individual response analysis. Disabil Rehabil 2021 Aug 12: 1-16.

Merrett DL, Peretz I, Wilson SJ (2014) Neurobiological, cognitive, and emotional mechanisms in melodic intonation therapy. Front Hum Neurosci. 8:401.

Mitchell AJ, Sheth B, Gill J, ..., Meader N (2017) Prevalence and predictors of post-stroke mood disorders: A meta-analysis and meta-regression of depression, anxiety and adjustment disorder. General hospital psychiatry 47: 48–60.

Mitchell C, Gittins M, Tyson S, ..., Bowen A (2021) Prevalence of aphasia and dysarthria among inpatient stroke survivors: Describing the population, therapy provision and outcomes on discharge. Aphasiology 35(7), 950–60.

Morton J (1980) The Logogen Model and Orthographic Structure. In: Frith U (ed.). Cognitive Processes in Spelling. London: Academic Press.

Morton J, Patterson K (1980) A new attempt at an interpretation or an attempt at a new interpretation. In: Coltheart M, Patterson K, Marshall

JC (eds.) Deep Dyslexia. London: Routledge: 91–119.

Muthny FA (1989) Freiburger Fragebogen zur Krankheitsverarbeitung. Göttingen: Hogrefe.

Nickels L (2005) Tried, tested and trusted? Language assessment for rehabilitation. In: PW Halligan & DT Wade (Eds), The effectiveness of rehabilitation for cognitive deficits. Oxford: University Press, pp. 169–84.

Nikravesh M, Aghajanzadeh M, Maroufizadeh S, Saffarian A, Jafari Z (2021) Working memory training in post-stroke: Near and far transfer effects. Journal of Communication Disorders 89, S. 106077.

Nobis-Bosch R, Springer L, Radermacher I, Huber W (2011) Supervised home training of dialogue skills in chronic aphasia: a randomized parallel group study. J Speech Lang Hear Res 54: 1118–36.

Nobis-Bosch R, Rubi-Fessen I, Biniek R, Springer L (2012) Diagnostik und Therapie der akuten Aphasie. Stuttgart: Thieme

Nobis-Bosch R, Abel S, Krzok F, Jakob H (2020) Szenario-Test. Testung verbaler und non-verbaler Aspekte aphasischer Kommunikation. Köln: Prolog.

Norise C, Hamilton RH (2017) Non-invasive Brain Stimulation in the Treatment of Post-stroke and Neurodegenerative Aphasia: Parallels, Differences, and Lessons Learned. Front Hum Neurosci 10: 675.

Northcott S, Moss B, Harrison K, Hilari K (2016) A systematic review of the impact of stroke on social support and social networks: associated factors and patterns of change. Clinical rehabilitation 30(8): 811–831.

Nouwens F, de Lau LML, Visch-Brink EG, ..., Dippel DWJ; on behalf of the RATS3 investigators* (2017) Efficacy of early cognitive-linguistic treatment for aphasia due to stroke: A randomised controlled trial (*Rotterdam Aphasia Therapy Study-3). Eur Stroke J 2: 126–36.

Otal B, Olma MC, Floël A, Wellwood I (2015) Inhibitory non-invasive brain stimulation to homologous language regions as an adjunct to speech and language therapy in post-stroke aphasia: a meta-analysis. Front Hum Neurosci 9: 236.

Palmer R, Dimairo M, Cooper C, ..., Chater T (2019) Self-managed, computerised speech and language therapy for patients with chronic aphasia post-stroke compared with usual care or attention control (Big CACTUS): a multicentre, single-blinded, randomised controlled trial. Lancet Neurol 18(9): 821–33.

Palmer R, Pauranik A (2021) Rehabilitation of Communication Disorders. In: Platz T (eds) Clinical Pathways in Stroke Rehabilitation. Springer, Cham.

Patterson KE, Shewell C (1987) Speak and spell. Dissociations and word class effects. In: Coltheart M, Sartori G, Job R (eds.) The Cognitive Neuropsychology of Language. London: Erlbaum.

Patterson K (1988) Acquired disorders of spelling. In: Denes G, Semenza C, Bisacchi P (eds.) Perspectives on Cognitive Neuropsychology. London: Lawrence Erlbaum: 213–229.

Popescu T, Stahl B, Wiernik B, Haiduk F, ..., Fitch W T (forthcoming). Melodic Intonation Therapy for aphasia: A multi-level meta-analysis of randomised-controlled-trial and individual-participant data

Price CJ (2010) The anatomy of language: a review of 100 fMRI studies published in 2009. Ann NY Acad Sci 1191: 62–88.

REhabilitation and recovery of peopLE with Aphasia after StrokE (RELEASE) Collaborators (2022) Dosage, Intensity, and Frequency of Language Therapy for Aphasia: A Systematic Review-Based, Individual Participant Data Network Meta-Analysis. Stroke 53(3): 956–67.

Ren CL, Zhang GF, Xia N, ..., Cai D-L (2014) Effect of low-frequency rTMS on aphasia in stroke patients: a meta-analysis of randomized controlled trials. PLoS One 2014; 9: e102557.

Rose ML, Nickels L, Copland D, ..., Steel G. Results of the COMPARE trial of Constraint-induced or Multimodality Aphasia Therapy compared with usual care in chronic post-stroke aphasia. J Neurol Neurosurg Psychiatry Apr 8: jnnp-2021-328422. doi: 10.1136/jnnp-2021-328422. Epub ahead of print. PMID: 35396340.

Rubi-Fessen I (2017) Aphasietherapie. neuroreha 9: 79–82.

Rubi-Fessen I, Baumgärtner A, Floel A, Breitenstein C (2021) Standardisierung der Auswertungskriterien des deutschsprachigen Amsterdam-Nijmegen Everyday Language Test (ANELT) zur Erhöhung der Beurteilerübereinstimmung. Neurologie und Rehabilitation 27(S1): S25–6.

Richter K, Hielscher-Fastabend M (2018). BIAS A&R–BIAS Akut und Reha. Hofheim: NAT Verlag.

Saur D, Lange R, Baumgaertner A, ... Weiler C (2006) Dynamics of language reorganization after stroke. Brain 129: 1371–84.

Saur D, Ronneberger O, Kummerer D, ..., Klöppel S (2010) Early functional magnetic resonance imaging activations predict language outcome after stroke. Brain 133: 1252–64.

Saur D, Hartwigsen G (2012) Neurobiology of language recovery after stroke: lessons from neuroimaging studies. Arch Phys Med Rehabil 93(1 Suppl): S15–25.

Schlenck C, Schlenck KJ (1994) Beratung und Betreuung von Angehörigen aphasischer Patienten. L.O.G.O.S. interdisziplinär 2(2): 90–97.

Schumacher R, Burchert F, Ablinger I (2018) Modellgeleitete und kognitiv orientierte Diagnostik erworbener Dyslexien mit DYMO. Logos 26/2018/online 1, S. 1–10

Schumacher R, Ablinger I, Burchert F (2020) DYMO – Dyslexie modellorientiert. Ein modellorientiertes Diagnostikinstrument zur Untersuchung erworbener Dyslexien im Deutschen. Hofheim: NAT.

Sickert A, Anders LC, Munte TF, Sailer M (2014) Constraint-induced aphasia therapy following sub-acute stroke: a single-blind, randomised clinical trial of a modified therapy schedule. J Neurol Neurosurg Psychiatry 85: 51–5.

Simmons-Mackie N, Raymer A, Cherney LR (2016) Communication partner training in aphasia: An updated systematic review. Archives of physical medicine and rehabilitation 97(12): 2202–21.

Spielmann K, van de Sandt-Koenderman M, Heijenbrok-Kal MH, Ribbers GM (2018) Transcranial Direct Current Stimulation Does Not Improve Language Outcome in Subacute Poststroke Aphasia. Stroke 49: 1018–20.

Spitzer L, Binkowski F, Willmes K, Abel S (2017) Exekutivfunktionen bei Aphasie: Entwicklung und Evaluation eines neuen Therapiekonzepts zur Verbesserung der Umstellungsfähigkeit bei Aphasie. Sprache Stimme Gehör 41: 204–11.

Spitzer L, Binkowski F, Willmes K, Bruehl S (2020) Beeinträchtigte Umstellungsfähigkeit bei Aphasie – Vorstellung eines neuen Therapieansatzes. Aphasie und verwandte Gebiete 1: 6-17.

Stadie N, Rilling E (2006) Evaluation of lexically and nonlexically based reading treatment in a deep dyslectic. Cogn Neuropsychol 23: 643–72.

Stadie N, Hanne S, Lorenz A (2019) Lexikalische und semantische Störungen bei Aphasie. Stuttgart: Thieme.

Stahl B, Kotz SA (2014) Facing the music: three issues in current research on singing and aphasia. Front Psychol 5: 1033.

Stahl B, Mohr B, Büscher V, ..., Pulvermüller F (2017) Efficacy of intensive aphasia therapy in patients with chronic stroke: a randomised controlled trial. J Neurol Neurosurg Psychiatry 89: 586–92.

Stahl B, Darkow R, Podewils V von, ... Breitenstein C, Flöel A (2019). Transcranial Direct Current Stimulation to Enhance Training Effectiveness in Chronic Post-Stroke Aphasia: A Randomized Controlled Trial Protocol. Frontiers in Neurology 10: 1089.

Stahl B (2023) Beyond language deficits: Working alliance and resources as predictors of recovery from aphasia. Stroke 54(8): 2208–12.

Stern RA (1999) Assessments of mood stages in aphasia. Semin Speech Lang 20(1): 33–50.

Stockert A, Saur D (2017) Aphasie: eine neuronale Netzwerkerkrankung. Nervenarzt 88: 866–73.

Stockert A, Wawrzyniak M, Klingbeil J et al (2020) Dynamics of language reorganization after left-temporal and frontal stroke. Brain 143(3): 844–61

Stroke Association U (2021) Shaping Stroke Research to Rebuild Lives: The Stroke Priority Setting Partnership results for investment. (https://www.stroke.org.uk/sites/default/files/research/stroke_priority_setting_partnership_full_report.pdf; erreicht 05.03.2022.

Thayabaranathan T, Baker C, Andrew N, ... Rose D (2022) Exploring dimensions of quality- of-life in survivors of stroke with communication disabilities – a brief report. Topics in Stroke Rehabilitation 30(6): 603–9.

Thiel A, Hartmann A, Rubi-Fessen I, ..., Heiss WD (2013) Effects of noninvasive brain stimulation on language networks and recovery in early poststroke aphasia. Stroke 44: 2240–6.

Thiel A, Zumbansen A (2016) The pathophysiology of post-stroke aphasia: A network approach. Restor Neurol Neurosci 34: 507–18.

van Rijssen MN, Veldkamp M, Bryon E, ..., van Ewijk L (2021) How do healthcare professionals experience communication with people with aphasia and what content should communication partner training entail? Disabil Rehabil 2: 1–8.

Volkmer A, Spector A, Meitanis V, Warren JD, Beeke S (2020) Effects of functional communication interventions for people with primary progressive aphasia and their caregivers: a systematic review. Aging Ment Health 24(9): 1381–93.

Wambaugh J (2003) A comparison of the relative effects of phonologic and semantic cueing treatments. Aphasiology 17: 433–41

Wauters LD, Croot K, Dial HR, ... Henry ML (2023) Behavioral Treatment for Speech and Language in Primary Progressive Aphasia and Primary Progressive Apraxia of Speech: A Systematic Review. In: Neuropsychology review Oct 4. DOI: 10.1007/s11065-023-09607-1

Wawrzyniak M, Schneider HR, Klingbeil J, ..., Saur D (2022) Resolution of diaschisis contributes to early recovery from post-stroke aphasia. Neuroimage 251: 119001.

Watila MM, Balarabe SA (2015) Factors predicting post-stroke aphasia recovery. J Neurol Sci 352: 12–18.

Wertz RT, Weiss DG, Aten JL, ..., Goodman R (1986) Comparison of clinic, home, and deferred language treatment for aphasia. A Veterans Administration Cooperative Study. Arch Neurol 43(7):653–8.

Willmes K, Poeck K (1984) Ergebnisse einer multizentrischen Untersuchung über die Spontanprognose von Aphasien vaskulärer Atiologie. Nervenarzt 1984; 55(2): 62–71

Willmes K, Poeck K (1993) To what extent can aphasic syndromes be localized? Brain 116: 1527–40.

Wilmskoetter J, He X, Caciagli L, ..., Bonilha L (2022) Language Recovery after Brain Injury: A Structural Network Control Theory Study. J Neurosci. 42(4):657–69.

Wilson SM, Schneck SM (2021) Neuroplasticity in post-stroke aphasia: A systematic review and meta-analysis of functional imaging studies of reorganization of language processing. Neurobiol Lang (Camb) 2(1): 22–82.

Wilson SM, Entrup JL, Schneck SM, ..., Kirshner HS (2023) Recovery from aphasia in the first year after stroke. Brain: A Journal of Neurology 146(3): 1021–39.

Wipprecht M, Grötzbach H (2013) Poststroke Depression bei Aphasie: Diagnose- und Behandlungsmöglichkeiten NeuroGeriatrie 10 (4): 149–59.

Woldag H, Voigt N, Bley M, Hummelsheim H (2017). Constraint-Induced Aphasia Therapy in the Acute Stage: What Is the Key Factor for Efficacy? A Randomized Controlled Study. Neurorehabil Neural Repair 31(1): 72–80.

Worrall L, Ryan B, Hudson K, ... Rose M (2016) Reducing the psychosocial impact of aphasia on mood and quality of life in people with aphasia and the impact of caregiving in family members through the Aphasia Action Success Knowledge (Aphasia ASK) program: study protocol for a randomized controlled trial. Trials 17, 153 (2016).

Youmans G, Youmans S, Hancock A (2011). Script training treatment for adults with apraxia of speech. American Journal of Speech-language Pathology, 20, 23–37.

Zanella C, Laures-Gore J, Dotson VM, Belagaje SR (2023) Incidence of post-stroke depression symptoms and potential risk factors in adults with aphasia in a comprehensive stroke center. Topics in Stroke Rehabilitation 30(5): 448–58.

Zeiler SR, Krakauer JW (2013) The interaction between training and plasticity in the poststroke brain. Curr Opin Neurol 26: 609–616.

Zettin M, Bondesan C, Nada G, Varini M, Dimitri D (2021) Transcranial Direct-Current Stimulation and Behavioral Training, a Promising Tool for a Tailor-Made Post-stroke Aphasia Rehabilitation: A Review. Frontiers in human neuroscience 15, 742136. https://doi.org/10.3389/fnhum.2021.742136

Zhang X, Shu B, Zhang D, ..., Du G (2018) The Efficacy and Safety of Pharmacological Treatments for Poststroke Aphasia. CNS Neurol Disord Drug Targets 17: 509–21.

Zheng C, Lynch L, Taylor N (2016). Effect of computer therapy in aphasia: a systematic review. Aphasiology 30(2-3), 211–44.

Zumbansen A, Peretz I, Hebert S (2014) Melodic Intonation Therapy: Back to basics for future research. Front Neurol 5: 1–11.

10 Neurovisuelle Neurorehabilitation – ein Update

Georg Kerkhoff, Antje Kraft

10.1 Einleitung

Mehr als die Hälfte der Patienten mit erworbenen Hirnschädigungen vaskulärer (40 - 60 %; Suchoff et al. 2008; Rowe et al. 2009), traumatischer (50 %; Kerkhoff 2000) oder degenerativer (40 % der Patienten mit Alzheimer-Demenz; Mendez et al. 1990a, 1990b) Genese weisen Störungen elementarer und/oder komplexer zentraler visueller Funktionen auf (s. Übersicht in Schaadt u. Kerkhoff 2016). Vermutlich wird die Häufigkeit sogar noch unterschätzt, da die Beeinträchtigungen in der klinischen Routine durch Standardtest nicht ausreichend erfasst werden (z. B. Spang et al. 2020). Aber auch bei anderen neurologischen Erkrankungen spielen visuelle Verarbeitungsstörungen eine wichtige Rolle, wie etwa bei der Multiplen Sklerose (Frohman et al. 2005) oder auch beim Morbus Parkinson (Archibald et al. 2011). Bei der Posterioren Kortikalen Atrophie („posterior cortical atrophy" [PCA]) sind sie gar das dominierende Störungsmerkmal (da Silva et al. 2017). Darüber hinaus gelten Sehstörungen als Risikofaktor für die Entwicklung eines Delirs (Inouye et al. 2007). Da intakte visuelle Funktionen eine wichtige Voraussetzung für viele Aktivitäten in Beruf und Alltag darstellen, sind neurovisuelle Störungen häufig mit weitreichenden Einschränkungen für die Betroffenen assoziiert. Im vorliegenden Kapitel werden das klinische Bild, Diagnostik und Therapie der wichtigsten zentralen Sehstörungen sowie komplexer neurovisueller Syndrome wie Neglect und Bálint-Holmes-Syndrom beschrieben. Am Ende des Kapitels findet sich eine Zusammenfassung der Leitsymptome auf Grundlage eines Anamnese-Fragebogens, um ein standardisiertes Screening neurovisueller Defizite im rehabilitativen Setting zu ermöglichen.

10.2 Störungen der Sehschärfe und des Kontrastsehens

Sehschärfe (Visus) bezeichnet die räumliche Auflösungskapazität des visuellen Systems (Kerkhoff 2024a). In der Frühphase nach einem Schlaganfall kann die Sehschärfe eines Patienten um 20 - 30 % unter dem maximal erreichbaren Wert liegen. Zu den primären Ursachen zählen bilaterale postchiasmatische Läsionen (häufig komorbid zu homonymen Gesichtsfelddefekten; Kerkhoff 1999), welche zu einem partiellen bis vollständigen Verlust der Sehschärfe führen können und nicht durch Linsen korrigierbar sind. Nach unilateralen Hirnläsionen ist die Sehschärfe hingegen nicht deutlich beeinträchtigt. Weitere (sekundäre) Gründe für die Visusreduktion können Fixations- und Explorationsprobleme sowie Störungen der Helladaptation, des Konstrastsehens (s. unten) oder

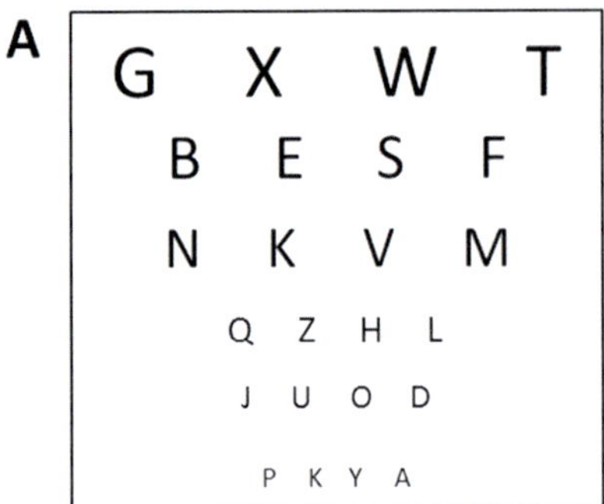

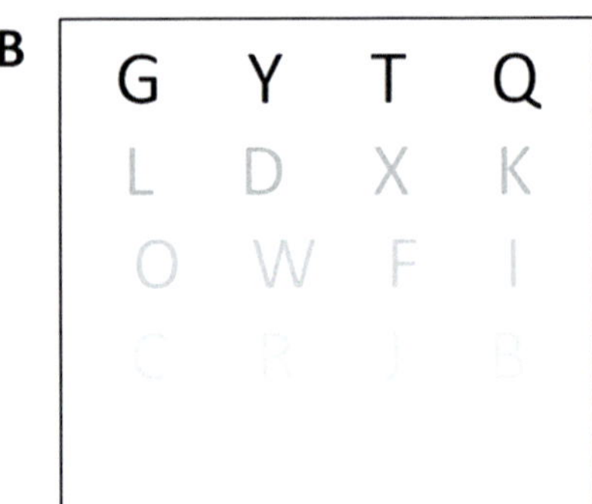

Abb. 10.1: Reihen Optotypen zur Messung von Sehschärfe (A) und Kontrastsensitivität (B)

Nystagmus sowie das Bálint-Holmes-Syndrom sein (Frisén 1980). Crowding-Phänomene können eine weitere Ursache sein (engl. „crowd“: „Menge“ visueller Reize). Hier sind die visuellen Erkennungsprobleme durch die Anzahl konkurrierender anderer visueller Reize und deren räumliche Nähe zu dem Sehzeichen bedingt (etwa bei PCA, vgl. da Silva et al. 2017). Spontane Symptomverbesserungen sind bei Patienten mit sekundären Ursachen häufig, selten jedoch bei primären Ursachen.

Kontrastsehen ist definiert als die visuelle Fähigkeit, zwischen Streifenmustern unterschiedlicher Helligkeit (Kontrast) und Streifenbreite (räumliche Frequenz) zu unterscheiden. Störungen des Kontrastsehens finden sich bei 80 % der Patienten mit vaskulär bedingten posterioren Hirnläsionen in der Akutphase der Erkrankung (Bulens et al. 1989). Obgleich diese häufig in den ersten Wochen bis Monaten nach Läsion spontan remittieren, bleiben permanente Defizite bei ca. 20 % der Betroffenen bestehen (Kerkhoff 2000).

Beide Beeinträchtigungen stellen Störungen elementarer visueller Funktionen dar und können dadurch die Durchführung und Interpretation komplexerer visuell basierter neuropsychologischer Tests signifikant erschweren (Skeel et al. 2006).

10.2.1 Assessment

Sehschärfe und Kontrastsehen können routinemäßig mittels Reihen Optotypen und verschiedenen Arten von Kontrasttests untersucht werden (s. Abb. 10.1). Außerdem sollte bei älteren Patienten in der Anamnese prämorbid bestehende ophthalmologische Erkrankungen erfragt werden.

10.2.2 Rehabilitation

Sofern die Sehschärfereduktion sekundärer Genese ist, weist die Mehrheit der Patienten nach erfolgreicher Therapie der zugrunde liegenden Defizite deutliche Visussteigerungen auf. Im Falle bilateraler postchiasmatischer Läsionen können Vergrößerungssoftwares oder Bildschirmlesegeräte hilfreich sein (Kerkhoff 2000). Defizite im Kontrastsehen können durch zusätzliche indirekte Beleuchtung oder lichtfilternde Linsen kompensiert werden (Jackowski et al. 1996).

10.3 Störungen der fovealen Hell- oder Dunkeladaptation

Foveale photopische Adaptation beschreibt die kontinuierliche Anpassung an eine hellere Beleuchtung (Helladaptation), foveale skotopische Anpassung dagegen die Anpassung an eine dunklere Beleuchtung als die Referenzquelle (Dunkeladaptation). Beide Prozesse sind dissoziierbar, können jedoch kombiniert auftreten (Zihl u. Kerkhoff 1990). Es ist zu beachten, dass insbesondere Störungen der Dunkeladaptation sowie der Hell- und Dunkeladaptation bei defizitärer Raumausleuchtung (< 200 Lux) zu schlechteren visuellen Alltagsleistungen (z. B. Sehschärfe, Lesen, Farbunterscheidung) führen können (Schaadt et al. 2016). So zeigen Betroffene bei einer Raumbeleuchtung von 200 Lux oder weniger deutlich mehr Fehler im Lesen, Farben erkennen und eine um ca. 20 – 30 % geringere Sehschärfe als andere Patientengruppen (Schaadt et al. 2016). Erhöhtes Blendgefühl beeinträchtigt die selektive visuelle Aufmerksamkeit (Thielen et al. 2024). Dies hat wichtige Implikationen für Assessment und Rehabilitation, um einer Unterschätzung der Performanz in visuell basierten Testsituationen vorzubeugen. Offensichtlich bilden sich entsprechende Defizite nicht spontan zurück (Zihl u. Kerkhoff 1990).

10.3.1 Assessment

Die Adaptationsstörung kann augenärztlich mit sogenannten Mesoptometern oder Blendungstests untersucht werden. Zusätzlich kann die subjektive Beleuchtungspräferenz mit einem Dimmer und Luxmeter erfasst werden (s. Zihl u. Kerkhoff 1990; Schaadt et al. 2016).

10.3.2 Rehabilitation

Bei defizitärer Helladaptation sollten direkte und flackernde Beleuchtung sowie nächtliches Autofahren vermieden werden. Der Einsatz von Dimmern (im Internet unter „Drehzahlsteller" für weniger als 15 Euro zu beziehen) zur individuellen Regulation der Beleuchtungsbedingungen erscheint sinnvoll, ebenso das Tragen von Sonnenbrillen außerhalb von Gebäuden. Von sich kontinuierlich anpassenden (= verdunkelnden) Brillengläsern (Varilux) wird indes abgeraten, da diese nur langsam an eine dunklere Illumination rückadaptieren (Jackowski et al. 1996). Bei Störungen der Dunkeladaptation werden eine Verstärkung indirekter Beleuchtung sowie die Benutzung von Dimmern empfohlen.

10.4 Visual Discomfort

Visual Discomfort tritt bei ca. 10 % der Patienten mit zerebralen Sehstörungen auf. Phänomenologisch zeigen sich Flimmererscheinungen, Verschwommensehen, Kopfschmerzen und/oder asthenopische Beschwerden (z. B. Augendruck) beim Blick auf homogene Muster wie Linien, geschriebenen Text oder Streifenmuster (Abb. 10.2 a, b) einer bestimmten Ortsfrequenz (3 – 4 Kanten pro Sehwinkelgrad; Wilkins 1986). Einzelne Symptome des Visual Discomfort können auch bei neurologisch gesunden Personen auftreten, diese sind jedoch bei hirngeschädigten Patienten weitaus schwerer und führen zu erheblichen Schwierigkeiten bei längerfristigen visuellen Aufgaben wie z. B. Lesen oder PC-Arbeit. Oft ist dies den Patienten gar nicht bewusst und sie realisieren das Defizit erst bei der Konfrontation mit einem entsprechenden Streifenmuster wie in Abbildung 10.2 b dargestellt.

A Visual Discomfort (geschriebener Text)

Der Blick auf einen homogenen Text kann Flimmererscheinungen, verschwommene Sicht und Kopfschmerzen hervorrufen. Diese Erscheinungen treten bei Gesunden gelegentlich auch auf, sind allerdings bei Patienten mit neurovisuellen Störungen viel ausgeprägter.

B Visual Discomfort (Streifenmuster)

C Visual Discomfort (Schablone)

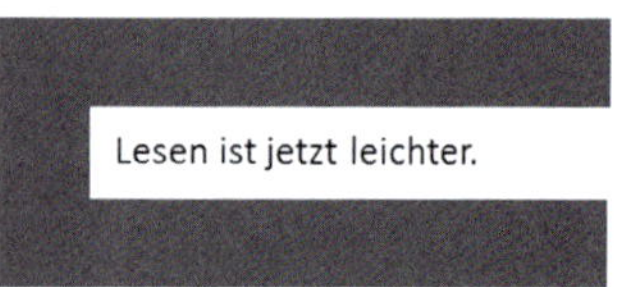

Abb. 10.2: Entstehungsbedingungen für Visual Discomfort (A, B) sowie kompensatorische Techniken zur Erleichterung des Lesens (C)

10.4.1 Assessment

Visual Discomfort sollte aufgrund der Relevanz für die längerfristige visuelle Belastbarkeit anamnestisch erfragt werden, sofern nicht spontan berichtet. Unterstützend können Texte (schwarzer Druck auf weißem Papier) oder Streifenmuster mit der entsprechend kritischen Ortsfrequenz vorgelegt werden.

10.4.2 Rehabilitation

Symptome des Visual Discomfort beim Textlesen können mit einer einfachen Schablone reduziert werden, welche alle Zeilen außer der gegenwärtig zu lesenden bedeckt (Abb. 10.2c). Dies eliminiert die *Orts*frequenz und somit den Visual Discomfort.

10.5 Homonyme Gesichtsfeldausfälle

Homonyme Gesichtsfelddefekte treten bei 20–50 % aller Schlaganfallpatienten auf (Rowe et al. 2009). Bei 70 % der Betroffenen umfasst dabei der residuale Bereich im blinden Halbfeld in der Regel maximal fünf Sehwinkelgrad (Zihl 2011; Kerkhoff 1999). Abbildung 10.3 zeigt die häufigsten Arten von Gesichtsfeldausfällen. Neben der Gesichtsfeldeinschränkung weisen die Patienten oft Defizite in der visuellen Exploration, Lesestörungen und visuell-räumliche Defizite auf:

- *Visuelle Exploration*

Defizite in der visuellen Exploration sind gekennzeichnet durch eine zeitaufwendige, ineffiziente visuelle Suche, Verlust des visuellen Überblicks sowie unsystematische Suchstrategien (zahlreiche kleinamplitudige Sakkaden im blinden Halbfeld; Auslassungen von Zielreizen im blinden Gesichtsfeld; Zihl 1995; Pambakian et al. 2000, 2004; Machner et al. 2009).

- *Hemianope Lesestörung*

Insbesondere bei Patienten mit einem Restgesichtsfeld < 5° im betroffenen Halbfeld zeigt sich charakteristischerweise ein stark verlangsamtes, fehlerhaftes Lesen ohne Vorliegen einer Alexie oder Aphasie (Leff et al. 2000). Das Lesen von kurzen Einzelwörtern gelingt hingegen in der

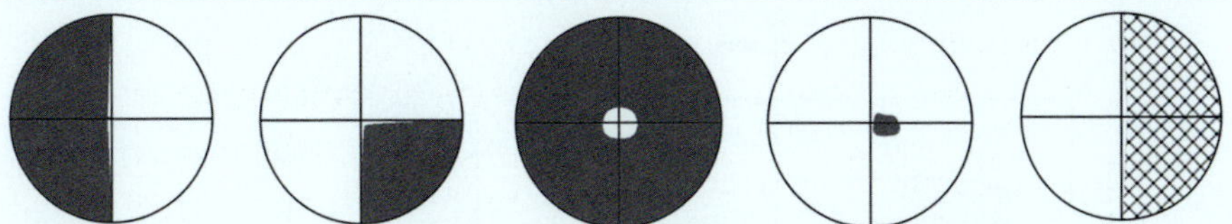

Abb. 10.3: Arten unterschiedlicher Gesichtsfeldausfälle: Hemianopsie links, Quadrantenanopsie rechts unten, Röhrengesichtsfeld, Parazentralskotom, Hemiamblyopie (v.l.n.r.)

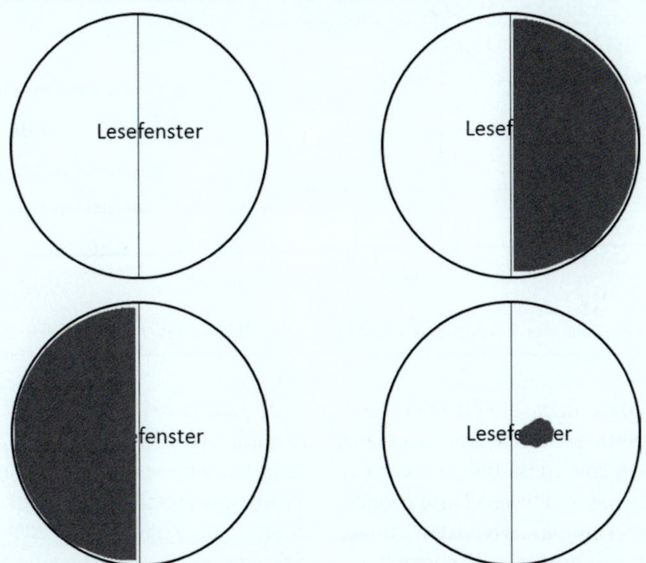

Abb. 10.4: Leseschwierigkeiten bei unterschiedlichen homonymen Gesichtsfeldausfällen

Regel. Hintergrund der hemianopen Lesestörung ist die Notwendigkeit eines intakten zentralen Gesichtsfeldbereichs (±5° parafoveal), da nur dort eine suffiziente Sehschärfe und Formverarbeitung für die Buchstabenerkennung gegeben sind („Wahrnehmungslesefenster"; s. Abb. 10.4).

■ *Visuell-räumliche Defizite*

Die subjektive visuelle Geradeausrichtung („Subjektive Mitte") der Patienten im Raum sowie die Halbierung von Linien und Objekten ist bei 90 % der Betroffenen in Richtung des Skotoms verschoben (Kerkhoff 1993; Barton u. Black 1998; Kuhn et al. 2010; Kerkhoff u. Schenk 2011; s. Abb. 10.5). Dieser Halbierungsfehler ist dabei keine Folge exzentrischer Fixation (Kuhn et al. 2012a) und lässt sich nicht durch aufmerksamkeitslenkendes Cueing modifizieren (Kuhn et al. 2012b). Vermutlich ist dieser Fehler die direkte Folge der okzipitalen Läsion in V1/V2 (Baier et al. 2010b).

10.5.1 Assessment

Die im klinischen Alltag aufgrund der zeitlichen Ökonomie häufig eingesetzte Screeningmethode der Fingerperimetrie deckt nur ca. 52 % aller Gesichtsfelddefekte auf (Kerr et al. 2010). Eine apparative Kampimetrie (z. B. mit dem Eyemove-Programm,

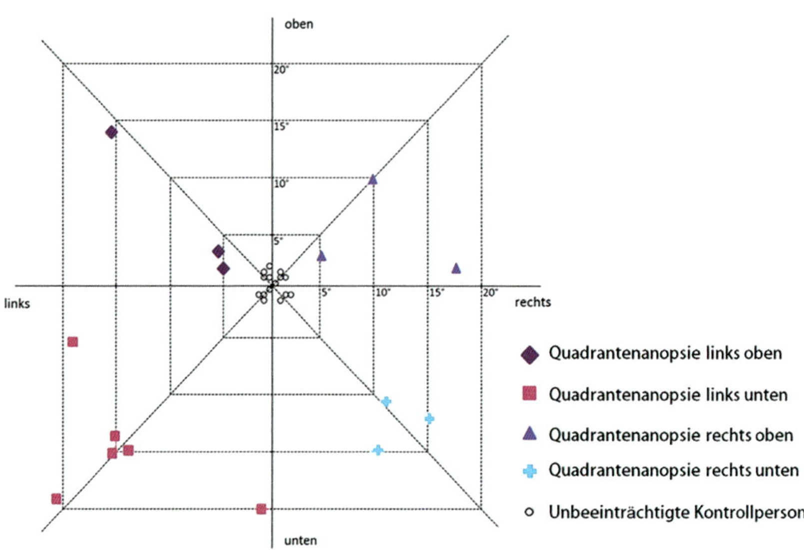

Abb. 10.5: Visuell-räumlicher Teilungsfehler in Abhängigkeit der Art des Gesichtsfeldausfalles

Kerkhoff u. Marquardt 2009b) oder noch besser Perimetrie ist daher zumindest bei allen Patienten mit „posterioren" vaskulären Läsionen sowie diffusen Hirnläsionen (Schädel-Hirn-Trauma, Hypoxie) unerlässlich. Eine diagnostische Untersuchung assoziierter Defizite ist für die visuelle Exploration mit Durchstreichtests (unter Zeitnahme), für die hemianope Lesestörung mit dem Vorlesen kurzer Texte (unter Zeitnahme; siehe Download-Link am Ende des Kapitels) sowie für visuell-räumliche Defizite mit Linienhalbierungsaufgaben möglich. Ferner existieren evaluierte und standardisierte computergestützte Programme für Assessment und Behandlung (Kerkhoff u. Marquardt 2004, 2009a, 2009b; Testbatterie zur Aufmerksamkeitsprüfung [TAP], Zimmermann u. Fimm 2003; Wiener Testsystem [WTS], Schuhfried).

10.5.2 Rehabilitation

Spontane partielle Remissionen zeigen sich in den ersten zwei bis drei Monaten nach Läsion bei bis zu 40 % der Patienten (Zhang et al. 2006). Eine Spontanerholung nach mehr als sechs Monaten ist äußerst unwahrscheinlich (Zihl u. von Cramon 1985; Zhang et al. 2006). Restitutiv orientiertes Training bewirkt nur sehr geringe bis keine Gesichtsfeldvergrößerungen (~ 1°), verbessert die visuelle Exploration und das Lesen nur minimal (Mödden et al. 2012) und ist ferner nur für eine sehr kleine Gruppe von Patienten geeignet (unvollständige Läsionen, hohe residuale Sehfähigkeiten wie Licht-, Bewegungs-, Form- oder Farbwahrnehmung in bestimmten Bereichen des Skotoms; Kerkhoff 2000; Bouwmeester et al. 2007; Überblick in Kerkhoff 2010 und 2014).

Daher empfiehlt sich für die Mehrheit der Patienten (95 %) ein kompensatorisches Scanning-Training zur okulomotorischen Kompensation des Gesichtsfeldausfalles, welches zu signifikanten und langfristigen Verbesserungen in visuellen Alltagsaktivitäten führt und so die funktionelle Unabhängigkeit des Patienten erhöht (Kerkhoff 1999, 2000; Bouwmeester et al. 2007; Spitzyna et al. 2007; Zihl 2011; de Haan et al. 2015).

Hinsichtlich der Durchführung dieser und ähnlicher Therapien in der neurovisuellen Rehabilitation gibt es jedoch zunehmende Probleme:

- Immer mehr Menschen leiden unter Hirnschädigungen, weil sie älter werden.
- Dies führt zu einer steigenden Inzidenz neurovisueller Defizite: Gesichtsfeldausfälle, Störungen der Augenbewegungen, der Exploration, des Lesens, der visuell-räumlichen und Objektwahrnehmung und auch der visuellen Extinktion treten deshalb immer häufiger auf.
- Gleichzeitig gibt es immer weniger Behandler, sowohl in Kliniken, Ambulanzen als auch in Praxen.
- Oft existieren keine spezifischen Abrechnungsziffern für neurovisuelle Störungen.
- Und schließlich gibt es zahlreiche Softwarepakete, die vorgeben das Sehen zu trainieren, deren Wirksamkeit jedoch nie in wissenschaftlichen Studien nachgewiesen wurde, oder deren Wirksamkeit gering ist.

Die Konsequenzen daraus sind, dass neurovisuelle Störungen selten oder mit kaum wirksamen Therapien behandelt werden. Dies führt zu einem schlechten Outcome bei den Patienten, einer schlechten Funktionalität im Alltag, geringeren Chancen auf eine erfolgreiche Rückkehr in den Beruf, Einschränkungen der Mobilität (inkl. Autofahren) und auch zu einem sozialen Rückzug der Betroffenen. Diese Problematik wird sich in Zukunft aufgrund des demografischen Wandels und damit einhergehenden Fachkräftemangels noch weiter verschärfen.

Eine Möglichkeit die therapeutische Versorgung zu verbessern, besteht darin, wirksame Therapien als effektives Heimtraining unter professioneller Supervision anzubieten. Im Idealfall erhalten die Betroffenen zunächst die Diagnostik und Therapie durch eine Fachperson in einer Klinik/Ambulanz/Praxis, lernen auf diese Weise das Programm kennen und werden mit den Übungen und der Bedienung des Programms vertraut gemacht. Gleichzeitig erhalten sie das Programm als Heimtraining für ihren heimischen PC und üben regelmäßig (möglichst 5 x pro Woche, jeden Tag 30 Minuten) zu Hause. Die Fachkraft kann über das Internet den Übungsfortschritt der Patienten in ihrer Professional-Version des Programmes kontrollieren und steuern. Diese Art eines supervidierten Heimtrainings hat sich als deutlich wirksamer gegenüber einem nicht supervidierten Heimtraining erwiesen (Aimola et al. 2014). Es erfordert einen regelmäßigen Kontakt zwischen Patient und Therapeut über die Fortschritte oder eventuelle Probleme bei den Übungen. Andernfalls ist das Risiko erhöht, dass die Übungsfrequenz zu niedrig wird oder die Patienten das Training ganz abbrechen. Gleichzeitig passt die in der Software implementierte KI (künstliche Intelligenz) beim Erreichen bestimmter kritischer Verbesserungen die Übungen in ihrer Schwierigkeit an den Lernfortschritt der übenden Person an und kann so für einen optimalen Therapiefortschritt sorgen. In der Software sind die laut wissenschaftlichen Studien wirksamsten Therapien in Form einzelner Trainings-Module mit entsprechenden Behandlungspfaden („clinical pathways", Kerkhoff, Rode u. Clarke 2021) implementiert. So entsteht im Idealfall ein hybrides Therapiekonzept mit gelegentlichen Vor-Ort-Kontakten des Patienten bei einer Fachperson (Neuropsychologe, Mediziner, Orthoptist, Ergotherapeut), und gleichzeitig häufigen Trainingssitzungen zu Hause. So kann die Fachperson mehr Betroffene betreuen, und gleichzeitig durch eine höhere Übungsfrequenz ein größerer Behandlungseffekt erzielt werden. Ein solches Therapiepaket stellt das NeuroVision-Training (NVT, http://www.neu-

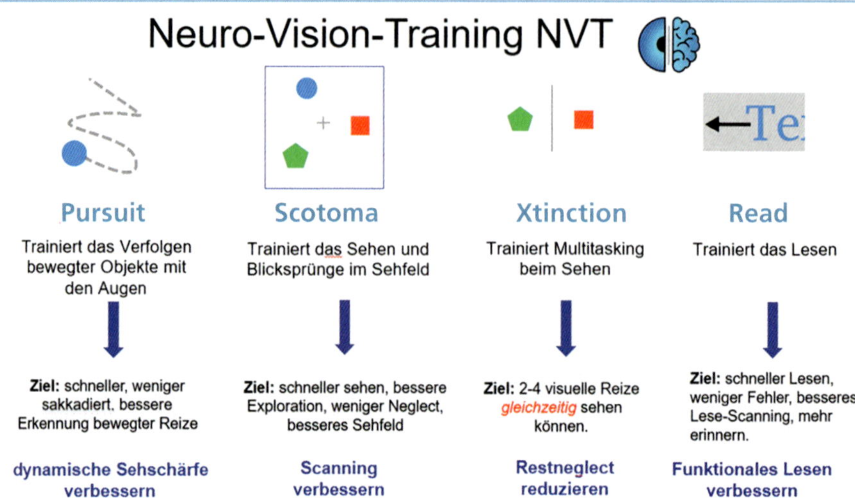

Abb. 10.6: Übersicht über die Therapie-Module des Neuro-Vision-Trainings (NVT, www.neuro-vision-training.com), welches sowohl als Vor-Ort-Therapie in einer Klinik, Ambulanz oder Praxis durchgeführt werden kann als auch parallel oder ausschließlich online als Heimtraining

ro-vision-training.com) dar, welches von mir (Georg Kerkhoff) in den letzten Jahren entwickelt und inzwischen umfangreich evaluiert wurde. Abbildung 10.6 fasst die wesentlichen Aspekte und Therapie-Module dieses Therapiesystems zusammen (Abb. 10.6).

Zukünftig denkbar ist auch, dass standardisierte neurovisuelle Therapieverfahren im Anschluss an die individuelle Diagnostik und Therapieentscheidung, die Ärzten und Therapeuten in Abstimmung mit den Betroffenen vorbehalten ist, durch eine humanoide Roboter-Therapieassistenz begleitet werden. Erste Ansätze mit optokinetischer Stimulation, Sakkaden-Training und visuellem Explorationstraining werden derzeit klinisch erprobt (www.ebrain-science.de).

■ *Sakkadentraining*

Repetitives hochfrequentes Einüben von Sakkaden in den blinden Gesichtsfeldbereich zwecks Kompensation des Skotoms mit automatisierten Blickbewegungen (Abb. 10.7a). Diese Art der sakkadischen Kompensation führt zu Verbesserungen in der Mobilität bei hemianopen Patienten (de Haan et al. 2015). Cave: Kompensatorische Kopfbewegungen in Richtung des Skotoms (entweder spontan durch den Patienten oder aktiv trainiert) reduzieren den Trainingsfortschritt und haben keinen rehabilitativen Nutzen, da sie zu Explorationsdefiziten im ipsiläsionalen Gesichtsfeld sowie einer asymmetrischen Beanspruchung der Nackenmuskulatur führen (Kerkhoff et al. 1992) (Abb. 10.7a).

Auch mit dem NVT-Programm lassen sich gut verschiedene Arten von Blickbewegungen (Sakkaden, Augenfolgebewegungen) bei Patienten mit Gesichtsfeldausfällen behandeln. Abbildung 10.8 fasst die prozentualen Verbesserungen in drei Modulen des Neuro-Vision-Trainings (NVT) bei unterschiedlichen Stichproben zusammen. Alle Patienten erhielten im Durchschnitt ca. 20 Therapiesitzungen (à 60 Minuten) in den einzelnen Trainingsbereichen. Es zeigen sich parameterübergreifend signifikante Verbesserungen nach Therapie, die auch in einem Nachbeobachtungszeitraum stabil blieben: Im Scotoma-Modul, welches ein Sakkaden- und

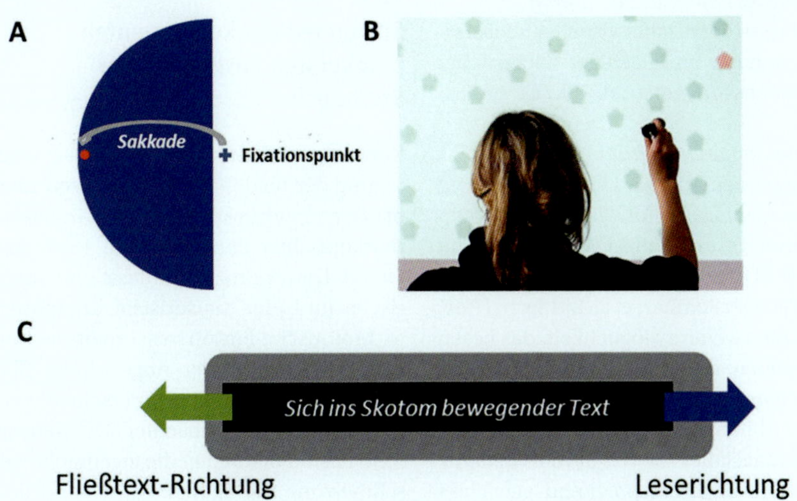

Abb. 10.7: Sakkadentraining (A), visuelles Explorationstraining (B), hemianopes Lesetraining (C)

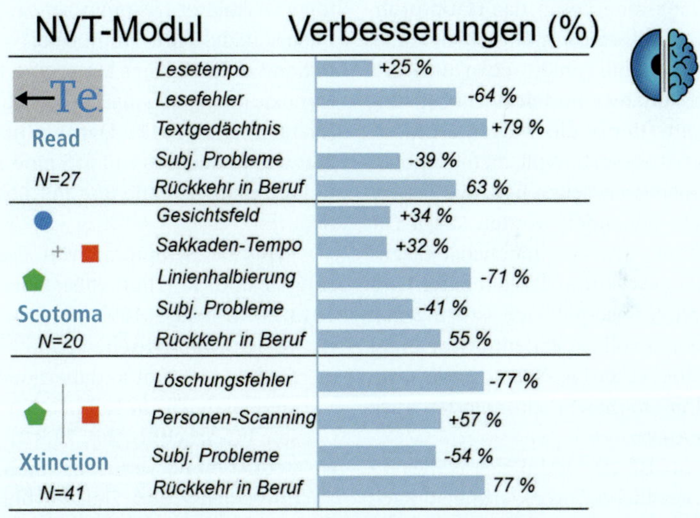

Abb. 10.8: Übersicht über die erzielten Verbesserungen (in %) nach Therapie mit den verschiedenen Modulen des Neuro-Vision-Trainings (NVT, www.neuro-vision-training.com). **Read:** Stichprobe von N= 27 Patienten mit hemianopischer Lesestörung. **Scotoma:** Stichprobe von N=20 Patienten mit homonymen, linksseitigen Gesichtsfeldaus-fällen (17 Hemianopsie, 2 Quadrantenanopsie, 1 Parazentralskotom). **Xtinction:** Stichprobe von 41 Patienten mit unilateraler visueller Extinktion (38 linksseitig, 3 rechtsseitig). – bedeutet Reduktion, + bedeutet Steigerung der Leistung. Unveröffentlichte Daten von Georg Kerkhoff (2024)

visuelles Explorationstraining ermöglicht, zeigten sich sowohl Verbesserungen im Gesichtsfeld als auch im Tempo der Sakkaden, der Linienhalbierungs-Fehler ging zurück, die subjektiven visuellen Probleme im Zusammenhang mit der Explorationsstörung ebenfalls. 55 % der Patienten konnten in ihren Beruf zurückkehren.

- *Visuelles Explorationstraining*

Einüben systematischer visueller Suchstrategien anhand großflächiger alltagsnaher Explorationsvorlagen (Abb. 10.7b).

- *Hemianopes Lesetraining*

Training systematischer Lesesakkaden und funktionaler Leseleistungen (Zahlen /Telefonnummern und Einzelworte lesen) mit dem READ-Programm (Kerkhoff u. Marquardt 2009a; Reinhart et al. 2013a, b) (Abb. 10.7c). Eine weitere Möglichkeit, das Lesen zu trainieren, ist das oben schon beschriebene Neuro-Vision-Training (NVT). Hier kann in Abhängigkeit von der Seite des Gesichtsfeldausfalles die Art der Lesetechnik ausgewählt bzw. entsprechend gewichtet werden. So ist der Fließtext besonders zur Steigerung des Lesetempos bei rechtsseitigen Gesichtsfeldausfällen sinnvoll, weil hier das langsame Lesen das Hauptproblem ist. Bei linksseitigen Gesichtsfeldausfällen sind eher die Fehler – etwa am Wort- oder Zeilenanfang – und der Zeilensprung ein Problem. Hier ist die Moving-Window-Technik besonders sinnvoll, da hiermit das Lesen in mehreren Zeilen inkl. des Zeilensprungs gut behandelt werden kann. Die RSVP-Technik, also das möglichst rasche Lesen einzelner, zentral dargebotener Worte (fast) ohne Lesesakkaden ist hingegen besonders sinnvoll bei Patienten mit anderen Ursachen einer Lesestörung, wie etwa beim Balint-Holmes-Syndrom oder auch bei reiner Alexie.

Auch im READ-Modul des NVT fanden sich deutliche Verbesserungen nach durchschnittlich 17 Therapiesitzungen in Lesetempo und -fehlern, deutliche Verbesserungen im Textgedächtnis, sowie eine Reduktion der subjektiven mit dem Lesen zusammenhängenden Probleme (s. Abb. 10.8). 63 % der Patienten mit einer solchen hemianopen Lesestörung konnten in ihren Beruf zurückkehren (Kerkhoff u. Kraft, eingereicht 2024).

10.6 Störungen der konvergenten binokularen Fusion und der Stereopsis

Konvergente Fusion beschreibt die Vereinigung der beiden leicht disparaten monokularen Eindrücke zu einem einzigen stereoskopischen Perzept (Rizzo 1989, Abb. 10.9a). Dieser Prozess umfasst eine motorische und eine sensorische Komponente. Motorische Fusion beschreibt die Konvergenzbewegung der Augen beim Blick auf visuelle Stimuli in unterschiedlichen Distanzen zum Beobachter. Die sensorische Fusion beinhaltet die eigentliche Verschmelzung der monokularen Eindrücke zu einem binokularen Perzept, welches räumliche Tiefe enthält (3D-Perzept). Störungen der konvergenten Fusion treten infolge vaskulärer Läsionen bei ca. 20 % und nach Schädel-Hirn-Trauma bei ca. 30 % der Patienten auf. Ferner kann eine zerebrale Hypoxie die Fusion massiv beeinträchtigen (Schaadt et al. 2013). Darüber hinaus zeigen auch Patienten mit MS eine reduzierte Fusion sowie Patienten mit Post-Covid-Syndrom.

Typische Symptome von Fusionsstörungen sind (Kerkhoff 2000; Schaadt et al. 2013, 2014, 2015, 2016b):

- Verschwommensehen oder Diplopie nach kurzer Zeit andauernder binokularer Aktivität im Nahbereich (z. B. Lesen, PC-Arbeit; s. Abb. 10.9 b)
- Reduktion bis Verlust des Stereosehens (Stereopsis) und Defizite bei motorischen Aktivitäten im Nahbereich (z. B. Greifen, Treppengehen)
- Asthenopische Beschwerden (z. B. Augendruck, Kopfschmerzen).

Die resultierenden Beschwerden führen zu einer teilweise erheblichen Reduktion der binokularen Belastbarkeit (< 25 min, Schaadt et al. 2013, 2014, 2015, 2016b), was weitreichende Konsequenzen für visuelle Aktivitäten in Beruf und Alltag mit sich bringt.

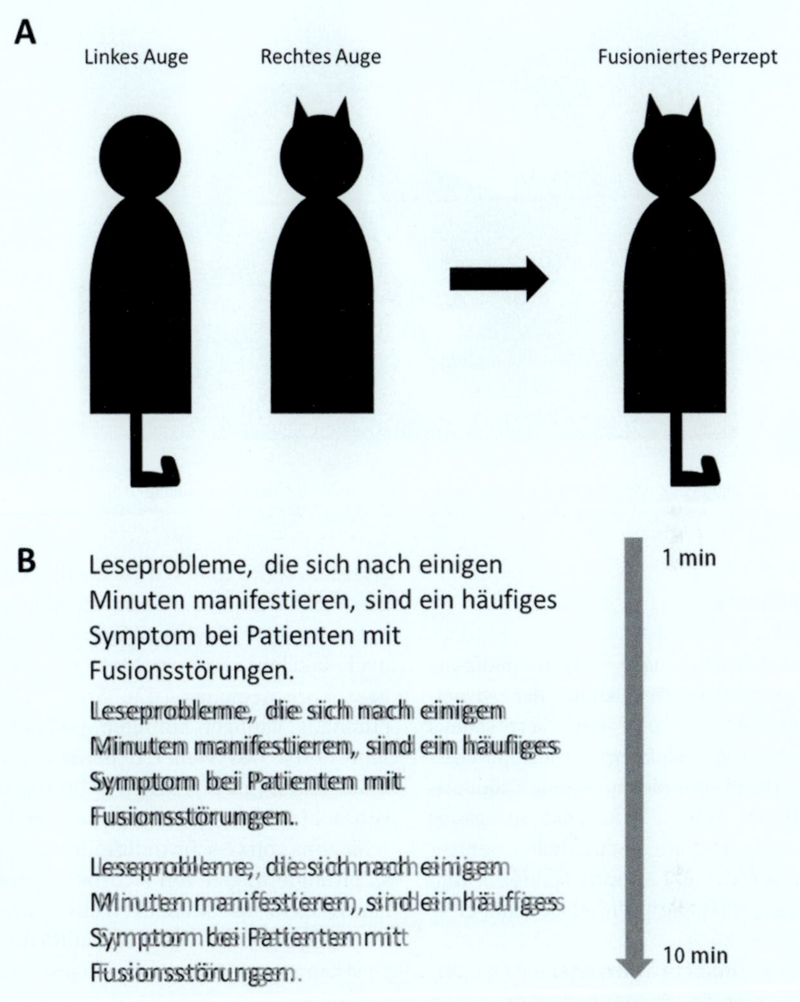

Abb. 10.9: Illustration der konvergenten Fusion (A) und Veranschaulichung der reduzierten binokularen Belastbarkeit aufgrund von Verschwommensehen/Diplopie bei Fusionsstörungen (B)

10.6.1 Assessment

Die konvergente Fusionsbreite lässt sich mit Prismen (Basis außen; appliziert vor einem Bagoliniglas, s. Abb. 10.10) bestimmen. Zur Untersuchung des Stereosehens empfehlen sich konventionelle Tests, welche sowohl die lokale (konturbasierte) als auch die globale Stereopsis erfassen (Titmus, TNO, Lang Test). Außerdem sollte als subjektives Maß die binokulare Lesezeit ohne Verschwommensehen erfasst werden. Wenn Doppelbilder permanent vorhanden sind, sollte eine Augenmuskelparese ausgeschlossen werden.

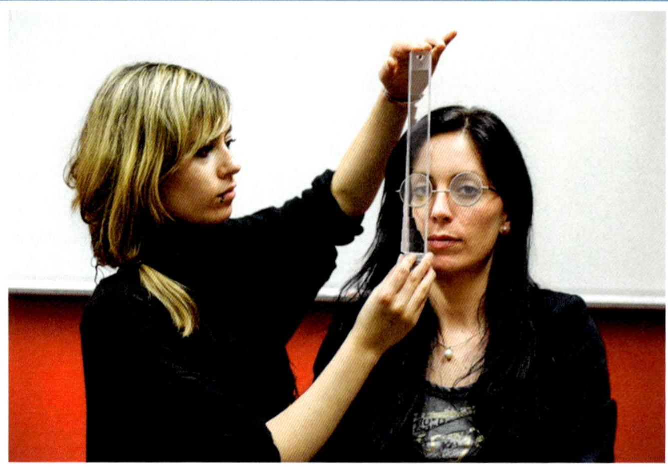

Abb. 10.10: Diagnostik und Training der konvergenten Fusion anhand einer Prismenleiste

10.6.2 Rehabilitation

Fusionsdefizite nach Hirnschädigung mit assoziierter Reduktion der visuellen Belastbarkeit und des Stereosehens können mit einfachen orthoptischen (Abb. 10.10) und dichoptischen Trainingsmaterialien (Abb. 10.9a) mit sukzessive steigender Disparität innerhalb weniger Sitzungen (ca. 15 à 50 min) signifikant und langfristig verbessert werden (Schaadt et al. 2013, 2014, 2015).

Bei permanent vorhandenen Doppelbildern oder Verschwommensehen sollten andere Ätiologien (z. B. Augenmuskelparesen, zentrale Sehschärfereduktion) und deren etwaige Rehabilitationsmöglichkeiten (z. B. Prismenausgleich) zunächst in Betracht gezogen werden.

10.7 Visuelle Bewegungswahrnehmungsdefizite

Ein vollständiger Verlust der Bewegungswahrnehmung (Akinetopsie; Zeki 1991) infolge bilateraler zerebraler Läsionen ist eher selten (Rizzo u. Barton 2008). Hingegen können graduelle Beeinträchtigungen der visuellen Bewegungswahrnehmung nach fokalen Läsionen bewegungssensitiver Kortexregionen (u. a. Area V5/MT) durchaus häufiger auftreten (Schenk u. Zihl 1997). Des Weiteren berichten viele Patienten mit zerebralen Sehstörungen von subjektiven Problemen bei der Einschätzung von Geschwindigkeiten und Positionsänderungen von sich bewegenden Fahrzeugen im Straßenverkehr (sowohl als Fußgänger als auch als Autofahrer). Dies kann entweder in einer eingeschränkten Bewegungswahrnehmung resultieren, möglicherweise aber auch in einer Beeinträchtigung des optischen Flusses („optic flow"; Radialmuster, die bei der Bewegung eines Subjektes entstehen; Gibson 1950), in Defiziten in der visuell-räumlichen Wahrnehmung, in gestörten Augenfolgebewegungen oder in einer Kombination dieser Faktoren. Derartige „optic flow"-Defizite zeigen sich schon bei älteren gesunden Personen in milder Form sowie ausgeprägt beim Morbus Alzheimer (O'Brien et al. 2001). Sie sind direkt mit der visuellräumlichen Orientierungsstörung der Betroffenen korreliert.

10.7.1 Assessment

Bewegungswahrnehmungsdefizite sollten gezielt erfragt werden, sofern nicht spontan durch den Patienten berichtet. Für das klinische Assessment gibt es die Testbatterie CAV (Computerbased Assessment of Visual Function, Niedeggen u. Hoffmann 2016). Allerdings beschränkt sich das diagnostische Ergebnis nur auf eine einfache Unterteilung in gestört bzw. nicht gestört und ist deshalb nur bedingt für Verlaufsmessungen geeignet. Eine weitere diagnostische Möglichkeit ist es, die Augenfolgebewegungen mit dem NVT-Programm zu untersuchen (s. o.). Patienten mit entsprechenden Beeinträchtigungen berichten bzw. zeigen auch manchmal Störungen in der visuellen Bewegungswahrnehmung.

10.7.2 Rehabilitation

Spontane Remissionen bei Patienten mit bilateralen Läsionen wurden bislang nur selten berichtet (Zihl et al. 1991), während eine Erholung infolge unilateraler Schädigungen durchaus möglich ist. Aufgrund der Seltenheit von schweren Beeinträchtigungen in der visuellen Bewegungsverarbeitung wurden keine Behandlungsansätze entwickelt. Allerdings erscheint die Behandlung assoziierter Beeinträchtigungen (wie beispielsweise von Augenfolgebewegungen beim optischen Verfolgen von sich bewegenden Targets) sinnvoll, um die visuelle Exploration und Orientierung in dynamischen Aktivitäten des täglichen Lebens zu erleichtern (Smooth Pursuit Eye Movement Training; Gur u. Ron 1992). Hier bietet sich das Pursuit-Modul aus dem Neuro-Vision-Training an. Damit können Augenfolgebewegungen in alle Richtungen und unter vielen verschiedenen Bedingungen (wie etwa der Richtung und dem Bildhintergrund) sehr gut behandelt werden. Zusätzlich kann ein gezieltes Einüben von Alltagssituationen, in denen Bewegung relevant ist (beim Überqueren einer Straße), die Orientierung verbessern und die Wahrscheinlichkeit von Unfällen reduzieren.

10.8 Visuell-räumliche Störungen

Visuell-räumliche Störungen stellen häufige Beeinträchtigungen nach Schlaganfällen dar, welche extrastriäre kortikale und subkortikale Hirnareale betreffen (30 – 50 % nach linkshemisphärischen, 50 – 70 % nach rechtshemisphärischen Läsionen; Jesshope et al. 1991). Darüber hinaus werden defizitäre visuell-räumliche Fähigkeiten oft bei neurodegenerativen Erkrankungen wie Alzheimer Demenz oder PCA beobachtet (Mosimann et al. 2004; Tang-Wai et al. 2003; Graham et al. 2003). Intakte visuellräumliche Fähigkeiten sind jedoch für eine Vielzahl von Alltagsaktivitäten (z. B. Ankleiden, Transferaufgaben, Lesen der Uhr, manuelles Zusammenfügen von Einzelteilen) relevant und stellen, insbesondere nach rechtshemisphärischen Läsionen, einen wichtigen Prädiktor für ein erfolgreiches Rehabilitationsergebnis dar (Kaplan u. Hier 1982).

Es werden vier Kategorien visuellräumlicher Störungen unterschieden:

- *Räumlich-perzeptive Störungen:*
Diese Gruppe von Beeinträchtigungen beschreibt Einbußen grundlegender perzeptiver Leistungen, welche nach unterschiedlichen Läsionen parietookzipitaler (vor allem rechtsseitiger) Hirnareale auftreten können. Eher posterior gelegene Läsionen dieser Hirnregionen führen zu Defiziten bei der Einschätzung oder Diskrimination von Längen, Abständen und Formen. Weiter anterior lokalisierte parietotemporale Läsionen hingegen werden mit Schwierigkeiten bei der Einschätzung von Positionen oder Orientierungen as-

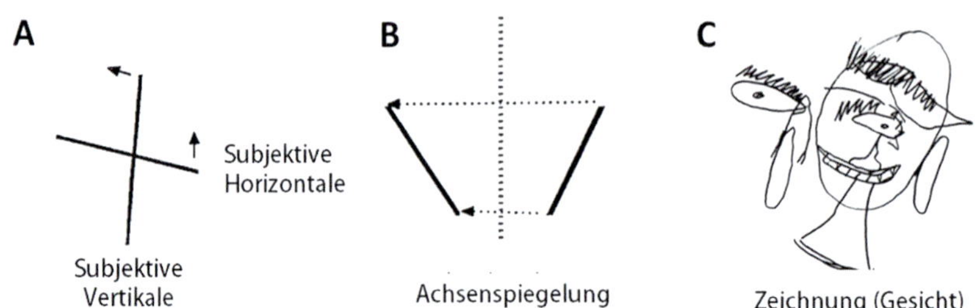

Abb. 10.11: Illustration der Defizite räumlich-perzeptiver (A), räumlich-kognitiver (B) und räumlich-konstruktiver (C) Störungen

soziiert sowie mit Schwierigkeiten bei der Wahrnehmung der subjektiven visuellen Vertikalen/Horizontalen in der Frontal- und Sagittalebene (Utz et al. 2011; Kerkhoff 2012, s. Abb. 10.11a).

- *Räumlich-kognitive Störungen:*

Diese bezeichnen Defizite in visuell-räumlichen Aufgaben, welche zusätzlich zur primären Perzeption mentale Operationen wie Rotation, Spiegelung oder Maßstabtransformation erfordern. Defizite bei Aufgaben zum Perspektivenwechsel oder zur mentalen Rotation werden mit parietalen und parietookzipitialen Läsionen in beiden Hemisphären in Verbindung gebracht (Kerkhoff 2012; s. Abb. 10.11b).

- *Räumlich-konstruktive Störungen:*

Räumlich-konstruktive Störungen beziehen sich auf eine heterogene Gruppe von Funktionsdefiziten, deren Gemeinsamkeit eine Beeinträchtigung der Fähigkeit darstellt, manuell Figuren oder Objekte aus einfachen zusammengesetzten Elementen zu erstellen oder zu kopieren (z.B. Zeichnen oder Kopieren einer geometrischen Figur mit zwei oder drei Dimensionen; s. Abb. 10.11c). Diese Defizite werden oft als ‚Konstruktive Apraxie' bezeichnet (nicht zu verwechseln mit gliedkinetischer Apraxie, die die Unfähigkeit kennzeichnet, einzelne Muskeln isoliert oder kombiniert zu aktivieren, ohne dass dabei eine Lähmung oder andere neurologische Störung zugrunde liegt). Trotz der klinischen und alltäglichen Relevanz sowie häufigem gemeinsamen Auftreten mit visuell-räumlichen, dysexekutiven und Arbeitsgedächtnisdefiziten und der Koinzidenz mit Neglect (Marshall et al. 1994) sind die Kernmechanismen von konstruktiven visuell-räumlichen Symptomen noch immer unbekannt (Kerkhoff 2012). Einige Studien vermuten als mögliche Ursache für visuokonstruktive Dysfunktion Defizite in der Transformation retinaler in reale Raumkoordinaten (Russell et al. 2010).

- *Topographische visuell-räumliche Störungen:*

Topographische visuell-räumliche Störungen beziehen sich auf Orientierungsdefizite sowohl im realen als auch im imaginativen dreidimensionalen Raum und werden mit parahippokampalen Läsionen oder sekundären Defiziten bei Neglect oder dem Bálint-Holmes-Syndrom in Zusammenhang gebracht (Aguirre u. D'Esposito 1999; Kerkhoff 2012).

10.8.1 Assessment

Für räumlich-perzeptive Störungen sind evaluierte und z.T. computergestützte Diagnostikprogramme verfügbar (z.B. VS-Win; Kerkhoff u. Maquardt 2004; Wiener Test System, Schuhfried). Für räumlich-kognitive und konstruktive Defizite

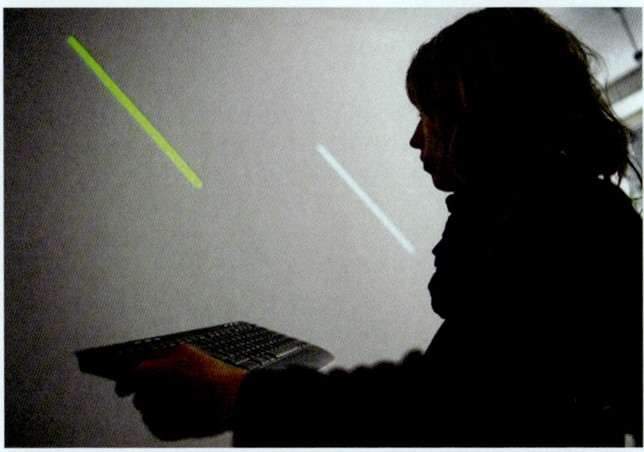

Abb. 10.12: Feedback-gestütztes Training räumlicher Fähigkeiten mit dem VS-Win-System

eignen sich einfache Zeichenaufgaben, welche störungsrelevante Aspekte beinhalten. Ferner sollten räumlich-konstruktive sowie räumlich-topographische Defizite detailliert erfragt werden.

10.8.2 Rehabilitation

Erfolgreiche Therapieansätze sind Feedback-basiertes Training räumlich-perzeptiver und -kognitiver Fähigkeiten (Abb. 10.12), optokinetische Stimulation, räumlich-konstruktives Training und Reaktionsverkettungsverfahren für topographische visuell-räumliche Störungen sowie ADL-Therapie (Aktivitäten des täglichen Lebens; Kerkhoff et al. 2007). Insbesondere Feedback-basiertes Training räumlich-perzeptiver Fähigkeiten führt zu signifikanten langfristigen Verbesserungen, mit Transfer auf andere visuell-räumliche und kon-

Tab. 10.1: Therapieansätze bei visuell-räumlichen Störungen

Behandlungsansatz	Therapeutisches Prinzip
Feedback-basiertes Training	Verbesserung der räumlich-perzeptiven und kognitiven Wahrnehmungsleistungen mit visuellem oder verbalem Feedback
Optokinetische Stimulation	Verbesserung der Aufmerksamkeit für die Ausdehnung und Orientierung des Raumes
Galvanisch-vestibuläre Stimulation	Vestibuläre Rekalibrierung der Visuellen Vertikalen
Räumlich-konstruktives Training	Gestuftes Üben mit visuokonstruktivem Material (z. B. Tangram, Mosaikwürfel)
Reaktionsverkettung	Aufteilung von langen Wegstrecken in kurze Teilstrecken und anschließende „Verkettung" unter Einsatz mnestischer Strategien hilft beim Wegelernen
ADL-Therapie	Identifikation und gezieltes Üben problematischer visuell-räumlicher Alltagshandlungen, z. B. Ankleiden, Abstandsschätzung, Transfers

ADL: Aktivitäten des täglichen Lebens

struktive sowie Alltagsleistungen (Funk et al. 2013). In neueren Studien konnte auch der positive Effekt von galvanisch-vestibulärer Stimulation (GVS) auf verschiedene räumlich-perzeptive Störungen wie etwa die Störung der subjektiven visuellen und haptischen Vertikalen sowie den Linienhalbierungsfehler bei Neglect gezeigt werden (Oppenländer et al. 2015a, 2015b.). Demnach übt die Aktivierung des Vestibulärsystems einen therapeutischen Effekt auf viele räumliche Wahrnehmungs- und Kognitionsleistungen aus. Die verschiedenen Behandlungsansätze einschließlich ihrer therapeutischen Prinzipien sind in Tabelle 10.1 zusammengefasst.

10.9 Störungen der Farbwahrnehmung

Zerebrale Farbwahrnehmungsstörungen können innerhalb eines Skotoms im Kontext eines homonymen Gesichtsfelddefekts oder im Bereich des zentralen Sehens auftreten (Meadows 1974; Zeki 1990; Bouvier u. Engel 2006). Ein vollständiger Ausfall der zerebralen Farbwahrnehmung (Achromatopsie; s. Abb. 10.13) ist eher selten und ist bedingt durch bilaterale, okzipitotemporale Läsionen (Rizzo u. Barton 2008). Häufiger sind hingegen Störungen der Farbtonunterscheidung nach unilateralen okzipitotemporalen Läsionen sowie nach leichten zerebralen Hypoxien oder bei Alzheimer Demenz (Vingrys u. Garner, 1987; Cronin-Golomb et al. 1993). Diese sind nicht so selten wie früher gedacht (22 %, Munk et al. 2023).

10.9.1 Assessment

Zur Diagnostik von Farbwahrnehmungsstörungen eignen sich Tests zur Farbtonunterscheidung, beispielsweise auf Grundlage von Zuordnungsaufgaben (Abb. 10.13), oder detaillierte Farb-Sortier-Tests wie der LM-70 von Luneau oder FM-100 von Farnsworth.

10.9.2 Rehabilitation

Remissionen von Farbwahrnehmungsstörungen innerhalb eines Skotoms sind häufig bei Patienten mit partieller Gesichtsfeldwiederherstellung zu beobachten (Zihl u. von Cramon 1985). In der Regel verläuft die progressive visuelle Wiederherstellung im Skotom (falls sie wieder eintritt) folgendermaßen: Lichterkennung → Licht-

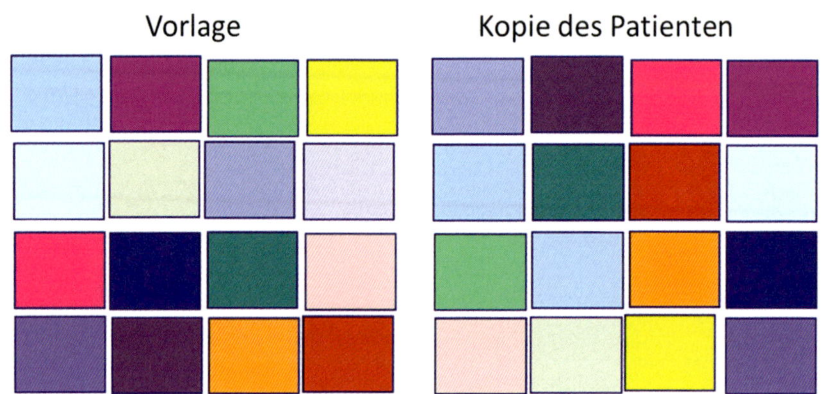

Abb. 10.13: Beeinträchtigte Farbtonunterscheidung eines Patienten mit zerebraler Achromatopsie

lokalisation → Helligkeitsdiskrimination → Formdiskrimination → Farbwahrnehmung. Bei Patienten mit Farbwahrnehmungsdefiziten im Bereich des zentralen Sehens liegen keine Berichte zur Spontanremission vor (Pearlman et al. 1979).

Bei Patienten mit residualer Farbwahrnehmung im Skotom und unvollständigen Läsionen gibt es einige Hinweise, dass die Verbesserung der Farbunterscheidung durch Diskriminationstraining anhand farbiger Targets im Übergangsbereich zwischen Skotom und intaktem Gesichtsfeld verbessert werden kann. Bei Farbunterscheidungsdefiziten im Bereich des zentralen Sehens nach einer zerebralen Anoxie hat sich ein „Forced-Choice"-Unterscheidungstraining farbiger Formen als partiell wirksam erwiesen, allerdings mit begrenztem Transfer auf nicht trainierte Farben (Merrill u. Kewman 1986).

Aufgrund der begrenzten restitutiven Möglichkeiten ist der Erwerb kompensatorischer Strategien sinnvoll, sodass Farburteile auf Basis anderer Stimulusmerkmale wie Helligkeit oder Sättigung erfolgen können. Hierfür gibt es derzeit leider noch kein Trainingsmaterial.

10.10 Visuelle Agnosien

Die Unfähigkeit, visuelle Stimuli trotz ausreichender elementarer visueller (z. B. Sehschärfe, räumliche Kontrastempfindlichkeit, Exploration) und sprachlicher Funktionen sowie einer intakten Rekognitionsleistung in anderen Modalitäten (z. B. auditiv, haptisch) zu erkennen, wird als visuelle Agnosie bezeichnet (Zihl 2011). Je nach Schweregrad und Spezifität des visuellen Erkennungsdefizits können verschiedene Arten von Agnosie unterschieden werden:

Visuelle Objektagnosien bezeichnen Beeinträchtigungen beim Erkennen komplexer Objekte oder Bilder. Traditionell wird zwischen apperzeptiver und assoziativer Agnosie unterschieden. Die **apperzeptive Agnosie** beschreibt Defizite in der kohärenten Wahrnehmung des Stimulus, die **assoziative Agnosie** einen defizitären Abruf semantischer Gedächtnisinhalte oder einen Verlust semantischen Wissens per se. Patienten mit einer apperzeptiven Agnosie haben folglich Schwierigkeiten beim Kopieren von Objekten oder Zuordnungsaufgaben von Objekten aus unterschiedlichen Perspektiven (s. Abb. 10.14a). Hingegen schneiden Patienten mit einer rein assoziativen Agnosie bei diesen Aufgaben gut ab, sind jedoch nicht in der Lage, semantische Aspekte des Objekts (Funktion, Name) abzurufen (Farah 1990; Riddoch u. Humphreys 2001; Abb. 10.14b). Letzteres stellt zudem ein Kernmerkmal der semantischen Demenz, eines Subtyps der frontotemporalen Demenz, dar. Der wesentliche Unterschied zwischen einer assoziativen visuellen Agnosie und einem generellen semantischen Defizit (etwa bei verschiedenen Demenzformen) ist die Modalitätsspezifität der assoziativen visuellen Agnosie. Anders ausgedrückt: Der Betroffene hat kein generelles semantisches Defizit, er verfügt noch über das Wissen über Objekte, kann es aber unter visuellen Bedingungen nicht abrufen. Bei Ertasten und anschließendem Erkennen der visuell zuvor nicht erkannten Objekte sollte jedoch kein Problem vorliegen. Anders beim generellen semantischen Defizit: hier gelingt der Abruf des Wissens über Objekte nicht nur in der visuellen Modalität nicht (mehr), sondern auch beim Ertasten oder auditiven Erfassen (ist also unabhängig von der Modalität gestört). Die **Visuelle Formagnosie** bezeichnet die schwerste Form der apperzeptiven Agnosie, gekennzeichnet durch die Unfähigkeit, selbst einfache geometrische Formen zu unterscheiden.

Unter der **Prosopagnosie** versteht man ein selektives Defizit beim Erkennen von Gesichtern (Kerkhoff 2024a, Zihl 2011).

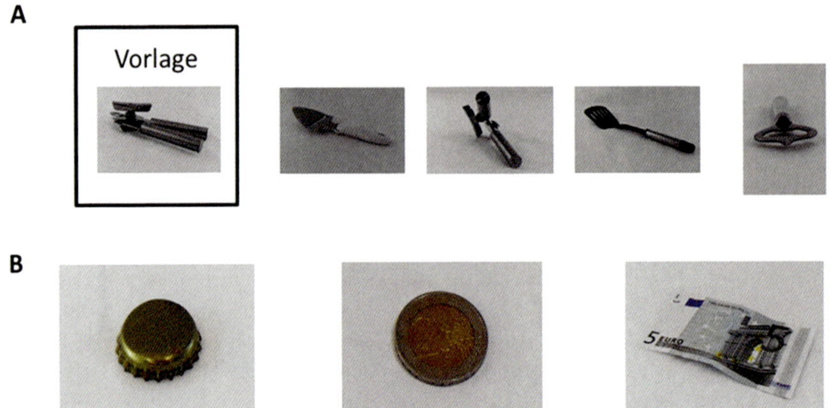

Abb. 10.14: Visuelle Zuordnungsaufgaben auf Basis perzeptueller (A) und semantischer (B) Objektmerkmale zur Untersuchung einer visuellen Agnosie

Anders als früher angenommen, handelt es sich hierbei jedoch nicht um eine singuläre Störung, sondern eher um eine „Familie" von unterschiedlichen Einzelstörungen (Corrow et al. 2016). Ähnlich wie bei den visuellen Objekt-Agnosien gibt es auch hier eine eher apperzeptive Variante und eine assoziative Variante (Corrow et al. 2016). Bei der ersteren ist die perzeptuelle Unterscheidung von Gesichtsmerkmalen (wie z. B. Alter, Geschlecht) wesentlich gestört, und sie resultiert meist aus bilateralen okzipito-temporalen (seltener: rechtsseitig okzipito-temporalen) Läsionen. Häufig zeigen diese Patienten auch zentrale Störungen der Farbwahrnehmung (Dyschromatopsie, Achromatopsie) und eine topografische Orientierungsstörung. Bei der assoziativen Prosopagnosie ist vor allem die Assoziation eines Gesichts mit bestimmten gespeicherten Eigenschaften der entsprechenden Person gestört (Corrow et al. 2016). Diese Variante resultiert meist aus anterioren temporalen Läsionen und ist oft mit Gedächtnisstörungen assoziiert. Im Endeffekt führen beide Teilstörungen dazu, dass die Betroffenen menschliche Gesichter nicht mehr erkennen bzw. zuordnen können.

Visuelle Agnosien werden allgemein als seltene Erkrankungen (weniger als 3 % aller neurologischen Patienten; Zihl 2011) beschrieben. Sie treten am häufigsten nach bilateralen okzipito-temporalen Läsionen vaskulärer, traumatischer oder anoxischer Genese auf (Farah 1990, 2004). Allerdings deuten neuere Befunde darauf hin, dass einzelne Symptome aus dem Formenkreis der visuellen Agnosie im Sinne gradueller Defizite deutlich häufiger vorkommen als bisher angenommen (z. B. Martinaud et al. 2012 berichten eine Prävalenz von 65 % nach Infarkten der Arteria cerebri posterior). Anders ausgedrückt: Zwei Drittel der Patienten mit einem ACP-Infarkt zeigen ein signifikantes Defizit in der Muster- und Objekterkennung, ohne dass eine völlige Agnosie vorliegt.

10.10.1 Assessment

Zur diagnostischen Abgrenzung der Art der Agnosie eignen sich Zuordnungs- sowie Benennaufgaben (Abb. 10.14).

Weiterführende standardisierte Diagnosemethoden sind in Form der Birmingham Object Recognition Battery (BORB;

Riddoch u. Humphreys 1993) oder der Visual Object and Space Perception Battery (VOSP; Warrington u. James 1991) verfügbar. Zur ersten, orientierenden Diagnostik einer Prosopagnosie können zunächst große Fotos berühmter Personen verwendet werden; Patienten mit ausgeprägten Störungen fallen hierbei meistens schon auf. Eine genauere Diagnostik kann mit dem Facial Recognition Test von Benton et al (1994) durchgeführt werden. Ein neueres Verfahren ist das Kölner Agnosie Diagnostikum (KAD; Knoppe et al. 2020), mit welchem auch die kongenitale und erworbene Prosopagnosie untersucht werden können.

10.10.2 Rehabilitation

Detaillierte Fallberichte bezüglich einer vollständigen spontanen Remission der Symptomatik sind selten, wohingegen partielle Verbesserungen in der Erkennungsleistung insbesondere mit Hinblick auf die Prosopagnosie nach unilateraler Läsion gelegentlich in der Literatur beschrieben wurden (Farah 1990; Mesad, Laff u. Devinsky 2003). Die visuelle Formerkennung kann in einigen Fällen durch repetitives Feedback-gestütztes Diskriminationstraining auf Grundlage einfacher geometrischer Formen verbessert werden. Verbale oder computergestützte Rückmeldung ist mit zunehmender Ähnlichkeit der Reize, die diskriminiert werden müssen, wichtig. Kontrollierte Therapiestudien für komplexe Objekt- und Gesichtserkennungsdefizite sind selten. Gewisse Verbesserungen konnten unter Verwendung von Paradigmen des „errorless learning", welche auf bestimmte Suchstrategien für Schlüsselmerkmale von Objekten oder Flächen fokussieren, berichtet werden (Zihl 2011). In der Regel kann die Verwendung von Kontextinformationen (Wissen über Objekte/Gesichter und die jeweils relevante [soziale] Situation) und nicht-visuellen Hinweisen sinnvoll und für einige Patienten hilfreich sein (Zihl 2011). Häufig versuchen Patienten mit einer Prosopagnosie markante externe visuelle Reize (wie die Frisur, Brille, Schnurrbart, Ohrring etc.) zur Unterscheidung von Gesichtern zu verwenden. Dies sind aber in der Regel nur selten hilfreiche Erkennungsstrategien, da sie häufig nicht nur für eine spezifische Person zutreffen. Wirksamer ist daher die Orientierung an der Stimme einer Person, die meist problemlos erkannt wird, sofern die gegenüberliegende Person spricht.

10.11 Visuelle Reizerscheinungen

Während sich die zuvor beschriebenen Störungen alle auf Funktionsausfälle im Sinne negativer visueller Phänomene beziehen, bezeichnen visuelle Reizerscheinungen positive Symptome in Abwesenheit eines externen Stimulus (Schaadt u. Kerkhoff 2016). Einfache visuelle Reizerscheinungen (helle Punkte, Balken, Linien, Sterne, Nebel, farbige Empfindungen etc.; Lance 1976) werden häufig von Patienten wenige Tage vor oder nach einer okzipitalen vaskulär bedingten Läsionen berichtet. Komplexere visuelle Halluzinationen und Illusionen sind mit eher temporalen Läsionen assoziiert, obgleich deren Prävalenz infolge struktureller Läsionen weitaus niedriger ist (Kölmel 1984, 1985; Baier et al. 2010a; Abb. 10.15). Darüber hinaus können sie im Rahmen eines Delirs auftreten (vgl. Abschnitt 10.16). Bei älteren Patienten erhöhen sie das Sturzrisiko (Kapoor et al. 2019).

Eine spontane Symptomremission erfolgt schnell und vollständig bei 95 % der Patienten (Kölmel 1984, 1985).

10.11.1 Assessment

Visuelle Reizerscheinungen werden selten spontan in der Anamnese vom Patien-

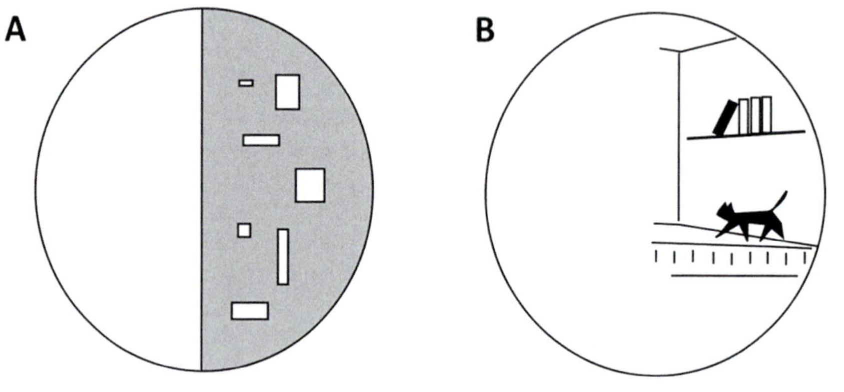

Abb. 10.15: Beispiele für einfache (A) und komplexe (B) visuelle Reizerscheinungen

ten berichtet und sollten deswegen gezielt durch den Untersucher erfragt werden.

10.11.2 Rehabilitation

Trotz der für den Patienten zumeist hochgradig irritierenden Phänomenologie sind visuelle Reizerscheinungen in der Regel Übergangsphänomene. Daher ist eine Information und initiale Beruhigung des Patienten als prioritär einzustufen. Bei persistierenden Reizerscheinungen sollten epileptiforme, neurodegenerative oder psychiatrische Ursachen sowie die Möglichkeit eines Re-Insultes diagnostisch abgeklärt werden.

10.12 Bálint-Holmes-Syndrom

Als Bálint-Holmes-Syndrom wird eine Gruppe von Symptomen (Rafal 1997) bezeichnet, welche folgende Symptome einschließt:

1. **Simultanagnosie:** Beeinträchtigte gleichzeitige Wahrnehmung von mehr als einem Objekt (Moreaud 2003)
2. **Optische Ataxie:** Beeinträchtigungen im visuell geführten Greifen, welche nicht Folge einer anderen primären motorischen oder visuellen Störung ist (Perenin u. Vighetto 1988). Der Patient soll einen visuellen Stimulus (z. B. Nasenspitze des Untersuchers) fixieren, während der Finger des Untersuchers als Target im linken oder rechten visuellen Halbfeld präsentiert wird. Neurologisch gesunde Probanden können trotz fehlender Fixation akkurat nach dem Target greifen, Patienten mit optischer Ataxie gelingt dies nicht.
3. **Visueller Neglect und visuell-räumliche Störungen:** z. B. Beeinträchtigung der Beibehaltung von Abständen, Ausrichtungen und Positionen (Moreaud 2003).
4. **Okulomotorische Störungen:** erschwerte Fixationen, beim starren Anblicken von Gegenständen („klebender Blick“) sowie Probleme bei der Erzeugung von Sakkaden (freiwillig und auf Anforderung; okulomotorische Apraxie; Zee u. Newman-Toker 2005; Zihl 2011).

Darüber hinaus weisen die Patienten schwerwiegende Probleme beim Lesen auf. Dabei gelingt das Lesen von kurzen

Wörtern (4–6 Buchstaben) besser als Lesen von Nicht-Wörtern (Baylis et al. 1994). Ursachen des Bálint-Holmes-Syndroms sind bilaterale oder diffuse okzipito-parietale Läsionen. Es wird davon ausgegangen, dass etwa 30 % der Patienten mit neurodegenerativen Erkrankungen Erscheinungsformen des Bálint-Holmes-Komplexes zeigen (Mendez et al. 1990b; Rizzo 1993), wenn auch nicht zwingend das komplette Syndrom. Die Inzidenz bei nicht degenerativen neurologischen Erkrankungen liegt wahrscheinlich bei <0,5 % (Kerkhoff, unveröffentlichte Ergebnisse).

10.12.1 Assessment

Bei Verdacht auf Bálint-Holmes-Syndrom ist ein detailliertes Assessment der konstituierenden Symptome erforderlich. Es ist anzunehmen, dass die Erkrankung oft übersehen oder fehldiagnostiziert wird (z. B. als Röhrengesichtsfeld oder zerebrale Blindheit). Manchmal berichten Patienten, dass sie das gleiche Objekt an mehreren Stellen im Raum zu sehen glauben. Dies kann manchmal durch Blinzeln kurzfristig eliminiert werden (Kerkhoff 2000).

10.12.2 Rehabilitation

Die gegenwärtige Evidenzbasis im Hinblick auf wirksame Rehabilitationstechniken ist eher gering, nicht zuletzt aufgrund der angenommenen niedrigen Inzidenz infolge akut hirnschädigender Ereignisse (für eine Übersicht siehe Perez et al. 1996; Kerkhoff u. Heldmann 1999). Jedoch gibt es Hinweise, dass gewisse Verbesserungen in der visuellen Exploration und Fixation nach systematischem Training erreicht werden können, eine Verbesserung der räumlichen Störung jedoch eher unwahrscheinlich ist (Kerkhoff 2000, 2024a; Zihl 2011).

10.13 Neglect

Neglect bezeichnet das Nichtbeachten von Reizen (visuell, auditiv, taktil, olfaktorisch oder repräsentational) in der kontraläsionalen Raum- oder Körperhälfte sowie den reduzierten Extremitäteneinsatz dieser Körperhälfte (Kerkhoff u. Schmidt 2017). Neglect tritt häufig nach ausgedehnten rechtsseitigen Läsionen auf und zählt aufgrund des Läsionsausmaßes, der resultierenden vielfältigen Begleitstörungen sowie der zumeist unzureichenden Awareness (Katz et al. 1999) zu den eher schwer behandelbaren Störungen. Patienten mit visuellem Neglect zeigen eine in die ipsiläsionale Raumhälfte (meist rechtsseitig) verschobene Exploration (Augen- und Kopfbewegungen), teilen Objekte häufig zu weit nach ipsiläsional und weisen eine nach ipsiläsional verlagerte subjektive Geradeausrichtung auf (Kerkhoff u. Schmidt 2017). Der visuelle Überblick ist deutlich reduziert, die spontane Exploration beschränkt sich auf ipsiläsionale Raumbereiche, welche wiederholt perseveratorisch abgesucht werden. Dadurch kommt es zur häufigen Kollision mit Objekten oder Gegenständen insbesondere in der linken Raumhälfte. Der visuelle Neglect kann alle visuellen Aufgaben beeinträchtigen, häufig findet sich auch eine defizitäre Lesefähigkeit (Neglectdyslexie). Viele Patienten weisen auch eine Vernachlässigung des eigenen Körpers auf (Body-Neglect, Kerkhoff u. Schmidt 2018). Interessant ist in diesem Kontext auch die Beobachtung, dass Patienten mit linksseitigem Neglect häufiger unter einer Störung des Lagesinnes (Propriozeption, Schmidt et al. 2013a) und der Kinästhetik (Bewegungsvorstellung) an den kontraläsionalen Gliedmaßen leiden (Semrau et al. 2014) als Patienten ohne Neglect. Beide Störungen treten jedoch auch ohne einen Neglect auf (detaillierter in Kerkhoff u. Schmidt 2018). Ob es sich beim Defizit der Neglectpatienten um ein primäres Defizit handelt oder Lagesinn und Kinästhetik sekundär infolge des Neglects beeinträchtigt sind, kann diskutiert werden. Klinisch-phänomenologisch ausgedrückt kann jedoch festgestellt werden: Der Neglect beeinträchtigt auch die Einschätzung der Lage und die Bewegungsvorstellung der kontraläsionalen Körperteile, und diese Teilstörungen sollten behandelt werden, da sie hoch mit funktionalen Alltagsleistungen korrelieren.

Es werden zwei Bezugssysteme bei Neglect unterschieden: Raumbezogene Neglectsymptome (1) beziehen sich auf bestimmte Raum- oder Körperabschnitte (z. B. übersieht der Patient Objekte auf der kontraläsionalen Seite eines Tisches oder Wörter auf der linken Seite des Textes). Objektzentrierte Neglectphänomene (2) hingegen betreffen die kontraläsionale Seite von Objekten oder Wörtern als Ganzes, unabhängig von der Position des Stimulus im Raum. Der raumbezogene Neglect tritt häufiger auf als der objektzentrierte, jedoch können beide Phänomene gemeinsam auftreten, was insbesondere beim Lesen oft geschieht; hier finden sich raumbezogene Auslassungsfehler sowie wort- oder objektbezogene Substitutionsfehler (Reinhart et al. 2013c, 2013d).

10.13.1 Assessment

Prioritär für die Diagnose des Neglects ist, dass eine primäre sensorische (z. B. Hemianopsie) oder motorische (z.B. Hemiparese) Beeinträchtigung als alleinige Ursache ausgeschlossen werden kann. Diagnostisch bieten sich konventionelle Verfahren wie Durchstreichtests, Linienhalbieren, Lesen (siehe Download-Link am Ende des Kapitels) und/oder Zeichnen an. In der Frühphase bieten sich meist Screeningverfahren an, da sie schnell durchführbar sind und auch am Krankenbett durchführbar sind. Sobald der Patient belastbarer ist, sollte eine differenziertere Neglectdiagnostik erfolgen, entweder mit einem standardisiertem „Papier und Bleistift"-Assessment wie dem Neglect-Test (NET, Wilson et al. 1987), der aus 17 Untertest besteht, oder mit apparativ gestützten Verfahren wie dem EyeMove-Programm (Kerkhoff u. Marquardt 2009) bzw. unter Einsatz von VR-Brillen (Krohn et al. 2023). Differentialdiagnostisch ist der hemianope gegenüber dem Neglect-assoziierten Linienhalbierungsfehler durch die kontra- vs. ipsiläsionale Verschiebung zu unterscheiden.

Für die Unterscheidung Hemianopsie versus Neglect (oder genauer gesagt zur Entscheidung der Frage, ob ein gemessener Gesichtsfelddefekt real oder ein neglectbedingter Artefakt ist) hat sich ein einfaches und klinisch praktikables Verfahren bewährt (vgl. Nyffeler et al. 2017). Hierbei wird die Perimetrie unter zwei Bedingungen durchgeführt: einmal in der Standardversion mit Kopf/Rumpf und Blick geradeaus gerichtet, und einmal mit einer Rumpfrotation nach links, während Kopf und Blick geradeaus gerichtet ist. Bei einer „realen", also nicht neglectbedingten Hemianopsie oder Quadrantenanopsie bleibt der Gesichtsfeldausfall unter beiden Bedingungen annähernd gleich. Bei einem, neglectbedingten, artifiziell gemessenen Gesichtsfeldausfall links zeigt sich zwar in der Standardbedingung der linksseitige Ausfall, bei Rumpfdrehung nach links verschwindet dieser aber oder ist deutlich kleiner (Nyffeler et al. 2017).

Die visuelle Extinktion lässt sich gut anhand standardisierter PC-gestützter Verfahren quantifizieren (Kerkhoff u. Marquardt 2009b). Aufgrund der häufigen Unawareness der Patienten empfiehlt sich zudem eine systematische Befragung der Angehörigen und/oder Pflegekräfte zu Alltagsbeeinträchtigungen, etwa durch den Beobachtungsbogen für Räumliche Störungen (BRS, Neumann et al. 2008) oder die Catherine-Bergego-Skala (CBS, vgl. Kerkhoff u. Schmidt 2018). Auch der Body-Neglect sollte erfasst werden (s. hierzu

Tab. 10.2: Übersicht über evidenzbasierte Therapieverfahren zum multimodalen Neglect, zur Extinktion und zur Unawareness

Behandlungs-ansatz	Inhalte	Empfeh-lungs-stärke	Therapeutisches Prinzip
Optokinetische Stimulation mit Blickfolge-bewegungen (OKS)	Signifikante und dauerhafte Reduktion des Neglects (multimodal) nach 5–20 Sitzungen durch Aktivierung parietaler Hirnregionen. Aktive Blickfolgebewegungen durch den Patienten sind essentiell für die Wirksamkeit des Verfahrens; OKS-Therapie reduziert die Anosognosie.	↑↑	Bottom-up-Stimulation
Visuelles Explorations-training	Entwicklung systematischerer Suchstrategien und dadurch Reduktion der Auslassungen in der visuellen Suche. Dadurch werden Verbesserungen der visuellen Exploration, des Lesens und ein partieller Transfer auf Alltagsleistungen erreicht.	↑↑	Top-down-Strategie-Verfahren
Neuromodu-lation (TMS, tDCS)	Repetitive „Brain Stimulation" des parietalen Kortex (durch TMS, tDCS) reduziert visuellen Neglect und Alltagsdefizite (ADL).	↑↑	Bottom-up-Stimulation
Nackenmuskel-vibration	Vibration der kontraläsionalen Nackenmuskeln aktiviert das propriozeptive System, die Inselregion und den superioren temporalen Kortex. Sie verbessert Explorationsleistungen (visuell + taktil) und das subjektive Geradeausempfinden des Patienten im Raum.	↑	Bottom-up-Stimulation

Kerkhoff u. Schmidt 2018), da er genauso häufig wie der sensorische Neglect ist.

10.13.2 Rehabilitation

Grundsätzlich werden in der Therapie des multimodalen Neglects Top-down-Therapieverfahren von Bottom-up-Stimulationsansätzen unterschieden. Top-down-Verfahren implizieren das Erlernen einer kognitiv gesteuerten und systematischen Suchstrategie. Diese eignen sich in einer späteren Phase der Rehabilitation, sind in der Akutphase hingegen weniger sinnvoll. Bottom-up-Verfahren haben die gezielte Stimulation relevanter afferenter Kanäle zum Ziel und bieten sich aufgrund der Nichtnotwendigkeit eines Strategieerwerbs insbesondere in der Akutphase an. Jedoch sollten im Hinblick auf eine optimierte und ressourcenorientierte Rehabilitation eine Kombination beider Techniken angestrebt werden. Tabelle 10.2 zeigt eine Übersicht evaluierter und wirksamer Behandlungsansätze. Eine ausführlichere Darstellung der gegenwärtig verfügbaren Rehabilitationsstrategien findet sich in Kerkhoff (2024b) oder Kerkhoff u. Schmidt (2018) und auch in der aktuellen Leitlinie zur Raumkognition aus dem Jahre 2023 (https://register.awmf.org/de/leitlinien/detail/030-126).

10.14 Extinktion

Ein mit Neglect häufig assoziiertes Symptom ist die Extinktion (visuell, akustisch, taktil). Diese bezeichnet eine Nichtbeachtung des kontraläsionalen Reizes bei simultaner Präsentation eines ipsiläsionalen Reizes (Schmidt et al. 2013b). Häufig bleibt nach einem akuten Neglect die Extinktion als Restsymptom übrig – oft bis zu

Jahren nach dem Schlaganfall (Schmidt et al. 2013). Die Extinktion ist durchaus alltagsrelevant in vielen Bereichen: taktile Extinktion korreliert mit niedrigeren ADL-Werten, die visuelle Extinktion ist ein Handicap für alle visuellen Aktivitäten im Alltag, wo immer mehr als ein einziger visueller Reiz verarbeitet werden muss. Für die mögliche berufliche Wiedereingliederung von Patienten mit einem Restneglect hat sich die erfolgreiche Behandlung der visuellen Extinktion als Wegbereiter erwiesen (Kerkhoff 2021). Ein anderes wichtiges Element ist die Behandlung der räumlich-perzeptiven Wahrnehmungsstörungen bei diesen Patienten, die ebenfalls fast immer aufgrund der anatomischen Nähe der kritischen Hirnareale vorliegt. Und last but not least: Auch für die Frage der Fahrtauglichkeit ist die visuelle Extinktion relevant, da im Straßenverkehr fast immer mehr als *ein* Reiz zu beachten ist.

Die akustische Extinktion ist ebenfalls häufig, ihre Bedeutung im Alltag ist bisher aber wenig erforscht. Man kann sich aber gut vorstellen, dass sie für die Kommunikation mit mehreren Menschen und das Orten und Verarbeiten von Schallquellen im Raum sehr relevant sein kann.

10.14.1 Assessment

Die visuelle Extinktion kann mit dem Eye-Move-Programm gut untersucht werden (Kerkhoff u. Marquardt 2009b), die taktile Extinktion mit einfachen Fingerberührungen oder Tests zur Unterscheidung von haptischen Oberflächen (Schmidt et al. 2013), die akustische Extinktion kann orientierend mit einfachen Geräuschquellen (Rascheln mit Papier oder Klimpern mit Schlüsseln am linken/rechten Ohr des Patienten) untersucht werden (s. ausführlichere Beschreibung in Kerkhoff u. Schmidt 2018).

Eine weitere Möglichkeit, die visuelle Extinktion in vielen verschiedenen Raumrichtungen zu untersuchen (also nicht nur horizontal) bietet das Neuro-Vision-Trainings-Programm (s. o.). Hier kann die Extinktion horizontal, vertikal und diagonal untersucht werden. Sinnvoll ist es dann, in der Diagnostik die Richtung auszuwählen, die am ehesten das Löschungsphänomen in einem bestimmten Gesichtsfeld-/Raumbereich offenbart. So wäre etwa bei einem Quadrantenausfall links unten die diagonale Testung sinnvoll (links unten und rechts oben simultane Darbietung). Bei einem links- oder rechtsseitigen visuellen Restneglect ist die horizontale Darbietung am sinnvollsten. Auch die vertikale Testung ist bei Patienten mit meist links- oder rechtsseitigem Neglect diagnostisch interessant, da insbesondere der linke untere Halbraum in visuellen Suchaufgaben weniger beachtet wird und die Patienten mehr Fixationen in diesem Quadranten benötigen, um eine Szene abzusuchen (Cazzoli et al. 2011).

10.14.2 Rehabilitation

Die taktile Extinktion kann mit Hilfe der Galvanisch-Vestibulären Stimulation (GVS) deutlich und dauerhaft reduziert worden (Schmidt et al. 2013). Für die akustische Extinktion gibt es bislang keine Behandlungskonzepte, für die visuelle Extinktion ebenfalls bislang nicht.

In einem neuartigen, von mir entwickelten Therapieansatz (Kerkhoff 2020, 2021, 2024) lernen Patienten mit visueller Extinktion eine neue Blickstrategie. Hierbei soll zunächst der kontraläsionale Reiz rasch anvisiert werden, und danach sofort der ipsiläsionale Reiz. Im Lauf der Therapie werden die Darbietungszeiten beider Reize immer weiter verkürzt, bis sie schließlich gleichzeitig auftreten. In drei Einzelfallstudien konnte 2021 gezeigt werden, dass nach durchschnittlich 10 – 17 Therapiesitzungen (à 60 Minuten) keine visuelle Extinktion bei Doppel-Simultan-Stimulation mehr auftrat; auch die Erkennungsleistungen auf der rechten Seite waren fehlerlos. Diese Verbesserungen blieben auch zwei Monate nach Behandlungsende stabil. Diese Effekte sind inzwischen in einer größeren Stichprobe (n = 41 Patienten mit visueller Extinktion) repliziert worden (Poschenrieder u. Kerkhoff 2024). Hiermit steht erstmals ein wirksames neues Therapieverfahren zur Behandlung der visuellen Extinktion bei Patienten mit Schlaganfall für die Neurorehabilitation zur Verfügung. Abbildung 10.8 (S. 209) fasst die wesentlichen Ergebnisse dieses Anti-Extinktions-Trainings grafisch zusammen. Die linksseitigen Löschungsfehler („extinction errors") gehen um 77 % nach Therapie zurück, das Personen-Scanning – also das Erfassen multipler visueller Reize auf einer kurz gezeigten Vorlage – verbesserte sich um 57 %, die subjektiven Probleme im Zusammenhang mit der visuellen Extinktion gingen um 54 % zurück. 77 % der noch nicht berenteten Personen aus dieser Stichprobe (also 21 der 27 Patienten, Gesamtstichprobe: 41 Patienten) konnten nach Beendigung der Therapie in ihren Beruf zurückkehren. Damit bietet sich das Xtinction-Modul des NVT zur Behandlung der visuellen Extinktion an. So können viele Patienten mit Restneglect weitere Fortschritte machen und teilweise wieder in ihren Beruf zurückkehren.

10.15 Traumatische Seh- und Okulomotorikstörungen – ein unterschätztes Problem

Traumatische Hirnschädigungen, insbesondere leichtere traumatische Hirnschädigungen, sind eine zunehmend häufigere Ätiologie, mit einer geschätzten Inzidenz von 106–790 neuen Betroffenen pro 100.000 Einwohner pro Jahr weltweit (Ventura et al. 2014). Da mehr als die Hälfte aller neuronalen Schaltkreise des menschlichen Gehirns in die visuelle Wahrnehmung und Augenbewegungen involviert sind, werden auch viele dieser Funktionen durch traumatische Hirnschäden beeinträchtigt, auch wenn das Trauma leichtgradig war (s. Ventura et al. 2014). Leider werden viele dieser Funktionen in der Neurorehabilitation gar nicht oder oft erst viel zu spät untersucht, weil sie nicht gleich offensichtlich sind oder den Betroffenen nicht immer bewusst sind und weil sie keiner Berufsgruppe im Reha-Team fest zugeordnet sind oder schlichtweg keine Geräte/Tests/Software für Assessment und Therapie angeschafft werden. Allerdings wirken sie sich im Rehabilitationsverlauf fast immer negativ auf die Wiedereingliederung der Betroffenen in Alltag und Beruf aus.

10.15.1 Assessment und Therapie

Tabelle 10.3 gibt einen Überblick über die häufigsten Beeinträchtigungen und benennt Therapieoptionen, sofern diese bekannt sind. Viele der sinnvollen Assessments für die einzelnen Störungen sind weiter oben bereits beschrieben worden. Praktikable Hinweise (mit Fotos) zum klinischen Assessment der Augenbewegungsstörungen finden sich beispielsweise in dem sehr anschaulich beschriebenen und bebilderten Buch von Biousse und Newman (2009).

10.16 Delir

Delir bezeichnet ein ätiologisch unspezifisches neuropsychiatrisches Syndrom, das mit Störungen des Bewusstseins und der Aufmerksamkeit, mit Beeinträchtigungen kognitiver Funktionen und Wahrnehmungseinschränkungen, psychomotorischen Störungen (Hypo- oder Hyperaktivität) und Schlafstörungen ein-

Tab. 10. 3: Übersicht über die häufigsten neurovisuellen und okulomotorischen Störungen nach leichtem Schädel-Hirn-Trauma (mild Traumatic Brain Injury; nach Ventura et al. 2014). X: Häufigkeiten nach Neumann (2013)

Funktion/Störung	Häufigkeit (%)	Therapieoptionen
Akkommodationsstörung	65 %	Monokuläre Übungen im Nah-Fern-Bereich
Vergenzstörungen (Kon-/Divergenz)	47–64 %	Fusionstraining und Training der Vergenz- Augenbewegungen
Gestörte Augenfolgebewegungen (verlangsamt, sakkadiert)	60 %	Training der Augenfolgebewegungen mit NVT*
SakkadenstörungenX	30–50 %	Sakkadentraining mit EyeMove[1], NVT[2]
LesestörungenX	34,5 %	Lesetherapie mit NVT[2], READ[3]
Störung der HelladaptationX	27,3 %	Getönte Gläser, Dimmer, Kantenfilter
Störung der DunkeladaptationX	25,5 %	Zusätzliche, blendfreie Lichtquellen, Dimmer
Störung des KontrastsehensX	15,5 %	Zusätzliche Beleuchtung, Dimmer, Vergrößerungssoftware
Homonyme Gesichtsfeldausfälle	9–14 %	Auswirkungen behandeln: Visuelle Exploration und Lesen
Trochlearis-Lähmung	3–13 %	evtl. Abdeckung mit Augenklappe
Oculomotorius-Lähmung	3–11 %	evtl. Abdeckung mit Augenklappe
Abduzens-Lähmung	4–6 %	evtl. Abdeckung mit Augenklappe
Internukleäre Opthalmoplegie (INO)	5 %	evtl. Abdeckung mit Augenklappe
Horner-Syndrom	0–9 %	keine
Traumatische Chiasma-Schädigung	1 %	keine
Traumatische Optikus-Neuropathie	0,5–0,8 %	Keine

[1] EyeMove Software für Assessment und Therapie neurovisueller Störungen. www.medicalcomputing.de
[2] NVT: Neuro-Vision-Training,www.neuro-vision-training.com
[3] READ: Software für die Diagnostik und Therapie visueller Lesestörungen. www.medicalcomputing.de

hergeht und mit akutem Beginn innerhalb weniger Stunden oder Tage eintritt und im Tagesverlauf fluktuiert (Savaskan u. Hasemann 2017). Delir ist die häufigste akut oder subakut auftretende neuropsychiatrische Störung im Alter. Das erste diagnostische Merkmal des ICD-10 (Forschung & Praxis) und des DSM-5 ist die Aufmerksamkeitsstörung und Störung der Umgebungswahrnehmung. Dabei ist mit Aufmerksamkeitsstörung die Fähigkeit gemeint, Aufmerksamkeit zu fokussieren, aufrechtzuerhalten oder zu verlagern. Das zweite Hauptkriterium ist die kognitive Störung. Im DSM-5 wird unter diesem Kriterium eine visuell-räumliche Störung oder Wahrnehmungsstörung aufgeführt (APA 2013), in den klinisch-diagnostischen Leitlinien der ICD-10 werden primär Beeinträchtigungen der unmittelbaren Wiedergabe (Immediatgedächtnis) und eine Desorientierung (Zeit, Ort oder Person) genannt sowie Wahrnehmungsstörungen wie Illusionen, meist optische – Halluzinationen beschrieben (Dilling et al. 2014).

Die Ursache für ein Delir kann vielfältig sein. Zu den alltäglichen Faktoren zählen auch visuell-räumliche Orientierungsstörungen. Die Identifizierung der prädisponierenden Risikofaktoren (z. B. Sehstörungen und kognitive Beeinträchtigungen) bzw. präzipitierenden Faktoren/Auslöser (z. B. Schlaganfall, Immobilisierung, emotionaler Stress, Lichtverhältnisse im Raum) sind essenziell, da eine rasche kausale Therapie schwerwiegende Folgen eines Delirs verhindern oder mildern kann (Inouye et al. 2007, 2014; Ranhoff et al. 2006; Popp 2013). Delirprävention, Diagnostik und Therapie (insbesondere auch durch nicht-medikamentöse Maßnahmen) erfolgen bestenfalls im interdisziplinären Team.

Nach einem Schlaganfall weisen 10–48 % der Betroffenen ein Delir auf (Shi et al. 2012; Rollo et al. 2021). Dabei ist besonders bei älteren Schlaganfallpatienten und bei Auftreten eines Neglects oder einer intrazerebralen Blutung das Risiko für ein Delir erhöht (Caeiro et al. 2004). Insgesamt besteht eine mittlere Evidenz, dass ein Schlaganfall in der Vorgeschichte das Risiko für ein Delir erhöht und eine hohe Evidenz für ein erhöhtes Delir-Risiko bei einem akuten Schlaganfall im höheren Lebensalter.

10.16.1 Prävention

Das Risiko zur Entwicklung eines Delirs steigt, wenn bereits Seh- oder Hörstörungen vorliegen (Inouye et al. 1999). Etwa ein Fünftel der Über-75-Jährigen leidet an hochgradigen Sehbeeinträchtigungen (Hewer et al. 2016). Bei geplanten stationären Aufenthalten sollten deshalb in der Patientenakte zur Delirprävention neben leichten und schweren kognitiven Störungen auch ophthalmologische Erkrankungen bzw. eine Sehminderung erfasst werden.

Die frühzeitige Diagnostik und Behandlung von Sehstörungen im Alter haben auch für die Sturzprävention eine hohe Relevanz, da z. B. die Inzidenz von Delir nach notfallmäßigen Hüftoperationen erhöht und dessen Prognose dann sehr schlecht ist (Olofsson et al. 2005; NICE Clinical Guidelines 2023).

Zur Prävention eines Delirs, z. B. in der neurologischen Frührehabilitation oder auf den Stroke Units, sollten insbesondere auch fremdanamnestisch frühzeitig Sehstörungen erfragt und Hilfsmittel (Brille) organisiert werden (Inouye et al. 1999; Hewer et al. 2016). Dabei wirkt die Verwendung vertrauter Gegenstände (eigene Brille, eigenes Etui) gleichzeitig aktivierend und orientierend. Insbesondere bei Neglect-Patienten sollte in der Akutphase darauf geachtet werden, dass das Patientenbett so ausgerichtet ist, dass die Kontaktaufnahme von der nicht vom Neglect betroffenen Seite erfolgt, wenn ein hohes Delir-Risiko besteht, da die Patienten plötzlich auftauchende Personen und nicht zuordenbare Stimmen wahnhaft-paranoid verarbeiten können.

10.16.2 Assessment

Zur Diagnostik von Sehstörungen eignen sich einfache Sehtafeln und das Material zur Diagnostik visueller Wahrnehmungsstörungen sowie Aufmerksamkeitsstörungen in der neurologischen Frührehabilitation von Martina Lück (ERBSE 2016). Außerdem sollte das Pflegepersonal auf visuelle Störungen (visuelle Halluzinationen) bei Delir geschult sein und die Patienten und Angehörigen nach auffälligen Veränderungen befragt werden. Die Befragung ist insbesondere für Patienten, die ein hypoaktives Delir entwickeln, entscheidend, weil die Symptomatik sonst nicht erfasst wird. Aufgrund der Passivität der Patienten ist hier der gezielte Einsatz von Screeningverfahren von besonderer Bedeutung (Inouye et al. 1999), damit (präventive) Maßnahmen gezielt zum Einsatz kommen können (für eine Übersicht aktueller Screeningverfahren vgl. Zoremba u. Coburn 2019; Hermes 2023). Es sollte gezielt nach kürzlich veränderten

Wahrnehmungs- und Orientierungsstörungen gefragt werden. Entscheidend sind Fluktuationen innerhalb von 24 Stunden. Hinsichtlich des Verhaltens ist auf eine verminderte Aufmerksamkeit, Desorientierung und Störung der Wahrnehmung durch Halluzinationen, Veränderungen der Psychomotorik und des Schlaf-Wach-Rhythmus zu achten. Hier ist zu prüfen, ob die Halluzinationen auch mit dem Nicht-Tragen von Brille oder Hörgerät in Verbindung stehen könnten. Beim Alkoholentzugsdelir zählen lebhafte Halluzinationen oder Illusionen neben der Bewusstseinsstörung und einem ausgeprägten Tremor zur klassischen Symptomtrias.

Differentialdiagnostisch ist bei älteren Patienten auch die Abgrenzung von anderen altersbedingten Sehstörungen relevant. Neben den eventuell prämorbid bestehenden ophthalmologischen Erkrankungen können visuelle Wahrnehmungsstörungen auch in Folge neurodegenerativer Erkrankungen, insbesondere bei der Alzheimer Demenz, Lewy-Körperchen-Demenz, PCA (posteriore kortikale Atrophie) und dem Charles-Bonnet-Syndrom auftreten. Differentialdiagnostisch lässt sich das Delir von den Demenzen vor allem durch den akuten Beginn und die auftretende Aufmerksamkeitsstörung abgrenzen. Bei der Alzheimer Demenz treten Aufmerksamkeitsstörungen nur in der Spätphase auf. (Pseudo-)Halluzinationen sind nur für die Lewy-Körperchen-Demenz und das Charles-Bonnet-Syndrom typisch. Insbesondere beim hypoaktiven Delir gilt jedoch erhöhte Wachsamkeit, weil der Zustand häufiger mit schweren neurokognitiven Störungen oder einer Depression verwechselt wird (Meagher 2012, 2014).

10.16.3 Rehabilitation

Beim Delir-Management ist es entscheidend, die Ursachen möglichst schnell zu behandeln, Präventionsprotokolle zu entwickeln, diese im Behandlerteam zu etablieren, an die Patienten und ihre Angehörige zu kommunizieren sowie Orientierung und eine sichere Umgebung herzustellen (z. B. insbesondere bei Neglect-Patienten). Neben der Beachtung primär medizinischer Aspekte (inklusive Medikation und Ernährung) spielen der soziale Kontakt, die Mobilisation, die Einbindung in Aktivitäten und Förderung der Reorientierung, die Schlaf-Hygiene und die Vermeidung von Reizüberflutung eine wichtige Rolle (Khan et al. 2019). Durch Verbesserung des möglicherweise beeinträchtigten Seh- und Hörvermögens durch persönliche Seh- und Hörhilfen soll eine Reorientierung gefördert werden und eine regelmäßige kognitive Stimulation erfolgen (Lindesay et al. 2009; Hewer et al. 2016; DGAI et al. 2021). Hierzu kann im Raum eine klare Ausschilderung erfolgen (Toilette), Orientierungshilfen (Kalender auf Augenhöhe, Uhr mit großen Zahlen, kontrastreiche Orientierungstafel am Bett) können ebenso wie persönliche Gegenstände platziert werden und auf eine angenehme Beleuchtung kann geachtet werden (kein künstliches Licht in der Nacht, keine starken Lichtquellen, die zu Blendeffekten und Schattenbildungen führen). Angehörige sollten hierbei einbezogen werden. Gleichzeitig ist eine Überstimulation/Reizüberflutung zu vermeiden. Nicht vertraute Gegenstände können Fehlwahrnehmungen oder Wahrnehmungsverzerrungen auslösen, die die Patienten weiter in Unruhe versetzen können.

10.17 Zusammenfassung

Neurovisuelle Wahrnehmungsstörungen treten nach unterschiedlichen Ätiologien auf und umfassen ein breites Spektrum von zerebralen Einbußen der visuellen Verarbeitung, das von elementaren Funktionsausfällen wie Sehschärfe- und Kontrastwahrnehmungsstörungen bis hin zu komplexen Defiziten wie beispielswei-

Tab. 10.4: Schematische Orientierungshilfe zur Anamnese der häufigsten neurovisuellen Störungen nach Hirnschädigung (basierend auf Kerkhoff et al. 1990; Neumann et al. 2016)

Nr.	Frage	Neurovisuelles Defizit
1	Sind Ihnen seit der Erkrankung irgendwelche Veränderungen im Sehen aufgefallen?	Prüfung der Awareness über etwaige Defizite
2	Wenn Alter > 60 Jahre: Bestehen bei Ihnen Augenerkrankungen? (Star, Glaukom, Diabetische Retinopathie…)	Vorerkrankungen der Augen
3	Haben Sie den Eindruck, dass Ihr Sehen nicht mehr so klar ist wie früher? Erleben Sie dieses permanent oder nur nach Anstrengung?	Störungen der Sehschärfe und des Kontrastsehens, Fusionsstörung
4	Haben Sie seit der Erkrankung Doppelbilder? Sind diese permanent oder treten sie nur nach visueller Anstrengung auf?	Fusionsstörung, Augenmuskelparesen
5	Haben Sie Probleme beim Ausweichen vor Gegenständen oder stoßen Sie öfters an Personen / Türrahmen an? Wenn ja, auf welcher Seite?	Visuelle Explorationsschwierigkeiten bei homonymen Gesichtsfeldausfällen, Neglect, Bálint-Holmes-Syndrom
6	Haben Sie Schwierigkeiten beim Lesen? Wenn ja, welche? Fehlen von Worten / Zeilen; Schwierigkeiten beim Auffinden von Zeilenanfängen / Zeilenenden, reduzierte Lesespanne?	Hemianope Lesestörung, Neglectdyslexie, reduzierte visuelle Belastbarkeit, z.B. infolge einer Fusionsstörung
7	Haben Sie Schwierigkeiten beim Abschätzen der Tiefe der Stufen beim Treppengehen / auf unebenen Untergründen oder beim gezielten Greifen nach Gegenständen?	Stereopsis
8	Sehen Farben anders aus als früher?	Farbwahrnehmungsstörungen
9	Haben Sie Probleme beim Erkennen von Objekten? Sehen Gesichter verändert aus?	Störungen der Objekt- und Gesichtserkennung
10	Blendet Sie helles Licht leichter als früher oder benötigen Sie mehr Licht, weil Sie den Eindruck haben, dass Ihnen alles zu dunkel erscheint?	Foveale Adaptationsstörungen
11	Haben Sie Schwierigkeiten, den Weg in bekannten / unbekannten Umgebungen zu finden?	Topografische Orientierungsdefizite
12	Haben Sie vor, während oder seit der Erkrankung Lichtpunkte /-blitze oder farbige Muster oder komplexe Szenen gesehen?	Visuelle Reizerscheinungen

se visuellen Agnosien oder dem Bálint-Holmes-Syndrom reicht. Auch spielen neurovisuelle Funktionen eine wichtige Rolle für die Realitätsorientierung und Prävention eines Delirs. Aufgrund der Alltags- und Berufsrelevanz sowie der Häufigkeit entsprechender Defizite kommt der visuellen Neurorehabilitation eine wichtige Aufgabe zu – die leider aber in der klinischen Praxis zu oft vernachlässigt wird. Mithilfe der schematischen Orientierungshilfe in Tabelle 10.4 können Patienten mit ausreichender Awareness anamnestisch auf zentrale Sehstörungen hin befragt werden (Kerkhoff et al. 1990; Neumann et al. 2016b), um so eine gezielte und ressourcenorientierte Diagnostik, Behandlungsplanung und nachfolgende Therapie zu ermöglichen.

Download-Link

Unter folgendem Link: http://www.uni-saarland.de/lehrstuhl/kerkhoff/downloads-diagnostiktherapie.html können Interessierte nützliche Verfahren der neurovisuellen Anamnese und Diagnostik kostenfrei herunterladen.

Literatur

Aguirre GK, D'Esposito M (1999) Topographical disorientation: a synthesis and taxonomy. Brain 122(Pt 9): 1613–28.

Aimola L, Lane AL, Smith, DT, Kerkhoff, G, Ford, G, Schenk, Th (2014) Efficacy and feasibility of a home-based computer training for individuals with homonymous visual field defects. Neurorehabilitation & Neural Repair, 28, 207–18.

American Psychiatric Association (2013) Diagnostic and Statistical Manual of Mental Disorders, 5th ed (DSM-5). Washington DC: APA.

Archibald NK, Clarke MP, Mosimann UP, Burn DJ (2011) Visual symptoms in Parkinson's Disease and Parkinson's Disease Dementia. Movement Disorders 26(13): 2387–95.

Baier B, de Haan B, Mueller N, Thoemke F, Birklein F, Dieterich M, Karnath HO (2010a) Anatomical correlate of positive spontaneous visual phenomena: a voxelwise lesion study. Neurology 74(3): 218–22.

Baier B, Mueller N, Fechir M, Dieterich M (2010b) Line bisection error and its anatomic correlate. Stroke 41(7): 1561–3.

Barton JJ, Black SE (1998) Line bisection in hemianopia. J Neurol Neurosurg Psychiatry 64(5): 660–2.

Baylis GC, Driver J, Baylis LL, Rafal RD (1994) Reading of letters and words in a patient with Balint's syndrome. Neuropsychologia 32(10): 1273–86.

Benton, AL, Sivan, AB, Hamsher, K de et al (1994) Contributions to neuropsychological assessment. A clinical manual (2nd ed). New York: Oxford University Press.

Biousse V, Newman NJ (2009) Neuro-Opthalmology Illustrated. Thieme, New York, Stuttgart.

Bouvier SE, Engel SA (2006) Behavioral deficits and cortical damage loci in cerebral achromatopsia. Cerebral Cortex 16(2): 183–91.

Bouwmeester L, Heutink J, Lucas C (2007) The effect of visual training for patients with visual field defects due to brain damage: a systematic review. J Neurol Neurosurg Psychiatry 78(6): 555–64.

Bulens C, Meerwaldt JD, van der Wildt GJ, Keemink CJ (1989) Spatial contrast sensitivity in unilateral cerebral ischaemic lesions involving the posterior visual pathway. Brain 112(Pt 2): 507–20.

Caeiro L, Ferro JM, Albuquerque R, Figueira ML (2004) Delirium in the first days of acute stroke. J Neurol 251(2):171-8.

Cazzoli, D., Nyffeler, T., Hess, C.W., Muri, R.M. (2011) Vertical bias in neglect: a question of time?Neuropsychologia, 49, 2369–74.

Cronin-Golomb A, Sugiura R, Corkin S, Growdon JH (1993) Incomplete achromatopsia in Alzheimer's disease. Neurobiol Aging 14(5): 471–7.

Dilling H, Mombour W, Schmidt MH; World Health Organization (WHO) (2014) Internationale Klassifikation psychischer Störungen, ICD-10 Kapitel V (F), Klinisch-diagnostische Leitlinien, 9. Auflage, Bern: Verlag Hans Huber.

DGAI – Deutsche Gesellschaft für Palliativmedizin & DIVI – Deutsche Interdisziplinäre Vereinigung für Intensiv- und Notfallmedizin (2021) S3 Leitlinie: Analgesie, Sedierung und Delirmanagement in der Intensivmedizin (DAS Leitlinie 2020). Überarbeitung von 2021. Langfassung. www.awmf.org

Farah M (1990) Visual agnosia. Cambridge, MA: MIT Press.

Farah M (2004) Visual agnosia. 2nd Edition ed. Cambridge, MA: MIT Press.

Frisén L (1980) The neurology of visual acuity. Brain 103(3): 639–70.

Frohman EM, Frohman TC, Zee DS, McColl R, Galetta S (2005) The neuro-ophthalmology of multiple sclerosis. The Lancet Neurology 4(2): 111–12.

Funk J, Finke K, Reinhart S, Kardinal M, Utz KS, Rosenthal A, Kerkhoff G (2013) Effects of feedback-based visual line-orientation discrimination training for visuospatial disorders after stroke. Neurorehabil Neural Repair 27(2): 142–52.

Gibson JJ (1950) The perception of Visual World. Boston: Houghton Mifflin.

Graham NL, Bak TH, Hodges JR (2003) Corticobasal degeneration as a cognitive disorder. Mov Disord 18(11): 1224–32.

Gur S, Ron S (1992) Training in oculomotor tracking: occupational health aspects. Isr J Med Sci 28(8-9): 622–8.

de Haan GA, Melis-Dankers BJ, Brouwer WH, Tucha O, Heutink J (2015) The effects of compensatory scanning training on mobility in patients with homonymous vis-ual field defects: a randomized controlled trial. PloS One 10(8): e0134459.

Hasemann W, Tolson D, Godwin J, Spirig R, Frei IA, Kressig RW(2016) A before and after study of a nurse led comprehensive delirium mangement programme (DemDel) for older acute care patients with cognitive impairement. In J Nurs Stud 53: 27–38.

Hewer W, Thomas C, Drach LM Hrsg. (2016) Delir beim alten Menschen. Stuttgart: Verlag W. Kohlhammer.

Hermes C Hrsg. (2023) Delir. München: Elsevier.

Inouye SK, Bogardus ST, Charpentier PA, Leo-Summers L, Acampora D, Holford TR, Cooney Jr LM (1999) A multicomponent intervention to prevent delirium in hospitalized older patients. N Engl J Med 340: 669–76.

Inouye SK, Zhsng Y, Jones RN, Kiely DK, Yang F, Marcantonio ER (2007) Risk factors for delirium at discharge – Development and validation of a predictive model. Arch Intern Med 167(13): 1406–13.

Inouye SK, Westendorp RG, Saczynski JS (2014) Delirium in elderly people. The Lancet 383(9920):911–22.

Jackowski MM, Sturr JF, Taub HA, Turk MA (1996) Photophobia in patients with traumatic brain injury: Uses of light-filtering lenses to enhance contrast sensitivity and reading rate. NeuroRehabilitation 6(3): 193–201.

Jesshope HJ, Clark MS, Smith DS (1991) The Rivermead Perceptual Assessment Battery: its application to stroke patients and relationship with function. Clin Rehabil 5: 115–22.

Kaplan J, Hier DB (1982) Visuospatial deficits after right hemisphere stroke. Am J Occup Ther 36(5): 314–21.

Katz N, Hartman-Maeir A, Ring H, Soroker N (1999) Functional disability and rehabilitation outcome in right hemisphere damaged patients with and without unilateral spatial neglect. Arch Phys Med Rehabil 80(4): 379–84.

Kerkhoff G, Schaub J, Zihl J (1990) Anamnese zerebral bedingter Sehstörungen. Der Nervenarzt 61(12): 711–8.

Kerkhoff G, Münßinger U, Haaf E, Eberle-Strauss G, Stögerer E (1992) Rehabilitation of homonymous scotomata in patients with postgeniculate damage of the visual system: saccadic compensation training. Restor Neurol Neurosci 4(4): 245–54.

Kerkhoff G (1993) Displacement of the egocentric visual midline in altitudinal postchiasmatic scotomata. Neuropsychologia 31: 261–5.

Kerkhoff G, Heldmann B (1999) Balint-Syndrom und assoziierte Störungen: Anamnese – Diagnostik – Behandlungsansätze. Nervenarzt 70: 859–69.

Kerkhoff G (1999) Restorative and compensatory therapy approaches in cerebral blindness – a review. Restor Neurol Neurosci 15(2–3): 255–71.

Kerkhoff G (2000) Neurovisual rehabilitation: recent developments and future directions. J Neurol Neurosurg Psychiatry 68(6): 691–706.

Kerkhoff G, Marquardt C (2004) VS-WIN–Computational Analysis of Visuospatial Perception and Cognition [computer program]. München: Verlag MedCom.

Kerkhoff G, Oppenländer K, Finke K, Bublak P (2007) Therapie zerebraler visueller Wahrnehmungsstörungen. Nervenarzt 78(457): 457–70.

Kerkhoff G, Marquardt C (2009a) Erworbene, visuell bedingte Lesestörungen. Der Nervenarzt 80(12): 1424–39.

Kerkhoff G, Marquardt C (2009b) EyeMove. Der Nervenarzt 80(10): 1190–204.

Kerkhoff G (2010) Evidenzbasierte Verfahren in der neurovisuellen Rehabilitation. Neurologie und Rehabilitation 16: 82–90.

Kerkhoff G, Schenk T (2011) Line bisection in homonymous visual field defects – Recent findings and future directions. Cortex 47(1): 53–8.

Kerkhoff G (2012) Störungen der visuellen Raumorientierung. In: Karnath HO, Thier P (Eds). Kognitive Neurowissenschaften. Berlin, Heidelberg: Springer.

Kerkhoff G, Schenk T (2012) Rehabilitation of neglect: an update. Neuropsychologia 50(6): 1072–9.

Kerkhoff G, Schmidt L (2018) Neglect und assoziierte Störungen. 2. Auflage. Göttingen: Hogrefe.

Kerkhoff, G, Rode, G, Clark S (2021) Treating neurovisual deficits and spatial neglect. In: Platz, Th. (Hrsg.) Clinical Pathways in Neurorehabilitation. Springer Verlag, Heidelberg. S.191–217.

Kerkhoff, G. (2020) Anti-Extinktions-Training: eine neue Therapie für Patienten mit Restneglect. Neuroreha, 12, 111–9.

Kerkhoff, G. (2021) Successful return to professional work after neglect, extinction and spatial misperception -- Three long-term case studies. Neuropsychological Rehabilitation, 31, 837–62.

Kerkhoff G (2024) Neurovisuelle Störungen. In: Frommelt, Grötzbach, Thöne-Otto: Neurorehabilitation. 3. Auflage. Springer Nature Verlag, Heidelberg.

Kerkhoff G (2024) Neglect, Extinktion und Raumkognition. In: Frommelt, Grötzbach, Thöne-Otto: Neurorehabilitation. 3. Auflage. Springer Nature Verlag, Heidelberg.

Kerkhoff G, Kraft A (2024) The Effects of a Novel Treatment for Hemianopic Dyslexia on Reading, Symptom Load, and Return to Work. Brain Sciences 14: 259. (open access) https://doi.org/10.3390/brainsci1403025.

Kerr NM, Chew SS, Eady EK, Gamble GD, Danesh-Meyer HV (2010) Diagnostic accuracy of confrontation visual field tests. Neurology 74(15): 1184–90.

A Khan, OB PhD, M Oh-Park, NAF PhD, MS PhD, M Oldham. (2019) Preventing delirium takes a village: systematic review and meta-analysis of delirium preventive models of care. Journal of hospital medicine, 14, 558–64.

Knoppe K, Winter PM, Kalbe E, Kessler J (2020) KAD – Kölner Agnosie-Diagnostikum". Prolog Verlag, Köln.

Kölmel HW (1984) Coloured patterns in hemianopic fields. Brain 107(Pt 1): 155–67.

Kölmel HW (1985) Complex visual hallucinations in the hemianopic field. J Neurol Neurosurg Psychiatry 48(1): 29–38.

Krohn, S., Tromp, J., Quinque, E. M et al (2020) Multidimensional Evaluation of Virtual Reality Paradigms in Clinical Neuropsychology: Application of the VR-Check Framework. J Med Internet Res, 23, e16724.

Kuhn C, Heywood CA, Kerkhoff G (2010) Oblique spatial shifts of subjective visual straight ahead orientation in quadrantic visual field defects. Neuropsychologia 48(11): 3205–10.

Kuhn C, Bublak P, Jobst U, Rosenthal A, Reinhart S, Kerkhoff G (2012a) Contralesional spatial bias in chronic hemianopia: the role of (ec)centric fixation, spatial cueing and visual search. Neuroscience 210: 118–27.

Kuhn C, Rosenthal A, Bublak P, Grotemeyer KH, Reinhart S, Kerkhoff G (2012b) Does spatial cueing affect line bisection in chronic hemianopia? Neuropsychologia 50(7): 1656–62.

Leff AP, Scott SK, Crewes H, Hodgson TL, Cowey A, Howard D, Wise RJ (2000) Impaired reading in patients with right hemianopia. Annals of Neurology47(2): 171–8.

Lindesay J, Mac Donald A, Rockwood K Hrsg. (2009) Akute Verwirrtheit – Delir im Alter. Bern: Hans Huber Verlag.

Lück M (2016) Early Rehabilitation Bedside Screening Equipment (ERBSE). Dortmund: Verlag Modernes Lernen.

Machner B, Sprenger A, Sander T, Heide W, Kimmig H, Helmchen C, Kömpf D (2009) Visual search disorders in acute and chronic homonymous hemianopia: lesion effects and adaptive strategies. Ann N Y Acad Sci 1164: 419–26.

Marshall RS, Lazar RM, Binder JR, Desmond DW, Drucker PM, Mohr JP (1994) Intrahemispheric localization of drawing dysfunction. Neuropsychologia 32(4): 493–501.

Martinaud O, Pouliquen D, Gerardin E, Loubeyre M, Hirsbein D, Hannequin D, Cohen L (2012) Visual agnosia and posterior cerebral artery infarcts: an anatomical-clinical study. PLoS One 7(1): e30433.

Meadows JC (1974) Disturbed perception of colours associated with localized cerebral lesions. Brain 97(4): 615–32.

Meagher D, Adamis D, Trzepacz P, Leonard M (2012) Features of subsyndromal and persistent delirium. Br J Psychiatry 200(1): 37–44.

Meagher D, O´Regan N, Ryan D, Conolly W, Boland E, O´Caoimhe R (2014) Frequency of delirium in an adult acute hospital population. Br J Psychiatry 205(6): 478–85.

Mendez MF, Mendez MA, Martin R, Smyth KA, Whitehouse PJ (1990a) Complex visual disturbances in Alzheimer's disease. Neurology 40(3 Pt 1): 439–43.

Mendez MF, Tomsak RL, Remler B (1990b) Disorders of the visual system in Alzheimer's disease. J Clin Neuroophthalmol 10(1): 62–9.

Merrill MK, Kewman DG (1986) Training of color and form identification in cortical blindness: a case study. Arch Phys Med Rehabil 67(7): 479–83.

Mesad S, Laff R, Devinsky O (2003) Transient postoperative prosopagnosia. Epilepsy Behav 4(5): 567–70.

Mödden C, Behrens M, Damke I, Eilers N, Kastrup A, Hildebrandt H (2012) A randomized controlled trial comparing 2 interventions for visual field loss with standard occupational therapy during inpatient stroke rehabilitation. Neurorehabil Neural Repair 26(5): 463–9.

Moreaud O (2003) Balint syndrome. Arch Neurol 60(9): 1329–31.

Mosimann UP, Mather G, Wesnes KA, O'Brien JT, Burn DJ, McKeith IG (2004) Visual perception in Parkinson disease dementia and dementia with Lewy bodies. Neurology 63(11): 2091–6.

Munk AH, Starup EB, Lambon R, Leff, AP, Starrfelt R, Robotham RJ (2023) Colour perception deficits after posterior stroke: Not so rare after all? Cortex, 159: 118-130.

National Institute for Health and Care Excellence (NICE) Clinical Guidelines, No. 103 (2023) Delirium: prevention, diagnosis and management in hospital and long-term care. London: NICE.

Neumann G, Neu J, Kerkhoff G (2008) Ein neues Verfahren zur Fremdanamnese räumlicher Störungen bei hirngeschädigten Patienten: Der Beobachtungsbogen für räumliche Störungen (BRS). Neurologie & Rehabilitation 14(4); 203–10.

Neumann G (2013) Evaluation eines Selbstbeurteilungsverfahrens zum raschen Screening von zerebralen visuellen Wahrnehmungsstörungen. Dissertation, Universität des Saarlandes.

Neumann G, Schaadt AK, Reinhart S, Kerkhoff G (2016) Clinical and Psychometric Evaluations of the Cerebral Vision Screening Questionnaire in 461 Nonaphasic Individuals post-stroke. Neurorehabil Neural Repair 30(3): 187–98.

Neuro-Vision-Training NVT: www.neuro-vision-training.com .

NICE Clinical Guidelines, No. 103 (2023) Delirium: prevention, diagnosis and management in hospital and long-term care. London: National Institute for Health and Care Excellence (NICE).

Niedeggen M, Hoffmann M (2016) CAV Computer-based Assessment of Visual Function. Göttingen: Hogrefe Verlag.

Nyffeler Th, Paladini RE, Hopfner S, Job O, Nef T, Pflugshaupt T, Vanbellingen T, Bohlhalter S, Müri RM, Kerkhoff G, Cazzoli D (2017) Contralesional trunk ro-tation during perimetry disentangles real vs. pseudo-scotomas due to visual neglect in stroke patients. Frontiers Neurology 8, Article 411.

O'Brien HL, Tetewsky SJ, Avery LM, Cushman LA, Makous W, Duffy CM (2001) Visual mechanisms of spatial disorientation in Alzheimer's disease. Cerebral Cortex 11(11): 1083–92.

Oppenländer K, Keller I, Karbach J, Schindler I, Kerkhoff G, Reinhart S (2015a) Subliminal galvanic-vestibular stimulation influences ego- and object-centred components of visual neglect. Neuropsychologia 74: 170–7.

Oppenländer K, Utz KS, Reinhart S, Keller I, Kerkhoff G, Schaadt AK (2015b) Subliminal galvanic-vestibular stimulation recalibrates the distorted visual and tactile subjective vertical in right-sided stroke. Neuropsychologia 74: 178–83.

Pambakian AL, Wooding DS, Patel N, Morland AB, Kennard C, Mannan SK (2000) Scanning the visual world: a study of patients with homonymous hemianopia. J Neurol Neurosurg Psychiatry 69(6): 751–9.

Pambakian AL, Mannan SK, Hodgson TL, Kennard C (2004) Saccadic visual search training: a treatment for patients with homonymous hemianopia. J Neurol Neurosurg Psychiatry 75(10): 1443–8.

Pearlman AL, Birch J, Meadows JC (1979) Cerebral color blindness: an acquired defect in hue discrimination. Ann Neurol 5(3): 253–61.

Perenin MT, Vighetto A (1988) Optic ataxia: a specific disruption in visuomotor mechanisms. I. Different aspects of the deficit in reaching for objects. Brain 111 (Pt 3): 643–74.

Popp J (2013) Delirium and cognitive decline: more than a coincidence. Curr Opin Neurol 26(6): 634-9.

Poschenrieder J, Kerkhoff G (2024) Anti-Extinktions-Training mit dem NVT: eine neue Therapie der Visuellen Extinktion. Zeitschrift für Neuropsychologie, eingereicht.

Ranhoff AH, Rozzini R, Sabatini T, Cassinadri A, Boffelli S, Trabuccchi M (2006) Delirium in a sub-intensive care unit fort he elderly: occurence and risk factors. Aging Clin Exp Res 18(5): 440–5.

Reinhart S, Höfer B, Kerkhoff G (2013a) Visuell bedingte Lesestörungen nach erworbener Hirnschädigung: Klinik und Anamnese. Sprache Stimme Gehör 37(1): 46–53.

Reinhart S, Höfer B, Kerkhoff G (2013b) Visuell bedingte Lesestörungen nach erworbener Hirnschädigung: Therapie. Sprache Stimme Gehör 37(2): 105–111.

Reinhart S, Schaadt AK, Adams M, Leonhardt E, Kerkhoff G (2013c) The frequency and significance of the word length effect in neglect dyslexia. Neuropsychologia 51(7): 1273–8.

Reinhart S, Wagner P, Schulz A, Keller I, Kerkhoff G (2013d) Line bisection error predicts the presence and severity of neglect dyslexia in paragraph reading. Neuropsychologia 51(1): 1–7.

Riddoch MJ, Humphreys GW (1993) Birmingham object recognition battery. Hove: Lawrence Erlbaum Associates Ltd.

Riddoch MJ, Humphreys GW (2001) Object recognition. In: Rapp B, editor. The handbook of cognitive neuropsychology. New York: Psychology Press: 45–74.

Rizzo M (1989) Astereopsis. In: Boller F, Grafman J (eds). Handbook of Neuropsychology. Amsterdam: Elsevier: 415–27.

Rizzo M (1993) ‚Balint's syndrome' and associated visuospatial disorders. Bailliere's Clin Neurol 2(2): 415–37.

Rizzo M, Barton JJS (2008) Central disorders of visual function. In: Miller NR, Newman NJ, Biousse V, Kerrison JB, eds. Walsh and Hoyt's Clinical Neuro-Opthalmology: The Essentials. Philadelphia: Lippincott Williams & Wilkins, 263–84.

Rollo E, Callea A, Brunetti V, Vollono C, Marotta J, Imperatori C, Frisullo G, Broccolini A, Della Marca G (2021) Delirium in acute stroke: A prospective, cross-sectional, cohort study. Eur J Neurol 28(5): 1590–600.

Russell C, Deidda C, Malhotra P, Crinion JT, Merola S, Husain M (2010) A deficit of spatial remapping in constructional apraxia after right-hemisphere stroke. Brain 133(Pt 4): 1239–51.

Savaskan E, Hasemann W Hrsg. (2017) Leitlinie Delir. Bern: Verlag Hogrefe.

Schaadt AK, Schmidt L, Reinhart S, Adams M, Garbacenkaite R, Leonhardt E, Kuhn C, Kerkhoff G (2013) Perceptual Relearning of Binocular Fusion and Stereoacuity After Brain Injury. Neurorehabil Neural Repair 28(5): 462–71.

Schaadt AK, Schmidt L, Kuhn C, Summ M, Adams M, Garbacenkaite R, Leonhardt E, Reinhart S, Kerkhoff G (2014) Perceptual relearning of binocular fusion after hypoxic brain damage: four controlled single-case treatment studies. Neuropsychology 28(3): 382–7.

Schaadt AK, Brandt SA, Kraft A, Kerkhoff G (2015) Holmes and Horrax (1919) revisited: impaired binocular fusion as a cause of "flat vision" after right parietal brain damage – a case study. Neuropsychologia 69: 31–8.

Schaadt AK, Kerkhoff G (2016) Vision and visual processing deficits. In: Husain M, Schott J (eds.). Oxford Textbook of Cognitive Neurology & Dementia. Oxford: Oxford University Press: 147–60.

Schaadt AK, Reinhart S, Kerkhoff G (2016a) Einfluss von postläsionellen Hell- und Dunkeladaptationsstörungen auf andere Sehleistungen im Alltag. Neurol Rehabil 2: 109–14.

Schaadt AK, Kerkhoff G, Reinhart S (2016b) Rehabilitation von Störungen des Binokularsehens nach Hirnschädigung. Neurologie & Rehabilitation 22: 127–32.

Schenk T, Zihl J (1997) Visual motion perception after brain damage: I. Deficits in global motion perception. Neuropsychologia 35(9): 1289–97.

Schmidt L, Keller L, Utz KS, Artinger F, Stumpf O, Kerkhoff G (2013a) Galvanic vestibular stimulation improves arm position sense in spatial neglect – a Sham-stimulation-controlled study. Neurorehabil Neural Repair 27: 497– 506.

Schmidt L, Utz KS, Depper L, Adams M, Schaadt AK, Reinhart S, . . . Kerkhoff G (2013b) Now You Feel both: Galvanic Vestibular Stimulation Induces

Lasting Improvements in the Rehabilitation of Chronic Tactile Extinction. Front Hum Neurosci 3(7): 90.

Semrau JA, Wang JC, Herter TM, Scott SH, Dukelow SP (2014) Relationship Between Visuospatial Neglect and Kinesthetic Deficits After Stroke. Neurorehabil Neural Repair 29: 318–28.

da Silva MNM, Millington RS, Bridge H, James-Galton M, Plant GT (2017) Visual dysfunction in posterior cortical atrophy. Frontiers in Neurology 8: 389.

Shi O, Presutti R, Selchen D, Sapsnik G (2012) Delirium in acute stroke: a systematic review and meta-analysis. Stroke 43(3): 645–9.

Skeel RL, Schutte C, van Voorst W, Nagra A (2006) The relationship between visual contrast sensitivity and neuropsychological performance in a healthy elderly sample. J Clin Exp Neuropsychol 28(5): 696–705.

Spitzyna GA, Wise RJ, McDonald SA, Plant GT, Kidd D, Crewes H, Leff AP (2007) Optokinetic therapy improves text reading in patients with hemianopic alexia: a controlled trial. Neurology 29: 68(22): 1922–30.

Suchoff IB, Kapoor N, Ciuffreda KJ, Rutner D, Han E, Craig S (2008) The frequency of occurrence, types, and characteristics of visual field defects in acquired brain injury: a retrospective analysis. Optometry 79(5): 259–65.

Tang-Wai DF, Josephs KA, Boeve BF, Dickson DW, Parisi JE, Petersen RC (2003) Pathologically confirmed corticobasal degeneration presenting with visuospatial dysfunction. Neurology 61(8): 1134–5.

Thielen H, Welkenhuyzen L, Tuts N, Vangkilde S, Lemmens R, Wibail A, Lafosse C, Huenges Wajer IMC, Gillebert CR (2024) Why am I overwhelmed by bright lights? The behavioural mechanisms of post-stroke visual hypersensitivity. Neuropsychologia 198: 108879.

Utz KS, Keller I, Artinger F, Stumpf O, Funk J, Kerkhoff G (2011) Multimodal and multispatial deficits of verticality perception in hemispatial neglect. Neuroscience 188: 68–79.

Ventura RE, Balcer L, Galetta SL (2014) The neuro-ophthalmology of head trauma. Lancet Neurology 13: 1006–16.

Vingrys AJ, Garner LF (1987) The effect of a moderate level of hypoxia on human color vision. Doc Ophthalmol 66(2): 171–85.

Warrington EK, James M (1991) The visual object and space perception battery. Bury St. Edmunds: Thames Valles Test Company.

Wilkins A (1986) What is visual discomfort. Trends in Neurosciences 9: 343–6.

Zee DS, Newman-Toker D (2008) Supranuclear and internuclear ocular motility disorders. In: Miller NR, Newman NJ, Biousse V, Kerrison JB, eds. Walsh and Hoyt's Clinical Neuro-Opthalmology: The Essentials. Philadelphia: Lippincott Williams & Wilkins 344–76.

Zeki S (1990) A century of cerebral achromatopsia. Brain 113 (Pt 6): 1721–77.

Zeki S (1991) Cerebral akinetopsia (visual motion blindness). A review. Brain 114 (Pt 2): 811–24.

Zhang X, Kedar S, Lynn JJ, Newman NJ, Biousse V (2006) Natural history of homonymous hemianopia. Neurology 66: 901–5.

Zihl J, von Cramon D (1985) Visual field recovery from scotoma in patients with postgeniculate damage. A review of 55 cases. Brain 108 (Pt 2): 335–65.

Zihl J, Kerkhoff G (1990) Foveal photopic and scotopic adaptation in patients with brain damage. Clin Vis Sci 2: 185–95.

Zihl J, von Cramon D, Mai N, Schmid C (1991) Disturbance of movement vision after bilateral posterior brain damage. Further evidence and follow up observations. Brain 114 (Pt 5): 2235–52.

Zihl J (1995) Eye movement patterns in hemianopic dyslexia. Brain 118 (Pt 4): 891–912.

Zihl J (2011) Rehabilitation of visual disorders after brain injury. 2nd ed. New York, NY US: Psychology Press.

Zimmermann P, Fimm B (2003). Testbatterie zur Aufmerksamkeitsprüfung (TAP) Version1.7. Zeitschrift für Klinische Psychologie und Psychotherapie 32(2): 155–7.

Zormemba N, Coburn M (2019) Delir im Krankenhaus. Dtsch Arztebl; 116: 101–6.

11 Neuropsychologische Therapie bei Störungen von Kognition und Emotion

Tilman A. Klein, Thomas Guthke

11.1 Einleitung

Neuropsychologische Diagnostik und Therapie dient der Feststellung und Behandlung von hirnorganisch verursachten Störungen der kognitiven Funktionen, des emotionalen Erlebens und des Verhaltens. Häufig ist die Erfassung kognitiver Defizite nicht von Fragen der Krankheitsverarbeitung, der Anpassung an die Folgen der Hirnschädigung und der Auswirkungen auf psychosoziale Beziehungen zu trennen. Im Gegenteil erweist sich ein holistischer Ansatz hier als zielführend (vgl. Wilson u. Betteridge 2019). Neuropsychologische Störungsbilder können sehr komplex sein, und unterschiedliche Komorbiditäten aus z. B. dem affektiven oder Angstspektrum sind vorstellbar.

In diesem Beitrag soll das praktische Vorgehen bei wesentlichen neuropsychologischen Störungsbildern (in den Bereichen Aufmerksamkeit, Gedächtnis, exekutive Funktionen, Persönlichkeits- und Verhaltensstörungen) illustriert werden. Wenn möglich, sollen Handlungsempfehlungen aus der Praxis bzw. auf der Basis aktueller Behandlungsleitlinien reflektiert werden. Störungen der visuellen Wahrnehmung, räumlicher sowie sprachlicher Leistungen werden in diesem Beitrag keine Rolle spielen, auch wenn sie zur Beurteilung der Gesamtsituation eines neurologischen Patienten herangezogen werden müssen.

11.2 Aufmerksamkeits-, Gedächtnis-, exekutive, Verhaltens- und emotional-affektive Störungen nach erworbener Hirnschädigung

Neuropsychologische Störungen sind häufige Folge einer erworbenen Hirnschädigung. Je nach Ätiologie und Stichprobe werden gestörte Aufmerksamkeitsfunktionen in 64 – 83 % der Fälle, Defizite im Gedächtnisbereich bei 33 – 75 % und Störungen der exekutiven Funktionen bei 22 – 70 % der Patienten berichtet (Prosiegel 1988; Prosiegel u. Erhardt 1990; Scheid et al. 2006; Scheid 2009). Die unterschiedlichen Prävalenzangaben liegen vor allem an Patientenselektionseffekten, an der unterschiedlichen Sensitivität der eingesetzten Untersuchungsverfahren, an unterschiedlichen Messzeitpunkten bezogen auf das Erkrankungsstadium und an unterschiedlichen theoretischen Zugängen zu den jeweiligen Funktionen bzw. Störungen. Fast 50 % der Schlaganfallpatienten und 40 % der pflegenden Angehörigen litten nach der Entlassung aus der Klinik unter depressiven Verstimmungen, die häufig mit Angststörungen und aggressivem Verhalten assoziiert waren (Kotila et al. 1998).

Das Vorliegen kognitiver Defizite wirkt sich u. U. ungünstig auf den gesamten Behandlungs- bzw. Rehabilitationsverlauf aus. Insbesondere das Vorliegen exekutiver Defizite hat einen hohen prognostisch negativen Wert in der Vorhersage des funktionellen Rehabilitationserfolgs (Lesniak et al. 2008). Tatsächlich weisen Patienten mit exekutiven Defiziten (im Vergleich zu Patienten ohne solche spezifischen Defizite) ein siebenfach höheres Risiko für das Fortbestehen kognitiver Einschränkungen auf (Nys et al. 2005).

11.2.1 Aufmerksamkeitsstörungen

Aufmerksamkeit bildet eine notwendige Voraussetzung sonstiger kognitiver, intellektueller und praktischer Leistungen (Sturm 2012). Dabei werden grob zwei Steuerungsmechanismen unterschieden, welche die Ausrichtung der Aufmerksamkeit lenken: Einerseits kann Aufmerksamkeit automatisch („bottom-up") auf Reize zugewiesen werden, andererseits ist auch eine bewusste Aufmerksamkeitslenkung möglich („top-down").

Basierend auf theoretischen Überlegungen lassen sich mindestens fünf Teilbereiche der Aufmerksamkeit differenzieren (Sturm 2009; Fimm et al. 2003):

- Aufmerksamkeitsaktivierung (Reaktionsbereitschaft, z. B. tonisch oder phasisch)
- längerfristige Aufmerksamkeitszuwendung (hohe Reizdichte: Daueraufmerksamkeit; niedrige Reizdichte: Vigilanz)
- räumliche Ausrichtung des Aufmerksamkeitsfokus
- selektive oder fokussierte Aufmerksamkeit
- geteilte Aufmerksamkeit, Aufmerksamkeitsflexibilität, Wechsel des Aufmerksamkeitsfokus

Das Konzept der Verarbeitungsgeschwindigkeit weist dabei eine hohe inhaltliche Nähe zum Aspekt Reaktionstempo auf (Fimm et al. 2023), ohne jedoch vollständig in diesem aufzugehen. Aufmerksamkeitsstörungen sind häufig nach Hirnschädigungen verschiedener Ätiologien zu beobachten und interagieren u. U. negativ mit anderen kognitiven Teilleistungen bzw. Alltagsleistungen, wie z. B. auch der Fahrtauglichkeit. Patienten mit Störungen im Bereich der Aufmerksamkeit können z. B. über Konzentrationsschwierigkeiten, rasche Ermüdbarkeit, erhöhte Ablenkbarkeit oder verminderte Fähigkeiten zum „Multitasking" klagen. Eine diagnostische wie therapeutische Sonderrolle kommt dabei dem sogenannten Neglect zu (vgl. Karnath et al. 2023).

11.2.2 Gedächtnisstörungen

Unter den Oberbegriff der Gedächtnisstörung werden laut Thöne-Otto (2012) alle Einbußen des Lernens, Behaltens und des Abrufs von Informationen gefasst. Es gilt, im Rahmen des diagnostischen Prozesses die inhaltliche Breite des Begriffs genauer zu konkretisieren sowie den Bezug zu möglichen Pathomechanismen bzw. benachbarten kognitiven Leistungen herzustellen.

Es gibt eine Vielzahl unterschiedlicher Taxonomien, welche unterschiedliche Anteile bzw. Funktionen innerhalb des Gedächtnisses benennen, diese zueinander in Beziehung setzen und deren Interaktion, auch im Schädigungsfall, beschreiben (vgl. Thöne-Otto 2009, 2020). Eine gängige Einteilung ist die Unterscheidung nach a) zeitlichen Aspekten, b) inhaltlichen Aspekten und c) prozessualen Aspekten.

a) *Untergliederung des Gedächtnisses nach Zeitaspekten*
   - **Kurzzeitgedächtnis:** Kapazität: limitiert; Dauer: Sekunden bis Minuten; Voraussetzung: Aufmerksamkeit
   - **Arbeitsgedächtnis:** Manipulation von Informationen und Abschirmung gegenüber störenden Einflüssen

- **Langzeitgedächtnis:** Kapazität: theoretisch unbegrenzt; Dauer: Verfügbarkeit nach einem bestimmten Zeitintervall
- **Neugedächtnis:** Gedächtnisinhalte, die ab einem bestimmten Zeitpunkt/Ereignis enkodiert und gespeichert werden
- **Altgedächtnis:** Gedächtnisinhalte, die vor einem Zeitpunkt/Ereignis enkodiert und gespeichert wurden
- **prospektives Gedächtnis:** zeit- bzw. ereigniskritisches Erinnern von Vorhaben, die in der Zukunft auszuführen sind

b) *Inhaltliche Untergliederung des Langzeitgedächtnisses:*
- **deklaratives Gedächtnis:** Art: Bewusste bzw. bewusstseinsfähige Inhalte; Zugriff: Explizit; Inhalte: Fakten (semantische Inhalte), persönliche Erlebnisse mit zeitlicher und situativräumlicher Zuordnung (episodische Inhalte)
- **nondeklaratives Gedächtnis:** Art: implizite Inhalte; Abruf: nicht-explizit; Wirkmechanismen: „Priming", prozedurales Gedächtnis, Konditionierung und nicht-assoziatives Lernen.

c) *Prozessuale Untergliederung verschiedener Gedächtnisprozesse:*
- In zeitlicher Abfolge lassen sich Enkodierung (Aufnahme), Konsolidierung (Speicherung) und Abruf von Material unterscheiden. Insbesondere der Abruf weist dabei eine hohe Überschneidung mit exekutiven Leistungen auf.

11.2.3 Exekutive und Verhaltensstörungen

Als exekutive Funktionen werden metakognitive Prozesse bezeichnet, häufig im Sinne von Steuerungs- und Leitungsfunktionen, die zum Erreichen eines definierten Zieles die flexible Koordination mehrerer Subprozesse steuern bzw. ohne Vorliegen eines definierten Zieles bei der Zielerarbeitung beteiligt sind (vgl. Müller u. Klein 2019). Im Angesicht von Handlungsbarrieren bzw. Handlungsfehlern stellen exekutive Funktionen Korrektur- und Anpassungsmechanismen bereit. Für den klinischen Alltag hat es sich als praktikabel erwiesen, diese heterogene Gruppe von kognitiven Prozessen in klinisch relevante Kategorien zu sortieren (Müller et al. 2004):

- Störungen des Arbeitsgedächtnisses und Monitorings
- Störungen der kognitiven Flexibilität und Flüssigkeit
- Störungen des planerischen und problemlösenden Denkens

Exekutive Dysfunktionen können auch mit Persönlichkeitsveränderungen und Verhaltensauffälligkeiten (im Sinne einer Plus- und/oder Minussymptomatik) assoziiert sein. Burgess und Kollegen betonen darüber hinaus die zentrale Rolle des Multitaskings als exekutive Kernkompetenz mit hoher Relevanz für die Alltagsfähigkeiten der Patienten (Burgess et al. 2000). Auch Aspekte eines veränderten Antriebs können als exekutive Dysfunktionen mit hoher Alltags- und Therapierelevanz diskutiert werden (Stanton u. Carson 2016).

11.2.4 Affektive, Angst- und Belastungsstörungen

Nach einem hirnschädigenden Ereignis können komorbide psychische Störungen auftreten. Besonders häufig sind depressive Störungen, Angststörungen, Belastungs- und Anpassungsstörungen sowie Suchterkrankungen (Ashman et al. 2004; De Wit et al. 2008; Whelan-Goodinson et al. 2009). So erfüllten in einer Stichprobe von Patienten mit erlittenem Schädel-Hirn-Trauma 45 % die klinischen Kriterien für eine Depression, 38 % für eine Angststörung und 21 % für eine Abhängigkeitserkrankung (Whelan-Goodinson et al. 2009). Hierbei gilt es allerdings die bereits vor der Hirnschädigung bestehende erhöhte Prävalenz gegenüber der Normalbevölkerung kritisch zu diskutieren. Koponen et al. (2002) berichteten, dass das Risiko, eine psychische Störung zu entwickeln, im ersten Jahr nach der Hirnschädigung am höchsten sei, aber lebenslang insgesamt erhöht bleibe.

Bei ungefähr einem Drittel der Patienten nach einem Schlaganfall entwickelt sich innerhalb von fünf Jahren eine Depression mit hoher Stabilität über den Zeitverlauf (sog. „post-stroke depression", Hackett u. Pickles 2014, vgl. auch Ayerbe et al. 2011). Gängige Modellvorstellungen zur Ätiopathogenese basieren dabei auf der Annahme einer Schädigung besonders kritischer Hirnstrukturen oder Netzwerke (linksfrontale und basalganglienbezogene Läsionen, Ilut et al. 2017). Metaanalysen können diesen anatomisch formulierten Zusammenhang allerdings so eindeutig nicht bestätigen (vgl. Carson et al. 2000; vgl. auch Nickel u. Thomalla 2017; Robinson u. Jorge 2016). Neuere Arbeiten untersuchen auch die Rolle von Entzündungsprozessen nach einer Hirnschädigung im Zusammenhang mit affektiven oder Erschöpfungssyndromen (Wen et al. 2018). Eine wesentliche Rolle für die Entstehung einer psychischen Begleitreaktion mag auch die Frage spielen, inwiefern das hirnschädigende Ereignis oder dessen Akutbehandlung als psychisches Trauma erlebt wurden.

Hirnschädigungen stellen kritische Lebensereignisse dar, welche mit erhöhtem Anpassungsbedarf und subjektiv erlebtem Stress verbunden sind. Folgerichtig kann es hierunter zur Ausprägung von Anpassungsreaktionen kommen. Besondere Berücksichtigung muss auch die Frage eventuell bestehender prämorbider Vulnerabilitäten finden – einerseits als Risikofaktor für psychische Komorbiditäten, aber auch als unabhängiger Risikofaktor für eine vaskuläre Hirnschädigung (Villa et al. 2018). Abschließend sollte im Rahmen von Erklärungsansätzen für die Entstehung psychischer Störungen auch das Ausmaß der familiären Unterstützung nach einer Hirnschädigung betrachtet werden (De Ryck et al. 2014).

Der oft mit der erworbenen Hirnschädigung verbundene Leistungsverlust (körperlich oder geistig; transient oder stabil) kann zu Ärger- und Trauerreaktionen um einen Teil der eigenen Persönlichkeit/Identität führen. Hinzu können ferner maladaptive psychische Reaktionen kommen, z. B. dysfunktionale Kognitionen bezüglich eigener Leistungen, prämorbider Bewertungsmaßstäbe oder bezüglich subjektiv erlebter Bewältigungsstrategien (Bsp.: „Ich muss mich einfach nur mehr anstrengen, um so leistungsfähig wie vor meinem Schlaganfall zu werden!").

11.3 Neuropsychologische Diagnostik

Die neuropsychologische Diagnostik dient der Erfassung und Objektivierung von kognitiven und psychischen Funktionsstörungen nach einer Hirnfunktionsstörung oder Hirnschädigung (Sturm 2009). Die Diagnostik basiert dabei auf den Grundlagen der allgemeinen psychometrischen Diagnostik, ergänzt um medizinische Informationen. Letztere können wertvolle Informationen zur Hypothesenbildung liefern und somit die Auswahl der Untersuchungsverfahren mitbestimmen. Zunehmend gewinnt auch die Diskussion der Bedeutung neurokognitiver Störungen im Rahmen psychischer Erkrankungen (z. B. Depression oder Schizophrenie) an Relevanz.

Angelehnt an Sturm (2009) lässt sich grob der folgende diagnostische Ablauf skizzieren:

a) Vorbefunde sichten, diagnostische Fragestellungen entwickeln und therapeutisches Anliegen klären
b) Anamnese und Exploration; (wenn möglich: Fremdanamnese); Erhebung von Einflussfaktoren auf Testdurchführung und -ergebnisse
c) Untersuchungsplanung
d) Testdurchführung inklusive Verhaltensbeobachtung und Aspekten der Beschwerdenvalidierung
e) Analyse und Interpretation der gewonnenen Ergebnisse inklusive Dokumentation nach fachlichen Standards (Bericht oder Gutachten)
f) Ableitung von Therapiezielen gemeinsam mit dem Patienten

Zur approximativen Einordnung der subjektiv erlebten kognitiven, affektiven und verhaltensbezogenen Störungen und Beeinträchtigungen der Lebensqualität lassen sich auch entsprechende visuelle Analogskalen einsetzen. Wichtig ist, auch Bezugspersonen nach ihrer Einschätzung zu befragen. Diesbezüglich hat sich der Einsatz geeigneter Ratings zur Fremdbeurteilung bewährt. Eine mögliche Differenz zwischen Selbst- und Fremdbeurteilung kann dabei auch zur näherungsweisen Einschätzung des Störungsbewusstseins der Patienten herangezogen werden. Der diagnostische bzw. therapeutische Rahmen bestimmt dabei nicht zuletzt den Umfang der neuropsychologischen Diagnostik.

Bei der Auswahl und Interpretation der neuropsychologischen Untersuchungsverfahren müssen zwingend testbehindernde und ergebnisbeeinflussende Faktoren berücksichtigt werden (Wahrnehmung, Sprachperzeption und -produktion, Motorik, affektiver Status, kognitiv wirksame Medikation sowie Antrieb). Auch muss beachtet werden, dass sich kognitive Leistungsbereiche teilweise gegenseitig beeinflussen können (z. B. sekundäre Gedächtnisstörung infolge exekutiver Defizite). Sehr informativ ist die Verhaltensbeobachtung in und außerhalb der Testsituation (auch für die Frage der Beschwerdenvalidierung). Insbesondere bei exekutiven Testverfahren kann die Verhaltensbeobachtung wertvolle Hinweise zur Gestaltung der nachgeordneten Therapie liefern. Unbedingt beachtet werden muss in diesem Zusammenhang jedoch, dass strukturierte Testsituationen insbesondere Patienten mit exekutiven Dysfunktionen sehr entgegenkommen. Etwaige Defizite zeigen sich im weniger vorstrukturierten häuslichen Alltag u. U. stärker. Zusammenfassend lässt sich sagen, dass sich die Durchführung neuropsychologischer Untersuchungsverfahren nur schlecht delegieren lässt. Zu hoch erscheint die Gefahr, wertvolle Informationen zu verlieren, wenn es zu einer reduktionistischen Betrachtung von numerischen Testwerten kommt.

In den bereits erwähnten aktuellen Leitlinien zu den einzelnen kognitiven Funktionsbereichen (Aufmerksamkeit, Gedächtnis und exekutive Funktionen) sind Mindestanforderungen bezüglich des Umfangs und der Auswahl an Untersuchungsverfahren einer fachlich angemessenen neuropsychologischen Untersuchung aufgeführt. Ergänzt werden sollte diese Verfahrensübersicht (vgl. auch Schellig et al. 2009 für eine Übersicht neuropsychologischer Verfahren) durch Instrumente zur Bestimmung psychischer Komorbiditäten bzw. Verhaltens- und Persönlichkeitsveränderungen. Auch die Erfassung des Störungsbewusstseins sollte gerade auch im Hinblick auf die Therapieplanung bzw. den Therapieerfolg nicht vernachlässigt werden.

Beim Verdacht auf Aggravations- oder Simulationstendenzen bzw. im Rahmen gutachterlicher Fragestellungen sollten spezifische Testverfahren (Merten 2006) zum Einsatz kommen. Wichtig ist aber die Betrachtung des Gesamtbildes, vor allem unter Berücksichtigung des neuropsychologischen Profils, der Verhaltensbeobachtung, der Anamnese und der medizinischen Befund- und Motivlage (vgl. Leitlinie „Neuropsychologische Begutachtung“, Neumann-Zielke et al. 2015).

Für die Ableitung der Therapieziele und des -planes sind aber neben der Erfassung des Umfangs und der Art der Störungen auch die verbliebenen Ressourcen, die Behandlungsmotivation, die Einsicht in die vorhandenen Probleme und das soziale und berufliche Umfeld der Patienten zu eruieren (von Cramon et al. 1993; Guthke et al. 2012). So können auch die Folgen der Hirnschädigung für die Aktivitäten des täglichen Lebens und die soziale, berufliche und schulische Integration des Betroffenen eingeschätzt werden. Hier kann sich die neuropsychologische Diagnostik an der Internationalen Klassifikation der Funktionsfähigkeit, Behinderung und Gesundheit (ICF) der Weltgesundheitsorganisation (WHO) orientieren. Diese Klassifikation dient als länder- und fachübergreifende einheitliche Sprache zur Beschreibung des funktionalen Gesundheitszustandes, der Behinderung, der sozialen Beeinträchtigung und der relevanten Umgebungsfaktoren einer Person (Stucki et al. 2002). Für eine aktuelle Übersicht über die Notwendigkeit einer kooperativen Therapiezielfindung im Kontext eines holistischen Behandlungsansatzes vgl. die Ausführungen von Wilson und Betteridge (2019).

11.4 Neuropsychologische Therapie

Die neuropsychologische Behandlung zielt darauf ab, die kognitiven, psychischen und behavioralen Störungen sowie die damit einhergehenden psychosozialen Beeinträchtigungen und Aktivitätseinschränkungen von Patienten mit erworbener Hirnschädigung oder -funktionsbeeinträchtigung zu beseitigen oder, falls dies nicht möglich sein sollte, diese so weit wie möglich zu verringern. Die betroffenen Patienten sollen durch die neuropsychologische Therapie ein möglichst hohes Funktionsniveau im Alltag wiedererlangen und soziale, berufliche und/oder schulische Anforderungen möglichst wieder erfolgreich bewältigen können bzw. im Angesicht chronischer Defizite in der Erarbeitung alternativer Lebensentwürfe begleitet und bei der Verarbeitung negativer psychischer Begleitreaktionen unterstützt werden. Die Wirkmechanismen neuropsychologischer Interventionen lassen sich dabei unter dem Stichwort Neuroplastizität diskutieren.

Es lassen sich in Anlehnung an Gauggel (2003) folgende Interventionsformen bzw. damit verbundene Behandlungsziele unterscheiden:

- Funktionstherapien bzw. restitutive Interventionen,
- Kompensationstherapie und Anpassung,
- integrierte bzw. adaptierte Interventionsverfahren (z. B. Akzeptanz bzw. Krankheitsbewältigung).

Unabhängig vom gewählten therapeutischen Fokus kommt der therapeutischen Beziehung auch im Rahmen der Neuropsychologie eine wichtige Rolle zu („Arbeitspartnerschaft“, Wilson u. Betteridge 2019).

11.4.1 Funktionstherapeutische bzw. restitutive neuropsychologische Therapien

Die Restitution kognitiver Funktionen wird in der neuropsychologischen Therapie vor allem durch die gezielte Stimulation der entsprechend geschädigten neuronalen Netzwerke, beim Schlaganfall insbesondere der prinzipiell überlebensfähigen neuronalen Anteile („Penumbra“, Baron 2021), welche die Schädigung umgeben, angestrebt. Die Durchführung einer spezifischen Stimulation (d. h. zugeschnitten auf das individuelle Defizitprofil) setzt eine klare Indikationsstellung, ein theoretisches Erklärungsmodell und solide neurowissenschaftliche Kenntnisse über die Funktionsweise des Gehirns, seine Plastizität und die der Stimulation zugrundeliegenden Mechanismen voraus. Plastizität beschreibt die grundlegende Fähigkeit des Gehirns, sich durch strukturelle Veränderungen an veränderte Verarbeitungsbedingungen bzw. Verarbeitungsziele anzupassen (Bartsch u. Wulff 2015). Der restitutive Behandlungsansatz ist gerade in der Postakutphase der Erkrankung von großer Bedeutung, da zu diesem Zeitpunkt ein besonderes therapeutisches Fenster zu bestehen scheint (z. B. Kolb et al. 2001). Dabei erscheint es wichtig, den Schwierigkeitsgrad der Therapie dem jeweiligen Funktionsniveau des Patienten anzupassen, um optimal an der individuellen Fähigkeitsschwelle zu trainieren. Dabei spielen sowohl die Dauer als auch die Intensität der Intervention eine Rolle, je nach Art und Schwere der zugrundeliegenden Funktionsstörung (vgl. Maurer-Karratup et al. 2022 für leitlinienorientierte Praxisempfehlungen zu Häufigkeit und Intensität restitutiver Therapien).

Studien zeigen vor allem positive Entwicklungen mit der restitutiven Therapie von Wahrnehmungs- und Aufmerksamkeitsleistungen sowie der Restitution kognitiver exekutiver Anteile im Sinne z. B. einer Arbeitsgedächtnisstörung (vgl. Weicker et al. 2016). So können Cicerone et al. (2005, 2011) die Wirksamkeit von Aufmerksamkeitstherapien in der postakuten (ca. 3. Woche bis 6 Monate) und chronischen (> 6 Monate) Phase bei Schädel-Hirn-Trauma und Schlaganfall zeigen. Dabei scheint die Wirksamkeit über unterschiedliche Schädigungen hinweg gegeben zu sein: Sowohl für vaskuläre als auch für traumatische Hirnschädigungen in der postakuten Phase (Sohlberg et al. 2000; Sturm et al. 2003; Barker-Collo et al. 2009), bei MS-Patienten ebenso wie bei Epilepsie-Patienten (Plohmann 1998; Engelberts et al. 2002). Eine entsprechende Metaanalyse (Rohling et al. 2009) ergab für Aufmerksamkeitstherapieansätze mittlere Effektstärken. Die besten Ergebnisse zeigten domänenspezifische Therapieansätze, d. h. auf die spezifischen Defizite zugeschnittene Therapien (Rohling et al. 2009; Zoccolotti et al. 2011). Bewährt haben sich (computergestützte) Therapieverfahren, die spezifische Aufmerksamkeitsleistungen in alltagsähnlichen Situationen adaptiv trainieren. Zu beachten ist aber auch, dass es bei Anwendung zu komplexer Therapieprogramme zu Leistungsverschlechterungen kommen kann (z. B. Sturm et al. 2003).

Bei Gedächtnis- und exekutiven Funktionsstörungen (insbesondere aus dem Bereich Planung, Kontrolle, Verhalten) dagegen sollten parallel geeignete Strategien z. B. zur Aufmerksamkeitslenkung, vertieften Verarbeitung oder zum Monitoring vermittelt werden (Kombination von Funktionstherapie und der Vermittlung von Strategien). Für eine aktuelle Übersicht zur Wirksamkeit kognitiven Trainings im Bereich exekutiver Funktionen sei auf die aktuelle diesbezügliche Leitlinie verwiesen (Müller u. Klein 2019). Mittlerweile besteht auch die Möglichkeit, bei Vorliegen einer entsprechenden Diagnose (F06.7), ein App-gestütztes kognitives Training zu Lasten der Krankenkassen den Patientinnen und Patienten zu verordnen („digitale Gesundheitsanwendung, DiGA").

Wichtig ist auch, dass bei der Durchführung der Behandlung Faktoren wie Antrieb, Motivation, Feedback, Kontextlernen, Transfer sowie Relevanz für den häuslichen und beruflichen Alltag und der Einbezug von Angehörigen beachtet werden müssen. Die Therapieeffekte generalisieren oft nicht automatisch und werden von den hirngeschädigten Patienten kaum von sich aus auf andere Situationen und Aufgabenstellungen übertragen (insbesondere bei Patienten mit exekutiven Defiziten). Daher ist es für den Therapieerfolg entscheidend, dass bereits während der

Therapie explizit auf eine Generalisierung hingearbeitet wird und motivationale Einflüsse berücksichtigt werden (Sohlberg u. Raskin 1996).

Es empfiehlt sich ferner, die Leistungen des Patienten nicht nur defizitorientiert, sondern auch im Hinblick auf verbliebene Stärken und Fähigkeit zu betrachten - diese können u. U. gezielt ausgebaut und gestärkt werden, um ein insgesamt höheres Funktionsniveau zu erreichen. Grundsätzlich wichtig ist, dass eine alleinige Konzentration auf die Funktionsrestitution nicht den multiplen und häufig chronischen Störungen hirngeschädigter Patienten Rechnung trägt. Das Funktionstraining muss in ein umfassendes Therapieprogramm eingebettet sein (holistisches Vorgehen, vgl. Wilson u. Betteridge 2019).

11.4.2 Neuropsychologische Therapien zur Kompensation und Anpassung

Kompensatorische Vorgehensweisen kommen vor allem bei chronischen bzw. ausgeprägten Störungen zum Einsatz, wobei in der therapeutischen Praxis übende und kompensatorische Therapien ineinander übergehen bzw. sich synergistisch ergänzen können. Der adäquate Zeitpunkt für den Übergang von restitutiven zu kompensatorischen Maßnahmen ist individuell zu bestimmen (z. B. im Sinne einer nachlassenden Dynamik im Funktionstraining) - insbesondere zu Beginn steht bei den Patienten noch die Hoffnung auf Funktionsverbesserung durch Training sehr im Vordergrund. Bei Kompensation steht der Ausgleich von Funktionsdefiziten durch den Einsatz verbliebener Fähigkeiten und durch das Lernen neuer Fertigkeiten und Strategien im Fokus. Dies beinhaltet häufig auch den emotionalen Umgang mit den Folgen der Erkrankung, die Entwicklung einer neuen Lebensperspektive sowie die familiäre und berufliche Reintegration.

Laut Dixon und Bäckman (1995) werden verschiedene Kompensationsmechanismen und -formen unterschieden, derer Menschen sich häufig bedienen, wenn es gilt, ein Ungleichgewicht zwischen eigenen Fähigkeiten und Umweltanforderungen auszugleichen:

- Einsatz von mehr Zeit und Energie (Anstrengung),
- Ersatz durch eine latente Fähigkeit,
- Entwicklung einer neuen Fähigkeit (Einsatz von Strategien und Hilfsmitteln),
- Veränderung der Erwartungen sowie
- Wahl einer alternativen Nische oder eines alternativen Ziels.

Relativ unproblematisch ist der Einsatz kompensatorischer Mechanismen, wenn sich die Patienten ihrer eigenen Stärken und Schwächen bewusst sind, sich realistische Ziele setzen und angemessene Erwartungen entwickeln sowie Alltagsanforderungen mit noch vorhandenen und intakten Fähigkeiten zu bewältigen versuchen. Dies ist bei Patienten mit ausgeprägter Hirnschädigung sehr häufig jedoch nicht der Fall: Es fehlen u. U. aktuelle Alltagserfahrungen (z. B. bei komplexen beruflichen Anforderungen), möglicherweise bestehen Einschränkungen beim Störungsbewusstsein sowie der Reflexion über neue Erfahrungen (im Zusammenhang vor allem mit Gedächtnis- und exekutiven Störungen). Bedeutsam sind aber auch psychoreaktive Phänomene wie Verleugnungs- bzw. Abwehrtendenzen sowie generell komorbide psychische Störungen. Hier sei im Besonderen auf eine befürchtete Stigmatisierung beim Einsatz von Kompensationsmitteln (z. B. Gedächtnisbuch) verwiesen.

Der Schweregrad der Störung und die Einsichtsfähigkeit sind somit ausschlaggebend für Art und Ausmaß der notwendigen Strukturierung von außen (z. B. durch die Angehörigen) und der therapeutischen Hilfen. Häufig ist die Begleitung eines längeren therapeutischen Prozesses notwendig, in dessen Verlauf der Patient dabei unterstützt wird, seine vorhandenen Defizite angemessen wahrnehmen zu können, damit er bereit ist, Strategien oder Hilfen einzusetzen oder Erwartungen und Ziele an die neue Lebenssituation anzupassen.

Im klinischen Alltag ist häufig zu beobachten, dass Patienten in der Vergangenheit erfolgreich eingesetzte Strategien (wie z. B. Investition von mehr Zeit und Energie) versuchen erneut anzuwenden. Aufgrund veränderter Ausgangsbedingungen (z. B. Reduktion der Dauerbelastbarkeit infolge der Hirnschädigung) können sich diese ehemals funktionalen Bewältigungsmechanismen nunmehr als dysfunktional herausstellen.

Bewährt hat sich im teilstationären Setting eine Kombination von Gruppen- und Einzeltherapie zur Vermittlung von Kompensationsstrategien. Wichtig ist dabei der Austausch der Patienten untereinander über mögliche Strategien, deren Vor- und Nachteile und die individuelle Anpassung – auch die Förderung einer realistischen Selbsteinschätzung kann im Gruppensetting besser gelingen. Studien bestätigen die Effektivität solcher Therapieprogramme (Ezrachi et al. 1991). Im Rahmen der Therapie werden die Vermittlung der Strategien systematisch vorbereitet, deren Einsatz geübt (mit entsprechenden Aufgaben oder Rollenspielen) und durch therapeutische Hausaufgaben deren Transfer in den Alltag gefördert. Hier bewährt sich besonders ein teilstationäres Arbeiten, da die Patienten außerhalb der Therapie zu Hause mit entsprechenden Anforderungen konfrontiert sind und neu erarbeitete Strategien hinsichtlich ihrer Funktionalität evaluieren können. Aufgrund der kognitiven Defizite der Patienten kann es nötig sein, Rückmeldung während der Behandlung nicht nur kontinuierlich und multimodal (verbal, visuell mit und ohne Video), sondern auch durch unterschiedliche Personen (Mitpatienten, Angehörige, Therapeuten) zu geben.

Generell gilt, dass Kompensationshilfen und -strategien vor allem dann akzeptiert werden, wenn sie einfach, ökonomisch, generationsadäquat sind und bequem angewendet werden können und der Nutzen der Strategie oder der Hilfe unmittelbar erkennbar oder nachweisbar ist. Bei sehr schweren Defiziten (v. a. im Gedächtnisbereich) sind externe Kompensationshilfen und -strategien deutlich besser als interne, da zum Erlernen interner Strategien intakte kognitive Fähigkeiten (z. B. metakognitive Leistungen) benötigt werden. Bei komplexeren Strategien ist oft eine schrittweise, repetitive und über einen längeren Zeitraum erfolgende Einübung nötig. In Studien zum Nutzen externer Gedächtnishilfen konnte empirisch nachgewiesen werden, dass z. B. die Zuverlässigkeit in der Erledigung prospektiver Gedächtnisanforderungen durch den Einsatz von Gedächtnishilfen verbessert werden kann (Sohlberg et al. 2007; Wilson et al. 2000). Es zeigte sich, dass leichter betroffene Patienten den selbstständigen Umgang mit Gedächtnishilfen lernen, während schwerer betroffene Patienten lernen können, auf Gedächtnishilfen adäquat zu reagieren (Unterstützung durch Angehörigen z. B. beim Eintragen von Terminen in einen Onlinekalender). Bei sehr schwer betroffenen Patienten kann Kompensation auch den modifizierenden und unterstützenden Eingriff in die Umwelt der betroffenen Person bedeuten (Umweltmanagement).

Besonders in der Therapie von exekutiven- und Gedächtnisstörungen spielt die Vermittlung von internalen Strategien (Problemlöseverhalten, Verhaltensregulation, Zeitplanung, internale Enkodierungs- und Abrufstrategien, Lernverhalten) eine große Rolle – wiederum auch in Kombination mit Funktionstherapie. Bei der Gedächtnistherapie wurden ausgehend von allgemeinpsychologischen Erkenntnissen geeignete Lernstrategien entwickelt (z. B. basierend auf Elaboration oder Imagination), deren Nutzen auch in entsprechenden Studien nachgewiesen werden konnte (Chiaravolloti et al. 2005; Hildebrandt et al. 2007). Im klinischen Alltag zeigt sich, dass Patienten mit leichten bis mittelschweren Gedächtnisstörungen gut von solchen Strategien profitieren können, während bei Patienten mit schweren Gedächtnisstörungen die Vermittlung solcher Lernstrategien in der Regel nicht erfolgreich ist. Im Bereich exekutiver Funktionsstörungen konnte die Wirksamkeit kompensatorischer Ansätze zum Beispiel für das Problemlösetraining (Rath et al. 2003; Fong et al. 2009) nachgewiesen werden, gerade auch für das Erlernen von Strategien zur Bewältigung individuell als schwierig bewerteter Alltagsanforderungen und -aufgaben (Skidmore et al. 2015). Ferner finden Strategien zur Verhaltenskontrolle (Selbstinstruktionstechniken) im Zielmanagement Anwendung.

Häufig müssen mehrere Kompensationsstrategien und -hilfen zum Ausgleichen eines Defizits angewendet werden. Dieses System an Kompensationsstrategien gilt es, sukzessive im Laufe der Therapie aufzubauen und zu perfektionieren (Wilson 2000). Angehörigen kommt im Alltag häufig die Rolle einer Kompensationshilfe zu. Die Patienten haben u. U. gelernt, sich auf diese Hilfen zu verlassen, weil diese für sie zur Bewältigung der Umweltanforderungen in der Regel einfacher, schneller und bequemer sind als der Einsatz eigener Strategien bzw. verbliebener Fähigkeiten. Im Verlauf der Behandlung ist somit der Aufbau eigener Strategien sowie der Abbau der kontinuierlichen Unterstützung durch die Angehörigen nötig. Hierfür ist es notwendig, dass die Angehörigen wie auch die Patienten die notwendige Sicherheit für den Übertrag bzw. die Rückübernahme von Verantwortung gewinnen müssen. Um dies zu fördern kann man sich in der Arbeit mit Angehörigen an Überlegungen von Muir und Kollegen (1990) orientieren. Diese schlugen ein vierstufiges Modell (PLISSIT-Modell) zur Unterstützung und Behandlung von Angehörigen vor. „PLISSIT" steht für:

„Permission": Angehörige können sich mit Sorgen, Ängsten und Fragen an Therapeuten wenden

„limited information": Bereitstellung relevanter Informationen durch Therapeuten

„specific suggestions": Ratschläge für den Umgang mit den Patienten

„intensive therapy": Im Bedarfsfall Durchführung von Interventionen, z. B. einer systematischen Patient-Familien-Edukation, einer Familienberatung, die Vermittlung an eine Selbsthilfegruppe oder die Organisation einer Betreuungsentlastung (Jacobs 1989).

Patienten mit sehr schweren Defiziten können diese häufig nicht selber ausgleichen. Hier müssen der Patient und seine Angehörigen durch ein Netzwerk professioneller Helfer und Institutionen unterstützt werden. Hierzu können zusätzliche Unterstützungsleistungen (im Sinne von Nachteilsausgleichen) sowie persönliche Assistenzen oder hauswirtschaftliche Hilfen erforderlich sein. Gegebenenfalls kann eine berufliche Teilhabe durch eine Tätigkeit in einer Werkstatt für Menschen mit Behinderungen (WfbM) angestrebt werden. Weitere Angebote wie geeignete Tagesförderstätten oder eine Einrichtung mit Angeboten zur Tagesstrukturierung können unterstützend sein. Zur direkten Unterstützung der Angehörigen kann u. U. die Empfehlung einer begleitenden psychotherapeutischen Behandlung für diese indiziert sein.

11.4.3 Integrierte bzw. adaptierte Interventionsformen

Unterschiedliche Aspekte können im Bereich neuropsychologischer Therapie miteinander integriert werden: Die Patienten können lernen, ihren veränderten Zustand nach einer Hirnschädigung in ihr Selbstbild zu integrieren, die Betroffenen können in ihr privates, soziales oder berufliches Umfeld integriert werden oder es können therapeutische Techniken unterschiedlicher Verfahren und Methoden in die Neuropsychologie integriert werden. So kommt auch in der neuropsychologischen Therapie der therapeutischen Beziehung eine besonders große Rolle zu. Hier bewähren sich nach unserer Auffassung insbesondere therapeutische Haltungen und Methoden, wie sie ursprünglich vor allem durch die Gesprächspsychotherapie nach Rogers (1993; vgl. auch Eckert 2007) vermittelt wurden. Es gilt jedoch zu berücksichtigen, dass Schädigungen des Gehirns zu Beeinträchtigungen des Störungsbewusstseins führen können, sodass die in der Gesprächspsychotherapie wichtige Fähigkeit zur Selbstexploration stark eingeschränkt sein kann. Es ist daher häufig nötig, therapeutische Methoden aus anderen Verfahren an die Erfordernisse und Besonderheiten von Patienten mit erworbenen Hirnschädigungen anzupassen. Es hat sich z. B. beim Aktivitätsaufbau im Angesicht schwerer Störungen die operante Methode des „backward chaining" bewährt. So kann man z. B. beim Tischdecken zuerst mit dem letzten Schritt beginnen und dann schrittweise weitere vorhergehende Schritte hinzukommen lassen, bis der Tisch wieder vollständig selbstständig gedeckt werden kann. Ähnlich lassen sich auch Ansätze des Kontingenzlernens (Etablierung von Reiz-Reaktions-Verbindungen), „shaping" (schrittweises Ausformen eines Zielverhaltens durch gezielte Verstärkung einzelner zielführender Elemente), „chaining" (Vorwärtsversion des „backward chaining") oder des „prompting" (Unterstützung von außen) bzw. „fading out" (schrittweise Rücknahme der Unterstützung von außen) gewinnbringend einsetzen. Die so erlernten Verhaltensweisen sind zum Teil sehr spezifisch und kontextgebunden – eine pauschale Generalisierung in den Alltag kann nicht erwartet werden.

Da Patienten mit erworbener Hirnschädigung nicht in dem Ausmaß auf Verstärkungskontingenzen reagieren wie hirngesunde Personen, können operante Verfahren zum Verhaltensauf- oder abbau nicht ohne Modifikationen angewendet werden (Alderman 1996; Ducharme 2000; Knight et al. 2002; Schlund 2002). So hatten Münzverstärkungssysteme und eine differenzielle Verstärkung von Verhaltensweisen in verschiedenen Studien nur einen geringen Effekt. Die „response-cost"-Methode, das heißt, der Entzug positiver Verstärker bei Fehl- oder Mangelverhalten oder die differenzielle Verstärkung von Phasen mit einer geringen Rate an Verhaltensauffälligkeiten, scheinen dagegen wesentlich effektiver zu sein (Knight et al. 2002).

Wichtige Elemente in der neuropsychologischen Psychotherapie können auch psychoedukative Module sein (Cave: bei schweren Gedächtnisstörungen ggf. kompensatorische Methoden mitverwenden, um Vergessen zu mindern), wie sie vor allem Bestandteil der Gruppentherapien sind. Bedeutsam ist auch der Einsatz stabilisierender, supportiver und ressourcenfördernder Techniken (vgl. Reddemann u. Sachsse 1997) und von Entspannungsverfahren (z. B. PMR).

Sehr positive Erfahrungen werden auch vom Einsatz eines sozialen Kompetenztrainings für Patienten mit erworbener Hirnschädigung berichtet. So gibt es ein eigens für Menschen mit erworbener Hirnschädigung entwickeltes Training sozialer Kompetenzen (Schellhorn et al. 2008). Gegenstand sind hirnorganisch bedingte Störungen im Sozialverhalten (inadäquates Sozialverhalten, Impulskontrollstörung, Kommunikationsstörung, Antriebsminderung, mangelnde Störungseinsicht) und soziale Anpassungsprobleme. Das Programm ist hinsichtlich seiner Komplexität, der Informationsaufbereitung und der

Durchführungshinweise sowie hinsichtlich der ausgewählten Therapiethemen an die Erfordernisse einer neuropsychologischen Klientel angepasst.

Die berufliche Wiedereingliederung stellt für viele Patienten mit erworbenen Hirnschädigungen neben der sozialen Reintegration ein zentrales Therapieziel dar. Das Ziel der beruflichen Reintegration lässt sich mit einer neuropsychologisch berufsorientierten Therapie adressieren, in der restitutionstherapeutische, kompensatorische und integrative Therapiemethoden ggf. ergänzt um die Anpassung der Erwartungen und Arbeitsbedingungen zu einem Therapieprogramm zusammengestellt werden (Guthke et al. 2012). Es kann ein in Kooperation mit den Schmieder Kliniken entwickeltes Profilvergleichsverfahren (Profilvergleich Arbeitsplatzanforderungen vs. aktuelles Leistungsvermögen: PAL) zum Einsatz kommen, welches berufliche Anforderungen und aktuelles Leistungsvermögen im Hinblick auf die wesentlichen kognitiven und motorischen Kenngrößen gegenübergestellt und zur Festlegung von Therapieinhalten und der Therapieevaluation dient. Neben der Restitution stehen auch die Vermittlung von Kompensationstechniken sowie die mögliche Anpassung von beruflichen Anforderungsprofilen im Vordergrund. Bedeutend ist auch ein neuropsychologisch-psychotherapeutischer Ansatz, um entstandene Verhaltensänderungen positiv beeinflussen zu können und den Umgang mit der Erkrankung oder mit Verhaltensänderungen zu unterstützen.

Wichtiger Bestandteil des beruflichen Therapieprogramms ist zusätzlich eine therapeutisch engmaschig supervidierte berufliche Belastungserprobung und Therapie, im besten Falle am angestammten Arbeitsplatz des Patienten. In einer ersten Pilotstudie (Guthke et al. 2012) zur Evaluation dieses Therapieprogramms zeigte ein Prä-Post-Vergleich vor allem der Selbst- und Fremdeinschätzung anhand des PAL sowie die Einschätzung der Therapie durch die Patienten, dass berufsrelevante Leistungsbeeinträchtigungen verringert bzw. kompensiert werden konnten. Die katamnestischen Daten ein Jahr nach der Entlassung aus der Klinik zeigten auch, dass die berufliche Reintegration bei einem Großteil der Patienten erfolgreich war.

11.4.4 Fallbeispiel zur neuropsychologischen Therapie

Im Folgenden soll anhand eines Patientenbeispiels (Jentzsch u. Guthke 2017) das therapeutische Vorgehen in der Kombination von restitutionstherapeutischen, kompensatorischen und adaptierten verhaltenstherapeutischen Methoden veranschaulicht werden (s. Kasten).

Fallbeispiel

Die 58-jährige Frau A. erlitt an ihrem Arbeitsplatz einen Myokardinfarkt und musste aufgrund eines Herz-Kreislauf-Stillstandes reanimiert werden. Aufgrund der transienten globalen Ischämie sprach sechs Monate nach dem Ereignis nach Akut- und stationärer rehabilitativer Behandlung die umfassende neuropsychologische Diagnostik für eine mittelgradige Aufmerksamkeitsstörung (Reduktion der Aufmerksamkeitsintensität, Verlangsamung und eingeschränkte Daueraufmerksamkeit, Beeinträchtigung der Aufmerksamkeitsselektivität), eine mittelgradige Neugedächtnisstörung (reduzierte Arbeitsgedächtnisleistungen, Schwierigkeiten bei der Enkodierung neuer Informationen, mit dem Behalten nach mittelfristigen Zeitintervallen und erhöhter Interferenzneigung, profitierte von Abrufhilfen) sowie deutlichen exekutiven Defiziten (Schwierigkeiten beim flexiblen Umgang mit Regeln sowie der vorausschauenden Planung, eine ungenügende Fehlerkontrolle und deutlich reduzierte Ideenflüssigkeit, insbesondere beim Finden alternativer Lösungsansätze, Defizite der alltäglichen Terminplanung).

Auch erfüllte sie die Kriterien für eine Anpassungsstörung mit mittelgradiger depressiver Symptomatik. Für die Therapieplanung war es wichtig, die kognitiven und die affektiven Störungen zu berücksichtigen. Bei der Erhebung der biografischen Anamnese ging es um biografischer Belastungen, ihren bisherigen Bewältigungsstil und die Identifikation möglicher dysfunktionaler Grundüberzeugungen.

Frau A. hatte nach einem Abschluss der 10. Klasse („mittlere Reife") erfolgreich eine Ausbildung absolviert und in ihrem Ausbildungsberuf gearbeitet. Nach der „Wende" musste sie sich beruflich umorientieren und arbeitete bis zu dem Ereignis seit mehr als zehn Jahren als Pflegehelferin im Schichtdienst. Einerseits wollte sie ihre Arbeit unbedingt wieder aufnehmen, wobei sie sich auch innerlich unter Druck setzte („Ich sehe aus wie das blühende Leben"; „Wenn die Leute mich draußen sehen, werden sie bei der Krankenkasse nachfragen") und sich andererseits gegenwärtig eine Berufstätigkeit jedoch nicht zutraute („Ich sollte doch schon längst wieder arbeiten, aber traue mir noch nicht einmal das morgendliche Aufstehen zu"; „Ich war noch nie die Hellste, habe aber die Arbeit hinbekommen. Jetzt kann ich mir kaum etwas merken und planen").

Sie hatte sich vor vier Jahren nach 21 Ehejahren, unterstützt durch Behörden, vom gewalttätigen Ehemann mit Alkoholproblem getrennt. Zu ihren beiden erwachsenen Söhnen bestand eine gute Beziehung. Da ihr früherer Mann in der Nähe wohnte, fürchtete sie sich, bei Konfrontationen auf der Straße nicht angemessen (z. B. schlagfertig) reagieren zu können („Ich bin ihm nicht mehr gewachsen"; „Ich bin schwach").

Die untenstehende Tabelle gibt einen Überblick über die Therapiebestandteile während zweier längerer Therapieaufenthalte (jeweils 30 Behandlungstage) (Tab. 11.1).

Tab. 11.1: Neuropsychologisches Therapieprogramm (Fallbeispiel)

Therapieform	Schwerpunkt (Beispiele)
Einzeltherapie	– Abstimmung über Therapieplan – Supportive Elemente – Modifikation dysfunktionaler Gedanken – Ressourcenaktvierung – Aktivitätsaufbau
Kognitive, computergestützte Therapie	– Training von Reaktionsverhalten – Training Daueraufmerksamkeit
Aufmerksamkeitsgruppe	– Pausenverhalten – Entspannungstechniken – Training Daueraufmerksamkeit
Gedächtnisgruppe	– Vermittlung externer Gedächtnishilfen (alltagstauglicher Kalender als Gedächtnis-, Planungs- und Stimmungsstütze)
Problemlösegruppe	– Training Problemlöseverhalten – Ideengenerierung
Soziales Kompetenztraining	– Kommunikation über Krankheit und die Folgen – Einüben schlagfertiger Verhaltensweisen
Berufsgruppe	– Austausch über Chancen und Risiken beim beruflichen Wiedereinstieg – Unterstützungsmöglichkeiten bei beruflicher Reintegration
Alltagspraktische Diagnostik und Therapie (APDT)	– Therapeutische Vorbereitung und Supervision von beruflichen Teilaufgaben am alten Arbeitsplatz – Empfehlungen für berufliche Wiedereingliederung

Bei der Therapie standen zunächst supportiv-beratende, psychoedukative Elemente sowie die Therapie der kognitiven Defizite im Vordergrund. Restitutionstherapeutische Methoden dienten vor allem der Therapie der Aufmerksamkeitsfunktionen, wobei kompensatorische Strategien vor allem in den Gruppen vermittelt und geübt wurden. Zunehmend wurden unter Berücksichtigung der eingeschränkten kognitiven Leistungsfähigkeit adaptierte und auf die konkrete Problemstellung zugeschnittene psychotherapeutische Methoden einbezogen. In dem Intervall nach dem ersten Therapieblock absolvierte Frau A. ein vorher vereinbartes „Hausprogramm", welches kognitive, körperliche und soziale Aktivitäten enthielt. Damit konnte die Umsetzbarkeit der therapeutischen Strategien im häuslichen Alltag gefördert werden, wobei zu Beginn des zweiten Aufenthaltes dies ausgewertet wurde und einzelne Strategien, die sich nicht so bewährt hatten, modifiziert wurden. Nachdem die kognitive Leistungsfähigkeit inzwischen verbessert bzw. Defizite einigermaßen kompensiert werden konnten, hatte sich auch durch Aktivitätsaufbau und die Modifikation dysfunktionaler Überzeugungen eine deutliche Verbesserung der Stimmungslage ergeben. Außerdem war sich Frau A. auch anhand der gemeinsamen Erstellung des Profilvergleichs Arbeitsplatzanforderungen vs. aktuelles Leistungsvermögen ihrer tätigkeitsbezogenen Stärken und Schwächen besser bewusst, sodass mit dem Arbeitgeber eine Belastungserprobung vereinbart werden konnte. Beginnend mit drei Stunden für drei Tage die Woche wurde sie mit einfachen Routinetätigkeiten (z. B. bei der Essensausgabe, Reinigung, einfache Beschäftigungsangebote) betraut. Im Verlauf mussten noch Anpassungen des Aufgabenprofils und der eingesetzten Kompensationsstrategien (z. B. Einsatz externer Hilfsmittel wie Checkliste, Fehlermonitoring, Pausenmanagement) vorgenommen werden. Es kam zu einer Steigerung des Arbeitstempos, einer Reduktion von Fehlern und der Daueraufmerksamkeit, sodass Empfehlungen für eine stufenweise Wiedereingliederung gegeben werden konnten. Allerdings ist damit zu rechnen, dass Frau A. nicht wieder voll erwerbstätig sein wird, insofern wurde ihr die Beantragung einer teilweisen Erwerbsminderungsrente empfohlen.

11.4.5 Ambulante neuropsychologische Therapie

Die neuropsychologische Behandlung ist seit Jahrzehnten ein fester Bestandteil im stationären Setting (Akutbehandlung und Rehabilitation). Ihre Fortführung in einer ambulanten Praxis war lange Zeit nur in Einzelfällen im Rahmen von Kostenerstattung möglich. Nachdem die neuropsychologische Therapie als eine wissenschaftliche Psychotherapiemethode vom wissenschaftlichen Beirat Psychotherapie anerkannt worden war, erfolgte durch eine Arbeitsgruppe im Gemeinsamen Bundesausschuss (G-BA) eine umfängliche Prüfung des therapeutischen Nutzens, der medizinischen Notwendigkeit und der Wirtschaftlichkeit aufgrund umfangreicher wissenschaftlicher Erkenntnisse. Das positive Ergebnis dieser Überprüfung führte mit dem am 24. Februar 2012 in Kraft getretenen Beschluss des G-BA zur Aufnahme der Neuropsychologie in die Richtlinie zu Untersuchungs- und Behandlungsmethoden der vertragsärztlichen Versorgung. Somit wurde die ambulante neuropsychologische Therapie als neue Leistung der gesetzlichen Krankenversicherung etabliert. Mit Stand Februar 2024 sind bundesweit ca. 163 ambulant tätige Neuropsychologinnen und Neuropsychologen in Praxen bei der entsprechenden Fachgesellschaft (Gesellschaft für Neuropsychologie, GNP) registriert. Ein Grund für die unzureichende Zahl neuropsychologischer Leistungserbringer sind auch die gegenwärtigen Aus- und Weiterbildungsbedingungen. Für eine Niederlassung zur neuropsychologischen Therapie benötigt man nach altem Recht ein abgeschlossenes Psychologiestudium, eine Ausbildung in einem Psychotherapieverfahren und eine Weiterbildung in Klinischer Neuropsychologie. Nach erfolgter Reform der Ausbildung zukünftiger Psychotherapeuten (Psychotherapeutengesetz [PsychThG) vom November 2019]) kann man nach einem Masterstudium in Klinischer Psychologie und Psychotherapie mit anschließender Approbationsprüfung direkt mit einer Weiterbildung in Neuropsychologischer Psychotherapie beginnen. Es ist zu hoffen, dass die eigenständige Gebietsweiterbildung zu einer Verbesserung der Weiterbildungsbedingungen und Versorgungslage mit neuropsychologischen Leistungen in Deutschland führt.

Gemäß den aktuellen Regelungen verläuft die Feststellung der Indikation für eine neuropsychologische Therapie zweistufig.

1) Indikationsfeststellung durch einen Facharzt: Vorliegen einer erworbenen Hirnschädigung bzw. Hirnerkrankung.
2) Indikationsfeststellung durch einen Neuropsychologen: Weisen die Ergebnisse der neuropsychologischen Diagnostik einen Therapiebedarf aus? Falls ja, wie könnte ein neuropsychologischer Behandlungsplan aussehen?

Die neuropsychologische Therapie (durchführbar durch Psychotherapeuten bzw. Fachärzte jeweils mit neuropsychologischer Zusatzqualifikation) kann in Form von Einzel- oder Gruppenbehandlung durchgeführt werden, wobei diese bis zu 60 Sitzungen à 50 Minuten (mit besonderer Begründung weitere 20 Sitzungen möglich) umfassen kann.

Die konkreten Anforderungen an diese Zusatzqualifikation nach altem Recht sind in den Weiterbildungsordnungen (WBO) der Landespsychotherapeutenkammern beziehungsweise der Muster-Weiterbildungsordnung der Bundespsychotherapeutenkammer definiert. Entsprechend finden sich mittlerweile auch Weiterbildungsordnungen für die Kolleginnen und Kollegen, welche neuropsychologische Psychotherapie im Rahmen einer Fachweiterbildung nach neuem Recht erlernen wollen (vgl. z. B. WBO PT der OPK).

11.5 Zusammenfassung

Neuropsychologische Störungen treten häufig nach einer Erkrankung oder Verletzung des Gehirns auf. Hierbei kann es sich vor allem um Störungen von Aufmerksamkeits-, Gedächtnis- und exekutiven Funktionen sowie Verhaltens- und emotional-affektive Störungen handeln.

Die neuropsychologische Behandlungsstrategie wird auf der Basis der diagnostischen Ergebnisse – aus Krankheitsanamnese und störungsspezifischer Exploration, neurologischen inkl. bildgebenden Befunden, standardisierten psychometrischen Verfahren und ggf. Fremdanamnese – und auf der Grundlage des aktuellen wissenschaftlichen Kenntnisstandes in kritischer Reflexion des Einzelfalles im Sinne eines holistischen Vorgehens individuell bestimmt und festgelegt. Zu Beginn der Behandlung stehen häufig restitutive Methoden im Mittelpunkt, welche auf der Reaktivierung gestörter neuronaler Systeme beruhen. Im Rahmen von adaptivem, sehr häufig computergestütztem kognitiven Training werden durch intensives, adaptives und repetitives Üben die beeinträchtigten Funktionen teilweise oder vollständig wieder reaktiviert. Sehr häufig sind aber, insbesondere bei fortschreitender Chronifizierung bzw. bei größeren Beeinträchtigungen, auch stärker kompensationstherapeutische Therapieformen notwendig. Hierzu gehören Maßnahmen, in deren Rahmen Bewältigungsfähigkeiten aufgebaut werden sollen. Funktionsdefizite sollen durch bereits vorhandene Fähigkeiten, durch die Entwicklung neuer Fähigkeiten oder den Einsatz von speziellen Strategien (z. B. internale Enkodierungs- und Abrufstrategien) und externen Hilfen (Gedächtnistagebuch, elektronische Hilfsmittel) ausgeglichen werden.

Des weiteren kommen sogenannte integrative Therapieansätze zum Einsatz. Hierbei kommen angepasste Methoden und Techniken aus anderen Psychotherapieverfahren zum Einsatz. Ziel dieser Interventionsformen können Aspekte wie Verhaltensänderungen und Schwierigkeiten mit der Krankheitsverarbeitung sein. Dazu gehört auch die Unterstützung des Patienten und seiner Angehörigen bei der Verarbeitung eingetretener Verluste, die Anpassung von Erwartungen und Zielen an die neue Situation sowie die Reintegration in den häuslichen und beruflichen Alltag. Grundsätzlich ist ein engmaschiger Einbezug der Angehörigen wesentlicher Bestandteil einer neuropsychologischen Behandlung. Zunehmend finden im Rahmen neuropsychologischer Diagnostik und Therapie Methoden der virtuellen Realität bzw. nichtinvasive Stimulationsverfahren Beachtung. Auch wenn diese Zugänge noch nicht in die Regelversorgung aufgenommen sind, sind hier in der Zukunft wesentliche Beiträge zu erwarten.

Während die neuropsychologische Diagnostik und Therapie sich in den letzten Jahrzehnten als fester und bedeutsamer Bestandteil vor allem in der stationären und teilstationären neurologischen Akut- und Rehabilitationsbehandlung etabliert hat, fehlen nach wie vor ausreichende Strukturen in der ambulanten Behandlung. Durch einen Beschluss des G-BA 2012 wurde die ambulante neuropsychologische Therapie als neue Leistung der gesetzlichen Krankenversicherung etabliert. Seitdem begann der Aufbau einer ambulanten Versorgungsstruktur, indem entsprechend qualifizierten Psychotherapeuten eine Abrechnungsgenehmigung oder eine Sonderbedarfszulassung/Ermächtigung erteilt wurde. Mit Stand Februar 2024 sind bundesweit ca. 163 ambulant tätige Neuropsychologinnen und Neuropsychologen in Praxen bei der entsprechenden Fachgesellschaft (Gesellschaft für Neuropsychologie, GNP) registriert. Aufgrund der notwendigen umfangreichen Qualifikationserfordernisse bedarf es insbesondere einer Förderung und Weiterentwicklung entsprechend notwendiger Aus- und Weiterbildungsmöglichkeiten sowie einer angemessenen Vergütung. Die Reform der Psychotherapeutenausbildung sowie die neu erstellten Weiterbildungsordnungen werden auch zukünftig für Anpassungen im Bereich der neuropsychologischen Aus- und Weiterbildung sorgen.

Literatur

Aldermann N (1996) Central executive deficit and response to operant conditioning methods. Neuropsychol Rehabil 6(3): 161–86.

Ashman TA, Spielman LA, Hibbard MR, ..., Gordon WA (2004) Psychiatric challenges in the first 6 years after traumatic brain injury: cross sequential analyses of axis I disorders. Arch Phys Med Rehab 2004; 85: 36–42.

Ayerbe L, Ayis S, Rudd AG, ..., Wolfe CD (2011) Natural history, predictors, and associations of depression 5 years after stroke: the South London Stroke Register. Stroke 42(7): 1907–11.

Barker-Collo SL, Feigin VL, Lawes CM, ..., Rodgers A (2009) Reducing attention deficits after stroke using attention process training: a randomized controlled trial. Stroke 40: 3293–8.

Baron JC (2021) The core/penumbra model: implications for acute stroke treatment and patient selection in 2021. Eur J Neurol 28(8): 2794–803.

Bartsch T, Wulff P (2015) The hippocampus in aging and disease: from plasticity to vulnerability. Neuroscience 309: 1–16.

Burgess PW, Veitch E, de Lacy Costello A, Shallice T (2000) The cognitive and neuroanatomical correlates of multitasking. Neuropsychologia 38(6): 848–63.

Carson AJ, MacHale S, Allen K, ..., Sharpe M (2000) Depression after stroke and lesion location: a systematic review. Lancet 356: 122–6.

Chiaravolloti ND, De Luca J, Moore NB, Ricker JH (2005) Treating learning impairments improves memory performances in multiple sclerosis. A randomized clinical trial. Mult Scler 11: 58–68.

Cicerone K, Dahlberg C, Malec JF, ..., Catanese J (2005) Evidence-based cognitive rehabilitation: updated review of the literature from 1998 through 2002. Arch Phys Med Rehabil 86: 1681–92.

Cicerone K, Langenbahn DM, Braden C, ..., Ashman T (2011) Evidence-based cognitive rehabilitation: updated review of the literature from 2003 through 2008. Arch Phys Med Rehabil 92: 519–29.

Cramon DY, Mai N, Ziegler W (1993) Neuropsychologische Diagnostik. London: Chapman & Hall.

De Ryck A, Brouns R, Geurden M, ..., Engelborghs S (2014) Risk factors for poststroke depression: identification of inconsistencies based on a systematic review. J Geriatr Psychiatry Neurol 27(3): 147–58.

De Wit L, Putman K, Baert I, ..., Feys H (2008) Anxiety and depression in the first six months after stroke. A longitudinal multicentre study. Disabil Rehabil 30: 1858–66.

Dixon RA, Bäckman, L (1995) Compensating for psychological deficits and declines. Mahwah, NJ: Lawrence Erlbaum.

Ducharme JM (2000) Treatment of maladaptive behavior in acquired brain injury: remedial approaches in postacute settings. Clin Psychol Rev 20(3): 405–26.

Eckert J (2007) Gesprächspsychotherapie. In: Reimer C, Eckert J, Hautzinger M, Wilke E (Hrsg.) Psychotherapie. Ein Lehrbuch für Ärzte und Psychologen. Heidelberg: Springer.

Engelberts NH, Klein M, Ader HJ, ..., van der Ploeg HM (2002) The effectiveness of cognitive rehabilitation for attention deficits in focal seizures: a randomized controlled study. Epilepsia 43: 587–95.

Exner C, Doering BK, Conrad N, Rief W (2010) Integration von Verhaltenstherapie und Neuropsychologie. Verhaltenstherapie 20: 119–26

Ezrachi O, Ben-Yishay Y, Kay T, ..., Rattock J (1991) Predicting employment status in traumatic brain injury following neuropsychological rehabilitation. J Head Trauma Rehabil 6: 71–84.

Fimm B et al. Diagnostik und Therapie von Aufmerksamkeitsstörungen bei neurologischen Erkrankungen, S2e-Leitlinine (2023) In: Deutsche Gesellschaft für Neurologie (Hrsg.), Leitlinien für Diagnostik und Therapie in der Neurologie. Online: www.dgn.org/leitlinien (abgerufen am 04.02.2024)

Fong KN, Howie DR (2009) Effects of an explicit problem-solving skills training program using a meta componential approach for outpatients with acquired brain injury. Am J Occup Ther 63(5): 525–34.

Gauggel S (2003) Grundlagen und Empirie der Neuropsychologischen Therapie: Neuropsychotherapie oder Gehirnjogging? Zeitschrift für Neuropsychologie 14(4): 217–46.

Guthke T, Jäckle S, Claros-Salinas (2012) Eine Pilotstudie zur Evaluation neuropsychologischer Berufstherapie. Neurologie & Rehabilitation (18)5: 291–302

Hackett ML, Pickles K (2014) Part I: Frequency of depression after stroke: an updated systemic review and meta-analysis of observational studies. Int J Stroke 9(8): 1017–25.

Hautzinger M (2003) Kognitive Verhaltenstherapie bei Depressionen. Behandlungsanleitung und Materialien. 6. Aufl. Weinheim: Beltz Verlag.

Hildebrandt H, Clausing A, Moedden C (2007) Rehabilitation leichter bis mittelschwerer Gedächtnisdefizite – mehr Therapie hilft deutlich mehr, aber welche, wie und warum? Neurol Rehabil 13(3), 135–45.

Ilut S, Vacaras V, Fodoreanu L (2017) Incidence and predictive factors for post-stroke depression. Bioflux 9(3): 98–101

Jacobs HE (1989) Long-term family intervention. In: Ellis DW, Christensen AL (eds.) Neuropsychological treatment of head injury. Boston: Martinus Nijhoff: 297–316.

Jentzsch T, Guthke T (2017) Neuropsychologische Psychotherapie. Workshop zur Weiterbildung

„Klinische Neuropsychologie“ am Institut für Psychologische Therapie (IPT e.V.) Leipzig.

Karnath H-O, Schenk T et al. (2023) Diagnostik und Therapie von Neglect und anderen Störungen der Raumkognition. In: Deutsche Gesellschaft für Neurologie (Hrsg.) Leitlinien für Diagnostik und Therapie in der Neurologie. Online: www.dgn.org/leitlinien (abgerufen am 04.02.2024)

Knight C, Rutterford NA, Alderman N, Swan, LJ (2002) Is accurate selfmonitoring necessary for people with acquired neurological problems to benefit from the use of differential reinforcement methods? Brain Inj 16(1): 75–87.

Kolb B, Brown R, Witt-Lajeunesse A, Gibb R (2001) Neural compensations after lesion of the cerebral cortex. Neural Plasticity 8, 1–16.

Koponen S, Taiminen T, Portin R, ..., Tenovuo O (2002) Axis I and II psychiatric disorders after traumatic brain injury: A 30-year follow up study. Am J Psychiatry 159: 1315–21.

Kotila M, Numminen H, Waltimo O, Kaste M (1998) Depression After Stroke. Results of the FINNSTROKE Study. Stroke 29: 368–72.

Lesniak M, Bak T, Czepiel W, ..., Czlonkowska A (2008) Frequency and prognostic value of cognitive disorders in stroke patients. Dement Geriatr Cogn Disord 26(4): 356–63.

Maurer-Karattup P, Neumann O, Danneil W, Thöne-Otto AI (2022) Leitlinienbasierte Standards zur Struktur-und Prozessqualität neuropsychologischer Diagnostik und Therapie. Zeitschrift für Neuropsychologie 33(3): 115–28.

Merten T (2006) Neue Aspekte in der Beurteilung psychoreaktiver und neuropsychologischer Störungen als Leistungsgrund – Nicht-authentische Beschwerden: vorgetäuschte neuropsychologische Störungen. Med Sach 102(2): 58–62.

Müller SV, Hildebrandt H Münte TF (2004) Kognitive Therapie bei Störungen der Exekutivfunktionen – Ein Therapiemanual. Göttingen: Hogrefe.

Müller SV, Klein T (2019) Diagnostik und Therapie von exekutiven Dysfunktionen bei neurologischen Erkrankungen, S2eLeitlinie. In: Deutsche Gesellschaft für Neurologie (Hrsg.) Leitlinien für Diagnostik und Therapie in der Neurologie. Online: www.dgn.org/leitlinien.

Muir CA, Rosenthal M, Diehl LN (1990) Methods of family intervention. In: Rosenthal M, Griffith ER, Bond MR, Miller JD (eds.) Rehabilitation of the adult and child with traumatic brain injury. 2nd ed. Philadelphia: F. A. Davis: 433–48.

Neumann-Zielke L, Bahlo S, Diebel A. ..., Wetzig L (2015) Leitlinie “Neuropsychologische Begutachtung”, Gesellschaft für Neuropsychologie (Hrsg.) Zeitschrift für Neuropsychologie 26(4): 289–306.

Nickel A, Thomalla G (2017) Post-Stroke Depression: Impact of Lesion Locations and Methodological Limitations – A Topical Review. Front Neurol 8: 498.

Nys GMS, van Zandvoort MJE, de Kort PLM, ..., Kappelle LJ (2005) The prognostic value of domain-specific cognitive abilities in acute first-ever stroke. Neurology 64(5): 821–7.

Plohmann AM, Kappos L, Ammann W, ..., Lechner-Scott J (1998): Computer assisted retraining of attentional impairments in patients with multiple sclerosis. J Neurol Neurosurg Psychiatry 64: 455–62.

Prosiegel M (1988) Beschreibung der Patientenstichprobe einer neuropsychologischen Rehabilitationsklinik. In: von Cramon D, Zihl J (Eds) Neuropsychologische Rehabilitation. Grundlagen -- Diagnostik – Behandlungsverfahren. Berlin, Heidelberg: Springer.

Prosiegel M, Ehrhardt W (1990) Rehabilitation nach Schlaganfall. Präv Rehab 2: 48–55.

Rath JF, Simon D, Langenbahn DM, ..., Diller L (2003) Group treatment of problem-solving deficits in outpatients with traumatic brain injury: A randomised outcome study. Neuropsychol Rehabil 3: 461–88.

Reddemann L, Sachsse U (1997) Stabilisierung. In: Kernberg OF, Buchheim P, Dulz B (Hrsg.) Persönlichkeitsstörungen und der Körper. Stuttgart: Schattauer: 113–47.

Robinson RG, Jorge RE (2016) Post-Stroke Depression: A Review. AJP 173(3): 221–31.

Rohling ML, Faust ME, Beverly B, Demakis G (2009) Effectiveness of cognitive rehabilitation following acquired brain injury: a meta-analytic re-examination of Cicerone et al.'s (2000, 2005) systematic reviews. Neuropsychology 23: 20–39.

Rogers CR (1993): Die klientenzentrierte Gesprächspsychotherapie. Frankfurt/Main: Fischer.

Scheid R, Walter K, Guthke T, ..., von Cramon DY (2006) Cognitive Sequelae of Diffuse Axonal Injury. Arch Neurol 63: 418–24.

Scheid R (2009) Schädel-Hirn-Trauma – Morphologie, Funktion, Rehabilitation. Eine Datenanalyse aus 12 Jahren Behandlung Schädel-Hirntraumatisierter Menschen in der Tagesklinik für kognitive Neurologie, Universitätsklinikum Leipzig. Habilitation Thesis, University, Leipzig.

Schellhorn A, Bogdahn B, Pössl J (2008) Soziales Kompetenztraining für Patienten mit erworbener Hirnschädigung. EKN-Materialien für die Rehabilitation 14, Dortmund: Borgmann.

Schellig D, Drechsler R, Heinemann D, Sturm W (Eds.) (2009) Handbuch neuropsychologischer Testverfahren: Aufmerksamkeit, Gedächtnis, exekutive Funktionen. Band 1. Göttingen: Hogrefe.

Schlund MW (2002) The effects of brain injury on choice and sensitivity to remote consequences: deficits in discriminating response-consequence relations. Brain Inj 16(4): 347–57.

Skidmore ER, Dawson DR, Butters MA, ..., Becker JT. (2015) Strategy Training Shows Promise for Addressing Disability in the First 6 Months After Stroke. Neurorehabil Neural Repair 29(7): 668–76.

Sohlberg MM, Raskin SA (1996) Principles of generalization applied to attention and memory interventions. J Head Trauma Rehabil 11(2): 65–78.

Sohlberg MM, McLaughlin K, Pavese A, ..., Posner MI (2000) Evaluation of attention process training and brain injury education in persons with acquired brain injury. J Clin Exp Neuropsychol 22: 656–76

Sohlberg MM, Kennedy M, Avery J, ..., Yorkston K (2007) Evidence-based practice for the use of external aids as a memory compensation technique. J Med Speech-Lang Pathol 15(1): x–li

Stanton BR, Carson A (2016) Apathy: a practical guide for neurologists. Pract Neurol 16(1): 42–7.

Stucki G, Ewert T, Cieza A (2002) Value and application of the ICF in rehabilitation medicine. Disabil Rehabil 24(17): 932–8.

Sturm W, Fimm B, Cantagallo A, ..., Leclercq M (2003) Specific computerised attention training in stroke and traumatic brain-injured patients. A European multicenter efficacy study. Z Neuropsychol 2003; 14: 283–92.

Sturm W (2009) Aufgaben und Strategien neuropsychologischer Diagnostik. In: Sturm W, Herrmann M, Münte TF (Hrsg.): Lehrbuch der Klinischen Neuropsychologie. Heidelberg: Springer Spektrum.

Sturm W (2012) Diagnostik und Therapie bei Aufmerksamkeitsstörungen. In: Diener H-C (Hrsg.) Leitlinien für Diagnostik und Therapie in der Neurologie. 5. Aufl. Stuttgart: Thieme: 1096–111.

Thöne-Otto A (2009) Gedächtnisstörungen. In: Sturm W, Herrmann M, Münte TF (Hrsg.) Lehrbuch der Klinischen Neuropsychologie. 2. Aufl. Heidelberg: Springer Spektrum: 453–79.

Thöne-Otto A (2012) Diagnostik und Therapie bei Gedächtnisstörungen. In: Diener, H-C (Hrsg.) Leitlinien für Diagnostik und Therapie in der Neurologie. 5. Aufl. Stuttgart: Thieme: 1112–32.

Thöne-Otto A (2020) Diagnostik und Therapie von Gedächtnisstörungen bei neurologischen Erkrankungen, S2e-Leitlinie. In: Deutsche Gesellschaft für Neurologie (Hrsg.) Leitlinien für Diagnostik und Therapie in der Neurologie. Online: www. dgn.org/leitlinien.

Villa RF, Ferrari F, Moretti A (2018) Post-stroke depression: Mechanisms and pharmacological treatment. Pharmacol Ther 184: 131–44.

Weicker J, Villringer A, Thöne-Otto A (2016) Can Impaired Working Memory Functioning Be Improved By Training? A Meta-Analysis With a Special Focus on Brain Injured Patients. Neuropsychology 30(2): 190–212.

Wen H, Weymann KB, Wood L, Wang QM (2018) Inflammatory signaling in post-stroke fatigue and depression. Eur Neurol 80(3–4): 138–148.

Whelan-Goodinson R, Ponsford J, Schonberger M (2009) Validity of the Hospital Anxiety and Depression Scale to assess depression and anxiety following traumatic brain injury as comared with the Structure Clinical Interview for DSM-IV. J Affect Disord 114: 94–102.

Wilson BA (2000) Compensating for cognitive deficits following brain injury. Neuropsychol Rev 10(4): 233–43.

Wilson, BA, Betteridge S (2019) Essentials of neuropsychological rehabilitation. Guilford Publications.

Zoccolotti P, Cantagallo A, De Luca M, ..., Trojano L (2011) Selective and integrated rehabilitation programs for disturbances of visual/spatial attention and executive function after brain damage: a neuropsychological evidence-based review. Eur J Phys Rehabil Med 47: 123–47.

Sachverzeichnis

G

H

I

K

L

M

N

O

P

Q

R